증보판

四象醫學의 原理와 方劑

趙晃晟

集文堂

推薦辭

조황성 박사는 한의학연구원의 책임연구원과 대학 강단을 통해서 남다른 열정으로 사상의학 연구에 전념해 온 사람입니다. 그간 연구해 온 논문을 중심으로 이번에 '四象醫學의 原理와 方劑'를 출간함을 축하하는 바입니다.

그는 序文에서 "東武公의 四象醫學 및 哲學에 대한 깊이와 광범위함에 늘 경외심을 갖는다"고 말하고, 이번 책자의 출간은 "東武公의 實證的 觀點에 다가가기 위한 작은 시도에 불과하다"고 말하고 있어, 그의 평소 사상의학에 대한 진지한 연구 정신을 엿볼 수 있다고 봅니다.

이 책의 주요 내용은 크게 【原理論】과 【方劑論】으로 나누어져 있는데, 평소부터 연구해 온 그의 논문『性情과 表裏證과의 關係』『臟腑論의 現代的 接近과 退行性 疾患의 條件』『四象體質과 遺傳學』『四象方劑 構成의 分析研究』등을 기초로 수정·보완되어 이루어졌습니다.

저자는 本書에서 四象生理論에 대한 현대적 접근의 시도와 객관적 지표의 설명 방법을 제시하고 있어 四象醫學 分析研究에 새로운 의지를 보여 주고 있으며, 이는 사상의학 연구에 큰 진전으로 평가할 수 있다고 봅니다.

또한 이 책 속에서 저자의 해박한 학문적 경지와 학문에 대한 열정을 느낄 수 있는데, 앞으로 계속해서 훌륭한 논문들이 나와 주기를 기대해 봅니다.

본인은 本書가 사상의학의 원리를 공부하는 학생이나 사상의학의 임상을 수행하는 한의사 모두에게 훌륭한 반려의 지침서가 될 것으로 생각하여 이 책을 추천하는 바입니다.

2002년 10월

慶熙大學校 韓醫科大學 四象醫學教室

主任教授 誠泉 宋一炳

序 文

四象醫學에 入門 후 큰 궁금증은 다음과 같은 것이었다. 體質은 존재하는가? 더 나아가 왜 四類型으로만 존재할까? 이를 어떤 시각으로 접근할 수 있을까? 四象體質의 生理와 病理는 기존의 證治醫學과 어떤 차별성을 가지며 어떻게 현대적으로 이해할 수 있을까? 더 나아가 治法에 있어서 四象新定方과 旣存證治方의 처방구성 간에 차별점은 무엇일까?라는 것이었다.

일반적으로 狹義의 '體質'은 特定病症을 뜻하거나 혹은 特定氣質 등을 의미하므로 이는 普遍性과는 對應的 의미에서 이해되었다. 그러나 四象人이란 개념은 外形, 氣質的 特性, 生理, 病理 및 治療의 차별성과 동시에 이들 사이의 상관성을 四類型化한 결과를 의미한다. 그러므로 四象人이란 分類의 개념은 一部體質이 갖는 '狹義의 特殊性'이란 개념과는 달리 '必然的이며 普遍的 理致'임을 의미한다.

이처럼 四象醫學에서 四象人의 존재를 주장한다는 것은 넓게는 人間의 精神과 肉體의 긴밀한 상호관계를 이해한다는 것이며, 더 나아가 各 四象人間의 生理－病理－治療의 差別性이 존재함을 주장하는 것이다.

즉 이러한 心－身의 同一觀點은 '人間'이란 관찰대상에 대하여 生命의 본질 추구에 접근하기 위한 기존의 東醫學的 生命觀의 觀念的 지향과 현재의 分析的 生命觀의 物質的 지향의 대립관계를 상호 보완관계로 보는 접근법이다.

지금도 이에 대한 연구는 東武公 以前이나 현재에도 그 가능성만을 제시하였을 뿐 東武의 哲學과 醫學을 어떻게 이해하고 연계시키고 받아들여야 하는지 표현의 한계와 이를 현대화하는 작업은 아직도 요원하다. 그러나 뇌의 생리, 호르몬의 다양성 및 기능, 면역체계, 신경계의 작용, 기능성 유전자 등의 상호관계가 밝혀지고, 이들 기능들이 인간의 감성과 감정에 매우 밀접하게 작용하고 반응한다는 사실은 조만간 統合醫學(心身醫學)이 실현될 가능성을 의심치 않게 한다.

아직도 筆者는 東武公의 사상의학 및 철학에 대한 깊이와 광범위함에 대해

늘 경외심을 갖고 있다.

本書는 그의 학설에 대한 筆者의 主觀的 입장에서 '硏究'란 한계성을 벗어나지 못하였다. 이는 단지 東武公의 實證的 觀點에 다가가기 위한 작은 시도에 불과하다.

本書가 이에 대한 實體를 연구하고 드러낼 學人들에게 조금이나마 도움이 된다면 고맙겠다.

出刊에 즈음하여 學問과 治療에 임하는 올바른 자세를 가르쳐 주신 스승 宋一炳 교수님과, 本經疏證을 해석한 임진석 교수님께 감사드리며, 아울러 힘든 중에도 원고정리를 마다하지 않은 池相根 선생과 本書의 출판을 위해 애쓰신 집문당 관계 직원 여러분께 진심으로 감사를 드린다.

2002년 10월

방태산 왕성골에서

증보판 서문

초판을 출간한 지 9년이 되었다.
사상체질의학자에게 四象方 및 四象穴의 선택과 운용은 사상체질의 객관적 진단법과 더불어 가장 중요한 주제라 할 수 있다. 이에 대한 고민을 이번 증보판에 실어 加減의 규칙성과 사상인의 경락과 혈의 선택을 모색하였다.
이번 증보판은 기존 체계와 동일하나 일부 오기나 미진했던 내용의 수정을 거쳤고, 본인의 拙稿 「四象人 鍼穴 선택의 방법론에 대한 연구」(2006), 「四象方 加減法 및 類型에 對한 假說」(2011) 등을 부록으로 보완 삽입하였다.
이 책은 주로 필자의 논문들로 구성된 개인의 발자취일 뿐 理論의 종결이라 단정할 수 없으므로, 앞으로 선학 및 후학들에 의한 수정 보완이 필요하리라 생각된다.
끝으로 이 책의 출판을 위해 애써주신 집문당의 관계 직원 여러분께 진심으로 감사를 드린다.

2011. 8.
조황성

도움말

1. 本書의 內容 및 編次는 東武公의 『東醫壽世保元·庚子本』을 기준으로 하였고 『東醫壽世保元 四象草本卷』을 참고하였다.
2. 本書의 構成은 【原理論】【方劑論】으로 二大別하였다.
3. 本書의 본초해석은 『本草從新』과 『本經疏證』(鄒澍 著, 임진석 譯)을 주로 引用하였고 이들 약물을 四象人이란 조건하에 어떤 의미로 재해석할 수 있는가에 力點을 두었다.
4. 四象處方의 출전은 『東醫壽世保元 四象草本卷』에서 주로 인용하였다.
5. 本草 옆의 ▲표시는 保命之主에 主要作用을 하는 약물에 표시하였다.
6. 素證을 설명하는 ( ) 안의 숫자는 他處方과의 表裏證을 비교하여 定量化한다는 의미에서 가장 기본이 되는 表證 또는 裏證의 기준을 '1'로 하고, 이와 비교되는 表虛證 혹은 裏寒(裏熱)證 등의 정도를 0.5, 1, 1.5, 2… 등으로 표시하였다. 숫자가 클수록 表虛나 裏寒(裏熱)證 등이 더욱 심한 상태를 의미한다.
7. 【適應症】은 原文의 病證을 유사한 현대 병명으로 접근하려 하였다.
8. 증보판에는 本人의 拙稿 「性情과 表裏證과의 關係」(1993), 「臟腑論의 現代的 接近과 退行性 疾患의 條件」(2000), 「四象體質과 遺傳學」(1998), 「四象方劑 構成의 分析研究」(1995) 등을 수정 보완하였으며, 권말에 「四象方 加減法 및 類型에 對한 假說」(2011), 「四象人 鍼穴 선택의 방법론에 대한 연구」(2005) 등의 논문 두 편을 부록으로 추가 수록하였다.

목 차

第一部 原理論

第二部 方劑論

第一部

原理論

第一編　四象原理論
第二編　四象生理-病理論
第三編　四象生理論의 現代的 接近
第四編　醫源論
第五編　四象病證論

第一編　四象原理論

第一章　四象原理論의 槪要

『東醫壽世保元』의 편제구성은 편의상 크게 原理編과 生理編, 그리고 臨床編과 廣濟說의 넷으로 구분할 수 있다. 이 중 原理編은 性命論, 四端論, 擴充論 등으로 구분하고 生理編은 臟腑論의 生理代謝를 중심으로, 臨床編은 醫源論과 四象人의 表裏病證論, 그리고 辨證論으로 구분할 수 있다.

'性命論'에서 四象醫學의 基本槪念인 天人性命의 四象構造를 밝히고, '四端論'에서 哀怒喜樂 性情의 相成－相資의 원리와 順動－逆動의 원리를 통하여 臟腑의 大小에 의한 四象人 成立의 當爲性을 밝히고, '擴充論'에서 四象人이 갖는 性情의 특징 및 反省하고 警戒할 조건을 제시하여 中庸으로 나아갈 방향을 제시하였다.

이와 같은 '性命論' '四端論' '擴充論'을 통한 그의 四象哲學觀은 비로소 '臟腑論'에서 水穀의 人體內代謝過程(metabolism)을 통하여 四象醫學의 生理觀으로 구체화된다. 즉 東武는 '臟腑論'에서 旣存의 漢醫學과 전혀 다른 새로운 體質生理觀을 제시하고 이는 性情에 의한 天機와 人事가 代謝過程(生理와 病理)에 어떤 영향을 미치는가를 설명함으로써 精神과 肉體間의 만남을 시도한다.

또 '醫源論'에서 그는 仲景 및 岐伯을 비롯한 歷代醫家의 生理－病理觀과의 차이점을 지적하며 이를 수정·보완하여 '病證論'에서 구체적인 四象人의 表裏病證藥理를 전개한다. '廣濟說'에서 四象人의 酒色材權, 妬賢嫉能과 心慾에 대한 경계를 論하고, '辨證論'에서 人間의 體形氣像과 容貌詞氣, 心性과 生理病理的 特性 등을 통하여 四象人의 진단법을 제시하였다.

1. 四象醫學의 哲學的 基盤

1) 四象醫學에 영향을 끼친 儒學思潮[1)]

『東醫壽世保元』의 性命論, 四端論 등에 나타난 天人性命의 관계, 臟腑의 大小에 절대적 영향을 미치는 性情의 偏急, 항상 警戒하고 反省하여 얻어지는 中節 思想 등은 그의 哲學的 기반이 儒學에 의해 비롯되었음을 말하고 있다.

그러면 그에 영향을 끼친 儒學思潮는 무엇일까?

즉 儒學의 樣相은 中國의 先秦, 漢, 唐, 宋, 明, 淸의 변천과정을 거치므로 이를 받아들이는 朝鮮 儒學의 흐름은 여러 변천과정을 거친다.

李乙浩는 朝鮮 5백년의 유학을 前後期로 나누면, 前期儒學은 先秦儒學(洙泗學)의 입장으로서 節義를 숭상하는 理義之學으로 윤리적－孝悌忠信과 정치적－經國濟民의 道를 존중하는 양상과 또 宋學이 공존하는 상황이라 할 수 있고, 後期儒學은 程朱學의 전성시대로 性理學(理氣之學) 중심의 이론 哲學이 심화된 시기로 前期儒學의 經世的(정치적) 또는 倫理的 성격과 相反된다고 하였다.[2)] 그러므로 前期儒學은 節義와 經世의 道에 치중하였고(治人), 後期儒學은 天理와 人性에 치중한다 하였다(修己).

그러나 지나친 朱子學 중심에 대한 비판자가 출현하고 朱子學의 理氣論, 性情論, 天命觀, 人心道心說 등에 맞서는 이론들이 등장하게 되는데, 李乙浩는 그들 중 대표적인 反朱子學의 中樞가 되는 系譜로 조선조 儒學者인 율곡에서 시작하여 윤휴, 박세당, 정약용, 한석지, 이제마 등을 들고 있다. 특히 이제마는 朱子學에 대하여 간접적으로도 언급이 없는 철저한 독창성을 보이며 '韓國儒學史의 終章이 되기도 할 것이다'라고 하였다.[3)] 이들은 宋代 理學이 理氣二元論을 주장함에 대하여 理氣가 兩極的 존재라 하더라도 太極에 의하여 太一之形으로 조화된다는 一而二氣를 주장한다. "理氣는 결코 一物이 아니다. 理는 條理 곧 當然의 法則이니 宇宙의 體요, 氣는 그 條理를 구체화하는 活動 또는 形質이니 宇宙의 用이 된다고 생각하였다. 이 理氣는 서로 分別되고 隔離되어

---

1) 東武四象學說의 經學的 基調는 故 李乙浩 先生에 의해 발표된 몇몇 논문에 의거할 뿐 깊이 연구되지 않았다. 그런 이유를 그는 非程朱學 또는 改新儒學이 傳統儒學에서 疏外되고 있기 때문이라 하였다(李乙浩 著, 韓國改新儒學史試論, 博英社, 1980, p. 384).

2) 李乙浩 著, 韓國改新儒學史試論, 博英社, 1980, p. 80.

3) 上同書, p. 90-109.

있는 個個의 二物도 아니다. 그러므로 理氣는 二면서 一이요, 一이면서 二인 것이다".[4)]

이 理論의 源流는 古代 易의 正中思想에서 기인되며, 이는 東武의 天機와 人事, 性과 情의 관계, 心과 身이 공존하며 相互對應하는 全一的인 人間의 概念(四象人)으로 발전하여 醫學과 哲學의 만남으로 귀결되었다고 사료된다.

2) 朱子의 純粹二元論과 栗谷의 一而二的 二元論

東武의 人間觀은 "天生萬物有物有則" 하고 그 중 人間이란 形과 性이 공존하며 形이란 곧 物이요, 性이란 곧 法則이니 人間에게는 이 둘이 나뉠 수 없는 하나로 존재한다고 하였다.

곧 形과 性을 모두 갖춘 人間(太極)이며 太極의 속성 중 知와 行으로 나누고 知를 決과 覺으로 行을 動과 止로 나누어 四象을 이루지만 知와 行이 分別된 속성의 개념이 아니다(<표 2 - 3> 참고).

즉 知行은 결코 一物이 아니고 또 완전히 分離된 二物도 아니며 相互連繫한다는 의미에서 東武의 이론은 朱子 및 退溪의 純粹二元論보다는 栗谷의 一而二的 二元論에 더욱 가깝다. 이는 "退溪의 二者 對立觀에서 止揚된 而一에의 지향으로 간주하는 것은 이를 對立된 두 개의 存在가 아니라 現狀으로서 二者이면서 一者로 존재하고 있다는(理通氣局의 相關關係) 것을 의미한다."[5)] 라는 의미와 같다.

東武는 이 같은 一而二的 二元論的 입장을 어떻게 수용했을까?

東武는 氣가 調節(擴而充之)할 수 있는 對象인 것처럼, 理 역시 心慾의 調節(明而辨之)대상이다. 분명한 것은 발현처가 相異한 理(浩然之理 出於心)와 氣(浩然之氣 出於肺脾肝腎)이므로 이들은 二物이라는 것과 동시에 理도 氣처럼 가변적(恒戒－自反)이라는 것이다. 그러나 心은 一身之主宰라 하여 理(心)와 氣(身)를 主宰와 從屬的 관계며 分離할 수 없다고 하였다. 즉 對立된 두 개의 存在라기보다는 현상으로서 二者(心과 身)이면서 一者(太極之心)로 존재하고 있다(理通氣局의 相關關係).

---

4) 玄相允, 韓國儒學史, 第5章, 第12節, '李珥', p. 114.

5) 上同書 p. 238.

2. 周易의 四象과 東武의 四象

『周易』에서는 "易有太極 是生兩儀 兩儀生四象 四象生八卦 八卦定吉凶 吉凶生大業"이라 하여 四象은 단순히 太極이 64卦로 분화되어 가는 中間子로서의 명칭이나 東武의 四象은 『格致藁의 反省箴』에서 "太極心也, 兩儀心身也, 四象 事心身物也, 八卦 事有事之終始 物有物之本末 心有心之緩急 身有身之先後"라 하였다. 즉 心(太極－즉 全一概念의 人間)에 대한 접근방법이 둘로 볼 때는 心身(知行)으로, 넷으로 볼 때는 事心身物(止動覺決)로, 여덟로 볼 때는 事心身物의 兩面象으로 해석할 수 있다고 하였다. 이는 陰陽이 分化發展되어 가는 중간과정으로서의 四象이 아니다. 환원하면 四象이라는 네 가지 분석의 명칭은 易에서 차용하였지만 太極(人間)을 완전히 分析할 수 있는 必要充分의 방법론으로 四象(事心身物)을 제시한 것이다. 따라서 太少陰陽이 갖는 內的 意味는 易의 四象이 아닌 事心身物이란 새로운 의미로 재창조되었다고 보아야 할 것이다.

이와 같은 人間 및 社會에 대한 새로운 분류의 認識體系는 '自然의 종속물로서의 人間'이 아닌 '자율적 능력의 人間'이란 전제조건에서 출발한다.

3. 易과 東武－四象과의 連繫性

위에서 새로운 四象의 분류체계는 事心身物이란 의미로 재창조되었다고 하였다. 이 의미를 이해시키는 방법론으로 易의 卦象을 차용하여 설명하고 있으나 東武의 太少陰陽의 의미가 반드시 易의 太少陰陽을 의미하지는 않는다.

첫째, 東武의 四象(太少陰陽)의 의미는 『周易』에서 논한 太極에서 분화된 四象(太極生兩儀, 兩儀生四象, 四象生八卦)을 의미하지 않는다.

둘째, 『性命論』에 "地方은 卽 少陰이니 兌上絶 西方也요. 人倫은 卽 太陰이니 坎中連 北方也라. 此兩方은 闔鎭左上하니 地有餘 天不足之方이니라."
또 "世會는 卽 少陽 巽下絶 東方也요. 天時는 卽 太陽 離虛中 南方也라. 此兩方은 闢鎭右下하니 天有餘 地不足之方이니라." 하여 八卦의 명칭 중 일

부인 離－火(太陽次元), 巽－風(少陽次元), 坎－水(太陰次元), 兌－澤(少陰次元) 등이 내포하는 상징적 의미를 그의 四象構造(天時－世會－人倫－地方)를 설명하는 상징적 도구로 끌어들였다. 즉 東武의 四象을 설명하기 위해 易의 四象에서 분화된 八卦의 일부(四卦)를 설명도구로 사용한 것이다.

왜 離, 巽, 坎, 兌卦가 어떻게 太少陰陽으로 표현될 수 있는가를 유추해 본다.

● (以下는 大山 金錫鎭 선생의 강의록에서 일부 발췌)

① 離虛中(☲): 중심의 陰爻가 上下의 陽을 견제 균형한다. 이는 火이고 日(해), 電(번개), 中女, 甲冑(갑옷과 투구), 戈兵(창과 군사)이요, 사람에 있어서 大腹이요. 乾卦가 되고 자라, 게, 소라, 조개, 거북이 되고, 其於木也 爲果上槁라(위가 마르다). ⇒ 이는 太陽을 상징한다.

② 巽下絶(☴): 震(下連)卦는 初爻(陽)가 湧出하려는 힘이 강하고 三爻에 이르러는 그 반발력이 매우 강해지는 반면 巽卦는 初爻(陰)의 영향이 二爻 三爻로 갈수록 약해진다. 이는 나무(木)이요, 바람(風), 길다(長), 높다(高), 進退不果(갈피를 못 잡음) 등을 의미하고, 사람에 있어서 寡髮(털이 적다), 廣顙(넓은 이마), 多白眼(흰자위가 많음), 近利市三倍(장사에 밝아서 시장에서 3배의 이익을 냄), 躁(성급하다) 등을 의미한다. ⇒ 이는 少陽을 상징한다.

③ 坎中連(☵): 중간의 陽이 上下에서 陰에 의해 포위되어 있다. 이는 水이며, 溝瀆(도랑), 隱伏(숨어 엎드림), 矯輮(바로잡음) 등을 의미하고, 사람에 있어서 加憂(근심을 더하고), 心病, 耳痛, 血卦(水를 포함), 赤, 通(물이 산에서 바다에까지 이름), 盜(물은 은근히 스미는 작용이 있다), 月 등을 의미하며 北方水에 해당한다. ⇒ 이는 太陰을 상징한다.

④ 兌上絶(☱): 三爻의 陰이 陽의 반발력을 누르기에 역부족이다. 이는 澤이며, 少女, 誣, 口舌, 毁折(헐고 부러뜨림), 附決(터진 것을 붙이다) 등을 의미하고, 地에서는 剛鹵(굳셈과 소금), 妻, 洋(겉은 순하고 속은 剛하다)에 해당한다. ⇒ 이는 少陰을 상징한다.

셋째, 八卦 중 離－巽－坎－兌 사이의 相互關係는 『儒略』에서 事心身物이라는 새로운 의미의 대응구조로 변화한다.

① 그들 상호간의 구조적 관계를 物宅身(少陰宅太陰), 身宅心(太陰宅少陽), 心宅事(少陽宅太陽)라 하여 物은 身을, 身은 心을, 心은 事를 宅으로 삼는다. 즉 구조적으로 物 <身 <心 <事의 관계를 갖는다. 그들 상호간의 작용을 心應事－事湊心, 身行物－物隨身(心에 應하는 바는 事요. 事의 湊하는 바는 心이

요, 身의 行하는 바는 物이요, 物의 隨하는 바는 身이다)이라 하여 각각 陽的 屬性(太陽과 少陽)과 陰的 屬性(太陰과 少陰)의 대응관계를 제시하였다.

② 작용면에서 前後四海－天機－人事 사이의 관계를 예로 들면 事⇔物, 心⇔身, 事⇔身, 心⇔物 사이의 변화규율을 의미한다. 이와 같은 四象間에는 易에서의 四象關係나 五行(本質)의 相生이나 相剋관계는 끼어들 여지가 없다. 단지 四象을 설명하기 위한 記號의 借用에 지나지 않는다.

넷째, 그는 이와 같은 四象의 관념적 의미를 보다 실질적으로 邈－廣－大－蕩, 止－行－覺－決, 居－群－聚－散, 天時－世會－人倫－地方, 事務－交遇－黨與－居處 등의 1·2·3·4次元의 개념으로 이해한다(표 1－1).[6]

표 1－1

四次元(事)	三次元(心)	二次元(身)	一次元(物)
決	覺	行	止
散	聚	群	居
智	禮	義	仁
治平	格致	誠正	修齊

4. 五行의 體와 四象의 用

(1) 『內經』의 肺金, 脾土, 肝木, 腎水의 개념을 肺象木, 脾象火, 肝象金, 腎象水로 변화시켰다. 그 이유는 무엇일까?

韓東錫은 "象의 개념은 形과 반대의 개념이다. 凝結하여 形體를 이루게 되면 物體가 되고 分裂하여서 氣化하게 되면 象이라 한다"[7] 하였다. 形體란 곧 體요, 象이란 곧 用을 의미한다.

즉 五行의 體的 觀察과 달리 東武는 氣的 표현, 즉 現象－用(機能)이란 측면으로 臟腑를 파악하였다.

예를 들면,

① 肺를 본질적인 肺金의 속성이 아닌 肺氣의 發顯인 直而伸(直升;. 肺象

6) 李濟馬 著, 朴奭彦 譯, 格致藁, 太陽社, 1984, pp. 12-13.
7) 韓東錫 著, 宇宙變化의 原理, 행림출판사, 1980, p. 108.

木－木氣發)으로,

② 脾를 본질적인 脾土의 속성이 아닌 脾氣의 發顯인 栗而包(橫升; 脾象火－火氣鬱)로,

③ 肝을 본질적인 肝木의 속성이 아닌 肝氣의 發顯인 寬而緩(放降; 肝象金, －金氣滥)으로,

④ 腎을 본질적인 腎水의 속성과 동일한 腎氣의 發顯인 溫而蓄(陷降; 腎象水－水氣泄)으로 파악하였다.

따라서 그는 이들 氣의 發顯(현상, 작용)을 肺旺春, 脾旺夏, 肝旺秋, 腎旺冬, 春氣生, 夏氣長, 秋氣收, 冬氣藏 등으로 표현하고 肺以呼, 脾以束, 肝以緩, 腎以吸, 呼則遠, 束則大, 緩則廣, 吸則深[8] 등으로 나타니었다. 또 거론되지 않은 五行中의 土는 성질이 和順하여 不偏不黨한 絶對中和之氣를 의미하며 이를 '中'작용이라 한다.[9] 이와 같은 土의 조절작용인 中和性은 四象을 主宰하는 太極之心의 작용과 유사한 의미로 이해된다. 즉 心은 他臟腑을 총괄하는 主宰者이므로 木火金水 各各의 변화는 곧 心(土)에 영향을 주고, 또한 心의 변화는 이들에 각각 영향을 주게 된다.

(2) 『內經』에서 五行은 事物屬性의 '本質的 概念(體)'으로 木火土金水 5개의 元素가 '行'이란 규율 내에서 相生, 相剋의 관계로 事物間의 相互關聯 및 生成의 變化規律을 해석하기 위한 방법론이다.

그러나 四象에서는 事物의 現象的 概念(用)으로 이를 事(太陽; 木), 心(少陽; 火), 身(太陰; 金), 物(少陰; 水)이란 4要素로 구분하고 이들간의 相互關係는 物宅身(少陰宅太陰), 身宅心(太陰宅少陽), 心宅事(少陽宅太陽)와 같이 '宅'이란 규율 내에서 表裏－升降緩束으로 파악하였다.

表裏의 升降緩束이란 a) 廣義로는 前後四海－天機－人事 사이의 관계를 말한다. 즉, 事 ⇔ 物, 心 ⇔ 身, 事 ⇔ 身, 心 ⇔ 物 사이의 변화규율을 의미한다.

b) 狹義로는 肺脾肝腎간의 생리규율성인 腎氣는 降하고 脾氣는 升하고 肺氣는 通하고 肝氣는 塞함을 의미한다. 즉 五行의 相生相剋에 의한 생리변화의 관찰이 아닌 각 체질에 따른 升降緩束(升降通塞)의 能不에 의해 파악한다.

이처럼 東武는 『內徑』의 '木火土金水'란 본질적(體) 요소를 현상적(用) 요소로 바꾸어 그의 四象을 설명하는 방편으로 사용하였으되 變化의 規律性을 表

8) 李濟馬 著, 東醫壽世保元四象草本卷(原人手抄本), 延邊朝鮮民族醫學研究會復印, 1984.

9) 韓東錫 著, 宇宙變化의 原理, 행림출판사, 1980, p. 38.

裏－升降緩束으로 설명하였다.

5. '事心身物'論

1) 事心身物의 定義

事心身物은 인간의 정신과 육체를 비롯한 사회 및 우주를 이해하고자 하는 四類型의 인식체계를 말한다. 기존 동양의학에서 五行의 분류체계가 '자연의 질서'를 기준으로 한 인식체계라 한다면, 事心身物은 '인간에 대한 정의'를 기준으로 삼아 이를 외부의 사물 및 사회현상에 빗대어 설명하는 인간중심적 인식체계라 할 수 있다.

어떤 대상에 대한 인식의 방향과 범위는 결국 인간의 능력으로부터 나온다. 따라서 인간 스스로에 대한 분석기준은 '나' 이외의 모든 대상을 분석하는 단서가 된다. 이와 같은 생각의 저변에는 '인간'이 가치척도의 중심이 되어야 하고 인간을 구성하는 정신적·기능적(구조적) 특징에 의한 분류가 곧 사물과 사회를 이해하는 분류기준이 된다는 것이다.

어떤 未知의 대상을 파악할 때 관찰자인 '통합적 인간의 시각'이 가장 중요하며 한쪽 면을 강조하거나 또는 분자적 수준이 아닌 통합적 입장에서 대상을 파악하는 것이 대상의 본질에 가까이 접근할 수 있다. 東武의 관점에서 통합적 시각이란 대상에 대한 시간적(4차원적 분석), 공간적(3차원적 분석), 평면적(1, 2차원적 분석) 관찰에 의하여 본질을 규명하는 방법이고 이와 같은 분석방법의 모태를 인간의 구조와 기능에서 찾았다.

즉 인간의 인식하에 바탕을 둔 四類型의 분류체계를 事心身物이라 하며 그 端緖를 인간개체의 정신적·기능적(구조적) 특성에서 찾았으며 이를 事心身物의 四端*이라 하고, 이는 인간의 정신과 육체의 분석 요소뿐만 아니라 모든 대상을 분석하는 척도로 사용되었다.

2) 事心身物의 當爲性

그렇지만 생명체인 인간에 대한 동무공의 주관적 분석기준을 사회 및 자연의

---

* 李濟馬 著, 朴奭彦 譯, 格致藁, 太陽社, 1984, p. 130.
貌言視聽 事四端也. 辯思問學 心四端也. 屈放收伸 身四端也. 志膽慮意 物四端也.

현상에까지 적용시킴에 或者는 지나침이 있을 수 있음을 부인할 수 없다.

그러나 자연의 순응이란 '수동적 입장에서의 인간이란 입장'과는 반대로 '인간의 눈에 의해 분석된' 사물과 사회와 자연에 대한 분석은 새로운 세계관의 형성을 의미한다. 이와 같은 변화의 배경에는 당시 인간중심의 가치관 변화라는 시대적 상황과 무관하지 않다. 그는 사회의 흐름이나 우주의 질서조차도 하나의 생명현상으로 보아 인간의 분석구조와 기능에 대한 확대개념으로 파악하였다.

인간을 정의하는 事心身物이라는 四類型의 인식체계는 크게는 인간을 知(事－心)와 行(身－物)으로 나누어 구분하고, 그 중 事(天機) 자체도 다시 세분화하여 事心身物(天時－世會－人倫－地方)이라는 틀로 규격화시키고 있다. 이는 大分類이든 이를 다시 小分類化하든 간에 事心身物이라는 개념의 확대와 축소일 뿐 '대상의 분석틀'로서의 四分類를 벗어날 수 없다는 것이다.

예를 들면 정신 또는 육체에 대한 二分法입장의 기계론적 구분은 다양한 인간의 인식과 기능영역을 독립화시킬 수 있다는 오류를 불러일으킨다.

그러므로 그들 상호간의 관련성을 제시하지 않은 채 그 다양성을 방치하는 것은 정신은 오직 정신일 뿐이며 육체는 오직 육체일 뿐이라는 문제에 처하게 된다.

이 같은 문제해결을 위해, 즉 다양화된 정신과 기능의 근원은 어디에서 기원하며 이는 또 어디에 영향을 미칠 것인가?라는 의문을 갖지 않을 수 없다.

여기에 東武는 한 발 더 나아가 '정신의 물질화'와 '물질의 정신화'라는 생각을 갖게 되고 정신적 기능·구조와 육체적 기능·구조 사이의 대응관계를 설정하는 단계에 이른다. 이와 같은 그의 분석태도는 정신과 육체가 혼융된 인간을 분석하기 위한 잣대로 '나'를 정의짓도록 하는 對內外的 關係(역사성, 사회성, 개인의 감정 등)를 四元構造란 틀 내에서 인식하고 이들 대응관계를 '관념적 차이'가 아닌 다분히 '물리적 척도'로 정량화시키고자 하였다. 예를 들면 四元構造의 틀, 인간감성 및 감정(哀怒喜樂之氣의 性情)의 上升－下降 및 이들을 四元構造에 배속시키고, 臟腑의 機能(直而伸: 肺氣, 栗而包: 脾氣…), 前後四海의 생리대사율, 升降緩束 등의 개념은 관념적 기능을 구체적인 물리적 개념(벡터와 스칼라)을 내포하면서 전환 설명하고 있다.

그러나 이들 精神과 肉體, 觀念과 實質 등의 상호간 대응관계 성립은 作爲的인 기계론적 4그룹(太少陰陽)이 아니라 그들 상호간의 관계가 실질적인 정신·생리·병리·약리·치료 등을 통하여 충분한 검증 과정하에 결과적으로 도출된 산물이다. 따라서 東武는 事心身物이라는 인식체계를 인체뿐 아니라 사회나 자연 등 어떤 대상에 접근하는 필요충분의 요약체계라 정의하였다.

3) 人間機能의 分化(事心身物의 端緖)

선천적으로 규정된 육체적 구조의 특성은 이에 합당한 각자의 기능을 낳고 정신도 또한 이에 대응한다.

그러면 인간의 기능이란 어떻게 분획지을 수 있는가? 이는 크게 정신과 육체의 기능으로 구분되며 이는 곧 知(정신)와 行(육체)의 두 요소로 발현된다.

(1) 나의 속에 자리한 '知'는 다시 '객관적 자아'와 '주관적 자아'의 둘로 나뉜다.

① 客觀的 自我의 세계란 이미 형성된 나만의 知覺의 세계가 있다. 이는 인간에게서는 先驗的(智能材力과 같은 세계)이고 決定論的인 세계를 의미하고 貌·言·視·聽의 감각기능을 통한 認知能力(天時, 世會, 人倫, 地方)으로 발현되며 이를 事의 단서로 보았다. 이는 분석심리학에서 C.G. Jung은 'Perzona'라 하여 이는 "외부세계와의 관계에서 필요한 것인 만큼 그 개체의 外的 人格－external personality"이라는 개념과 유사하다.[10)]

② 主觀的 自我란 나만의 사회적 특성으로 즉 타인과의 관계에서 자신의 노력에 의하여 이루어지는 세계가 있다. 이는 인간에게서 覺의 세계, 學問思辨(事務·交遇·黨與·居處)으로 발현되며 心의 단서가 된다.

이는 분석심리학에서 外的 人格에 대응해서 "내적 인격－internal personality"이 존재하며, Jung은 이를 마음－'Seele'이라 한 개념과 유사하다.[11)]

(2) 나를 지배하는 行은 두 가지 요소에 의해 이루어진다.

① 운명적－본능적－동물적인 行의 요소로 屈放收伸이란 動的 현상으로 발현되며 身의 단서가 된다.

② 자율적인 동시에 內在的, 그러나 未來指向的인 止의 요소로 志膽慮意란 靜中 動的 요소로 발현되며 物의 단서가 된다.

4) 事心身物의 상호관계

人間(太極)을 知行(兩儀)의 양면성으로 구분하고, 知行을 다시 覺決－止動(四象; 事心身物)으로 분석하였다. 知行이 純粹二元的 분류가 아닌 것처럼 四

---

10) 李符永 著, 分析心理學(C.G. Jung의 人間心性論), 일조각, 1992, p. 42.
11) 上同書, p. 42.

象도 상호간의 관련성을 다음과 같이 제시한다.

① 상호구조적 관계

物宅身也, 身宅心也, 心宅事也(物은 身을 집으로 삼고, 身은 心을 집으로 삼고, 心은 事를 집으로 삼는다.)

이는 생리적으로도 決(事－耳目鼻口)과 覺(心－肺脾肝腎)이 動(身－頭肩腰臀)과 知(物－頷臆臍腹)에 상호연계(生耗, 充爍)함을 의미한다.

② 상호작용 관계

心應事也, 博而周也. 事湊心也, 察而恭也.

身行物也, 立而敬也. 物隨身也, 載而效也.

이는 哀怒(陽－肺脾)之氣와 喜樂(陰－肝腎)之氣의 順動－逆動과 相成－相資 등으로 나타난다.

이처럼 東武는 자신만의 독특한 四象構造와 作用의 相互連繫에 의하여 철저하게 四象哲學을 醫學에 접목시켜 새로운 의학개념인 四象醫學을 창시하게 되었으나 그 저변에는 이들에 의한 理氣觀 혹은 性情觀의 변화가 母胎가 되었음을 부인할 수 없다. 그러므로 四象醫學은 性情醫學, 倫理的 醫學, 혹은 心身醫學 등의 개념으로 발전한다.

第二章 四象構造論(性命論)

1. 四元構造의 成立

1) 人間의 分析方法으로 四象의 當爲性

東武는 四象을 ‘나’ 개인을 중심으로 빚어지는 모든 현상, 즉 나와 타인, 사회, 문화현상 등을 해석하는 척도로 사용하였다.

즉, 人間中心的 논리에서 모든 현상(심욕, 사회, 문화, 자연, 질병 등)을 인식하고 추구하는 그의 哲學 및 醫學精神은 既存의 自然順應體로서의 自然中心的 사고와는 그 類를 달리한다.

이는 『四象醫學初本卷』에서 天生萬物有物有則하고 그 중 人間이란 形과 性이 공존하며 形이란 곧 物이요 性이란 곧 법칙이니 人間에게는 이 둘이 나뉠 수 없는 하나로 존재한다고 하였다. 이를 太極이라 부르며 다시 性의 用이 있고 이를 知라 하고, 形의 用이 있으니 이를 行이라 한다. 이는 相互 生－成하니 이를 兩儀라 한다. 知에도 舒하고 卷함이 있으니 이는 決과 覺으로 나타나고, 行에도 進하고 退함이 있으니 이는 動과 止로 나타나므로 一決一覺一動一止, 一舒一卷一進一退의 靜動의 변화를 四象이라 한다고 하였다.

즉 그의 人間觀은 形과 性을 모두 갖춘 人間, 즉 太極으로 이 둘이 用으로 작용할 시에는 바로 知와 行으로서 작용하며 知는 곧 事(決)와 心(覺)으로, 行은 곧 身(動)과 物(止)로 나타나고, 이와 같은 動하고 靜하는 變化를 四象이라 하였다. 그러므로 東武公의 四象은 人間을 포함한 사물을 파악하고 인식하는 수단으로서의 四象이므로 易의 四象과는 그 의미를 달리하며, 이 논리가 의학에 적용시 知는 人間 내부의 心的 바탕인 性情의 의미가 決(性－耳目鼻口)과 覺(情－肺脾肝腎)으로 배속되고, 行은 止(頷臆臍腹)와 行(頭肩腰臀)으로 배속되어 精神과 肉體의 상호 관련성을 밝히는 心身醫學으로 발전한다.

2. 天人性命論

人間의 必然的 構成要素라 할 수 있는 天人知行이란 어떤 現代的 의미를 갖는가?

또 그들간의 相互關係는 무엇인가?

◉ 耳目鼻口 觀於天也. 肺脾肝腎 立於人也. 頷臆臍腹 行其知也. 頭肩腰臀 行其行也.

東武의 人間觀은 天機, 人事, 知(性), 行(命)의 四要素의 相互관계에 의하여 드러난다.

'나의 존재'란 무엇일까? 그리고 내가 존재할 수 있는 까닭은 무엇일까? 이는 인류 이래로 '나'란 존재를 둘러싸고 있는 외부환경(역사, 사회, 문화, 경제 등)의 움직임 속의 한 '客體로서의 나'가 존재한다(大同으로서의 '나'). 이러한 '客體로서의 나'는 외부환경에 대한 客觀的 認識을 갖는다(◉ 耳好善聲. 目好善色. 鼻好善臭. 口好善味. ◉ 善聲順耳也. 善色順目也. 善臭順鼻也. 善味順口也.).

또 그와 같은 환경 내에서 나는 끊임없이 他人과의 관계를 영위하는 '主體로서의 나'가 존재한다(各立으로서의 '나'). 이러한 '主體로서의 나'는 나와 타인 사이의 관계에서 끊임없는 갈등을 겪으면서 主觀的 관점을 갖게 된다(◉ 肺惡

惡聲. 脾惡惡色. 肝惡惡臭. 腎惡惡味. ◉ 惡聲逆肺也. 惡色逆脾也. 惡臭逆肝也. 惡味逆腎也.).

前者를 '天機에 의한 나'라고 한다면, 後者는 '人事에 의한 나'라고 규정할 수 있다. 그렇다면 이러한 '나'는 무엇에 의하여 움직여지는가(行其知, 行其行)?

'나'를 혼돈 속에서 조절하게 하는 내부에 감추어져 있는 두 가지 세계가 있다.

첫째, 나에 의해 조절되는 자율적 정신세계가 있고(◉ 頷臆臍腹之中 誣世之心 每每隱伏也. 存其心 養其性 然後 人皆可以爲堯舜之知也.).

둘째, 人間의 운명적(본능적) 세계를 의미한다(◉ 頭肩腰臀之中 罔民之心 種種暗藏也. 修其身 立其命 然後 人皆可以爲堯舜之行也.)

前者를 知라 하고 後者를 行이라 한다.

즉 人間(太極)에게는 외부세계에 대한 客觀的인 自我(天機에 대한 인식능력)와 동시에 主觀的인 自我(人事에 대한 대응능력)란 狀態가 공존하고 이는 相互 對應關係를 가지며 東武는 이런 哲學的 心을 五臟之心에 內在하는 性과 情으로 규정하고, 性氣는 天機의 耳目鼻口(腦의 知覺的 機能)를 통하여, 情氣는 人事의 肺脾肝腎(感情의 상징적 機能으로 自律神經系 등으로 유추됨)을 통하여 발휘되고 이러한 각각의 認識에 대한 差等性을 體質로 歸結하였다.

그리고 그는 天機와 人事에 대하여 自我의 노력인 慧覺(至性－知의 단련을 통함)과 資業(正命－行의 단련을 통함)에 의하여 好人之善에 대하여 我 역시 知善하고 惡人之惡에 대하여 我 역시 不行惡으로 변할 수 있다 하였다. 그러므로 心身을 俱有한 人間이란 선천적 혹 절대적인 性과 情, 善과 惡이 아닌 自我의 자율성인 性과 命에 의하여 改善 혹은 改惡될 수 있음을 강조하였고, 이 자율성의 경향은 太少陰陽人의 건강조건의 개념으로 발전된다. 즉 그의 天人性命論(事心身物論)은 단순히 人間이란 무엇인가?라는 哲學的 의문에서 시작하지만 그에 그치지 않고 實證的 思考에 의해 醫學的 原理로까지 발전하여 心身의 상호관련성을 주장한다(天人知行에 대한 상호관계의 哲學的 접근은 性命論·四端論·擴充論에 걸쳐 전개되고 生理的 접근은 臟腑論에서 본격 거론된다).

天人知行의 事心身物 각각의 배속관계는 다음과 같다(<표 1 - 2> 참고).

표 1-2[12)]

天 機	天 時	世 會	人 倫	地 方
	耳	目	鼻	口
人 事	事 務	交 遇	黨 與	居 處
	肺	脾	肝	腎
知 (性)	籌 策	經 綸	行 檢	度 量
	頷	臆	臍	腹
行 (命)	識 見	威 儀	材 幹	方 略
	頭	肩	腰	臀

1) 天機와 耳目鼻口

◉ 耳聽天時. 目視世會. 鼻嗅人倫. 口味地方.

◉ 天時 極蕩也. 世會 極大也. 人倫 極廣也. 地方 極邈也.

人性論에 대한 理氣論的 접근으로 東武公의 天에 대한 인식은 天機(하늘의 기틀)란 용어로 한정하여 '人間-즉 객관적 나-을 둘러싼 환경'의 의미이다.

이는 自我의 耳目鼻口의 聽視嗅味를 통한 天時, 世會, 人倫, 地方이므로 '자연환경'에 의한 '나'가 아닌 '나'를 통한 '주변세계'에 대한 인식태도는 宋儒의 天理란 개념과 相異한 개념으로 쓰인다. 그러므로 東武에서의 天機의 개념이란 人間을 中心으로 人間에게 영향을 주며 差等的으로 영향받는 環境的 요소를 말함이다. 環境이란 사회적 동물로서 人間을 둘러싼 시간-공간적 요소, 즉 역사성, 문화, 윤리(도덕), 경제 등으로 생각할 수 있다. 이들 환경을 받아들이는 능력(聽視嗅味)이란 주변세계에 대한 認識能力을 논함이지 타인과의 관계에 의한 나의 주관적 감정이 개입될 여지는 없는 것이다. 論者는 이와 같은 판단능력인 人間의 知的 能力을 '客觀的 自我'라 표현하였다.

따라서 東武는 天機란 普遍的인 환경조건을 大同의 次元으로 간주하고, 또 이를 받아들이는 自我의 客觀的 認識能力(好善)을 耳目鼻口之力이라 하고 이것의 발현이 哀怒喜樂의 性으로 표현된다.

이러한 客觀的 認識態度의 출발은 耳目鼻口란 感覺機能을 통하여 이루어지고 이어 知覺機能으로 발현된다. 이러한 능력은 보다 本然的이며 決定論的 입장에서 출발하므로 이를 '性'이라 하고 그 성격규정을 '決'(止行覺決 가운데)이라 하였다.

그러면 性은 不變인가? 그렇지 않다. 性도 情과 마찬가지로 變化(深遠廣大, 淺近狹小)될 수 있고 또 警戒해야 할 대상이라 보았다. 性은 끊임없이 개인의

12) 李濟馬 原著, 洪淳用·李乙浩 譯, 四象醫學原論, 행림출판사, 1992, p. 16.

좋은 의미의 의지(意慮操志)와 心慾(矯矜伐誇) 사이의 個人的 갈등에 의하여 도전받는다. 따라서 객관적 인식태도의 바람직한 방향은 적극적인 知覺機能의 확대노력에 있다(耳必遠聽, 目必大視, 鼻必廣嗅, 口必深味).

그러면 이들에 대한 現代的 意義는 무엇일까? 聽視嗅味之力이란 感覺機能이지만 이들을 종합하여 정보처리함에는 고도의 능력이 요구된다. 따라서 性次元의 耳目口鼻之力도 단순한 聽, 視, 嗅, 味의 感覺機能이 아닌 고도의 知覺能力을 포괄하는 의미로 이해된다.

이는 人間이 타고난 客觀的·知的 能力(perceptivity)의 次元을 단계별로 耳目鼻口란 感覺器官이 갖는 哲學的, 理學的 기능을 차용하여 연결 표현한 것이고 "知的 活動에 관하여 대뇌피질의 전두엽, 대뇌변연계, 뇌간의 시상하부가 이들 기능에 관여한다"고 알려져 있다.13)

이처럼 天時－世會－人倫－地方의 認識能力을 耳目鼻口에 배속시킨 것은 腦의 知覺能力과 유사하기 때문이다.

① 耳聽天時란 역사에 대한 인식, 자연법칙의 認知, 시간의 개념(4次元－極蕩), 선악의 가치관(雖至不肖 人之善惡 亦知之也), 人間根源에 대한 가치판단 기준(哀衆人之相欺也), 知의 세계(知能才力 가운데) 등을 발휘하는 능력을 말한다.

첨언하면 사물의 종합적 분석(전체성에 대한 인식), 인격에 대한 가치판단의 頂點(善惡), 종교의 존재의미, 最高善(至善)의 추구, 과거와 미래에 대한 비전(역사적, 시간적 관점의 판단능력), 논리적·추리적 사고 등의 능력과 유사하다. 이는 사물의 현상 등을 예측－판단－직관할 수 있는 객관적 통찰력을 말하며 이는 人間의 지적 능력 중 頂點이라 할 수 있다(相欺－판단, 직관본능－4次元; 極蕩 - 太陽).

② 目視世會란 현재 눈앞에서 행해지는 人間의 사회성 중에 규범, 예의에 대한 적응력, 타인의 현명과 무지(知愚), 사건해결의 방법론에 대한 인식 등을 판단할 수 있는 사리판단 능력으로 天時에 다음 가는 지적 능력이라 할 수 있다. 이는 사회적－공간적(3次元) 관점의 판단능력이며 형식에 대한 비교본능(相侮)이라 할 수 있다(相侮－비교본능－3次元; 極大 - 少陽).

③ 鼻嗅人倫(義)이란 타인의 재주와 행동, 타인과의 어울림(共助), 근면성, 게으름 등을 보고 그 사람을 평가하는 능력이다. 집단과의 이해관계를 중시하

13) 이상목·이인모 共著, 인체생리학, 형설출판사, 1994, p. 267.

며 타인의 행위에 의한 판단능력이다(相助－협조, 집단본능－2次元; 極廣 - 太陰).

④ 口味地方(仁)이란 원초적 가치기준－地利(토지의 생산으로부터 얻는 이익), 즉 물질적 가치기준, 일에 대한 결과, 힘의 논리 등으로 타인을 판단할 수 있는 능력을 말한다(相保－보존, 생식본능－1次元; 極邈 - 少陰).

(以上은 四象生理論의 現代的 接近에서 다시 언급됨)

2) 人事와 肺脾肝腎

◉ 肺達事務. 脾合交遇. 肝立黨與. 腎定居處.

◉ 事務 克修也. 交遇 克成也. 黨與 克整也. 居處 克治也.

나의 객관적 단계별 認知능력이 天璣(天時, 世會, 人倫, 地方)로 나타남과 같이 나와 他人間 관계에서의 단계별 주관적 감정은 人事(事務－交遇－黨與－居處)로 나타내었다. 예를 들면 客觀的 自我에 대한 天時에 대한 세계관(善惡의 관점, 역사관, 종교관 등)은 主觀的 感情으로는 智의 속성인 事務(사사로이 꾸밈이 없음)의 시각과 대응된다. 이는 世會: 交遇, 人倫: 黨與, 地方: 居處 등이 대응된다.

즉 天機가 인간을 둘러싼 普遍的 대상이라면 人事는 인간과의 관계에서 나타나는 具體的 생활양태를 의미한다. 이는 事務, 交遇, 黨與, 居處로 人間生活의 다양한 모습으로 나타나며, 이는 各立이란 의미로 각자의 내부문제를 극복함으로써 실행에 옮길 수 있는 능력이고, 惡惡하는 自我의 主觀的 개념으로 '克己의 대상'이며 이것의 발현이 情으로 나타난다.

孟子는 "사람의 마음속에 나면서부터 惻隱之心(仁의 단서), 羞惡之心(義의 단서), 恭敬之心(禮의 단서), 是非之心(智의 단서)의 四端이 구비되어 있고 이를 擴充하면 仁義禮智의 四德이 이루어진다 하였다. 따라서 仁義禮智 四德은 외부에서 빌려와 나를 修飾한 것이 아니고 내 마음속에 선천적으로 구비되어 있는 德性"[14)]이라 하였다. 이와 같은 仁義禮智의 四德을 東武는 나와 타인 사이에 교류되는 감정의 기준(人事)으로 삼았다. 仁義禮智에 기본한 人事란 곧 우리 마음 내에 구비된 德이므로 直覺하여 實行할 수 있으므로 東武는 이를 克의 대상으로 보았다(克修, 克成, 克整, 克治).

그러면 人事와 肺脾肝腎을 연계한 이유는 무엇일까?

언급된 바와 같이 人間의 분석방법에는 天機에서 언급한 개인의 사물에 대

14) 武內義雄 著, 李東熙 譯, 中國思想史, 驪江出版社, 1987, p. 61.

한 객관적 인식 차이가 있고, 또 다른 요소로 나와 타인들 간의 관계, 즉 사회적 관점에서 나의 主觀的 自我라는 면이 있는바 이를 人事라 한다. 이를 情이라 하고 이와 같은 주관적 자아는 나 스스로의 노력인 學問思辨(肺必善學, 脾必善問, 肝必善思, 腎必善辨)에 의하여 '깨우쳐져(覺)' 간다(前述한 克의 대상). 學問이란 나의 外部로부터, 思辨이란 나의 內部로부터의 앎을 찾는 방법이다. 이와 같은 人間 감정의 차등적 발현을 肺脾肝腎에 배속시킨 것은 四臟의 生理機能의 哲學的 認識(예; 肺氣－哀氣－直而伸－智－學－事務 등)에 근거하지만 論者는 四臟(四腑)이 自律神經系의 대표지배 臟器로서 인간의 감정반응과 밀접한 이유로 사료된다.

① 肺達事務－事務 克修也

事務의 감정은 是非之心(옳고 그름－智의 단서)을 근본으로 하는 명확하고 평등주의적 시각을 의미한다. 만약 智(克修의 결과)를 버리면 사사로이 꾸밈을 도모하는 마음이 생긴다(薄人－少陽人).

즉 事務란 개인의 사사로운 감정(哀情)이 移入되지 않은 공정하고자 하는 감정(이를 벗어나면 偏私之心이 됨)에서 나온다. 공정하고자 하는 마음이란 혈연, 지위고하 등의 내부적 인과관계를 중시하지 않는다.

② 脾合交遇－交遇 克成也

交遇의 감정은 恭敬之心(禮의 단서)이 그 바탕에 있고, 생소한 사람에 대한 경계심으로 나타난다. 타인을 배려할 줄 아는 마음, 상하관계를 가치기준으로 하고 형식적 바탕을 중시하는 人間觀, give and take의 관계라 할 수 있다.

만약 禮(克成의 결과)를 버리면 放縱之心으로 나타난다(鄙人－太陽人).

③ 肝立黨與－黨與 克整也

黨與의 감정은 羞惡之心(부끄러워하는 마음－義의 단서)이 그 바탕에 있고, 자신과 뜻을 같이 하는 친숙한 이와 쉽게 사귐을 선택하는 집단주의의 본능에서 나온다. 본인과 이해관계를 달리하는 집단에 대해서는 관심조차 없다.

만약 義(克整의 결과)를 버리면 偸逸之心(훔치고 게으른 마음)으로 나타나고 같은 무리에게 도움을 받고자 하는 감정이 강해진다(懦人－少陰人).

④ 腎定居處－居處 克治也

居處의 감정은 惻隱之心(仁의 단서)이 그 바탕에 있고 內守하려는 감정에서 나온다. 남을 보호하고자 하는 감정(보호본능)으로 나타난다. 만약 仁(克治의 결과)을 버리면 주변을 경솔히 하고 자신만의 이익(重內而輕外)을 위한 極慾之心으로 나타난다(貪人－太陰人).

3) 知와 行

◉ 頷有驕心. 臆有矜心. 臍有伐心. 腹有夸心.
◉ 頭有擅心. 肩有侈心. 腰有懶心. 臀有慾心.
◉ 膩海藏神. 膜海藏靈. 血海藏魂. 精海藏魄.
◉ 津海藏意. 膏海藏慮. 油海藏操. 液海藏志.

人間의 내부에 감추어져 있는 두 가지 정신세계가 있다.

첫째, 나에 의해 조절되는 自律的 世界가 있고 이를 意慮操志라 하였다.

둘째, 전혀 나의 의지와 상관없이 나타나는 세계가 있고 이를 神靈魂魄이라 하며 人間의 運命的(본능적) 精神世界를 의미한다.

意慮操志와 神靈魂魄이란 裏面에는 人間의 心慾이 도사리고 있다.

이와 같은 心慾의 표현이 내면에 지닌 狀態와 밖으로 들어나는 狀態가 있다. 前者의 心慾을 驕矜伐夸之心이라하고 後者의 心慾이 드러남을 奪侈懶竊之心이라 한다.

人間內部의 自律的 世界가 조절이 안 되면 人間의 感情은 내부에 驕慢하고 잘난 체하고 업신여기고 誇張된 마음(驕矜伐夸之心)이 나타난다(意廣 自無驕心 등).[15] 이와 같은 일련의 세계를 知라 한다. 만약 조절이 잘되면 籌策, 經綸, 行檢, 度量으로 나타난다.

한편 膩膜血精之海는 客觀的 自我라 할 수 있는 聽視嗅味之力에 의해 생산되는 생리물질이라 할 수 있다. 따라서 神靈魂魄이란 運命的 要素 역시 이곳에 저장되어 있다. 또한 人間이 남의 생각을 도적질하고, 사치하고, 게으르고, 물건을 도적질하는 마음(奪侈懶竊之心) 역시 人間의 근본적 本能行爲라 할 수 있다. 이와 같은 일련의 세계를 行이라 한다. 만약 조절이 잘되면 識見, 威儀, 材幹, 方略으로 나타난다.

그러면 知를 왜 前四海(頷臆臍腹)에 배치하고 行을 왜 後四海(頭肩腰臀)에 배치하였을까? 이에 대해 다음과 같은 가정을 해 보았다.

行이란 知란 조건하에서 이루어진다(身行物, 物隨身). 人體部位의 陰陽論的 次元에서의 설명은 人體의 前四海부위는 陰에 속하며, 이는 知(陰)란 心的 준비과정(意慮操志)은 行(행동)과 상대비교시 陰的 속성과 연계되고, 後四海는 陽에 속하며 行역시 知와 상대비교시 陽的 속성으로 연계할 수 있다.

한편 生理的으로 知는 前四海의 自律的 意志인 四腑의 준비기능(생리대사

---

15) 李濟馬 原著, 朴奭彦 譯, 格致藁, 太陽社, 1984, p. 188.

를 위한 에너지원의 소화와 흡수)과 관계가 깊고, 後四海의 行의 세계란 人體構造物(皮筋肉骨)의 生成과 作用인 屈放收伸과 관계가 깊다.

이처럼 知와 行에서의 心慾인 邪心과 怠行-(驕矜伐夸之心-奪侈懶竊之心)은 자신의 思考와 行動樣式의 변화에 영향을 준다(籌策, 經綸, 行檢, 度量 - 識見, 威儀, 材幹, 方略).

第三章 四象人의 成立(四端論)

四端論은 生理的으로 人間이 四類型으로 구분될 수 있는 단서를 제공한다.

① 天理의 變化(臟局의 短長: 人稟臟理 有四不同).

② 人慾의 闊狹(心地淸濁: 人趨心慾 有四不同)이라 하여 天理와 人慾에 의하여 太少陰陽人의 四類型으로 구분한다. 天理와 人慾은 각각 별개의 지표가 아닌 四象人의 性情에 의한 결과를 臟腑의 機能과 心慾이란 말로 달리 표현하였을 뿐이다.

1. 成立過程

體質을 四類型의 性情과 臟腑의 大小로 나눌 수 있는 根據를 다음과 같은 순서에 의하여 제시한다.

① 東武의 四象構造의 哲學的 認識體系(天人性命) 및 이들의 상호관계를 耳目鼻口, 肺脾肝腎, 頷臆臍腹, 頭肩腰臀이라는 肉體的 조건과 대응시켰다.

② 太少陰陽人의 臟局의 短長은 陰陽의 변화(天理의 變化)며 天稟(性과 情)은 이미 정해져 있고 人事의 修, 不修에 의해 命이 좌우된다.

③ 哀怒는 相成하고 喜樂은 相資한다.

즉 陽氣는 陽氣끼리 陰氣는 陰氣끼리 相成-相資한다.

④ 陽的 속성으로 규정된 哀怒의 性과 情은 각각 상대에 대하여 體와 用의 관계로 대응하며, 陰的 속성으로 규정된 喜樂의 性과 情도 각각 상대에 한하여 體와 用으로 대응되어 陽的 속성의 太陽人은 哀性 怒情, 少陽人은 怒性 哀情으로 되며, 陰的 속성의 喜樂은 太陰人과 少陰人의 性情에 배속하여 太

陰人은 喜性 樂情, 少陰人은 樂性 喜情으로 규정하였다.

⑤ 哀怒喜樂之氣의 順動과 逆動의 관계이다.

哀怒之氣는 上升하고 喜樂之氣는 下降한다. 그러나 哀怒之氣가 過多하게 上升하면 下焦가 傷하고 喜樂之氣가 過多하게 下降하면 上焦가 傷하게 되는데 過하지 않은 狀態 즉 哀怒喜樂之氣의 본연의 성질인 遠散, 宏抱, 廣張, 深確 등은 順動의 상황이며 過한 狀態인 促急은 逆動의 狀態로 볼 수 있다.

⑥ 肺脾肝腎之氣(喜怒哀樂之氣)의 順動과 逆動에 의하여 臟腑의 大小가 결정된다.

- 哀怒之氣는 陽의 속성이며 順動則 順而上升하고
- 喜樂之氣는 陰의 속성이며 順動則 順而下降한다.
- 哀怒之氣 逆動則 暴發而 竝於上하여 肝腎이 傷한다.
- 喜樂之氣 逆動則 浪發而 竝於下하고 脾肺가 傷한다.

즉 太陽人은 哀性遠散 怒情促急하며 哀性遠散則 氣注肺 肺益盛하고 怒情促急則 氣激肝而 肝益削하여 太陽之臟局은 肺大肝小를 형성한다.

同一한 論法으로

- 少陽人은 怒性宏抱而 哀情促急하여 脾大腎小를 형성한다.
- 太陰人은 喜性廣張이 樂情促急하여 肝大肺小를 형성한다.
- 少陰人은 樂性深確이 喜情促急하여 腎大脾小를 형성한다.

2. 氣注와 氣激

① 天機를 대상으로 한(性에 대한) 시각차를 각기 太陽人은 哀性遠散, 少陽人은 怒性宏抱, 太陰人은 喜性廣張, 少陰人은 樂性深確으로 표현하였다.

이와 같은 표현은 人事를 대상으로 한(情에 대한) 표현이 모두 동일하게 促急으로 표현된 것과 비교하면 상대적이다. 이는 四象人에 따라 性에 대한 객관적 시각차의 범주가 각기 다름을 의미하므로 遠散, 宏抱, 廣張, 深確 등의 차등적(次元) 양태로 표현되었다.

이와 같은 역할은 生理的으로 영양소를 이용하여 生理活性物質(神氣血精, 膩膜血精)을 만드는 主體者(天機)로써 臟腑에 氣를 注入함으로 氣는 더욱 盛하게 되며 臟腑의 大를 형성한다.

② 心慾次元의 주관적 감정인 情은 體質과 상관없이 促急이란 양태로 표현되었다. 이는 生理的으로 이미 만들어진 代謝物質(膩膜血精之海)의 過剩 활용

자로써 氣를 激하게 하고, 이는 氣를 削하게 하여 臟腑의 小를 형성하게 된다.

이처럼 東武는 氣의 注激에 의하여 臟腑의 大小를 결정하였다.

③ 現代生理로 유추하면 性次元(耳目鼻口)에서 만들어진 膩膜血精之海란 동화물질은 情次元(肺脾肝腎)에서 正常的인 氣의 순행으로 나타날 때 이를 順動之氣라 하며 이는 부교감신경계의 작용과 유사하다. 즉 이 작용에 의해 신체 유지에 필요한 준비과정인 각종물질의 消化 및 貯藏이 이루어진다.

그러나 情次元의 氣의 激動은 逆動之氣라 하여 이는 교감신경계의 작용과 유사하다. 이는 심박동수의 증가와 동시에 小腸의 혈관수축으로 혈압상승 등 위급한 상황에 대한 대처준비를 한다(四象生理論의 現代的 接近 참조).

이는 上升之氣(哀怒之氣) 逆動而 竝於上則 肝腎傷(哀氣－傷腎, 怒氣－傷肝)하고, 下降之氣(喜樂之氣) 逆動而 竝於下則 脾肺傷(喜氣－傷脾, 樂氣－傷肺)으로 나타난다.

이는『擴充論』에서 太陽人을 예로 들면 怒情(交遇)이 喜情(黨與)에 적응치 못하여 傷肝으로 나타남을 생리적 입장에서 재표현되었다.

第四章 四象人의 性情(擴充論)

心의 偏着 즉 性情을 기준으로 한 臟腑의 大小와 그로 인한 四象人의 구별이 생기고 生理－病理－藥理가 그것에 절대적 영향을 받으므로 東武의 四象醫學은 心身醫學 또는 性情醫學이라 할 수 있다.

이에 대하여 東武는『格致藁』를 통하여 '나' 개인의 존재란 '他人과의 人間關係(人事)로서의 나'(主觀的 自我로 命名함)와 더 나아가 나의 意志와 相關없이 視空間的으로 進行되었고 進行될 社會, 歷史, 文化, 經濟 속에서 '개인의 智能材力(天機)으로서의 나'(客觀的 自我로 命名함)토 구분되고 이에 영향을 주고받는 心慾次元을 行과 知라 하여 이를 天人知行이란 네 가지 要素로 나누었다. 그의 疾病觀 또한 旣存의 陰陽五行說에 근거한 疾病觀과는 달리 自我의 조건과 社會環境的 조건에서 性情이란 要素를 근거로 이에 응하는 病因에 의하여 表裏病으로 구분하였다.

그러므로 論者는 四象人의 性情 狀態와 그로 인한 表裏病과의 相關性을 考察하고자 한다.

1. 四象人의 性情特徵

東武는 人間의 정의를 '性情을 모두 가지고 있는 개체'로 보았다.

性이란 자신만이 갖는 '客觀的인 사물의 인식능력'을 말함이고, 情이란 타인과의 관계에서 일어나는 '社會에 대한 適應能力'을 의미한다.

◉ 性의 屬性中

① 天時(역사성, 善惡의 가치관...)는 人間根源에 대한 가치판단 기준(相欺).

② 世會(세상의 흐름, 禮儀, 法規)는 형식에 대한 비교본능(相侮).

③ 人倫(人間과 人間의 관계, 法以前의 조건, 地緣, 血緣, 공동체의식 등)은 협조-집단본능(相助).

④ 地方(物質優位의 價值기준)은 보존, 보호와 생식본능(相保)으로 유추 가능하다.

◉ 情의 屬性中

① 事務란 개인의 감정(哀情)이 移入되지 않은 공정하고자 하는 감정(智의 바탕).

② 交遇는 깊은 감정의 교류 없이 형식적 바탕을 중시하는 인간관(禮의 바탕).

③ 黨與의 감정은 뜻을 같이하는 집단주의, 무리본능에서 나온다(義의 바탕).

④ 居處의 감정은 內守하려는 감정에서 나온다. 남을 보호하고자 하는 감정(보호본능)으로 나타난다(仁의 바탕).

1) 太陽人

◉ 太陽人 哀性遠散而 怒情促急.

哀性遠散者. 太陽之耳 察於天時而 哀衆人之相欺也. 哀性 非他 聽也.

怒情促急者. 太陽之脾 行於交遇而 怒別人之侮己也. 怒情 非他 怒也.

太陽人의 객관적 가치판단은 하늘의 시간, 곧 역사적-시간적 관점을 기준으로 한다. 그는 형식이나 혈연 또는 개인의 이익 등을 초월한 지극히 객관점 관점(遠散)으로 사물의 본질(善惡)을 직시한다. 人間의 가치판단 기준도 방법이나 과정, 결과를 중요시하지 않는다.

天時의 관점은 人間의 속성 중 相欺(서로 속임)함을 알아차리는 능력으로 표현되고 本質을 直視하는 그의 통찰력을 벗어날 수 없다. 이를 哀性-聽(가장 맑은 기운에 해당)이라 한다.

사회생활에 있어 太陽人은 생소한 타인과 만나서 어떤 일을 계획하고 그들과 조심스럽게 감정의 깊은 移入없이 교류하기를 원한다. 따라서 당연히 격식(禮)을 갖추는 것이 필요하다. 만약 타인이 나를 업신여길 때 나타나는 怒하는 감정(怒情)이 나타난다. 太陽人은 이와 같은 怒情에 주눅 들거나 피하려 들지 않는다. 그러나 어떤 공동목적을 지향하는 집단체제(黨與)에 본인이 속해진다면 그의 無感情한 對人關係가 스스로에게 강한 소외의식을 느낀다. 이 때 느끼는 감정을 暴怒라 하며 傷肝하게 된다.

그러므로 만약 禮를 갖추지 않은 太陽人의 경우에 怒情은 放縱之心으로 나타난다(鄙人).

2) 少陽人

◉ 少陽人 怒性宏抱而 哀情促急.

怒性宏抱者. 少陽之目 察於世會而 怒衆人之相侮也. 怒性 非他 視也.

哀情促急者. 少陽之肺 行於事務而 哀別人之欺己也. 哀情 非他 哀也.

少陽人은 世會, 즉 사회의 보편적 질서, 법규(式度)에 대한 적응력, 문화의 흐름 등 세상에서 현재 벌어지고 있는 可視的 사회현상을 가치기준으로 한다. 이런 상황은 人間을 사회의 주체적 입장에서보다는 制度 등에 의한 客體的 입장에서의 관찰이라 할 수 있다. 人間의 가치판단 기준도 '일에 대한 접근방법론'을 기준으로 한다(知愚).

世會의 흐름 중 逆行的 요소란 삶의 방법, 처세, 사회제도 등의 내에서 서로 간의 비교갈등(相侮)으로 나타나며 이들 요소가 객관적 입장에서 사회에 대한 판단근거가 되며 이를 怒性(視)이라 한다.

사회생활에 있어 少陽人은 개인의 감정(哀情)이 移入되지 않은 공정하고자 하는 감정을 갖고 상대를 대한다. 그러나 상대가 나를 속이려 들 때 나타나는 감정이 哀情이다.

그러나 본인이 人間의 본질적 욕구인 공동체적 종족, 생식, 생존본능-즉 "우리는 하나됨"을 중시하는 단체(居處)에서 자신의 공정함(智를 중시하는 자세)은 이해될 수가 없으므로 이 때의 감정이 暴哀로 나타나 이는 傷腎하게 된다. 少陽人은 智를 바탕으로 한 객관적 감정에 민첩하게 반응하며, 만약 智를 갖추지 않은 少陽人의 경우에는 哀情은 飾私之心으로 나타난다(薄人).

3) 太陰人

◉ 太陰人 喜性廣張而 樂情促急.

喜性廣張者. 太陰之鼻 察於人倫而 喜衆人之相助也. 喜性 非他 嗅也.

樂情促急者. 太陰之腎 行於居處而 樂別人之保己也. 樂情 非他 樂也.

太陰人은 人倫, 즉 사회공동체적 구성요소로 사람과 사람사이에서 지켜져야 할 약속 등, 강제적인 틀이기보다는 오랫동안 이 사회를 지탱하여 준 보이지 않는 요소를 가치기준으로 한다. 이는 世會의 상황과는 상대적으로 人間을 '사회의 주체적 입장'에서 본 관찰이라 할 수 있다. 그러므로 人間의 가치판단의 기준도 목적이나 결과보다 그가 얼마나 어떤 일에 노력했는가 등의 과정을 중시한다(勤惰).

人倫의 본질은 相互間의 도움(相助)이란 형식으로 나타나며 이를 喜性(嗅)이라 한다.

사회생활에 있어 太陰人은 人間의 본질적 욕구인 공동체적 종족, 생식, 생존 본능－즉 '우리는 하나됨'을 중시하는 감정(樂情)을 갖고 있다. 相對로부터 나를 보호하려고 할 때 나타나는 감정이 樂情이다.

太陰人은 仁을 바탕으로 한 공동체적 본능을 즐겨 하나, 만약 事務라는 객관적 공정한 거래에 접하게 되면 업신여김을 느끼게 되는데, 이 때 감정을 浪樂이라 하고 傷肺하게 된다. 만약 仁를 갖추지 않은 太陰人의 경우에는 樂情은 極慾之心으로 나타난다(貪人).

4) 少陰人

◉ 少陰人 樂性深確而 喜情促急.

樂性深確者. 少陰之口 察於地方而 樂衆人之相保也. 樂性 非他 味也.

喜情促急者. 少陰之肝 行於黨與而 喜別人之助己也. 喜情 非他 喜也.

少陰人은 地方, 즉 사회를 지탱하는 人間의 가장 原初的 욕구인 생존(生活) 등을 위한 경제활동(地利)을 가치기준으로 한다. 이는 삶에 있어 天時 혹은 世會의 그 어느 문제보다도 가장 현실적이며 구체적 문제라 할 수 있다. 人間의 가치판단 기준도 결과론적이다(能否). 地方의 흐름을 알 수 있는 근거는 서로간의 지킴(相保)이라는 절대적인 생존권에 대한 보호라는 자세로 나타난다. 이와 같은 객관적으로 凝縮된 시각은 太陽人의 遠散이란 巨視的 입장과 정반대로 가장 현실적이며 정확(深確)하며 이를 樂性(味)이라 한다.

사회생활에 있어 少陰人은 同類意識을 갖는 者들과의 어울림(黨與)을 즐겨하며 그들과 도움을 주고받기를 좋아한다. 이 때 나타나는 기대심리가 喜情이다. 그러나 그는 생소인과의 交流(交遇)에서는 적응도가 낮아 업신여김을 받게 되는데 이 때의 감정을 浪喜라 한다. 이것이 지나치면 傷脾하게 된다. 그러므로 義를 갖추어야 하고 그렇지 않은 少陰人은 의타심으로 偸逸之心으로 나타나게 된다(懦人).

2. 性情의 調律

東武는『擴充論』에서 四象人의 性情과 心慾의 관계를 밝히고,『太陽人 裏病論』에서 性情과 表裏病의 관계를 제시하였다.

性은 表氣를 傷하고, 情은 裏氣를 傷한다 하였다.

㉠ 太陽人 － 哀性 ⇒ 傷 - 鼻 腰脊氣, 怒情 ⇒ 傷 - 肝 小腸氣

㉡ 少陽人 － 怒性 ⇒ 傷 - 口 膀胱氣, 哀情 ⇒ 傷 - 腎 大腸氣

㉢ 太陰人 － 喜性 ⇒ 傷 - 耳 腦頣氣, 樂情 ⇒ 傷 - 肺 胃脘氣

㉣ 少陰人 － 樂性 ⇒ 傷 - 目 膂氣, 喜情 ⇒ 傷 - 脾 胃氣

즉 表氣는 耳目鼻口의 氣(事－天機)와 頭肩腰臀의 氣(腦頣, 膂, 腰, 膀胱－命)를 말하고, 裏氣는 肺脾肝腎의 氣(心－人事)와 胃脘, 胃, 小腸, 大腸의 氣(性)를 의미한다.

또『擴充論』에서 四象人 性氣와 情氣의 선천적 특징과 中庸으로 가기 위한 心慾의 조건을 제시하고, 만일 조건이 충족치 않을 경우 어떻게 表裏病으로 발전하는가를 논하였다.

① 性氣의 바람직한 발전방향은 太陽人의 哀性은 ⇒ 太陰人의 喜性으로, 太陰人의 喜性은 ⇒ 太陽人의 哀性으로, 少陽人의 怒性은 ⇒ 少陰人의 樂性으로, 少陰人의 樂性은 ⇒ 少陽人의 怒性으로 발전되어야 한다.

② 情氣의 바람직한 발전방향은 太陽人의 怒情은 ⇒ 少陰人의 喜情으로, 少陰人의 喜情은 ⇒ 太陽人의 怒情으로, 少陽人의 哀情은 ⇒ 太陰人의 樂情으로, 太陰人의 樂情은 ⇒ 少陽人의 哀情으로 발전되어야 한다.

1) 性 氣

(1) 먼저 四象人의 性氣와 이것이 올바로 발휘될 조건을 제시하였다.

① 太陽之性氣(哀性) 恒欲進而 不欲退

⇒ 太陽之進 量可而進也. 自反其材而不壯 不能進也.

② 少陽之性氣(怒性) 恒欲擧而 不欲措.

⇒ 少陽之擧 量可而擧也. 自反其力而不固 不能擧也.

③ 太陰之性氣(喜性) 恒欲靜而 不欲動.

⇒ 太陰之靜 量可而靜也. 自反其知而不周 不能靜也.

④ 少陰之性氣(樂性) 恒欲處而 不欲出.

⇒ 少陰之處 量可而處也. 自反其謀而不弘 不能處也.

(2) 四象人 性氣의 조건

첫째, 四象人의 性氣는 헤아려 각각 進, 擧, 靜, 處하여야 한다. 그러기 위해서는 材, 力, 智, 謀란 조건이 요구된다.

材力知謀란『格致藁』중「天時」의 智能材力[16]에서 유래한다.

智란 太陽次元, 能은 少陽次元, 材는 太陰次元, 力은 少陰次元을 의미하고, 周는 太陽次元으로 가기 위한 활동성향으로 볼 수 있고, 弘은 少陽次元으로의 활동성향, 莊은 太陰次元으로의 활동성향, 固는 少陰次元으로의 활동성향으로 볼 수 있다.

둘째, 哀怒喜樂之性 次元에 왜 頷臆臍腹을 연계하였을까? 또 哀怒喜樂之情 次元에 왜 頭肩腰臀을 연계하였을까? 이는 臟腑論의 水穀代謝과정에서 耳目鼻口(性)의 에너지원으로 四腑의 津膏油液之海를 사용하고, 肺脾肝腎(情)의 에너지원으로 頭肩腰臀의 膩膜血精之海를 사용하기 때문으로 사료된다.

즉 耳目鼻口之力의 근본이 津膏油液之海가 되고 肺脾肝腎之力의 근본이 膩膜血精之海가 된다. 이는 원리적으로 性(事)의 근본은 知(物)가 되고, 情(心)의 근본은 行(身)이 됨을 의미한다.

① 먼저 太陰人은 知(太陽次元)가 周하는 조건에서 靜할 수 있다

: 太陰人의 喜性은 마땅히 驕心을 경계하여야 太陽人의 哀性(太陽次元; 頷)으로 발전하고, 이 때 津海가 충족되어 잠재해 있던 太陰人의 籌策이 絶世의 籌策으로 발휘하게 된다.

---

16) 上同書, p. 87.

⇒ 太陰之頷(太陽次元) 宜戒驕心. 太陰之頷 若無驕心 絶世之籌策 必在此也.

② 少陰人은 謀(少陽次元)가 弘하는 조건에서 處할 수 있다.

: 少陰人의 樂性은 마땅히 矜心을 경계하여야 少陽人의 怒性(少陽次元; 臆)으로 발전하고, 이 때 膏海가 충족되어 잠재해 있던 少陰人의 經綸이 絶世의 經綸으로 발휘하게 된다.

⇒ 少陰之臆(少陽次元) 宜戒矜心. 少陰之臆 若無矜心 絶世之經綸 必在此也.

③ 太陽人은 材(太陰次元)가 莊하는 조건에서 進할 수 있다.

: 太陽人의 哀性은 마땅히 伐心을 경계하여야 太陰人의 喜性(太陰次元; 臍)으로 발전하고, 이 때 油海가 충족되어 잠재해 있던 太陽人의 行檢이 絶世의 行檢으로 발휘하게 된다.

⇒ 太陽之臍(太陰次元) 宜戒伐心. 太陽之臍 若無伐心 絶世之行檢 必在此也.

④ 少陽人은 力(少陰次元)이 固하는 조건에서 擧할 수 있다.

: 少陽人의 哀性은 마땅히 夸心을 경계하여야 少陰人의 樂性(少陰次元; 腹)으로 발전하고, 이 때 液海가 충족되어 잠재해 있던 少陽人의 度量이 絶世의 度量으로 발휘하게 된다.

⇒ 少陽之腹(少陰次元) 宜戒夸心. 少陽之腹 若無夸心 絶世之度量 必在此也.

※ 『東武本草遺稿』에서 補○和○는 '周'의 의미로 －太陽次元, 健○直○은 '弘'의 의미로 －少陽次元, 壯○內守... 는 '壯'의 의미로 －太陰次元, 固○立○는 '固'의 의미로 －少陰次元으로 볼 수 있다.

(3) 四象人 性氣의 先天的 長點 (표 1－3, 4)

이는 四象人의 특성상 기본적으로 갖는 선천적 長點인 동시에 特徵이다.

① 太陽人 雖至愚 其性 便便然 猶延納也. 雖至不肖 人之善惡 亦知之也

⇒ 선천적으로 籌策이 부족하더라도 기본적으로 行檢이 있다.

② 少陽人 雖至愚 其性 恢恢然 猶式度也. 雖至不肖 人之知愚 亦知之也

⇒ 선천적으로 經綸이 부족하더라도 기본적으로 度量이 있다.

③ 太陰人 雖至愚 其性 卓卓然 猶敎誘也. 雖至不肖 人之勤惰 亦知之也

⇒ 선천적으로 行檢이 부족하더라도 기본적으로 籌策이 있다.

④ 少陰人 雖至愚 其性 坦坦然 猶撫循也. 雖至不肖 人之能否 亦知之也

⇒ 선천적으로 度量이 부족하더라도 기본적으로 經綸이 있다.

表 1-3

體質	多(恒欲)	少(不欲)	若無之心	絶世의 能力
太陰人	籌策	行檢	驕心	頷 - 籌策
少陰人	經綸	度量	矜心	臆 - 經綸
太陽人	行檢	籌策	伐心	臍 - 行檢
少陽人	度量	經綸	夸心	腹 - 度量

表 1-4

性	體質	籌策	經綸	行檢	度量
哀性	太陽人	4(少)	3	1(多)	2
怒性	少陽人	3	4(少)	2	1(多)
喜性	太陰人	1(多)	2	4(小)	3
樂性	少陰人	2	1(多)	3	4(少)

※ 籌策은 肝大에 의한 嗅思之材이며 太陰人의 선천적 屬性이다.
經綸은 腎大에 의한 味辯之材이며 少陰人의 선천적 屬性이다.
行檢은 肺大에 의한 聽學之材이며 太陽人의 선천적 屬性이다.
度量은 脾大에 의한 視問之材이며 少陽人의 선천적 屬性이다.

※ 恒欲이란 性에 의해 이미 규정된 과잉된 잠재능력을 의미한다. 心慾을 방치한 상태의 잠재능력은 節制力(量可而 進－擧－靜－處)이 없다면 전적(全好)으로 雄－雌－內守－外勝의 극단으로 치닫는다. 恒欲의 억제적 방향인 不欲으로 가기 위한 전제조건은 心慾(驕矜伐夸之心)을 제거하여야 하고 이는 過抗이 抑鬱된 性의 바람직한 발휘(絶世의 능력)로 이어진다.

2) 情 氣

(1) 먼저 四象人 情氣를 제시하였다.

① 太陽之情氣(怒情) 恒欲爲雄而 不欲爲雌.
⇒ 太陽之人 雖好爲雄 亦或宜雌. 若全好爲雄則 放縱之心 必過也.

② 少陰之情氣(喜情) 恒欲爲雌而 不欲爲雄
⇒ 少陰之人 雖好爲雌 亦或宜雄. 若全好爲雌則 偸逸之心 必過也.

③ 少陽之情氣(哀情) 恒欲外勝而 不欲內守
⇒ 少陽之人 雖好外勝 亦宜內守. 若全好外勝則 偏私之心 必過也.

④ 太陰之情氣(樂情) 恒欲內守而 不欲外勝.
⇒ 太陰之人 雖好內守 亦宜外勝. 若全好內守則 物欲之心 必過也.

(2) 四象人 情氣의 조건

첫째, 四象人의 情氣 역시 후천적 노력 없이 선천적인 情氣로만 나아가면 그 결과 偏私, 放縱, 偸逸, 物慾之心이 반드시 過하게 나타나므로 雌, 雄, 外勝, 內守하게 된다.

둘째, 哀怒喜樂之情 次元에 왜 頭肩腰臀을 연계하였을까? 이는 臟腑論의 水穀代謝과정에서 肺脾肝腎(情)의 에너지원으로 頭肩腰臀의 膩膜血精之海를 사용하기 때문이다. 이는 원리적으로 性(耳目鼻口之力)의 근본은 知(意慮膽志)가 되고, 情(肺脾肝腎之力)의 근본은 行(屈放收伸)이 됨을 의미한다.

① 少陰人은 비록 好雌하더라도 때때로 雄(太陽次元)으로의 발전이 필요하다. 少陰人의 喜情(당여)은 太陽人의 怒情(교우)으로 발전하여야 한다.

⇒ 少陰之頭(情의 차원에서 少陰人이 太陽人의 차원으로 발전)

少陰人에게는 선천적으로 方略이 있고, 만일 情의 心慾 중 奪心을 경계하면 脾氣가 살아남과 동시에 닮고자 하는 太陽人의 특징인 膩海가 충족되면서 大人의 識見이 나온다. 이는 반대로 少陰人에게는 奪心이 쉽게 動함이 약점으로 작용하므로 이에 따라 識見도 가리워지기 쉽다.

② 太陰人은 비록 好內守하더라도 때때로 外勝(少陽次元)으로의 발전이 필요하다. 太陰人의 樂情은 少陽人의 哀情으로 발전하여야 한다.

⇒ 太陰之肩(情의 차원에서 太陰人이 少陽人의 차원으로 발전)

太陰人에게는 선천적으로 材幹이 있고, 만일 情의 心慾 중 侈心을 경계하면 肺氣가 살아남과 동시에 닮고자 하는 少陽人의 특징인 膜海가 충족되면서 大人의 威儀가 나온다. 이는 반대로 太陰人에게는 侈心이 쉽게 動함이 약점으로 작용하므로 이에 따라 威儀도 가리워지기 쉽다.

③ 少陽人은 비록 好外勝하더라도 때때로 內守(太陰次元)로의 발전이 필요하다. 少陽人의 哀情은 太陰人의 樂情으로 발전하여야 한다.

⇒ 少陽之腰(情의 차원에서 少陽人이 太陰人의 차원으로 발전)

少陽人에게는 선천적으로 威儀가 있고, 만일 情의 心慾 중 懶心을 경계하면 腎氣가 살아남과 동시에 닮고자 하는 太陰人의 특징인 血海가 충족되면서 大人의 材幹이 나온다. 이는 반대로 少陽人에게는 懶心이 쉽게 動함이 약점으로 작용하므로 이에 따라 材幹도 가리워지기 쉽다.

④ 太陽人은 비록 好雄하더라도 때때로 雌(少陰次元)로의 발전이 필요하다. 太陽人의 怒情은 少陰人의 喜情으로 발전하여야 한다.

⇒ 太陽之臀(情의 차원에서 太陽人이 少陰人의 차원으로 발전)

太陽人에게는 선천적으로 識見이 있고, 만일 情의 心慾 중 竊心을 경계하면

肝氣가 살아남과 동시에 닮고자 하는 少陰人의 특징인 精海가 충족되면서 大人의 方略이 나온다. 이는 반대로 太陽人에게는 竊心이 쉽게 動함이 약점으로 작용하므로 이에 따라 方略도 가리워지기 쉽다.

(3) 四象人 情氣의 先天的 長點 (표 1－5, 6)

이는 四象人이 體質의 특성상 기본적으로 갖는 先天的 長點인 동시에 特徵이다.

① 少陽人(哀情)－重於事務(不謹於居處): 重外而輕內
⇒ 선천적으로 威儀가 있음
② 太陽人(怒情)－謹於交遇(輕於黨與): 擇交之心 不廣
⇒ 선천적으로 識見이 있음
③ 少陰人(喜情)－謹於黨與(輕於交遇): 慮患之心 不周
⇒ 선천적으로 方略이 있음
④ 太陰人(樂情)－重於居處(不謹於事務): 重內而輕外
⇒ 선천적으로 材幹이 있음

표 1－5

體質	多(恒欲)	少(不欲)	若無之心	大人의 能力
少陰人	方略	識見	奪心	頭 － 識見
太陰人	材幹	威儀	侈心	肩 － 威儀
少陽人	威儀	材幹	懶心	腰 － 材幹
太陽人	識見	方略	竊心	臀 － 方略

표 1－6

情	體質	識見(頭)	威儀(肩)	材幹(腰)	方略(臀)
哀情	少陽人	2	1(多)	4(少)	3
怒情	太陽人	1(多)	2	3	4(少)
喜情	少陰人	4(少)	3	2	1(多)
樂情	太陰人	3	4(少)	1(多)	2

※ 識見은 頭의 膩海에 거주하는 神의 소산물로 太陽人의 속성이다.
威儀는 肩의 膜海에 거주하는 靈의 소산물로 少陽人의 속성이다.
材幹은 腰의 血海에 거주하는 魂의 소산물로 太陰人의 속성이다.
方略은 臀의 精海에 거주하는 魄의 소산물로 少陰人의 속성이다.

3. 性情과 表裏病의 關係

1) 生理的 意義

四象人의 病證論은 모두 크게 表病論과 裏病論으로 구분된다. 哀怒喜樂의 性은 表氣를 傷하고, 表氣란 耳目鼻口의 氣와 頭肩腰臀의 氣를 말한다 하였다. 또 情은 裏氣를 傷하고, 裏氣란 肺脾肝腎의 氣와 胃脘, 胃, 小腸, 大腸의 氣를 말한다 하였다. 耳目鼻口之氣의 작용이란 津膏油液之海의 淸氣을 提出하는 작용과 동시에 이를 注하여 膩膜血精之海를 쌓이게(積累) 한다. 그 중 膩膜血精의 濁滓는 皮筋肉骨을 이루는 재료로 쓰인다. 肺脾肝腎之氣의 작용이란 膩膜血精의 淸汁을 吸得함과 동시에 이를 재료로 津膏油液을 凝聚한다.

그러므로 a) 表病이란 耳目鼻口의 작용에 의하여 津膏油液이 ⇒ 膩膜血精으로 化하는 과정과 동시에 膩膜血精의 濁滓가 ⇒ 皮筋肉骨을 이루는 과정이 원활치 못할 때 생기며, 이를 주도하는 것은 天機(腦의 기능으로 사려됨)의 작용이며 이는 知의 心慾(驕矜伐夸之心)에 의하여 영향받고,

b) 裏病이란 肺脾肝腎之氣의 작용에 의하여 膩膜血精의 淸汁이 ⇒ 津膏油液으로 化하는 과정과 津膏油液이⇒ 胃脘·胃·小腸·大腸을 補益하는 과정이 원활치 못할 때 생기며, 이를 주도하는 것은 人事(자율신경계의 작용으로 사려됨)의 작용이며 이는 怠行(奪侈懶竊之心)에 의하여 영향받는 것으로 사료된다.

2) 性情의 발전조건

위에서 언급한 바와 같이

(1) 性이 제대로 발휘될 조건은 頷臆臍腹(胃脘, 胃, 小腸, 大腸)에 존재하는 心慾인 驕矜伐夸之心을 경계하여야 하다. 왜냐하면 四腑의 기능에 관계하는 驕矜伐夸之心은 前四海의 化生에 영향을 주고, 이는 耳目鼻口에서 만들어지는 神氣血精과 膩膜血精 생산의 에너지원으로 사용되기 때문이다. 즉 四腑의 心慾이 耳目鼻口의 능력(性)에 직접 관여하므로 만약 조절작용이 안 되면 性(耳目鼻口之力)이 傷하게 된다. 그러면 性의 힘이 前四海(津膏油液)의 淸氣을 끌어올리는(提出) 힘이 不足하게 되고, 2차적으로 頭肩腰臀에서 神氣血精(膩膜血精) 및 皮筋肉骨을 生成하는 데 障碍가 된다. 그러므로 性이 傷할 때 耳

目鼻口의 氣와 頭肩腰臀의 氣가 傷한다고 한 것이다.

(2) 또 情이 제대로 발휘될 조건은 頭肩腰臀(신체의 감각과 운동기능을 주관하는 신경계)에 존재하는 心慾인 奪侈懶竊之心을 경계하여야 한다. 頭肩腰臀의 기능에 관여하는 奪侈懶竊之心은 後四海의 저장(舍)에 영향을 주고, 이는 肺脾肝腎의 원동력(滋)이 된다. 즉 頭肩腰臀의 心慾이 肺脾肝腎의 능력(情)에 직접 관여하므로 만약 조절작용이 안 되면 情(肺脾肝腎之力)이 傷하게 된다. 그러면 情의 힘이 後四海(膩膜血精)의 淸汁을 吸得하는 힘이 不足하게 되고 滋－肺脾肝腎之元 할 수 없고, 2차적으로 補益－胃脘·胃·小腸·大腸 하는데 障碍가 된다. 그러므로 情이 傷할 때 肺脾肝腎의 氣와 胃脘, 胃, 小腸, 大腸의 氣가 傷한다고 한 것이다.

(3) 性氣는 太陽人⇔太陰人, 少陽人⇔少陰人의 相互補完의 관계로 요약되고 이 때 자신이 가진 津膏油液之海를 근본으로 한 우세능력(大한 臟器)이 絶世의 능력으로 발현된다.

즉,

① 太陽人이 太陰人의 性氣(喜性)를 닮고자 노력하면 太陽人 本人의 우세능력(行檢)이 絶世의 능력으로 발휘된다.

② 太陰人이 太陽人의 性氣(哀性)를 닮고자 노력하면 太陰人 本人의 우세능력(籌策)이 絶世의 능력으로 발휘된다.

③ 少陽人이 少陰人의 性氣(樂性)를 닮고자 노력하면 少陽人 本人의 우세능력(度量)이 絶世의 능력으로 발휘된다.

④ 少陰人이 少陽人의 性氣(怒性)를 닮고자 노력하면 少陰人 本人의 우세능력(經綸)이 絶世의 능력으로 발휘된다.

(4) 情氣는 太陽人⇔少陰人, 少陽人⇔太陰人의 相互補完의 관계로 요약되고 이 때 내가 아닌 상대방[17]이 가진 膩膜血精之海를 근본으로 한 우세능력(大한 臟器)이 大人의 능력으로 발현된다.

즉,

① 少陰人이 太陽人의 情氣(怒情)를 닮고자 노력하면 太陽人의 우세능력(識見)이 大人의 능력으로 발휘된다.

---

17) 性이 자신과의 관계에서만의 客觀的 自我라면(자기에게 잠복해 있는 능력이 絶世의 능력으로 발휘됨), 情이란 타인(상대)과의 관계에서 나타나는 主觀的 自我이므로(타인이 가진 大人의 능력을 빌려 발휘됨).

② 太陰人이 少陽人의 情氣(哀情)를 닮고자 노력하면 少陽人의 우세능력(威儀)이 大人의 능력으로 발휘된다.

③ 少陽人이 太陰人의 情氣(樂情)를 닮고자 노력하면 太陰人의 우세능력(材幹)이 大人의 능력으로 발휘된다.

④ 太陽人이 少陰人의 情氣(喜情)를 닮고자 노력하면 少陰人의 우세능력(方略)이 大人의 능력으로 발휘된다.

(5) 위와 같이 性氣는 太陽人⇔太陰人, 少陽人⇔少陰人의 相互補完의 관계로, 情氣는 太陽人⇔少陰人, 少陽人⇔太陰人의 相互補完의 관계라 할 수 있다.[18)]

이와 같은 관계는 性命論에서 朱子學의 理氣論, 性情論, 天命觀 등에 맞서는 이론인 天人性命의 상호관계로 나타나고, 臟腑論에서 水穀의 生理過程으로 발현된다.(표 1－7, 8)

표 1-7

性氣와 情氣의 발전조건 相互關係

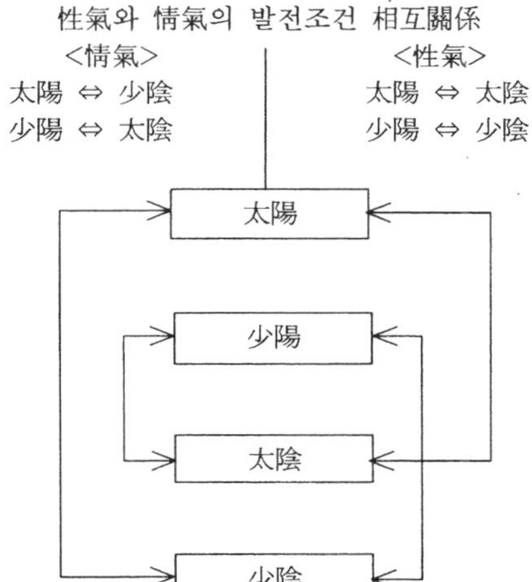

18) 모든 사람이 똑같이 어느 하나의 일정한 틀을 갖춘 全人型이나 聖人型이 되게 한다는 데 있지 않고 각자가 가지고 있는 다양성과 크기 속에서의 全一性, 즉 이것이 아니면 저것이라는 단순명료한 논리로 구성되는 像이 아니라, 남과 다른 면도 있고 동시에 같은 면도 있으며 합리적이기도 하고 비합리적이기도 한 對極의 合一을 포괄하는 것이 자기 자신(Selbst)의 모습이다(李符永 著, 分析心理學, 일조각, 1992, p. 99.).
四象醫學은 이들의 차별성을 인정하고 각자의 방향성을 제시한다.

표 1-8

	性	邪心의 調節	情	怠行의 調節
太陽人	哀	伐心宜戒(操强에 의해) ⇒ 必在 行檢	怒	竊心宜戒(善辨에 의해) ⇒ 必在 方略
少陽人	怒	夸心宜戒(志强에 의해) ⇒ 必在 度量	哀	懶心宜戒(善思에 의해) ⇒ 必在 材幹
太陰人	喜	驕心宜戒(意强에 의해) ⇒ 必在 籌策	樂	侈心宜戒(善問에 의해) ⇒ 必在 威儀
少陰人	樂	矜心宜戒(慮强에 의해) ⇒ 必在 經綸	喜	奪心宜戒(善學에 의해) ⇒ 必在 識見

第二編 四象生理-病理論

醫學은 발전되어 왔고 앞으로도 발전할 것이다. '人間'이란 對象에 대한 多方面의 접근이 이루어질수록 이를 包括-說明하는 새로운 틀(패러다임)이 요구된다. 그러므로 四象醫學의 탄생도 이에 부응한 결과라 할 수 있다.

四象生理論의 근본개념은 旣存의 東洋醫學에 그 뿌리를 두고 있으나 個體的 特性을 인정하는 人間에 대한 새로운 해석은 여기에 差等的 生理論을 제시한다.

이는 旣存의 臟腑概念의 差異에서 비롯하여 '四象生理構造'를 구축한다. 四象醫學에서 構造(形態)와 生理機能의 二重性은 매우 밀접한 관계를 갖는다. 즉 人體의 上下, 前後, 表裏 등의 形態에 대한 空間的 개념은 臟腑의 機能 및 前後四海의 生理物質, 더 나아가 精神의 系統別 生理의 특성을 설명하는 데 매우 중요한 단서로 작용한다.[1)]

특히 精神과 肉體의 상관성을 설명하기 위해 人間精神의 深層部를 해부한 性과 情이란 精神的 生理要素를 끌어들여 이를 肉體的 生理와 연결하였다. 이들 사이의 생리기전을 以前의 東洋醫學에서 상세한 機能을 부여치 않았던 '耳目鼻口(腦의 機能으로 추정)'란 개념의 등장과 생리작용, 또 그에 상대되는 四臟의 새로운 접근과 작용(自律神經系의 機能으로 추정) 등에 의하여 四象生理을 이해하는 데 매우 중요한 두 가지 軸으로 활용하였다.

또 이들 軸을 기준으로 중추적인 통합과 조절을 통해 生理의 항상성을 유지하며 體質에 따른 營養源(水穀之氣)의 대사과정과 생리물질(前後四海)의 생성과 활용, 그리고 그에 의한 體質의 生理的 特性, 더 나아가 病理的 原因까지도 밝히고 있다.

---

1) C.G. Jung: Von den Wurzeln des Bewubtseiens p. 81.
사람 신체의 각 기관이 이미 그렇게 형성되도록 조건지어져 있듯이 정신(Psyche)도 또한 그 자체의 구조를 갖추고 있다(李符永 著, 分析心理學, 일조각, 1992, p. 87.).

第一章 旣存 漢醫學과 四象醫學의 臟腑槪念

旣存의 東洋醫學에서 臟腑槪念은 五臟(陰)과 六腑(陽)로 구분하며 이들간의 相互關係는 臟腑의 表裏－相關關係, 經絡, 五行의 相生과 相克으로 설명하고 生理作用의 측면에서 三焦 등으로 설명한다. 그러나 四象醫學은 心의 개념을 새로운 시각으로 설정하고 四臟과 四腑로 구분한다. 또 生理病理의 현상을 五行이나 經絡의 流注가 아닌 耳目鼻口와 肺脾肝腎의 機能을 설정하여 이들간의 相互작용에 의해 營養素(津膏油液之海)와 生理物質(膩膜血精之海) 사이의 變換과정을 表裏升降緩束으로 설명하였다.

1. 心의 槪念

1) 證治醫學에서 心의 개념(五臟中의 心)

五行中 火의 개념으로 "心, 君臟也, 神明居焉… 心者 一身之主, 君主之官, 有血肉之心, 形如未開蓮花, 居肝上肺下是也, 有神明之心, 神者氣血所化, 生之本也, 萬物, 由之盛長"(入門) 등으로 표현한다.

즉 형태학적으로 有形的인 心臟(Heart)과 機能的으로 一身의 精神과 肉體를 주관하는 心(Mind－좁게는 喜屬心)이란 兩面性을 지님을 밝히고 있다. 그러나 이와 같은 중요성이 인정되면서도 心은 他臟과 마찬가지로 相生·相克이란 규율하에서 五行 중의 한 종류인 火의 臟器로만 표현된다.

2) 四象醫學에서 心의 개념

『靈樞』의 "心者, 五臟六腑之大主也, 精神之所舍也"이라 하여 나머지 他臟등을 총괄하는 臟器로 인식하였지만 실제 운영상 心은 五臟 중의 하나(火臟器)에 불과하며 他臟腑를 주도하는 개념은 아니었다.

다만 精神과 肉體의 相關性이란 측면에서 精神이 이에 깃든다는 의미로는 받아들여지나 精神과 肉體가 生理－病理的으로 어떤 연관성을 갖는 것에 대한 구체적 상황은 확실하지 않았다.

① 太極之心(一身의 主宰者로서의 心)

無形的 心(Mind; 太極之心)으로 天機(聽視嗅味之力－性)와 人事(肺脾肝腎之力－情)를 통솔하는 心(心慾)의 의미로 쓰이므로 肺脾肝腎之用(學問思辨)과 耳目鼻口之用(聽視嗅味)뿐만 아니라, 頭肩腰臀之心慾(奪侈懶竊), 頷臆臍腹之心慾(驕矜伐夸)의 機能을 주재한다고 할 수 있다. 따라서 心은 可變的인 입장을 갖는다(中央之太極 聖人之太極 高出於衆人之太極也).

즉 肺脾肝腎 등을 主宰하는 心의 개념(五臟之心 中央之太極也)이므로 이는 肺脾肝腎과 同一한 가치인 五行中 火의 臟器로만 취급될 수 없다(五臟之肺脾肝腎 四維之四象也).

즉 이는 "心火"란 局所的 개념이 아니라 各各 臟腑(四臟, 四腑)의 生理, 病理를 총괄 조절하는 개념(順動과 逆動을 조절하는 心의 개념)으로 드러난다.

② 生理－病理上 心의 概念

主宰者로서의 心은 生理－病理上 全身證候로 발현된다.

a) 有形的 心의 개념은 解剖學的으로 上焦에 속하긴 하지만

b) 작용면에서 肺黨에 국한되지 않는다.

예를 들면 少陰人 鬱狂證, 亡陽證(勞心焦思)이나 少陽人의 消渴證(計策鶻突 意思難乏), 太陰人의 肝熱肺燥證(侈樂無厭), 太陽人의 噎膈證(意强操弱) 등을 비롯한 모든 病理狀態는 각각 脾局, 腎局, 肝局, 肺局에 직접 영향을 주지만 病因의 裏面에는 직간접적으로 영향의 정도 차이는 있으나 모두 體質的 心慾의 狀態에서 발현된 것이다. 환언하면 心慾의 兩面性이 性과 情으로 발휘되고 이들은 각각 生理, 病理에 직접적 영향을 주므로 四象治療란 物理的 變化(生理物質)에 의해 精神的 變化인 心慾을 조절하기도 하고, 반대로 心慾의 조절(즉 保命之主의 조절)에 의해 物質的 變化를 조절하기도 한다.

한편 有形的 心(Heart)의 病證도 존재한다. 예를 들면 少陰人의 藏厥證·躁證, 少陽人의 胸膈熱證, 太陰人의 胸腹痛·卒中風 등은 직접 Heart의 병변과 관계 있다고 사료된다.

2. 三焦와 四焦

1) 證治醫學에서 三焦의 개념

이는 두 가지 설로 분류한다.

① 決瀆之官 水道出焉으로의 三焦
手少陽經으로 經絡과 經穴을 갖는 有名無形의 三焦腑로서 水液代謝의 균형을 담당한다.

② 機能과 橫的 區分으로의 三焦
上中下에 의한 위치와 臟腑의 氣化작용에 의한 구분으로 설명하였다. 즉 上焦(心, 肺)는 胸膈以上 부위로서 運化작용(上焦如霧), 中焦(脾, 胃)는 膈下－臍部以上으로서 영양섭취(中焦如漚), 下焦(肝, 腎, 膀胱, 大腸)는 臍以下 部位로서 배설기능(下焦如瀆) 등으로 구분하였다.

2) 四象醫學에서 四焦의 개념

이는 독립된 腑의 개념이 아닌 앞의 1)－②에서 언급된 臟腑相互間의 機能을 설명한 三焦의 機能的 면과 三焦의 部位란 입장에 더욱 비중을 두었음을 짐작할 수 있다. 그러한 四焦의 구분은 四臟과 四腑의 機能과 解剖學的 부위가 '同一한 焦'란 틀 내에서 水平的 表裏關係(예: 肺黨; 胃脘－肺－肺氣는 直而伸)와 上－中上－中下－下焦間의 焦와 焦 사이의 垂直的 上下關係(예: 肺→脾→肝→腎의 순서와 胃脘→胃→小腸→大腸의 순서)로 규정지으며 이를 氣液之門戶와 水穀之府庫의 機能大小란 관점에서 四象人을 구별하였다.
이 같은 水平的 表裏關係는 生理機能上 '黨'이라는 同一屬性으로 系列化되며 垂直的 上下關係는 機能의 大小와 그로 인한 升降緩束 등으로 나타난다.

3) 四焦의 區分

背部는 陽으로서 肺, 脾, 肝, 腎(四臟－陰)이 배속되고, 腹部는 陰으로서 胃

脘, 胃, 小腸, 大腸(四腑－陽)이 배속되었다. 人體를 橫斷面으로 볼 때 肺－胃脘부위 以上(背上胸上)을 上焦, 脾－胃부위(膂膈之間)를 中上焦, 肝－小腸부위(腰臍之間)를 中下焦, 腎－大腸부위 以下(脊臍下以下)를 下焦라 하였다. (표 2－1)

體質의 생리현상은 이처럼 表裏와 上下關係의 機能差異로 나타나며 병리현상은 이를 더욱 심화시킨다.

표 2－1 四焦의 부위[2]

<table>
<tr><th colspan="2"></th><th colspan="2">四焦</th><th>四臟</th><th>部位</th><th>四腑</th><th>部位</th></tr>
<tr><td rowspan="4">心</td><td rowspan="4">一身之主宰</td><td>上</td><td rowspan="4">焦</td><td>肺</td><td>顀下背上</td><td>胃脘</td><td>頷下胸上</td></tr>
<tr><td>中上</td><td>脾</td><td>膂</td><td>胃</td><td>膈</td></tr>
<tr><td>中下</td><td>肝</td><td>腰</td><td>小腸</td><td>臍</td></tr>
<tr><td>下</td><td>腎</td><td>腰脊下</td><td>大腸</td><td>臍腹下</td></tr>
</table>

3. 臟腑의 槪念

旣存의 東洋醫學에서 臟과 腑의 관계는 臟腑相合이라 하여 臟腑가 相互表裏의 관계가 된다는 것이며 이는 臟腑經絡 간의 連繫와 生理機能의 相互配合에 의해 나타난다고 하였다.

즉 證治醫學에서 臟과 腑의 相互關係는, 예를 들면 肺－大腸, 心－小腸 등의 관계를 經絡의 流注, 혹은 生理, 病理的 機能과의 상관성으로 論하지만,

四象醫學에서는 a) 肺－胃脘(呼散之氣－가스교환), 脾－胃(소화), 肝－小腸(흡수), 腎－大腸(배뇨, 배설) 등과 같은 前後관계를 機能과 對等的 部位를 동시에 포괄하는 '焦'란 틀 내에서 연계하였다. b) 또 이들 四焦와의 上下관계를 氣升降의 樣相이란 측면으로 四臟, 四腑의 直而伸－上升(肺, 胃脘), 栗而包－停畜(脾, 胃), 寬而緩－消導(肝, 小腸), 溫而蓄－下降(腎, 大腸) 등으로 연계지웠다.

그러므로 形態學的으로 臟腑를 지칭함은 旣存과 四象醫學에서 동일하지만, 機能上으로 臟腑相互間의 關係, 營養代謝, 生理物質 등과 관련하여 많은 차이점을 나타낸다.

2) 李濟馬 原著, 洪淳用·李乙浩 譯述, 四象醫學原論, 행림출판사, 1982, p. 80.

1) 四臟의 작용

肺脾肝腎의 部位와 作用의 구별이 四焦로 분획된다.

① 肺氣는 直而伸, 脾氣는 栗而包, 肝氣는 寬而緩, 腎氣는 溫而畜한다.

四焦中에 肺脾는 陽氣의 속성이, 肝腎은 陰氣의 속성이 주관한다. 그 중 肺는 陽中之陽(哀氣)으로 直升하고(直而伸), 脾氣는 陽中之陰(怒氣)으로 橫升하고(栗而包), 肝氣는 陰中之陽(喜氣)으로 放降하고(寬而緩), 腎氣는 陰中之陰(樂氣)으로 陷降한다(溫而畜). 이는 部位와 機能 사이에 밀접한 相關性이 있음을 의미한다.

② 肺以呼 肝以吸 肝肺者 呼吸氣液之門戶也. 脾以納 腎以出 腎脾者出納水穀之府庫也.

人體生理代謝의 필요충분조건을 두 개의 그룹, 즉 呼와 吸(氣液), 그리고 水穀의 消化와 排泄(出納水穀)에 의하여 이루어진다고 보았다. 이를 氣와 液의 機能大小에 의해 太陽人과 太陰人, 水穀의 出과 納의 機能大小에 의한 少陽人과 少陰人으로 구분하였다.

③ 肺充神 脾充氣 肝充血 腎充精한다. 神疑散 氣完聚 血和行 精畜止한다.

生理代謝 중 同化作用의 최종목표는 津膏油液之海(營養源)를 이용하여 全身生理機能의 발현인 神氣血精과 代謝活性物質인 膩膜血精之海를 만드는 것이다. 이 때 형성된 膩膜血精之海를 肺脾肝腎에서 吸得하여 이용하게 되고 神氣血精은 耳目鼻口에 의해 上焦·中上焦·中下焦·下焦에 충만하게 된다. 즉 생명활동의 발현은 精神的 영역인 神과 활동에너지 氣와 이를 유지하기 위한 물질적 요소인 血, 種族유지와 생명의 근본인 精이 충족되는 대표장기로서 四臟이 이를 담당하게 된다(神氣血精의 止行聚散은 事心身物의 止行覺決, 或 居群聚散의 의미와 연계된다).

④ 四臟은 四腑를 衛한다.

生理的으로 四臟은 後四海의 淸汁을 吸得하고 滋肺脾肝腎하고 內로는 津膏油液海를 擁護하고 津膏油液을 凝聚시킨다. 四腑는 津膏油液이 형성되는 장소인 동시에 津膏油液之海의 濁滓로 四腑자신을 補益한다. 四臟은 四腑를 작동시켜 이미 四腑에 들어온 津膏油液을 凝聚하고 또 舌下, 膻間兩乳, 臍, 前陰毛際之內에 津膏油液之海를 擁護한다.

2) 四腑의 작용

四象醫學에서 四腑의 개념은 腑의 位置와 形象이란 관점에서 機能이 생기고, 그 결과 水穀之氣에서 四腑의 機能에 따라 津膏油液의 흡수가 결정되고 生理現象이 발현한다.

① 垂直的 位置와 形象에 따른 四氣(溫熱凉寒)의 生成

胃脘, 胃, 小腸, 大腸의 四腑의 형상과 위치는 水穀之氣에 의한 溫·熱·凉·寒이라는 四氣의 生成과 作用에 밀접한 관계를 갖는다. 우선 位置上으로 水穀之氣는 胃脘을 거쳐 저절로 胃, 小腸, 大腸을 거쳐 肛門으로 배출된다. 또 胃와 小腸은 그 形象에 따라 作用이 달라진다. 즉, 胃의 형상(體)은 廣大하여 包容하므로 水穀之氣를 停畜하여 薰蒸시켜 熱氣가 되게 하고 小腸의 형상(體)은 狹窄하여 屈曲하므로 水穀之氣를 消導하여 平淡하게 만들어 凉氣가 되게 한다. 또 胃脘과 大腸은 어느 부위와 연계(通)하느냐에 따라 그 작용이 달라진다. 즉 胃脘은 口鼻와 통하므로 胃에서 형성된 熱氣를 上升하게 하여 溫氣가 되게 하고, 大腸은 肛門과 通하므로 小腸에서 형성된 凉氣를 下降하게 하여 寒氣가 되게 한다.

② 津膏油液의 形成

四腑의 垂直的 위치와 형상에 의해 발휘된 기능은 저절로 水穀之氣를 津膏油液으로 형성시킨다. 또 四臟의 작용에 의해 이들은 凝聚되어 津膏油液之海가 된다.

③ 津膏油液(濁滓)의 利用

胃脘(上升之力), 胃(停畜之力), 小腸(消導之力), 大腸(下降之力)은 津膏油液之海의 濁滓를 이용하여 四腑 스스로를 補益한다.

3) 黨의 개념

이와 같이 東武는 人體臟腑의 구간별 生理代謝機能을 四焦란 개념하에서 파악하고, 그 구분 내에서 焦를 대표하는 기관으로서 四臟, 四腑를 정의하고, 各 四焦別 全身의 氣循環에 이와 관련되는 人體의 부속기관들을 系列化하여 肺黨 肝黨... 등으로 분류하였다. (표 2－2)

예) 水穀之氣 중 溫氣가 前後四海를 형성하는 데 관련된 附屬器를 肺之黨이라 하여 胃脘, 舌, 耳, 頭腦, 皮毛 등이 관련한다.

표 2－2

四黨	四氣	附屬器
肺黨	溫氣	胃脘 舌 耳 頭腦 皮毛
脾黨	熱氣	胃 兩乳 目 背膂 筋
肝黨	凉氣	小腸 臍 鼻 腰脊 肉
腎黨	寒氣	大腸 前陰 口 膀胱 骨

4. 臟腑의 屬性(五行과의 關係)

『內經』에 의한 肺金, 脾土, 肝木, 腎水, 心火의 개념은 四象醫學에서는 어떻게 표현되었을까?

즉 五行의 體的 觀察과 달리 東武는 氣的 표현, 즉 現象－用(機能)이란 측면으로 臟腑를 파악하였다.

예를 들면,

① 肺를 본질적인 肺金의 속성에서가 아니라 肺氣의 發顯인 直而伸(直升; 肺象木－木氣發)으로, ② 脾를 본질적인 脾土의 속성이 아닌 脾氣의 發顯인 栗而包(橫升; 脾象火－火氣鬱)로, ③ 肝을 본질적인 肝木의 속성이 아닌 肝氣의 發顯인 寬而緩(放降; 肝象金－金氣澁)으로, ④ 腎을 본질적인 腎水의 속성과 동일한 腎氣의 發顯인 溫而蓄(陷降; 腎象水－水氣泄)으로 파악하였다.

따라서 그는 이들 氣의 發顯(현상, 작용)을 肺旺春, 脾旺夏, 肝旺秋, 腎旺冬, 春氣生, 夏氣長, 秋氣收, 冬氣藏 등으로 표현하고 肺以呼, 脾以束, 肝以緩, 腎以吸. 呼則遠, 束則大, 緩則廣, 吸則深[3] 등으로 현상을 나타내었다. 또 거론되

지 않은 五行中의 土는 성질이 和順하여 不偏不黨한 絶對中和之気를 의미하며 이를 '中'작용이라 한다.[4] 이와 같은 土의 조절작용인 中和性은 四象을 主宰하는 太極之心의 작용과 유사한 의미로 이해된다. 즉 心은 他臟腑를 총괄하는 主宰者이므로 木火金水 各各의 변화는 곧 心(土)에 영향을 주고, 또한 心의 변화는 이들에 각각 영향을 주게 된다.

第二章 水穀之氣의 代謝

1. 水穀代謝의 過程

1) 水穀과 氣液의 運行

四象醫學은 人體生理의 代謝過程을 肺脾肝腎의 機能에 의하여 크게 二分하여 설명한다. 즉 水穀과 氣液의 運行이란 두 요소로 나누고,

① 水穀의 운행을 담당하는 기관으로 脾氣의 栗而包 함으로써 納하는 機能과 腎氣의 溫而蓄 함으로써 出하는 機能으로 구분하였다.

② 氣液의 운행은 肺氣의 直而伸 함으로써 呼하는 機能과 肝氣의 寬而緩 함으로써 吸하는 機能으로 구분하였다.

이와 같이 肺肝과 脾腎에 의한 氣液의 呼吸과 水穀의 出納이란 兩大作用의 過-不及이 體質을 결정하는 단서가 되고 病證으로 나타난다.

2) 四氣의 形成

水穀이 胃脘에서 胃 → 小腸 → 大腸을 거쳐 肛門으로 나가는데 水穀이 胃에 停畜되면 薰蒸하여 熱氣가 되고, 小腸으로 消導되면 平淡하여 涼氣가 되며, 熱氣의 輕淸한 것은 胃脘으로 上升하여 溫氣가 되고, 涼氣의 質重한 것은 大腸으로 下降하여 寒氣가 된다.

水穀의 溫氣는 胃脘에서 津으로 化하여 舌下로 들어가 津海가 되며 이것의 淸氣는 귀로 나와 神이 되고 頭腦로 들어가 膩海가 되니 膩海는 神이 모인

3) 李濟馬 著, 東醫壽世保元四象草本卷(原人手抄本), 延邊朝鮮民族醫學硏究會復印, 1984.
4) 韓東錫 著, 宇宙變化의 原理, 행림출판사, 1980, p. 38.

곳이다.

膩海의 膩汁이 淸한 것은 肺로 돌아가고 濁滓는 밖으로 皮毛로 돌아가므로 胃脘·舌·耳·頭腦·皮毛는 모두 肺黨에 속한다.

그 이하를 도표화하면 다음과 같다. (표 2—3, 4)

표 2-3

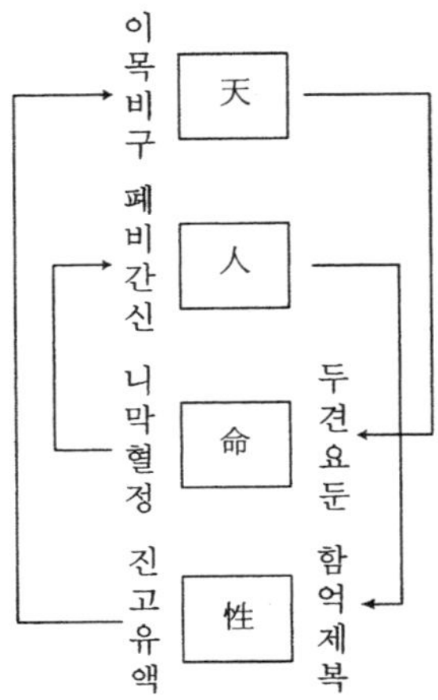

※ 이는 水穀之氣의 運行을 의미할 뿐 아니라, 그 裏面에는 天人性命과의 상호관계를 의미한다(天-性, 人-命, 天-命, 人-性).

표 2-4[5)]

四氣		四焦		四官	四腑	四知	前四海		四臟	四行	後四海	
溫	氣	上	焦	耳	胃脘	頷	津(神)	海	肺	頭(頭腦)	膩	海
熱		中上		目	胃	臆	膏(氣)		脾	肩(背膂)	膜	
凉		中下		鼻	小腸	臍	油		肝	腰(腰脊)	血	
寒		下		口	大腸	腹	液		腎	臀(膀胱)	精	

3) 水穀之氣를 순행시키는 原動力은 무엇일까?

天機(耳目鼻口)의 聽視嗅味之力, 人事(四臟)의 肺脾肝腎之力, 知(四腑)의 上升·停畜·消導·下降之力, 行(頭手腰足)의 直伸·能收·寬放·屈强之力이 관여한다.

이 중 ① 聽視嗅味之力은 前四海(津膏油液之海)의 淸氣를 提出하여 四焦

5) 上同書, p. 84.

에 충만케 하여 神氣血情이 되게 하고, 頭肩腰臀으로 보내어 後四海(膩膜血精之海)를 이루게 한다.

② 肺脾肝腎之力은 後四海(膩膜血精之海)의 淸汁을 吸得하여 스스로의 근원를 滋하고 前四海를 보강하면서 凝聚시킨다.

③ 四腑之力은 前四海의 濁滓를 取함으로써 스스로를 補益한다.

④ 頭手腰足之力은 後四海의 濁滓를 鍛錬하여 皮筋肉骨을 生成한다.

그러므로 聽視嗅味之力과 肺脾肝腎之力은 淸氣 혹은 淸汁을 이용하여 스스로를 充滿 혹은 滋하는 것과 동시에 前後四海의 循環에 관여하고 四腑之力과 頭手腰足之力은 循環에 관여치 않고 濁滓를 이용하여 스스로를 補益하거나 皮筋肉骨을 生成한다.

2. 水穀代謝의 意義

1) 生理代謝와 心慾

生理論에 있어서도 心↔神의 相互 관계를 강조하고 心이야말로 一身의 主宰者라 하였다. 이처럼 전술한 頷臆臍腹→ 耳目鼻口→ 頭肩腰臀→ 肺脾肝腎→ 頷臆臍腹→…의 관계는 끊임없이 循環한다. 이와 같은 相互關係는 단순히 水穀代謝의 문제에 국한되지 않는다. 즉 인체의 생리조건은 체질적 心慾의 상태를 떠나서는 論할 수가 없다.

全身循環에 관여하는 耳目鼻口와 肺脾肝腎의 작용은 精神氣血의 生成과 消耗와 津液膏油의 充과 爍에 영향을 미치므로 耳目鼻口(性気)는 반드시 深遠廣大하고 肺脾肝腎(情氣)은 반드시 學問思辨을 잘하여야 한다고 하였다.

이미 『儒略』에서 이들 정신과 육체의 相互間의 관계를 '宅'의 관계로 연결짓고 있다(物宅身, 身宅心, 心宅事).

이는 旣存 東醫學的 사고가 萬物의 相互규칙을 陰陽五行의 相生과 相剋으로 규정짓는 認識體系와는 달리 새로운 질서를 제시하고 있다. 이와 같은 질서는 사회를 인식하거나 人間의 心慾 등을 파악하는 새로운 질서일 뿐 아니라 人體의 생리현상 역시 이 틀 내에서 찾고자 하는 주장이다.

2) 耳目鼻口의 深遠廣大

스스로 자신을 반성(自反)하여 각자의 腦의 知覺能力을 올바른 방향으로 擴充시켜야 한다는 뜻이다. 예를 들면 少陰人은 자신만의 판단세계(口味之力－恒欲處)의 집착에서 벗어나 자신의 脆弱點이자 少陽人의 특징인 남들과의 의논(圖謀)의 세계를 받아들여야 한다.

3) 肺脾肝腎의 學問思辨

자신의 修養방법 중 적극적 방법으로 外部로부터의 學問(事務, 交遇)을 통한 修養과 內部로부터의 思辨(黨與, 居處)을 통한 修養에 의하여 他人과의 관계를 調律한다. 예를 들면 少陰人은 자신의 특징인 親熟人에 대한 집착에서 벗어나 자신의 脆弱點이자 太陽人의 특징인 交遇를 배움으로써(問의 방법) 慮患之心(남의 아픔을 걱정하는 마음)을 두루 넓히게 된다.

第三章 四象人의 生理代謝

東武는 「臟腑論」에서 水穀代謝 과정을 통하여 四象生理를 설명한다. 四象人의 구별이 性情에 의하여 결정되므로 耳目鼻口之力과 肺脾肝腎之力의 偏差가 생기며 이에 따라 體質別 生理가 나오고 이에 대한 淺近狹小, 偏倚過不及에 의하여 疾病이 생긴다.

이 같은 性情의 발현은 氣注(耳目鼻口)와 氣激(肺脾肝腎)에 의하여 臟理의 大小로 나타나고, 臟理의 大小는 前四海(津膏油液)와 後四海(膩膜血精) 그리고 神氣血精 代謝의 過亢과 低下를 결정한다.

▣ 臟理의 大小는 生理的으로 두 가지 측면을 의미한다.

첫째, 臟腑 代謝機能의 亢進 또는 低下에 의한 前後四海(生理物質)의 大小를 의미하고(表裏 또는 前後－橫的 관찰), 둘째, 동시에 大小로 인한 各各의 前後四海－升降緩束의 能否를 의미한다 (上下－縱的 관찰).

예) 少陰人은 腎大脾小하다.

○ 橫的 관찰에 의하면 脾氣의 능력이 低下된다는 것은 膜海의 淸汁을 吸得하는 능력이 低下됨과 동시에 간접적으로 그것의 재료인 膏海 형성능력(凝聚力)의 低下를 의미한다. 또 腎氣의 亢進은 精海의 淸汁을 吸得하는 능력이 亢進됨과 동시에 간접적으로 그것의 재료인 液海 형성능력의 亢進을 의미한다. 또 神氣血精 가운데 氣의 不充足으로 인한 活性不足과 精의 過亢으로 인해 鬱滯되기 쉬움을 의미한다.

○ 동시에 縱的 관찰에 의하면 前四海에서 液海가 油海로, 後四海에서 精海가 膜海로, 精에서 氣로의 相互變換작용(升陽)이 제대로 이루어지지 않는다. 그러므로 氣와 精의 편차가 심할수록 病證은 重證으로 化한다.

그러므로 少陰人과 少陽人 病證의 輕重은 두 조건의 결과인 膜海 ↔ 膏海와 液海 ↔ 精海 相互間의 變換과 升降에서, 太陰人과 太陽人은 膩海 ↔ 津海와 血海 ↔ 油海 相互間의 變換과 緩束의 能否에 따라 결정된다.

1. 少陰人 代謝

少陰人의 性情은 樂性深確하고 喜情促急하다.

1) 注와 激에 의한 臟腑 大小

注激의 작용에 의하여 性氣에 의한 生理작용은 順動之氣(注)로 작용하여 亢進(益盛)으로 나타나고, 情氣에 의한 生理작용은 逆動之氣(激)로 작용하여 低下(益削)로 나타난다.

◉ 樂性深確則 氣注腎而 腎益盛, 喜情促急則 氣激脾而 脾益削.

少陰之臟局 所以成形於腎大脾小也.

2) 天機의 能廣博－不能廣博에 의한 臟腑 大小

天機에 있어 少陰之味는 能廣博於地方하므로 少陰之精은 充足於膀胱하여 歸腎者는 大하다.

반면에 少陰之視는 不能廣博於世會하므로 少陰之氣는 不充足於背膂하여 歸脾者는 小하다.

그러므로 少陰人은 天機에 있어 四氣運의 强弱次序는 口味地方(가장 强함), 鼻嗅人倫, 耳聽天時, 目視世會(가장 弱함)의 순서로 된다. 人事에 있어 少陰之肝은 能雅立於黨與하고 少陰之脾는 不能勇統於交遇하므로 人事의 强弱次序는 肝의 黨與(가장 强함), 腎의 居處, 肺의 事務, 脾의 交遇(가장 弱함)의 순서로 된다.

3) 少陰人의 代謝(樂性 喜情)

① 喜情에 의한 代謝(逆動)

水穀이 入하게 되면 水穀의 凉氣는 肝의 喜力(喜情促急)으로 肝血分의 과잉항진(溢)을 유발하고 이는 脾氣를 억압하게 되는 요인이 되므로 脾氣는 더욱 低下된다(이는 喜樂之情을 부교감신경계의 작용으로 假定時 이것의 亢進은 교감신경계로 가정되는 哀怒之情의 억제로 작용하게 된다). 이어서 脾氣의 약화는 胃에서 膏의 生成低下로 이어지게 된다. 결과적으로 少陰人은 물질적으로 肝血分의 過剩亢進은 脾氣의 약화(喜情促急則氣激脾)로 이어져 前四海에서 膏海를 만드는 機能의 低下로 나타나고 後四海에서 膜海(氣分)의 機能低下로 이어진다. 이는 筋의 생성저하로 나타난다.

또 동시에 腦의 機能 중 하나인 目視世會의 機能低下는 胃에서 膏海의 淸氣를 提出시키는 능력의 低下로 背膂로 보내는 膜의 低下와 이어 脾로 循環되는 量이 적어진다.

② 樂性에 의한 代謝(順動)

한편 樂性深確하므로 廣博地方하는 味力으로 인하여 오히려 前四海에서 水穀의 寒氣가 변하여서 된 液海의 淸氣를 끌어내어(提出) 下焦에 충만케 하여

精이 되게 하는 기운이 발달되어 있으므로 後四海의 膀胱으로 보내어(注) 엉키게(凝)되고 精海를 이루어 腎氣는 더욱 亢進된다.

③ 生理의 調律

즉 津膏油液之海가 膩膜血精之海로 다시 津膏油液之海로의 지속적인 循環 과정에서 耳目鼻口, 肺脾肝腎之力이 관여하게 된다. 다시 말하면 人體는 氣循行을 수행하는 두 가지 軸인 耳目鼻口의 淺近狹小에 의하여 精神氣血이 消耗되고, 肺脾肝腎의 偏倚過不及에 의해 津膏油液이 消爍하므로, 少陰人의 循環障碍도 지나친 性情의 불균형에 의해 오게 된다.

그러므로 「擴充論」에서 性氣와 情氣의 개선방법, 즉 深遠廣大와 正直中和을 제시하였다. 이를 「臟腑論」과 연계하여 生理를 종합하여 論하면 다음과 같다.

過剩 亢進된 口味地方之力 대신에 자신의 脆弱點인 目不能世會之力을 보강하면 水穀의 熱氣를 품은 膏을 끌어올려 中上焦(氣)를 보충하게 되고 後四海의 脆弱點인 膜海를 보충한다. 동시에 보충된 膜海와 鬱滯된 精海를 吸得-上升하기 위해서는 亢進된 肝의 喜力(謹於黨與) 대신에 자신의 脆弱點인 脾不能勇統於交遇를 보강하면 腎陰(精)의 鬱滯가 脾氣分으로 上升하여 胃의 熱氣가 살아나고 이는 膏生成의 문제점을 개선한다.

즉 哀怒喜樂의 性情의 편차가 陰陽論에 의하여 四象人에 따라 배치되고 性情이 결정되면 代謝機能이 가장 亢進된 性과 情은 가장 不足된 性情으로 보내 균형을 조절하는 것이 治療의 目標가 된다.

2. 少陽人 代謝

少陽人의 性情은 怒性宏抱하고 哀情促急하다.

1) 注와 激에 의한 臟腑 大小

◉ 怒性宏抱則 氣注脾而 脾益盛, 哀情促急則 氣激腎而 腎益削.
少陽之臟局 所以成形於脾大腎小也.

2) 天機의 能廣博－不能廣博에 의한 大小

天機에 있어 少陽之視는 能廣博於世會하므로 少陽之氣은 充足於背膂하여 歸脾者는 大하다.

반면에 少陽之味은 不能廣博於世會하므로 少陽之精 不充足於膀胱而 歸腎者는 小하다.

그러므로 少陽人 天機의 四氣運의 强弱次序는 目視世會(가장 强함), 耳聽天時, 鼻嗅人倫, 口味地方(가장 弱함)의 순서로 된다. 人事에 있어 少陽之肺는 能敏達於事務하고 少陰之腎은 不能勇統於居處하므로 少陽人 人事의 次序는 肺의 事務(가장 强함), 脾의 交遇, 肝의 黨與, 腎의 居處(가장 弱함)의 순서로 된다.

3) 少陽人의 代謝(怒性 哀情)

① 哀情에 의한 代謝(逆動)

水穀이 入하게 되면 水穀의 溫氣는 肺의 哀力(哀情促急)으로 肺(神分)의 과잉항진(發)을 유발하고, 이는 腎(精分)으로의 下降을 억제하게 되는 요인이 되어 腎氣는 더욱 低下된다(이는 哀怒之情을 교감신경계의 작용으로 假定時 이것의 亢進은 부교감신경계로 가정되는 喜樂之情의 억제로 작용하게 된다). 이어서 腎氣의 약화는 精海의 生成低下로 이어지게 된다. 결과적으로 少陽人은 물질적으로 肺神分의 過剩亢進은 腎氣의 약화(哀情促急則氣激腎)로 이어져 前四海(大腸－前陰毛際之內)에서 液海를 만드는 機能의 低下로 나타나고 後四海에서 精海의 機能低下로 이어진다. 이는 骨의 생성저하로 나타난다.

또 동시에 腦의 機能 중 하나인 口味地方의 機能低下는 大腸에서 液海의 淸氣를 提出시키는 능력의 低下로 膀胱으로 보내는 精의 低下와 이어 腎으로 循環되는 量이 적어진다.

② 怒性에 의한 代謝(順動)

한편 怒性宏抱하므로 廣博世會하는 視力으로 인하여 오히려 前四海에서 水穀의 熱氣가 변하여서 된 膏海의 淸氣를 끌어내어(提出) 中上焦에 충만케 하여 氣가 되게 하는 기운이 발달되어 있으므로 後四海의 背膂로 보내어(注) 엉키게(凝) 되고 膜海를 이루어 脾氣는 더욱 亢進된다.

③ 生理의 調律

過剩亢進된 目不能世會之力 대신에 자신의 脆弱點인 口味地方之力을 보강하면 水穀의 寒氣를 품은 液을 끌어올려 下焦(精)를 보충하게 하고 後四海의 脆弱點인 精海를 보충한다. 동시에 보충된 精海와 鬱滯된 膜海를 吸得-下降하기 위해서는 亢進된 肺의 哀力 대신에 자신의 脆弱點인 不能恒定於居處를 보강하면 脾陽(氣)의 鬱滯가 腎陰(精)으로 下降하여 大腸의 寒氣가 살아나고 이는 液生成의 문제점을 개선한다.

3. 太陰人 代謝

太陰人의 性情은 喜性廣張하고 樂情促急하다.

1) 注와 激에 의한 臟腑 大小

◉ 喜性廣張則 氣注肝而 肝益盛, 樂情促急則 氣激肺而 肺益削.
太陰之臟局 所以成形於肝大肺小也.

2) 天機의 能廣博－不能廣博에 의한 大小

天機에 있어 太陰之嗅는 能廣博於人倫하므로 太陰之血은 充足於腰脊하여 歸肝者는 大하다.

반면에 太陰之聽은 不能廣博於天時하므로 太陰之神 不充足於頭腦而 歸肺者 小하다.

그러므로 太陰人 天機의 四氣運의 强弱次序는 鼻嗅人倫(가장 强함), 口味地方, 目視世會, 耳聽天時(가장 弱함)의 순서로 된다. 人事에 있어 太陰之腎(樂)은 能恒定於居處하고 太陰之肺(哀)는 不能敏達於事務하므로 太陰人 人事의 次序는 腎의 居處(가장 强함), 肝의 黨與, 脾의 交遇, 肺의 事務(가장 弱함)의 순서로 된다.

3) 太陰人의 代謝(喜性 樂情)

① 樂情에 의한 代謝(逆動)

水穀이 入하게 되면 水穀의 寒氣는 腎의 樂力(樂情促急)으로 腎精分의 과잉항진(泄)을 유발하고, 이는 肺神分으로의 上升을 억제하게 되는 요인이 되므로 肺氣는 더욱 低下된다(이는 喜樂之情을 부교감신경계의 작용으로 假定時 이것의 亢進은 교감신경계로 가정되는 哀怒之情의 억제로 작용하게 된다). 이어서 肺氣의 약화는 津海의 生成低下로 이어지게 된다. 결과적으로 太陰人은 물질적으로 腎精의 過剩亢進은 肺氣의 약화(樂情促急則氣激肺)로 이어져 前四海에서 津海를 만드는 機能의 低下로 나타나고 後四海에서 膩海(神分)의 機能低下로 이어진다. 이는 皮의 생성저하로 나타난다.

또 동시에 腦의 機能 중 하나인 耳聽天時의 機能低下는 胃脘에서 津海의 淸氣를 提出시키는 능력의 低下로 頭腦로 보내는 膩의 低下와 이어 肺로 循環되는 量이 적어진다.

② 喜性에 의한 代謝(順動)

한편, 喜性廣張하므로 廣博人倫하는 嗅力으로 인하여 오히려 前四海에서 水穀의 凉氣가 변하여서 된 油海의 淸氣를 끌어내어(提出) 中下焦에 충만케 하여 血이 되게 하는 기운이 발달되어 있으므로 後四海의 腰脊으로 보내어(注) 엉키게(凝)되고 血海를 이루어 肝氣는 더욱 亢進된다.

③ 生理의 調律

過剩亢進된 鼻嗅人倫 대신에 자신의 脆弱點인 耳聽天時之力을 보강하면 水穀의 溫氣를 품는 津을 끌어올려 上焦(神)를 보충하게 하고 後四海의 脆弱點인 膩海를 보충한다. 동시에 보충된 膩海와 過剩의 血海를 吸得-通하기 위해서는 亢進된 腎의 樂力 대신에 자신의 脆弱點인 肺－不能敏達於事務를 보강하면 肝陰(血分)의 鬱滯가 肺陽(神)으로 上升하여 胃脘의 溫氣가 살아나고 이는 津生成의 문제점을 개선한다.

4. 太陽人 代謝

太陽人의 性情은 哀性遠散하고 怒情促急하다.

1) 注와 激에 의한 臟腑 大小

◉ 哀性遠散則 氣注肺而 肺益盛, 怒情促急則 氣激肝而 肝益削.
太陽之臟局 所以成形於肺大肝少也.

2) 天機의 能廣博－不能廣博에 의한 大小

天機에 있어 太陽之聽는 能廣博於天時하므로 太陽之神은 充足於頭腦하여 歸肺者는 大하다.

반면에 太陽之嗅은 不能廣博於人倫하므로 太陽之血 不充足於腰脊而 歸肝者 小하다.

그러므로 太陽人 天機의 四氣運의 强弱次序는 耳聽天時(가장 강함), 目視世會, 口味地方, 鼻嗅人倫(가장 弱함)의 순서로 된다. 人事에 있어 太陽之脾(樂)은 能勇統於交遇하고 太陽之肝(喜)는 不能雅立於黨與하므로 太陽人 人事의 次序는 脾의 交遇(가장 强함), 肺의 事務, 腎의 居處, 肝의 黨與(가장 弱함)의 순서로 된다.

3) 太陽人의 代謝(哀性 怒情)

① 怒情에 의한 代謝(逆動)

水穀이 入하게 되면 太陽人은 水穀의 熱氣는 脾의 怒力(怒情促急)으로 脾氣分의 過剩亢進(鬱)을 유발하고 이는 肝血分으로의 下降을 억제하게 되는 요인이 되므로 肝氣는 더욱 低下된다(이는 哀怒之情을 교감신경계의 작용으로 假定時 이것의 亢進은 부교감신경계로 가정되는 喜樂之情의 억제로 작용하게 된다). 이어서 肝氣의 약화는 血海의 生成低下로 이어지게 된다. 결과적으로 太陽人은 물질적으로 肺－神의 過剩亢進은 肝氣의 약화(怒情促急則氣激肝)로 이어져 前四海에서 油海를 만드는 機能의 低下로 나타나고 後四海에서 血海의 機能低下로 이어진다. 이는 肉의 생성저하로 나타난다.

또 동시에 腦의 機能 중 하나인 鼻嗅人倫의 機能低下는 小腸에서 油海의 清氣를 提出시키는 능력의 低下로 腰脊으로 보내는 血의 低下와 이어 肝으로 循環되는 量이 적어진다.

② 哀性에 의한 代謝(順動)

한편 哀性遠散하므로 廣博天時하는 聽力으로 인하여 오히려 前四海에서 水穀의 溫氣가 변하여서 된 津海의 清氣를 끌어내어(提出) 上焦에 충만케 하여 神이 되게 하는 기운이 발달되어 있으므로 後四海의 頭腦로 보내어(注) 엉키게(凝) 되고 膩海를 이루어 肺氣는 더욱 亢進된다.

③ 生理의 調律

過剩亢進된 耳聽天時之力 대신에 자신의 脆弱點인 鼻嗅人倫之力을 보강하면 水穀의 涼氣를 품는 油을 끌어올려 中下焦(血)를 보충하게 하고 後四海의 脆弱點인 血海를 보충한다. 동시에 보충된 血海와 過剩의 膩海를 吸得-塞하기 위해서는 亢進된 脾의 哀力 대신에 자신의 脆弱點인 肝－不能雅立於黨與를 보강하면 肺陽(神)의 鬱滯가 肝陰(血分)으로 下降하여 小腸의 涼氣가 살아나고 이는 油生成의 문제점을 개선한다.

第四章 表裏病의 代謝

四象生理論을 要約하면 다음과 같다.

人體의 臟腑生理에서 四腑는 津膏油液之海를 이루고, 耳目鼻口之力은 津膏油液之海의 清氣만을 끌어내어 全身의 上焦, 中上焦, 中下焦, 下焦에 충만케 하여 神氣血精을 만들고, 그 중 일부는 頭肩腰臀으로 보내 膩膜血精之海를 이루게 하며, 膩膜血精之海의 濁滓는 皮筋肉骨을 이루고, 四臟은 膩膜血精之海의 清汁만을 吸得하여 스스로 四臟을 滋養하며, 또 四腑에 영향을 주어 津膏油液을 엉겨 모이게 한다. 四腑는 津膏油液之海의 濁滓를 이용하여 補益되고, 清氣는 다시 耳目鼻口에 의해 提出 된다. 이처럼 營養源의 이용을 통한 생리물질의 활성화 및 조직의 생성(同化와 異化作用)은 끊임없이 되풀이된다.

여기서 耳目鼻口之力이란 性氣이며, 肺脾肝腎之力이란 情氣를 말한다. 性氣와 情氣의 균형있는 유지는 생명활동의 원천이 되지간 만약 그렇지 못할 경우 병리적 상황이 나타난다. 또 性은 表氣를 傷하고 情은 裏氣를 傷한다 하였다. 이는 이들 性情과 生理-病理의 상호관계가 매우 밀접함을 의미한다.

1) 表氣를 傷한다 함은

耳目鼻口氣와 腦顀, 膂, 腰, 膀胱(頭肩腰臀)의 氣를 傷하는 것이오, 이는 결과적으로 津膏油液之海를 끌어올리는 耳目鼻口之力(提出)의 機能異常(亢進 혹은 低下)으로 인해

① 그로 인한 神氣血精과 膩膜血精之海의 量的－機能的 損傷 및 그들 상호간의 升降緩束의 障碍를 포함하고

② 皮筋肉骨의 形成障碍로 정의한다.

2) 裏氣를 傷한다 함은

四臟과 四腑의 氣를 傷하는 것이요, 이는 膩膜血精之海를 吸得하는 肺脾肝腎의 機能異常(亢進 혹 低下)으로 인해

① 이에 영향받는 肺脾肝腎의 機能異常과

② 四腑와의 相互機能 異常으로 津膏油液(海)의 量的－機能的 損傷 및 升降緩束의 障碍를 의미한다.

결국

(1) 表氣를 傷함은 津膏油液之海의 끌어올림(提出)에서 → 神氣血精과 膩膜血精之海의 形成障碍와 더 나아가 皮筋肉骨의 生成障碍라 할 수 있고

(2) 裏氣를 傷함은 膩膜血精之海의 빨아들임(吸得)에서 → 滋肺脾肝腎과 津膏油液之海로의 形成障碍와 더 나아가 四腑의 補益障碍로 요약할 수 있다.

그러므로 傷表氣의 결과를 表病, 傷裏氣의 결과를 裏病이라 정의한다.

예를 들면 少陰人의 表病인 鬱狂證과 亡陽證이란 곧 神氣血精의 생성장애와 津膏油液之海(특히 膏海)를 膩膜血精之海(특히 膜海)로 변환하는 障碍의 輕重證으로 나타난다. 따라서 表氣의 치료목적은 정상적인 神氣血精의 생성과 膩膜血精之海를 생산하고 皮筋肉骨을 형성시키는 것이다.

裏病인 太陰證과 少陰證이란 四臟과 四腑의 기능이상으로 膩膜血精之海(특히 膜海)를 이용하여 津膏油液之海(특히 膏海)를 만드는 再生産 障碍의 輕重으로 나타난다.

따라서 裏氣의 치료목적은 滋肺脾肝腎하고 四腑를 保衛(津膏油液을 凝聚)하게 하는 것이다.

a) 少陰人의 鬱狂證은 耳目鼻口之力의 機能(目視世會)低下나 四腑(胃)의 寒邪로 인한 津膏油液之海에 대한 提出力과 注力의 약화로 膩膜血精之海의 生成低下를 초래한다. 이는 少陽人의 傷風證, 表邪深結證, 結胸證과 太陰人의 背顀表病輕證, 寒厥證, 太陽人의 腰脊病 등이 이에 해당한다.

b) 少陰人의 亡陽證은 이미 형성된 神氣血精(특히 氣)과 膩膜血精之海(특히 膜海)의 消耗과정이며 점차 脾氣의 吸得을 저해하여 脾氣가 絶하게 하는 原因을 제공한다. 이는 少陽人의 亡陰證과 太陰人의 肺燥寒證 등이 이에 해당한다.

c) 少陰人의 太陰證은 四腑之力中에 胃가 寒 혹은 寒濕에 의한 津膏油液之海(특히 膏海)의 生成障碍이며, 이는 少陽人의 胸膈熱證과 太陰人의 肝熱病證, 그리고 太陽人의 小腸病(噎膈, 反胃) 등이 이에 속한다.

d) 少陰人의 少陰證이란 肺脾肝腎(脾)의 機能低下(脾合交遇)로 膩膜血精之海(膜海)의 吸得 障碍로 특히 滋脾에 이르지 못하여 脾絶(脾冷)로 진행되고 四腑(胃)를 보위할 수 없게 되어 津膏油液之海(膏)의 凝聚에 障碍가 된다. 少陽人의 消渴證, 陰虛午熱證과 太陰人의 肝熱肺燥證과 陰血耗渴證 등이 이에 속한다.

즉 少陰人을 예로 들면 鬱狂證과 太陰證은 四腑(胃氣－津膏油液)의 機能障碍(寒鬱)와 직간접 관련이 되며, 亡陽證과 少陰證은 四臟(脾氣－膩膜血精)의 障碍로 귀결된다.

第五章 四象病理代謝와 治法

生理代謝는 津膏油液之海와 膩膜血精之海 사이의 相互變換 과정이며 그 과정을 亢進 혹 低下시킴으로써 生－耗와 充－爍시키는 요소는 四象人의 體質과 素證과 病證의 樣相에 따라 달라진다. 즉 代謝의 亢進이나 低下로 인한 生理物質의 量的 過剩과 不足은 生理的 불균형으로 나타난다. 따라서 治療란 어떤 原因에 의해 어느 生理過程에 불균형이 생기는가에 따라 달라진다.

① 性氣(耳目鼻口之力)의 불균형(恒欲)은 前四海의 提出力과 後四海의 注力에 영향을 주고,

② 情氣(肺脾肝腎之力)의 불균형(恒欲)은 後四海에 대한 吸得力과 前四海의 擁護에 영향을 주며,

③ 또 四腑의 寒熱燥濕 등은 四腑機能자체와 前四海의 充爍에 직간접 영향을 주고,

④ 頭肩腰臀之力은 後四海의 生耗와 皮筋肉骨의 형성에 직간접 영향을 준다.

1. 少陰人 病證

1) 表病(腎受熱 表熱病)

少陰人은 生理的으로 外因이나 樂性이 深確하면 耳目鼻口之力(聽視嗅味之力) 가운데 口味地方의 提出力－注力이 過度하여 液海에서 ⇒ 精과 精海로의 變換이 亢進되어 精海가 過剩생산되며 이는 代謝의 鬱滯를 가져온다. 또 口味地方의 亢進에 따른 상대적인 目視世會의 機能低下로 津膏油液之海 가운데 膏海를 提出하는 능력이 감소하여 膏海가 ⇒ 氣와 膜海로의 變換이 低下되어 氣의 활동성 低下와 膜海의 過少생산으로 代謝低下를 가져온다.

① 鬱狂證

鬱狂初證에서는 腦에서 世會之力과 地方之力의 偏差가 심하지 않으나(즉 恒欲處하고자 하는 마음에서 他人과 圖謀하고자 하는 感性의 세계로의 발전성이 있을 時), 中證－末證에 이르면 두 조건 사이의 偏差가 심해지기 시작한다(恒欲處하고자 하고, 不欲出하는 感性의 세계를 고집). 즉 中－末證에 이르면 비로소 胃와 大腸에 寒邪가 침습하여 胃는 膏海의 生成低下를, 大腸의 寒氣는 液海의 過剩鬱滯를 유발한다.

地方之力의 過度로 精의 활동성과 精海가 過剩生成되고 胃寒鬱滯의 증가로 膏海의 提出力이 低下되어 氣의 활동성과 膜海의 量이 현저히 감소되어 결국 精海의 過剩凝滯와 膜海의 過少생산으로 둘 사이의 偏差가 심해진다.

이 같은 精海와 膜海의 물질적 偏差는 이를 吸得하는 脾와 腎 사이의 代謝機能障碍(升陽)로 나타나게 된다.

(氣와 膜海의 活性은 精과 精海의 活性에 비해 상대적으로 低下되어 氣 / 精과 膜海 / 精海 사이의 편차가 나타나게 되어 精에서 ⇒ 氣로, 精海에서 ⇒ 膜海로의 上升障碍가 나타난다)

初證은 편차가 적으므로 腎局에서 ⇒ 脾局으로 升陽이 비교적 容易하다. 이때는 川芎桂枝湯, 芎歸香蘇散에 의하여 解鬱中心에 의해 升陽을 달성한다. 그러나 中－末證에서는 膜海는 더욱 損傷(減少)되고 精海는 더욱 過剩鬱滯되어 편차가 커지므로 升陽을 위해 解鬱中心이 아닌 脾氣를 補和, 健脾, 壯脾하는 등의 적극적 노력과 함께 胃와 大腸의 寒氣를 제거하는 방법이 동원된다(香附子八物湯, 八物君子湯).

결국 鬱狂證의 治療目標는 膏海의 提出力－注力 損傷의 原因과 정도에 따라 이를 강화하여 膏海에서 ⇒ 氣와 膜海로의 활동성을 촉진시키면 자연히 表氣인 神氣血精中 氣의 生成과 膩膜血精 가운데 膜의 生成이 충만하게 되고 脾局과 腎局 사이에 精에서 ⇒ 氣로, 精海에서 ⇒ 膜海로의 上升變換이 正常化 된다.

② 亡陽證

亡陽證은 表氣가 이미 損傷된 狀態에서 2차적으로 內外因에 의하여 재차 表氣가 損傷되는 病證이다. 즉 素證의 狀態가 代謝不利로 이미 膏海와 液海, 氣와 精 그리고 膜海와 精海의 絶對量이 損傷된 狀態이다. 이어 재차 外因이나 樂性의 지나친 深確으로 口味地方의 提出力－注力은 더욱 亢進되어 液海 ⇒ 精海로의 變換이 과도하다 하여도(상대적으로 膏海 ⇒ 膜解에 비하여) 실질적인 精과 精海의 절대량은 鬱狂證에 비하여 消耗된 狀態이다.

마찬가지로 이미 低下된 目視世會의 提出力이 더욱 低下되어 膏海는 ⇒ 氣나 膜海로 變換이 현저히 低下되어 量的인 低下를 가져온 상태이다.

이와 같은 提出力－注力의 약화는 津膏油液이 ⇒ 膩膜血精(神氣血精)으로의 生理變換을 拒否하고 逆行하여 代謝과정에서의 生成量보다는 오히려 消耗量이 많아지게 되는바 이는 人體表皮에서 自汗出이란 형태로 나타난다. 膜海, 精海의 積累障碍와 그 둘 사이의 相對的 量의 過 또는 少는 이를 吸得하여 利用하는 脾氣－腎氣의 代謝(升陽)에 영향을 주어 스스로를 滋하지 못하게 되어 脾絶의 證候가 나타나게 된다. 그러므로 亡陽證을 脾가 絶하여 가는 證이라 한다(脾絶之候).

(氣와 膜海의 活性은 精과 精海의 活性에 비해 상대적으로 더욱 低下되어 氣 / 精과 膜海 / 精海 사이의 편차가 더욱 심해지므로 精에서 ⇒ 氣로, 精海

에서 ⇒ 膜海로의 變換障碍가 거의 불가능하게 된다)

그러므로 亡陽證의 治療의 목표는 素證(膏海－液海, 膜海－精海의 絶對量 不足)의 개선과 損傷된 膏海의 提出力－注力을 강화시키고 동시에 소멸되어 가는 膜海를 보충하여 素證과 現證을 개선하는 것이다.

그 損傷의 原因과 정도에 따라 升陽益氣湯, 補中益氣湯, 黃芪桂枝附子湯 등의 亡陽證 處方을 사용하여 目視世會의 提出力과 注力을 강화하여 膏의 활동성과 氣나 膜의 生成力을 보충시키면 자연히 神氣血精中 氣의 生成과 膩膜血精 가운데 膜의 生成이 충만하게 된다.

2) 裏病(胃受寒 裏寒病)

① 太陰證

少陰人의 浪喜(輕於交遇 故로 慮患之心 不周; 親熟人과의 擇交之心에 치우치고 生疎人과의 交遇에 등한히 함)하면 肺脾肝腎之力 중 脾가 胃에 대한 保衛機能 低下로 津膏油液之海中 膏海를 凝聚하는 능력이 低下되는 病證이며, 甚할 때에 表氣(膜海)에까지 損傷을 일으킨다. 이때 凝聚力 감소의 原因은 胃腸의 溫氣不足으로 寒鬱滯가 직접적 原因이 된다. 그러므로 그 損傷의 原因과 정도에 따라 桂枝半夏生薑湯, 香砂養胃湯, 寬中湯 등의 太陰證 處方을 사용하여 溫胃降陰시켜 膏海의 凝聚力을 강화하여 그 생산성을 촉진시킨다. 그러나 胃에 寒氣가 있다 하더라도 아직 남은 溫氣가 大腸의 冷氣를 驅逐할 수 있는 정도의 狀態이다. 즉 胃에 비교적 溫氣가 있다함은 아직 不足하나마 胃에서 膏海의 生成 및 저장의 능력을 말함이며, 大腸의 冷氣를 견제할 수 있다함은 液의 生成 및 저장이 過하지 않음을 말한다. 따라서 膏海 / 液海의 편차는 그리 심하지 않다.

② 少陰證

少陰證은 喜情이 더욱 促急(浪喜; 偸逸之心이 發함)하면 肺脾肝腎之力 중 脾가 膜海에 대한 吸得機能 低下로 膩膜血精之海 중 膜海를 이용하는 능력이 低下되어 스스로 脾를 滋養할 수 없는 病證이다. 吸得力의 低下는 表氣(精海에서 ⇒ 膜海로의 不升陽)에까지 損傷을 일으킨다(表證兼發).

또 脾는 水穀이 胃에 納할 때 이를 보호(衛)하는 機能의 低下로 膏海의 生成低下를 가져오고, 또 膏海의 濁滓를 이용하는 胃의 補益力의 低下는 간접적으로 膏海의 凝聚에까지 영향을 준다. 이 때 胃溫氣는 大腸의 冷氣에 의해

逼迫받을 정도로 소멸되어 胃는 寒邪에 극심하게 鬱滯된 상황이다.

이 때 胃의 溫氣는 거의 소멸단계에 있으므로 胃에서 膏海의 生成 및 저장 능력의 현저한 低下를 가져온다. 또 상대적으로 더욱 過極한 大腸의 冷氣는 液의 生成 및 저장이 過함을 말한다. 따라서 量的으로 膏海 / 液海의 편차는 매우 심하여 脾局과 腎局間의 代謝不利가 極에 達하게 된다.

즉 脾의 吸得力과 慈養力, 胃의 補益力 감소의 原因은 表氣(膜海)의 감소와 胃의 寒鬱滯가 직접적 原因이 된다.

그러므로 그 損傷의 原因과 정도에 따라 官桂附子理中湯, 吳茱萸附子理中湯 等의 處方을 사용하여 膏海와 膜海의 消耗을 예방하고 그 생산성과 활용성을 촉진시킨다.

2. 少陽人 病證

1) 表病(脾受寒 表寒病)

少陽人은 生理的으로 怒性이 宏抱하여 耳目鼻口之力 중 目視世會의 提出力－注力이 過度하여(少陽之視 能廣博於世會 故로 少陽之氣 充足於背膂) 膏海에서 ⇒ 氣와 膜海로의 變換이 亢進되어 氣의 활동성 亢進과 膜海가 過剩 생산된다. 또 目視世會의 亢進에 따른 상대적인 口味地方의 機能低下로 津膏油液之海中 液海를 提出하는 능력이 감소하여 液海가 ⇒ 精과 精海로의 變換이 低下되어 精의 활동성 低下와 液海가 過少생산된다.

① 少陽人의 表病(太陽病 ⇒ 少陽病 ⇒ 表邪深結證 ⇒ 結胸證)

少陽人의 表證의 輕證에 해당하는 太陽病證에서는 腦에서 世會之力과 地方之力의 偏差가 심하지 않다(즉 恒欲擧하고자 하는 마음에서 힘을 저축하고자 하는 感性의 세계로의 발전성이 있을 時). 이 때 胃－脾와 大腸－腎에 陰氣(膏海, 液海)가 아직 큰 손실은 입지 않은 狀態이므로 膏海 ⇒ 膜海, 液海 ⇒ 精海로의 變換은 補陰을 하지 않더라도 단순히 解鬱에 의해 降陰이 되어 脾陰은 腎陰으로 下降하여 相互代謝작용을 한다.

이는 現代生理的으로 膏海－液海란 영양원이(上中下焦의 解鬱이란 조건에 의하여) 人體의 代謝物質인 膩海－精海(생리대사물질, 호르몬 등으로 유추)로 변화되며 相互間의 길항작용을 수행함을 의미한다고 생각된다.

重證에 이르면 世會－地方之力 둘 사이의 偏差가 심해지기 시작한다(恒欲擧하고자 하고 不欲措하는 感性의 세계를 고집). 즉 世會之力의 過度와 胃熱氣로 인하여 膏海의 變換力이 지나쳐 氣의 활동성과 膜海로의 代謝機能이 亢進되어 오히려 膜海의 消耗가 가속화된다. 또 大腸熱證에 의하여 液海의 消耗로 地方之力에 의한 提出量이 低下되어 精의 활동성과 精海의 量이 현저히 감소된다.

이 같은 精海와 膜海의 消耗에 대한 機能的, 物質的 偏差는 이를 吸得하는 脾와 腎 사이의 代謝機能障碍가 나타나게 된다. 즉 腎局의 陰氣는 熱邪에 所陷되고 脾局의 陰氣는 熱邪에 壅滯되어 不能下降하여 腎局과 連接되지 않는다. (氣와 膜海의 活性은 精과 精海의 活性에 비해 상대적으로 亢進되어 氣 / 精 과 膜海 / 精海 사이의 편차가 나타나게 되어 氣에서 ⇒ 精으로, 膜海에서 ⇒ 精海로의 下降連接障碍가 나타난다)

輕證은 脾局에서 ⇒ 腎局으로 降陰이 비교적 容易하다. 이 때는 荊方敗毒散에 의하여 解鬱中心에 의한 降陰을 달성한다. 그러나 重證에 이르면 胃熱證에 의한 代謝亢進으로 膜海는 더욱 鬱滯되고 精海는 代謝低下로 損傷된다. 이 때 降陰을 위해 解鬱中心이 아닌 淸胃熱하고 腎氣를 壯腎, 固腎하는 적극적 방법이 동원된다(荊方導赤散, 荊方瀉白散).

② 亡陰證

亡陰證은 表氣가 이미 損傷된 狀態에서 2차적으로 內外因에 의하여 재차 表氣가 損傷되는 病證이다. 즉 素證의 狀態가 代謝不利로 이미 膏海와 液海, 氣와 精, 膜海와 精海의 絶對量이 不足한 狀態이다. 이어 재차 怒性의 지나친 宏抱로 目視世會의 提出力－注力은 더욱 亢進되어 膏海 ⇒ 膜海로의 變換이 과도하다 하여도(상대적으로 液海 ⇒ 精海에 비하여) 실질적인 氣와 膜海의 量은 少陽初證에 비하여 消耗된 狀態이다.

또 이미 低下된 口味地方의 提出力이 더욱 低下되어 液海는 ⇒ 精이나 精海로 變換이 현저히 低下되어 量的인 低下를 가져온 상태이다.

이와 같은 提出力－注力의 약화는 津膏油液이 ⇒ 膩膜血精(神氣血精)으로의 生理變換을 拒否하고 逆行하여 代謝과정에서 生成量보다는 오히려 消耗量이 많아지게 되는바 이는 亡陰(泄瀉)이란 형태로 나타난다. 膜海, 精海의 積累障碍와 그 둘간의 相對的 量의 過－少는 膜海에서 ⇒ 精海로의 代謝不利뿐 아니라 이를 吸得하여 利用하는 脾氣－腎氣의 代謝(降陰)에 영향을 주어 스스로를 滋하지 못하게 되어 腎絶의 證候가 나타나게 된다. 그러므로 亡陰證을

腎이 絶하여 가는 證이라 할 수 있다(腎絶之候).

(氣와 膜海의 活性은 精과 精海의 活性에 비해 상대적으로 더욱 亢進되어 氣 / 精과 膜海 / 精海 사이의 편차가 더욱 심해지므로 氣에서 ⇒ 精으로, 膜海에서 ⇒ 精海로의 變換障碍가 거의 불가능하게 된다)

그러므로 亡陰證의 治療목표는 素證(膏海－液海, 膜海－精海의 絶對量 不足)의 개선과 損傷된 膏海와 液海의 提出力－注力을 강화시키고 동시에 소멸되어가는 膜海와 精海를 보충하여 素證과 現證을 개선하는 것이다.

그 降陰損傷의 原因과 정도에 따라 豬苓車前子湯, 荊方瀉白散, 滑石苦蔘湯, 荊方地黃湯 등의 亡陰證 處方을 사용하여 口味地方의 提出力과 注力을 강화하여 液海의 活動性과 精海(精)의 生成力을 보충시키면 자연히 神氣血精中에 精의 生成과 膩膜血精之海 중에 精海의 生成이 충만하게 된다.

이는 現代生理學的으로 少陽人 表病의 輕重證 등은 液海(비타민, 무기염류, 수분代謝 등)를 활성화시키는 腦(口味地方)機能의 低下로 ⇒ 이를 원료로 生成되는 人體의 生殖과 관련된 代謝(精)와 체내의 生理活性物質(生殖, 骨形成, 腎機能 관련 호르몬으로 추정; 精海)의 低下狀態의 疾患群이라 할 수 있다.

亡陰證은 이미 生理機能이 약화된 狀態에서 2차적 刺戟 등에 의해 生殖代謝機能과 체내의 生理活性物質의 생산량보다 소모량이 많은 疾患群이라 할 수 있다.

2) 裏病(胃受熱 裏熱病)

少陽人의 暴哀(重於事務 不謹於居處 故로 重外而 輕內)하면 肺脾肝腎之力 중 腎이 大腸에 대한 保衛機能 低下로 津膏油液之海 중 液海를 凝聚하는 능력이 低下되는 病證이며, 甚할 때에 表氣(精海)에까지 損傷을 일으킨다. 또 腎이 精海에 대한 吸得之力 不足으로 腎자신을 滋하지 못할 뿐 아니라 大腸을 衛하지 못한다.

이 때 凝聚力 감소의 原因은 大腸陰氣와 胃陰不足으로 인한 胃熱鬱滯가 직접적 原因이 된다.

즉 이는 四腑에서 津膏油液之海의 生成中 胃陽氣의 熾盛으로 膏海의 代謝는 過剩亢進되어 오히려 膏海는 감소(爍)하고, 상대적으로 大腸의 陰氣는 代謝低下로 液海의 生成이 低下되어 消化, 吸收, 排泄, 및 生理機能 등의 病證으로 胸膈熱證(中上焦熱證)과 消渴證(陰虛午熱症－腎陰虛損)으로 나타난다.

따라서 胃熱證의 過多 정도와 그로 인한 脾局－腎局陰 간의 連接不能 정도가 裏病證의 大綱이 된다.

① 胸膈熱證

陽毒白虎湯, 地黃白虎湯 등을 사용하여 淸裏熱시켜 膏海의 凝聚力을 강화하여 그 소멸(爍)됨을 방지함과 동시에 胃나 大腸의 陰氣를 自生시킨다. 즉 胃에 熱氣가 熾盛하여도 아직 남은 胃와 大腸의 陰氣가 胃熱氣에 의해 완전 소멸된 狀態는 아니다. 즉 大腸에 아직 陰氣가 있다함은 不足하나마 大腸에서 液海의 生成 및 저장의 능력을 말함이며, 이는 淸裏熱에 의해 降陰이 될 수 있는 여지를 갖고 있는 狀態이다.

② 消證(陰虛午熱症)

凉膈散火湯(上消), 忍冬藤地骨皮湯(中消), 熟地黃苦蔘湯(下消) 또는 獨活地黃湯(陰虛午熱症)을 사용한다.

淸陽의 上升단계에 따라 大腸局에서 鬱滯(下消), 大腸局에서 胃局으로 不升(中消), 胃局에서 頭面四肢로 不升(上消)으로 구분한다.

a) 上消시 胃熱證으로 膏海는 爍되었으나 大腸의 陰氣(液海)는 有餘한 狀態이므로 淸胃熱에 의해 膏海가 보충된다.

b) 中消시 胃熱은 더욱 치성하여 膏海의 爍뿐 아니라 膜海도 損傷을 입기 시작하여 淸胃熱과 동시에 脾陰을 도와야 한다.

c) 下消 또는 陰虛午熱症시 胃熱뿐 아니라 大腸熱에 의해 陰氣가 爍(膏海, 液海)되고 脾腎의 陰氣(膜海, 精海)마저 損傷되어 적극적 補陰의 단계가 필요하다.

3. 太陰人 病證

1) 表病(胃脘受寒 表寒病)

太陰人은 生理的으로 喜性이 廣張하여 耳目鼻口之力(聽視嗅味之力) 중 鼻嗅人倫의 提出力-注力이 過度하여(太陰之嗅 能廣博於 人倫故로 太陰之血充足於腰脊) 油海에서 ⇒ 血과 血海로의 變換이 亢進되어 血의 활동성 亢進과 血海가 過剩생산된다. 또 鼻嗅人倫의 亢進에 따른 상대적인 耳聽天時의 機能低下로 津膏油液之海 중 津海를 提出하는 능력이 감소하여 津海가 ⇒

神(精神의 영역)과 膩海로의 變換이 低下되어 神의 활동성 低下와 膩海가 過少생산된다. 그러므로 이들 代謝의 亢進과 低下의 차이를 개선하기 위해 肺－胃脘의 呼散之氣(提出力－注力)를 증강시켜 응축된 血을 ⇒ 神으로, 血海를 ⇒ 膩海로 升化시킨다.

① 背顀表病(太陰人 傷寒表證의 輕證)

太陰人의 表證의 輕證에서는 腦에서 天時之力과 人倫之力의 偏差가 심하지 않다(즉 恒欲靜하고자 하는 마음에서 知의 속성을 넓히고자 하는 感性의 세계로의 발전성이 있을 時).

太陰人 表病은 麻黃發表湯證(仲景의 麻黃湯證)의 傷寒背顀表病 輕證(頭痛, 發熱, 身疼腰痛, 骨節皆痛, 惡寒, 無汗而喘)에서 시작된다. 이 때 肺－胃脘의 呼散之氣는 鬱滯되었으나 아직 胃脘에 寒邪가 침범한 단계가 아니며 神－膩海의 循環이 鬱滯되어 나타나는 病證이므로 단순히 解鬱을 통해 呼散之氣를 일으켜 血－血海가 ⇒ 神－膩海로의 變換을 활성화한다(麻黃發表湯).

② 寒厥證(太陰人 傷寒表證의 重證, 險證, 또는 無汗乾病)

背顀表病輕證에서 重證으로 접어들면 腑인 胃脘까지 衰弱하게 되고 表局이 虛薄하게 되어 寒을 이기지 못하게 된다. 이 때 寒邪가 겉에서 胃脘의 正氣를 포위하여 寒厥證과 동시에 發熱(혹 不發熱) 등이 나타나며 津海의 凝聚가 감소하고 天時之力의 약화로 提出力과 注力이 감소한 결과 神－膩海로의 變換障碍를 초래한다. 더욱이 胃脘의 寒邪는 血－血海의 鬱滯가 神－膩海로 呼散됨을 방해한다. 만약 寒邪의 鬱滯가 더욱 심할수록(寒多) 津海의 凝聚감소와 膩海의 감소(爍－연소)로 나타난다. 그러나 呼散의 능력은 아직 寒邪와 대응하여 發熱의 형태로 나타난다(熱少). 이 때 寒多熱少湯으로 寒濕熱을 제거하여 胃脘-肺氣를 승제하고, 더욱 寒鬱이 심화되어 나타나는 上焦 中上焦 中下焦에 옹색해진 痰은 熊膽散에 의해 邪氣을 구축함으로써 胃脘의 呼散을 달성하였다.

③ 表病之久者(食後痞滿, 腰脚無力病)

太陰人 素有 胃脘寒證(素有 怔忡, 無汗, 氣短, 結咳)이거나 表氣가 虛薄하여 寒邪가 胃脘을 감싸고 長期化되면서 胃, 大腸의 寒濕으로까지 영향을 주어 나타나는 病證이다. 이 때 津海의 생성저하와 이어 膩海의 감소는 만성화된다(太陰調胃湯, 調胃升淸湯).

2) 裏病(肝受熱 裏熱病)

① 肝熱證

太陰人이 浪樂(重於居處 不謹於事務 故로 重內而輕內)하면 肺脾肝腎之力中 肺가 膩海에 대한 吸得之力 不足으로 肺자신을 滋하지 못할 뿐 아니라 肺가 胃脘에 대한 保衛機能의 低下로 津膏油液之海 중 津海를 凝聚하는 능력이 低下되어 燥證에 이르게 된다. 동시에 肝(小腸)機能의 亢進으로 인한 血分과 血海의 凝滯는 肺(胃脘)와 連接하여 上升되어야 하나 肺局의 燥로 인한 連接不能(相互 교류장애)은 더욱 肝局의 鬱熱을 조장시킨다. 肝(小腸)鬱熱이 발생하면 前四海 가운데 油海의 分解代謝가 凝滯되고(增寒壯熱燥澁 등의 陽明腑證으로 발현; 葛根承氣湯, 皂角大黃湯), 또 血分이 氣와 神으로 化하지 못하여 鬱血이 되어 직접적으로 氣血循環의 沮滯뿐 아니라 이는 肉에 영향을 주어 肌肉間에 鬱熱이 생긴다(熱在表則 目疼 鼻乾, 陽毒證; 葛根解肌湯).

② 肝熱 肺燥證(燥熱證)

지속적인 肝熱로 인하여 油海와 血海의 損傷과 凝聚를 야기하고, 二次的으로 肺에 영향을 주어 肺陰의 감소(肺燥證)를 유발한다. 즉 呼散之氣의 不足으로 津海와 膩海의 代謝障碍(감소)와 또한 神의 生成障碍와 皮膚의 汗出障碍로 인한 乾燥症, 小腸熱로 인한 胃, 胃脘으로의 上升不能과 陽明病證(便秘 등) 등이 나타난다(熱多寒少湯).

③ 陰血耗竭證

陰血耗竭의 단계는 바로 神氣血精과 津膏油液의 耗와 爍의 단계라 할 수 있다.

太陰人 陰血耗竭의 기전은 生理的으로 表裏氣가 稟賦虛弱하거나 病理的으로 表裏病證 등의 長期化 혹은 極甚하여 결국 前後四海의 耗와 爍으로 나타나는 현상이다(表證寒多者는 鹿茸大補湯, 裏證熱多者는 拱辰黑元丹).

4. 太陽人 病證

1) 表病(外感腰脊病－解㑊)

太陽人은 生理的으로 哀性이 遠散하여 耳目鼻口之力(聽視嗅味之力) 중 耳聽天時의 提出力－注力이 過度하여(太陽之聽 能廣博於天時 故로 太陽之神充足於頭腦) 津海에서 ⇒ 神과 膩海로의 變換이 亢進되어 神의 활동성 亢進과 膩海가 過剩生産된다. 또 耳聽天時의 亢進에 따른 상대적인 鼻嗅人倫의 機能低下로 津膏油液之海 중 血海를 提出하는 능력이 감소하여 油海가 ⇒ 血과 血海로의 變換이 低下되어 血의 활동성 低下와 血海가 過少生産된다. 따라서 腰脊으로 血이 충족되지 못하여 解㑊이 된다.

이들 代謝의 亢進과 低下의 차이를 개선하기 위해 肝－小腸의 吸聚之氣(提出力－注力)를 증강시켜 과항된 神을 ⇒ 血로, 膩海를 ⇒ 血海로 變換시킨다.

더욱이 表病이 重證인 경우 肺大(陽氣의 過亢)에 의해 肝小, 즉 肝陰不足이 야기되어 濕氣(濕熱)를 형성하고 表氣의 損傷(後四海 중 특히 血精)으로 나타난다. 그러므로 過亢한 陽氣를 흩어 버리고 去濕을 통해 損傷된 陰氣를 도와야 한다(五加皮壯脊湯).

2) 裏病(內觸小腸病－噎膈, 反胃)

太陽人이 暴怒(謹於交遇 輕於黨與 故로 擇交之心 不廣)하면 肺脾肝腎之力 중 肝이 血海에 대한 吸得之力 不足으로 肝 자신을 滋하지 못할 뿐 아니라 肝이 小腸에 대한 保衛機能 低下로 津膏油液之海 중 油海를 凝聚하는 능력이 低下된다. 즉 小腸의 陰凉之氣가 不足하게 된다.

生理的으로 太陽人은 小腸의 吸氣液인 陰凉之氣가 不足則 呼氣液인 陽溫之氣는 반드시 盛하여 胃脘血液이 乾枯하게 되고, 그뿐 아니라 不足한 小腸의 中吸之氣가 이를 지탱하지 못하여 음식이 吸入되지 않고 도리어 나가게 되어 생긴다(噎膈, 反胃).

呼'氣液'이란 前四海(津膏油液) 중 津海을 뜻하고, 小腸의 陰凉之氣란 油海를 지칭한다. 그러므로 裏病證이란 津海와 油海의 爍을 의미하며 治療는 津과 油의 充을 목표로 한다(獼猴藤植腸湯).

第六章 四象人 病理代謝의 現代的 意義——

앞서 논한 四象人의 生理는 性氣(耳目鼻口之力)와 情氣(肺脾肝腎之力)를 軸으로 조율되는 營養源(탄수화물, 단백질, 지방 및 무기염류 등; 津膏油液之海)의 生·耗와 生理物質(각종 호르몬 및 造血作用과 칼슘, 燐 등의 작용; 膩膜血精之海)의 充·爍 등의 可逆反應이라 할 수 있다.

▣ 이들 表裏病證의 代謝過程를 어떻게 이해할 수 있을까?

예) 少陰人

a) 少陰人 表病은 腦(耳目鼻口之力)의 지각기능 중 地方의 인식능력이 世會의 능력보다 과도할 때, 이 기능을 담당하는 뇌의 부위와 관련된 신호가 내분비선을 자극시, 그와 관련된 호르몬이 상호간 길항작용에 의해 유발되는 질병군과 중추신경계에 미치는 질병군이라 유추된다.

일반적으로 表病의 범위는 인체의 신진대사(津膏油液之海의 이용)로 小便·寒熱·汗出관계(열대사, 수분대사, 인슐린－당질대사, 전해질대사 등)와 관련하고, 형태발생(皮筋肉骨의 생성과 소모), 신경 또는 정신발육(耳目鼻口之力의 自體異常), 生殖(FSH, LH 등) 등의 환경적응에 관련한 질병군이다. 즉 시상하부 하수체전엽－중엽－후엽, 갑상선, 부갑상선, 부신수실－피질, 췌장, 난소, 정소 등의 호르몬에 의한 과잉 또는 저하반응 등으로 나타나는 질병군이라 할 수 있다.

b) 少陰人 裏病은 肺脾肝腎之力의 기능 중 肝局(黨與)기운의 항진 등으로 인하여 脾局(交遇)기운의 위축으로 나타나는 질병군이다 유추된다.

일반적으로 裏病의 범위는 자율신경계인 교감신경계와 부교감신경계 그리고 대사관련 酵素나 腸內細菌叢 등에 의해 영향을 받는 臟腑기능의 항진과 저하 등으로 나타나는 질병군이라 할 수 있다.

1. 少陰人 病證

(1) 少陰人 表病은 液海(무기염류, 비타민, 수분)의 代謝를 촉진하는 腦機能(口味地方－보존, 생식본능)의 지나친 亢進으로 精과 精海(생식, 보존기능, 골

대사관련 물질)代謝의 鬱滯가 생기고, 病證이 악화함에 따라 上記證에 더하여 目視世會의 機能(사회, 공간적 관점의 판단능력)이 점차로 低下되어 人體의 활동에너지(氣)와 膜海(단백질대사관련 호르몬 등의 生理물질)의 代謝가 低下된다.

(2) 少陰人 裏證의 太陰證은 自律神經系中 副交感神經系(喜情)의 亢進으로 交感神經系(怒情)의 억제(納積之氣의 억제 ⇒ 出放之氣의 亢進)로 나타나게 되어 胃에 작용하여 膏海(단백질로 추정)의 形成 및 貯藏(효소 및 腸內細菌 등 관여)을 억제시키는 疾患群이라 할 수 있다. 少陰證은 自律神經系(肺脾肝腎)와 內分泌系(膩膜血精之海)의 相互異常에서 나타나는 病證으로 추정되며 이는 膜海(단백질代謝 관련 호르몬으로 추정)와 脾局(消化器系) 간의 相互機能 低下를 나타나는 病證이라 할 수 있다.

2. 少陽人 病證

(1) 少陽人 表病의 輕證은 膏海(蛋白質系로 추정)의 代謝를 촉진하는 腦의 機能(目視世會)의 지나친 亢進으로 氣와 膜海代謝의 鬱滯가 생기고, 病證이 악화됨에 따라 口味地方의 機能이 점차로 低下되어 精과 精海의 代謝가 低下된다.

(2) 少陽人 裏證의 初證인 胸膈熱證은 自律神經系中 交感神經系(哀情)의 亢進으로 副交感神經系(樂情)의 억제(出放之氣의 억제 ⇒ 納積之氣의 亢進)로 나타나는 病證이며, 이는 腎局(腎－大腸)에 작용하여 液海의 形成 및 貯藏을 억제시키는 疾患群이라 할 수 있다. 重證以上인 消渴證과 陰虛午熱證은 自律神經系(肺脾肝腎)와 內分泌系(膩膜血精之海)의 相互異常에서 나타나는 病證으로 추정되며 이는 精海와 腎局(生殖系) 間의 相互機能 低下를 나타내는 病證이라 할 수 있다.

3. 太陰人 病證

(1) 太陰人 表病의 輕證은 油海(脂肪系로 추정)의 代謝를 촉진하는 腦의 機能(鼻嗅人倫－협조, 집단본능)의 지나친 亢進으로 血과 血海(脂肪代謝 관련

호르몬 등의 生理물질)의 鬱滯가 생기고, 病證이 악화됨에 따라 耳聽天時(예측, 直觀본능)의 機能이 점차로 低下되어 神(精神의 機能)과 膩海(탄수화물대사 관련 호르몬 등의 生理물질)代謝가 低下된다.

(2) 太陰人 裏證의 初證인 肝熱證(陽明病證)은 自律神經系中 副交感神經系(樂情)의 亢進으로 交感神經系(哀情)의 억제(呼散之氣억제 ⇒ 吸聚之氣의 증가)로 나타나는 病證이며, 이는 肺局(肺-胃脘)에 작용하여 津海의 形成 및 貯藏을 억제시키는 疾患群이라 할 수 있다. 重證以上인 肝熱肺燥證은 自律神經系(肺脾肝腎)와 內分泌系(膩膜血精之海)의 相互異常에서 나타나는 病證으로 추정되며 이는 膩海와 肺局(呼吸, 循環系) 간의 相互機能 低下를 나타내는 病證이라 할 수 있다.

4. 太陽人 病證

(1) 太陽人 表病의 輕證은 津海(탄수화물系로 추정)의 代謝를 촉진하는 腦의 機能(耳聽天時)의 지나친 亢進으로 神과 膩海의 鬱滯가 생기고, 病證이 악화됨에 따라 鼻嗅人倫의 機能이 점차로 低下되어 血과 血海의 代謝가 低下된다.

(2) 太陽人은 裏證인 噎膈, 反胃證은 自律神經系中 交感神經系(怒情)의 亢進으로 副交感神經系(喜情)의 억제(吸聚之氣의 억제 ⇒ 呼散之氣의 過亢)로 나타나며, 이는 肝局(肝-小腸)에 작용하여 油海의 形成 및 貯藏을 억제시키는 疾患群이라 할 수 있다. 重證以上에서 自律神經系(肺脾肝腎)와 內分泌系(膩膜血精之海)의 相互異常에서 나타나는 病證으로 추정되며, 이는 血海와 肝局 간의 相互機能 低下를 나타내는 病證이라 할 수 있다.

第三編 四象生理論의 現代的 接近

▣ 四象生理의 현대적 접근은 아직도 적지 않은 난관이 있음에도 불구하고 이에 대한 접근은 體質診斷의 客觀化란 측면에서 반드시 필요하다. 접근에서의 유의점은 일부 四象生理論이 現代生理와 유사점이 있다 하여 이를 확대해석 하여서도 안 되며, 또 반대로 現代生理的으로 설명할 근거가 밝혀진 바 없다 하여 이를 貶下하여서도 안된다. 가장 바람직한 것은 그 당시의 표현방법(단어의 의미와 문장의 구조)을 충분히 이해하는 狀態에서 局限된 사고가 아니라 全體를 설명할 수 있는 안목으로 現代生理와의 관련성을 類推하고 더 나아가 現生理學에서 아직 연계 못했던 이론과 그 활용 가능성을 제시하는 것이다. 臟腑論의 現代的 접근에 대한 意義도 여기에 있다 하겠다.

아래 글은 2000년에 발표된 拙稿『四象醫學 臟腑論의 現代的 接近과 退行性 疾患의 條件』1)을 다수 인용하였다.

第一章 客觀化 指標의 選擇

『東醫壽世保元』의「臟腑論」은 四象醫學의 生理論에 해당한다.

東武公은 四象醫學의 原理論에 해당하는『性命論－四端論－擴充論』을 의학적 입장에서 再統合하여 그의 四象醫學의 生理論을 완성한다. 四象生理論은 旣存 東洋醫學의 生理論과는 多少 차이를 갖는다.

윤길영2)은『東醫生理學의 方法論硏究』에서 "東醫學은 陰陽五運六氣에 의하여 對象을 陰陽으로 分하여 관찰하고, 五運六氣로 분석관찰하며, 陰陽法則에 의하여 연구한다"고 하였다. 이와는 달리 四象醫學은 天人知行이라는 四元構造的 입장에서 對象을 陰陽에서 더 나아가 四象으로 分하여 관찰하고, 陰陽表裏의 升降緩束법칙에 의하여 연구한다. 그러므로 四象生理의 現代的 接近은 '天人知行의 構造'라는 認識의 정의와 그들간의 相互機能의 재해석에 있으

1) 趙晃晟, 四象醫學 臟腑論의 現代的 接近과 退行性 疾患의 조건, 四象體質醫學會誌, Vol. 12, No. 1, 2000.

2) 尹吉榮 著, 東醫學의 方法論硏究, 成輔社, 1983, p. 24.

며 이는 疾病의 본체규명과 예방 및 치료에 방향성을 제시할 것으로 사료된다. 특히 他臟腑의 機能에 비하여 特定臟腑의 機能亢進(大)과 低下(小)로 體質을 분류한 四象醫學的 입장에서 각 기관의 퇴행의 好發部位 및 정도는 體質과 아주 밀접하다.

四象醫學의 客觀化란 四象臟腑論에서 論하는 天機(客觀的 自我)와 人事(主觀的 自我)의 작용에 의한 水穀之氣(영양물질)의 변화물인 津膏油液(영양소) ↔ 膩膜血精(호르몬의 일종) 間의 피드백현상을 어떻게 이해하고 접근하느냐 하는 것이다. 이는 現代生理學에서 소화관에서의 영양분을 체세포가 사용하여 화학반응에 의해 에너지, 여러 가지 합성물(구조단백질, 기능단백질, 당분류, 지방 其他)을 生成하고 또 노폐물을 제거시키는 과정인 代謝(metabolism)와 동일한 시각으로 이해할 수 있다. 그러므로 객관화 조건의 의의는 표현방법이 東洋的 술어로 설명되어졌음에도 生理에 관여하는 因子 등을 유추함으로써 체질 진단의 객관적 지표를 마련하는 데 있다.

1. 四腑의 機能과 四氣의 現代的 接近

人體의 部位別 消化作用은 口腔의 타액, 胃의 위액, 十二指腸의 췌액과 담즙, 小腸의 장액 등과 大腸의 수분흡수와 부패작용 등으로 구분한다. 四腑에서 水穀의 消化과정을 이와 비교하면 다음과 같다. 水穀은 胃의 停畜之力으로 薰蒸시켜 熱氣(pH 1.5－2.0)가 되게 하고, 熱氣의 輕淸者는 胃脘의 上升之力에 의해 溫氣(pH 6.3－6.8)가 된다. 또 小腸의 消導之力으로 平淡하게 하여 凉氣(pH 8.3－8.5)가 되게 하고 凉氣의 質重者는 大腸의 下降之力에 의해 寒氣가 된다.

이를 再論하면

- 胃脘은 위로 外氣에 접하므로(胃脘通於口鼻) 水穀之氣를 上升시켜 溫氣를 갖게 하여 pH는 中性을 유지하며 必然的으로 이에 津(탄수화물계)이 消化된다.
- 胃는 廣大而包容하므로 水穀之氣를 停畜시켜 熱氣를 갖게 하여 pH는 强酸性을 유지하며 필연적으로 이에 膏(단백질계)가 消化된다.
- 小腸은 狹窄屈曲하여 水穀之氣를 消導시켜 凉氣를 갖게 하여 pH는 鹽基性를 유지하고 필연적으로 이에 油(지방계)가 消化된다.
- 大腸은 아래로 肛門과 통해 있으므로 水穀之氣를 下降시켜 비타민, 무기

염류 등을 흡수한다.

이 같은 生理的 접근은 '構造와 機能의 相關性'이라는 전제에서 시작된다. 이를 '氣裏形表'라 한다. (표 3-1)

표 3-1

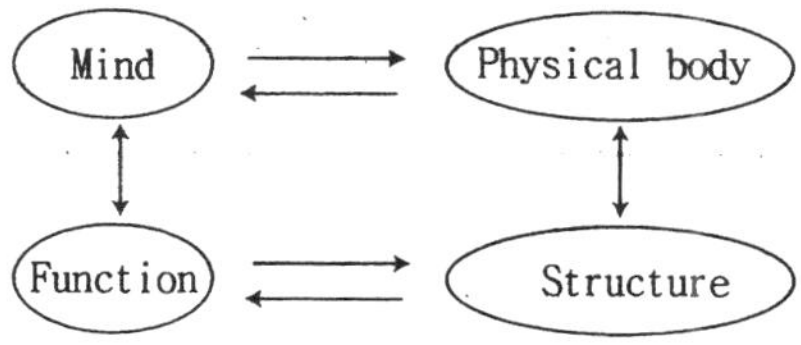

(1) 胃脘의 上升之力은 이하선, 악하선, 설하선에서 분비되는 타액의 機能으로 이는 기계적, 물리적, 정신적 刺戟에 의해 촉진되며 무조건 반사나 고위중추인 타액분비중추가 관여하는 機能을 총칭한다고 가정할 수 있다. ⇒ 이와 같은 機能에 의한 代謝産物의 에너지 형상을 溫氣라 한다.

(2) 胃의 停畜之力은 胃腺에서 분비되는 위액(주성분: 염산)과 펩신, 레닌 등의 분해효소에 의해 음식물로 消化시키고 십이지장으로 내려가기 3-4시간 동안 저장고 역할의 機能을 총칭한다고 할 수 있다. ⇒ 이와 같은 機能에 의한 代謝産物의 에너지 형상을 熱氣라 한다.

(3) 小腸의 消導之力은 십이지장에서 분비되는 소화효소(아밀라제, 리파제, 트립신 등)와 小腸의 운동(연동-분절-융모운동)과 소화효소(말타제, 락타제 등) 및 腸內細菌叢을 총칭한다고 할 수 있다. ⇒ 이와 같은 機能에 의한 代謝産物의 에너지 형상을 凉氣라 한다.

(4) 大腸의 下降之力이란 腸內微生物에 의한 내용물의 부패와 수분흡수와 밑으로 밀어내는 大腸의 운동(팽기수축, 집단수축에 의한 集團운동) ⇒ 이와 같은 機能에 의한 代謝産物의 에너지 형상을 寒氣라 한다.

이처럼 이들 消化液, 消化酵素 등을 포함한 四腑의 機能을 胃脘의 上升之力(pH 6.3-6.8), 胃의 停畜之力(pH 1.5-2.0), 小腸의 消導之力(십이지장포함: 췌액, 담즙포함 pH 8.3-8.5), 大腸의 下降之力으로 표현되었고 그 代謝産物의 에너지 형상을 溫熱凉寒之氣라 하였고 代謝産物의 결과를 津膏油液이라 하였다.

그러므로 部位間 소화작용이란 異化作用-즉 四腑의 機能(上升, 停畜, 消導, 下降之力)에 의하며, 이에 의한 에너지의 형태는 각각 '溫熱凉寒之氣'라는 구체적 機能으로 볼 수 있다(참고: 더 나아가 이에 의한 神氣血精, 膩膜血精의 합성은 同化作用이라 볼 수 있다).

따라서 四腑의 부위별 소화와 흡수는 胃脘에서의 탄수화물, 胃에서의 단백질, 小腸에서의 탄수화물+지방+단백질, 大腸에서의 무기염류 등의 소화작용의 부산물로 유추할 수 있다. (표 3－2)

표 3-2 Digestives system

Vicera	Function		Physiology	Enzyme	nutrition
위완 Oral cavity Esophagus	arising force	warm ↑ hot	unconditioned reflex conditioned reflex(타액분비중추):V IX	amylase ptyaline	→ 진
위 Stomach	storing force		뇌상(Cephalic phase → 위상(Gastric phase) → 장상 (Intestinal phase)	pepsine HCL	→ 고
소장 Small intestine	digesting force	cool ↓ cold	Peristalsis (연동운동)	amylase, trypsin, lipase	→ 유
대장 Large intestine	descenting force		팽기수축(haustral contraction) 집단수축(mass contraction) 위－대장반사(gastrocolic reflex)	absorption& water, amino acid excretion	→ 액

2. 腸內細菌叢의 四象體質的 接近

1) 體質과 腸內優勢菌叢

① 最優勢菌叢

四腑의 機能은 앞에서 언급된 生理현상 외에 腸內細菌叢과도 밀접한 관계를 갖는다. 光岡知足은 "같은 成人이라 하더라도 개개인의 특징이 있는 菌叢을 갖고 있다. 마치 사람마다 耳目鼻口의 특징이 있듯이 糞便菌叢의 패턴에도 특징이 있어서 여간해서 변하지 않는다."[3] 하였다.

예를 들면, ABC 세균의 동일 연령의 건강한 成人에게서 A군의 비피더스균은 B에 비해 100분의 1밖에 출현하지 않고 腸綠菌은 B에서 언제나 많은데 C에서는 그의 일만분의 일 정도밖에 되지 않는다. 또 그는 "각 개인의 腸內菌叢의 움직임은, 특히 最優勢菌叢을 구성하는 菌群서는 놀랄 만하게 안정되어 있고, 菌數가 적은 菌叢일수록 때에 따라 변동이 심한 것을 알 수 있다 하였다.

3) 光岡知足 著, 腸內細菌의 이야기, 柳韓出版社, 1980, p. 84.

그는 이어 이와 같은 차이가 나는 原因을 "個人의 소화관의 生理, 예를 들면 연동, 위산이나 담즙산의 차이, 식습관의 차이, 출생 이후 腸內細菌의 적응과 순화과정"으로 보고 있다.

② 安住菌과 通過菌

四象體質醫學 역시 영양소의 흡수 및 消化에 있어 體質別 차이를 가지므로 개인에 따른 腸內微生物의 활성도의 패턴과 體質間의 상관성은 매우 밀접하다. 건강한 동물의 腸內細菌에 살고 있는 세균의 집단을 '正常腸內菌叢'이라 하며 어떤 것은 긴 기간에 걸쳐 장내에 서식하고 있고 어떤 것은 2-3일 장내에 출현하였다가 없어져 버린다. 전자를 安住菌, 후자를 通過菌이라 한다.

安住菌은 인류의 긴 진화를 통하여 사람의 腸內에 적응 순화하여 숙주와 공생관계를 가지게 된 것으로 경우에 따라서는 個體特異性이 강하며 腸內 最優勢菌으로 서식하고 있는 비피더스균, 박테로이드스, 유박테륨, 혐기성연쇄상구균 등과 그보다 소수파의 대장균이 여기에 속하며 각각 동물이나 개체에 고유의 균종, 균형이 있다.

한편, 通過菌은 음식물과 함께 장내에 침입하지만 그 곳에 영주하지 못하고 몸의 감염방어력이나 이미 서식하고 있는 원주균총에 의해 배제되는 운명에 있다(乳酸 桿菌, 腸球菌, 大腸菌群, 痢疾菌, 콜레라균 등).

이와 같이 腸內에는 宿主와 腸內細菌이 共生을 전제로 한 평형관계가 이루어지며 그 결과가 正常腸內菌叢이다. 그러나 이 균형은 여러 요인에 의해 균형이 무너져 급만성 疾病으로 발전한다.

그러므로 四象體質에 따라 營養源(津膏油液)의 생산도가 상이하므로 安住菌과 通過菌의 차이가 존재할 것이라 가정된다.

2) 體質과 食餌型의 관계

사람의 腸內細菌叢은 음식에 의해 큰 변화가 있을 것 같으나 극단의 食餌 변화가 없는 한 거의 변하지 않는다고 하였다. 즉 食餌型의 변화보다 個體差가 크다. 個人差에 따른 安住菌을 活性度를 上升시킴이 곧 疾病의 예방과 治療의 목표가 된다. 아직까지 假說에 불과하지만, 예를 들면 少陰人은 膏(단백질계)의 대사가 쉽게 저하되고, 液(무기질계)의 대사가 항진되기 쉽다. 반면 少陽人은 膏의 대사가 쉽게 항진되고, 液의 대사가 저하되기 쉽다. 太陰人은 油(지방계)의 대사가 쉽게 항진되며, 津의 대사가 저하되기 쉽다. 또 태양인은 油의 대사가 쉽게 저하되고, 津(탄수화물계)의 대사가 항진되기 쉽다. 대사의 항진이란 생성과잉으로 인한 鬱滯를, 대사저하란 생성부족을 의미하며, 항진과 저하는 곧 질병으로 발전한다. 위장관 내에서 영양소의 흡수는 각종 소화액 및 효소 장내 미생물 등이 관여한다.

3) 體質과 腸內細菌과 免疫

四象體質醫學에서는 체내에 영양소의 代謝活性度가 體質에 따라 다르다고 주장한다. 이는 體質이 갖는 대사작용이 각기 相異하기 때문이다.

즉 체질마다 消化器 ⇔ 腦의 작용 ⇔ 自律神經系 등의 작용 등이 서로 연계된 상관성을 가진다.

그러므로 사상체질이론에 의하면 消化에 관여하는 腸內細菌의 효능은 人體代謝의 주요인자로서 단지 消化뿐만 아니라 腦의 機能 및 자율신경계와 免疫活性 등에도 영향을 미친다.

光岡知足은 "腸內細菌에 의한 특이적-비특이적 면역기구의 자격은 宿主에 있어서 반드시 유익하다고만은 할 수 없다. 어떤 腸內細菌의 抗原이 다른 抗原과 공통인 경우 같은 抗原性을 지닌 병원균에 대해서는 감염방어에 도움이 되지만, 다른 한편에서는 그것이 감락되어 천식이나 류마치스 등 자기면역병과 관련해서 최후에는 방어기구의 消耗로 이끌게 될지도 모른다. 이것은 腸內細菌과 免疫의 관계를 생각할 때 잊어서는 안 될 문제이다"라 하였다.

즉 이는 體質에 따른 菌叢의 효능발현의 차이라 예견된다. 만약 개개인의 특성(體質)에 따른 菌叢의 패턴이 존재한다면 食餌와 腸內細菌叢의 代謝機能의 차이, 더 나아가 疾病과의 관계에 相互關聯性을 유추할 수 있을 것이며 腸內細菌의 활용도는 四象體質診斷의 客觀的 指標와 體質治療 領域擴大의 가능성을 제시할 것이다.

3. 津膏油液의 現代的 接近

앞에서 설명된 四腑의 작용은 水穀이 人體에 흡수될 때 이는 胃의 停畜, 小腸의 消導작용에 의하여 熱氣와 涼氣로 되고, 熱氣 중 輕淸한 것은 胃脘의 上升작용에 의하여 溫氣가 되고, 陽氣 중 質重한 것은 大腸의 下降작용에 의하여 寒氣가 된다.

그러므로 溫熱凉寒의 기운 형성은 먼저 胃와 小腸에서 熱氣와 凉氣가 형성된 이후 2차적으로 熱氣에서 溫氣가, 凉氣에서 寒氣가 형성된다. 溫氣의 循環을 예를 들면 水穀의 溫氣는 胃脘에서 津으로 化하고 舌下에서 津海가 되고, 津海의 淸氣는 耳目鼻口之力 중 耳氣의 청력에 의하여 끌어내어져(提出) 上焦에 충만케 되어 神이 되고 腦에 보내어 膩가 되고 쌓여서 膩海가 된다. 膩海의 淸汁은 肺의 哀力에 의하여 吸得되어 肺로 들어가 자신을 滋하고 津海를 擁護하고 津을 凝聚시킨다. 津海의 濁滓는 胃脘의 上升之力에 의해 胃脘을 補益하고, 膩海의 濁滓는 頭의 直伸之力에 의하여 皮毛를 형성한다. 생체의 機能유지에 요구되는 에너지는 음식물의 형태로 섭취되는데 이는 필수아미노산이 함유된 최소량의 단백질, 탄수화물, 필수지방, 무기질, 비타민 및 미량원소가 함유된 에너지원과 물이 반드시 필요하다. 水穀의 溫熱凉寒氣에 의한 津膏油液의 형성이란 이와 같은 에너지원이라 할 수 있다. 그러면 이 두 가지 용어(에너지원과 津膏油液)의 관계는 어떻게 연계할 수 있을까?

(1) 우선 영양소 대사인 津의 代謝는 탄수화물계 代謝, 膏의 代謝는 단백질계 代謝, 油의 代謝는 지방계 代謝로, 液의 代謝는 무기질, 비타민, 수분代謝를 상징하는 것으로 가정하여 본다.

(2) 그러나 실제로 口腔에서는 탄수화물, 胃에서는 단백질과 탄수화물 및 지방, 小腸에서는 지방, 단백질과 탄수화물, 大腸에서는 비타민, 무기염류, 수분(→寒氣) 등이 消化 혹은 흡수된다. 그러므로 위의 언급은 무리수가 따를 수 있다. 예를 들면 胃에서 생산되는 膏의 정의를 단순히 '단백질'로 볼 것인가? 아니면 실제 흡수되는 위치에 의한 '단백질+탄수화물+지방'으로 볼 것인가? 또 탄수화물의 代謝는 구강에서뿐만 아니라 小腸(십이지장 포함)에서도 이루어지므로 津을 탄수화물로만 규정해야 하는가? 등에 대한 의문이 생긴다. 그러나 이같은 문제에도 불구하고 臟腑論에서 주장하는(津海⇒ 耳力⇒ 膩海⇒ 肺力) 등 처럼 각기 에너지원에 따라 작용하는 부위가 다름을 인정한다면, 또 다음항에 언급될 津膏油液之海의 구체적 저장부위를 유추한다면 1)의 가정은 다소 설득력을 가진다. 그러나 津膏油液의 정확한 정의를 위해서는 津膏油液의 循環에 관여하는 요소를 알아야 한다.

예를 들면, 津의 循環에 관여하는 요소는 ① 胃脘의 上升之氣에 의한 津 및 津海의 生成, ② 耳의 聽力에 의한 神과 膩로의 전환, ③ 肺의 哀力에 의한 津海의 옹호 및 津의 凝聚 등이 관여한다. 따라서 이들 ①, ②, ③과의 相互關係가 現代生理 입장에서 규명될 때 더욱 명확해질 것이다.

4. 津膏油液之海의 類推

四腑에서 형성된 津膏油液이 入于舌下, 兩乳, 臍, 前陰毛際之內 하여 津膏油液이 집합하여 이루어졌다고 하였다. 물론 이는 탄수화물, 지방, 단백질, 무기염류 등의 분해물질이 흡수 또는 저장되는 해부학적 위치와 일치하지는 않는다. 그러나 機能的인 면에서 다음과 같이 유추 가능하다고 사료된다.

(1) 舌下의 津海란 타액과 관련된 糖質(아밀라제, 프티알린)과 그 밖의 糖質代謝에 의한 糖原質形成의 상징적 부위로 생각할 수 있다.

(2) 膻間兩乳의 膏海란 乳汁凝結 등과 관련되는 蛋白質貯藏所의 상징적 부위로 생각된다.

胃속의 펩신은 단백질을 분해하여 類蛋白質이나 펩톤이 되게 하고, 레닌은 乳汁 속의 casein이라는 수용성 단백질을 응결하여 펩신의 작용을 잘 받게 한다.[4)]

(3) 臍부위의 油海란 脂肪의 침착, 형성의 상징적 부위로 생각된다.

지방은 지방산과 글리세롤로 消化되어 小腸의 유미관(乳糜管)으로 흡수되고 지방산은 小腸의 점막상피에서 재흡수되어 미세지방과립(chylomicron)이 된다.

(4) 前陰毛際之內의 液海란 비타민, 무기염류(Na, Cl, Mg, Fe, Ca 등), 수분 흡수의 상징적 장소로 사료된다.

실제로 大腸에서는 소화작용과 흡수작용은 없으며 이들의 작용은 공장과 회장에서 일어난다. 기능상 칼슘이온 등은 신장 세뇨관세포의 사립체에 작용하여 스테로이드 호르몬(精)의 생산과 조절에 중요한 역할을 한다.

표 3-3 Absorption and storage

Viscera	영양소(Nutrition)		영양소의 저장(Storeage of nutrition)	
Oral cavity Esophagus	津	carbohydrate (resin)	津海 − The lower of tongue	타액(Saliva)
Stomach	膏	protein (plaster)	膏海 − A space of both breast	유즙응결(Congelation of milk)
Small intestine	油	fat (fat)	油海 − The navel (In the abdominal region)	지방침착(Fat deposition) 지방형성(Lipogenesis)
Large intestine	液	minerals··· (liquid)	液海 − In the pubic region	비타민, 무기염류의 흡수 (Absorption of vitamin, minerals)

4) 이상목·이인모 共著, 인체생리학, 형설출판사, 1994, p. 267.

이처럼 津膏油液之海는 흡수된 영양분(津膏油液)이 호르몬(膩膜血精) 등으로 이용되는 전단계의 물질집단이며, 腦機能에서 사용될 전구물질이라 할 수 있다. (표 3－3)

5. 肺脾肝腎之用의 類推(自律神經系와의 關係)

肺脾肝腎之力은 膩膜血精之海의 淸汁을 吸得하여 스스로 肺脾肝腎을 滋養함과 동시에 津膏油液之海를 擁護하고 더 나아가 津膏油液를 凝聚시킨다.

즉 肺脾肝腎之力의 작용 여하에 따라 膩膜血精之海의 淸汁을 이용하여 津膏油液과 津膏油液之海의 활성(充)과 억제(爍)에 관여한다. 이는 곧 四腑에 관여하여 保衛한다는 의미이다.

이와 같이 자신뿐 아니라 四腑에 영향을 주는 肺脾肝腎의 調節機能은 現代生理學의 自律神經系의 調節機能과 유사하다고 사료된다. 이는 의식과 관계없이 신체의 내장과 혈관의 근육을 지배하여 生理學的 活性을 증진시키거나 감소시켜 機能을 조절하는 機能이다.

自律神經系는 교감신경계(norepineprine)와 부교감신경계(acetylcholine)라는 두 계통의 길항적인 작용에 의하여 이루어진다. 肺脾肝腎之力인 哀努喜樂之氣(情氣)의 흥분과 이완이란 곧 교감－부교감신경계의 작용과 유사하다. 즉 情氣가 편안한 狀態를 順動之氣라 하며 이는 부교감신경계의 작용과 유사하다. 예를 들면 이때 신체의 건강유지에 필요한 각종 물질의 消化(소화관의 연동운동 증진)나 氣管支(분비촉진, 근육수축)에 작용하고, 肝에서 글리코겐의 형성, 膵臟에서 소화효소의 분비 등이 일어난다. 즉 부교감신경계의 작용에 의한 신체유지에 필요한 각종물질의 소화와 저장이 이루어진다. 이와 같은 작용을 肺脾肝腎을 滋養하고 津膏油液을 凝聚시킨다는 것으로 표현할 수 있겠다.

그러나 情氣가 過極한 狀態를 逆動之氣라 하며, 이는 교감신경계의 작용과 유사하다. 이 때 신체는 심박동수가 증가함과 동시에 小腸의 혈관수축으로 혈압이 上升되고 또한 肺의 혈관들은 공기유입 증가를 위해 팽창되며, 골격근에 혈액을 공급하는 동맥들의 확장으로 혈류량이 증가되어 위급한 상황에 대처할 준비를 한다. 이와 같이 情氣의 흥분과 이완상태는 끊임없이 발생하지만 지나친 흥분과 이완의 상태는 교감계와 부교감계의 相互 제어장치를 망가뜨릴 수 있다(暴動－浪動의 결과). 만약 人體가 內的으로 변화하는 환경에 대하여 잘 적응할 수 있다면(喜怒哀樂 每每中節者) 교감계와 부교감계에 의한 조절능력, 즉 항상성 유지가 올바른 代謝의 활성화이며 津膏油液의 充狀態를 의미한다. 이와 같은 狀態의 전제조건을 위해서는 學問思辨이 필요하다고 하였다(肺必善學, 脾必善問, 肝必善思, 腎必善辨). 이는 내부적 수양방법(學問思辨)을 통해 간접적으로 自律神經系의 조절조건을 만듦을 말한다. 즉 감정의 조율(事務, 交遇, 黨與, 居處)을 통하여 自律神經系에 의한 臟腑機能이 발현한다고 보았다.

(1) 事務의 감정(哀情)이란 公正하고자 하는 감정(이를 벗어나면 偏私之心이 됨)
(2) 交遇의 감정(怒情)이란 禮義를 중시하는 감정(이를 벗어나면 放縱之心이 됨)
(3) 黨與의 감정(喜情)이란 同類意識을 앞세우는 감정(이를 벗어나면 偸逸之心이 됨)
(4) 去處의 감정(樂情)이란 남을 保護하고자 하는 감정(이를 벗어나면 物慾之心이 됨)

그러나 아직 이 같은 人間의 사회적응을 담당하는 능력이 腦의 어느 부위이며, 어떤 전달물질이 관여하는가는 알 수 없다. 다만, 이를 통하여 전달된 機能이 시상하부를 통해 자율신경계에 영향을 주어 개인의 특성을 결정하는 또 하나의 요소로 작용될 것이라는 가정을 할 수 있다. 예를 들면 少陰人은 喜情(黨與의 狀態)의 狀態에서 怒情(交遇의 狀態)의 狀態로 나아갈 때 正直中和(學問思辨가운데 問의 자세로 나아감)하면, 즉 여성적－소극적(爲雌) 심리상태에서 남성적－적극적(爲雄) 상태로 變換할 때 津膏油液의 補充이 일어날 것이다. 반대로 교감계와 부교감계의 조절능력 不足으로 四臟과 四腑의 항상성이 깨진 狀態는 津膏油液의 爍으로 나타나며 이는 代謝의 低下를 의미한다. 이처럼 肺脾肝腎之力의 기능(用)의 여하가 津膏油液의 보충과 소모에 관여하지만 肺脾肝腎之力이 생겨나게 하는 근본은 膩膜血精之海가 된다. (표 3－4, 5)

표 3-4 Control of Automatic nerve system

Four division	The vital four organs viscera	계 열 (Group)	희락: Joy − preasure → Parasympathetic nervous system,	애노: Sorrow − angry → Sympathetic nervous system
The upper	Lung	Bronchi	contraction	relaxation
	Oral cavity Esophagus	Submandibular gland	adhesive saliva secretion	
The upper of the middle	Spleen	Pancreas (insuline)	secretion	repression
	Stomach	Upper GI tract	cont	relax
The lower of the middle	Liver	Liver	glycogenesis	glyconeogenesis
	Small intestine	Gallbladder	cont	relax
The lower	Kidny	Urinary Bladder Adrenal medulla(renin)	cont secretion	relax repression
	Large intestine	Lower GI tract	secretion	0

6. 津膏油液(海)−膩膜血精(海)·清汁의 類推

肺脾肝腎之力의 順動과 逆動으로 인한 亢進과 低下(교감계−부교감계의 영향)는 四臟에서 吸得한 膩膜血精의 清汁 곧 호르몬代謝의 亢進과 低下에 영향을 주어 四臟의 機能과 四腑의 津膏油液之海를 옹호하고 津膏油液를 엉겨 모으도록(凝聚) 한다.

환언하면 앞서 津膏油液之海는 당질, 단백질, 지방, 무기염류 등의 저장소라 가정한다면 이를 직간접으로 조절(內以 擁護 津膏油液之海 鼓動其氣 凝聚其津膏油液)하는 작용이 肺脾肝腎之力이라 하였고, 이 때 津膏油液과 津膏油液之海의 擁護와 凝聚에 원료로 사용되는 膩膜血精之海의 清汁은 다음과 같이 유추할 수 있다. (표 3−5)

1) 津의 代謝관련 H(膩海의 清汁)

이에 작용하는 것은 肺力이 主가 되나 오로지 肺力만 작용하지는 않는다. 왜냐하면 他代謝와 마찬가지로 津의 代謝도 직간접으로 肺力 이외에 脾肝腎之力과의 相互작용으로 활성과 억제가 일어난다.

津의 代謝에 영향을 주는 호르몬(膩海의 清汁); 이는 포도당대사의 조절에 직간접적으로 관여하는 호르몬으로 추정된다.

◈ 탄수화물代謝에 직접 관여 호르몬

- 인슐린(단백질H)의 증가 → 혈당 低下, 아드레날린(아민H)의 증가 → 혈당 상승
- 갑상선刺戟호르몬; 갑상선호르몬(아민H) 분비 → 혈당 低下
- 글루카곤(단백질H)의 증가 → 혈당 上升, 성장호르몬(단백질H)의 증가 → 혈당 上升

◈ 탄수화물代謝에 간접 관여 호르몬

- 부신피질호르몬 上升(조직단백에 작용) → 혈당 上升

2) 膏의 代謝관련 H(膜海의 清汁)

이에 영향을 주는 호르몬(膜海의 清汁); 이는 단백질代謝의 조절에 직간접적으로 관여하는 호르몬으로 추정된다.

- 동화성H: 성장H 및 테스토스테론
- 이화성H: 당피질호르몬(그루코코르티코이드)
- 갑상선H: 에너지원으로 탄수화물, 지방이 충분할 때 동화작용 촉진. 과량의 갑상선H과 에너지원 不足時 단백질의 이동과 이화작용이 촉진됨

3) 油의 代謝관련 H(血海의 清汁)

이는 탄수화물+단백질+지방대사 조절에, 직간접적으로 관여하는 호르몬으로 추정된다(특히 지방대사와 관련 깊다고 사려된다; 血海의 清汁).

- 지방代謝의 조절호르몬은 인슐린, 성장호르몬, 부신피질 자극호르몬, 당피질호르몬에 의한다.

4) 液의 代謝관련 H(精海의 清汁)

이는 무기질, 비타민, 수분 代謝에 직간접적으로 관여하는 호르몬으로 추정된다(精海의 清汁).

표 3-5 Nutritional metabolic hormon(津膏油液之海의 充削)

Nutrition	Catabolic Hormon(削)	Anabolic Hormon(充)
Carbohydrate	insulin TSH	glucagon epinephrine ACTH glucocorticoids GH
Protein	glucocorticoid	GH testosterone
Fat	epinephrine norepinephrine ACTH glucagon GH ANS(sympathetic)	insuline
Mineral salt, Water, Vitamin	Na, K, Sa, Cl, Fe, Cu, Mn, I, Zn	

7. 聽視嗅味之力의 類推

듣기(聽), 보기(視), 냄새맡기(嗅), 맛보기(味)와 觸覺 등을 통한 구심성 신경 신호는 여러 과정을 거쳐 大腦皮質에 도달하고, 신호가 포함된 정보가 분석된다. 이는 여러 가지 受容器에서 오는 신호와 조합되어서 外界에 관한 종합적 정보를 얻는다. 이 때 聽視嗅味之力이란 감각기능이지만 이들을 종합하여 정보처리화에는 고도의 능력이 요구된다. 따라서 耳目口鼻之力도 단순한 聽, 視, 嗅, 味의 감각기능이 아닌 고도의 知的 능력을 포괄하는 의미로 이해된다.

그러므로 이들의 部位와 機能으로 보아 이를 腦의 知的 機能과 연관시키는 것은 자연스런 일이다. 腦는 기능면에서 보면 대뇌피질, 대뇌변연계, 뇌간 등 3개의 腦로 나뉘어지며 機能的으로 서로 다른 3개의 腦가 서로 조화 협력하여 종합적인 機能을 발휘한다. 사물의 인식은 이목비구의 종합적 정보에 의하여 이루어진다. 이들의 知的 능력을 각기 天時, 世會, 人倫, 地方이라 하였고, 또는 智, 能, 材, 力으로도 표현하였다.

이는 人間이 타고난 객관적 知的 能力(Perceptivity)의 次元을 단계별로 耳目鼻口란 감각기관을 차용하여 연결 표현한 것이고, 아직은 이들에 대한 腦生理와 그 부위가 일부 밝혀지긴 하였으나 현재도 완전치 못한 狀態이다. 단지 "知的 活動에 관하여 대뇌피질의 전두엽이 성격형성, 사리판단, 의사결정에 관여하고 大腦邊緣系가 人間의 본능적 행동, 욕구, 감정, 기억활동에 관여하고 腦間의 시상하부가 자율신경 조절중추이며 감정, 식욕에 관여한다"고 알려져 있다.5)

그러므로 四象醫學에서 논하는 耳目鼻口之力의 機能이 腦의 어느 부위와 어떤 신경전달물질과 관련성을 가지는가라는 문제는 용이하지 않다. 그러나 四象醫學은 體質別로 발달된 耳目鼻口 기능의 항진과 저하로 유발되는 生理-病理의 차이를 지적한다.

1) 耳聽天時

歷史에 대한 인식, 자연법칙의 認知, 시간의 개념(4次元의 개념), 善과 惡의 가치관(雖至不肖 人之善惡 亦知之也), 人間의 근원에 대한 가치판단 기준(哀衆人之相欺也), 知의 세계(智能材力 가운데) 등을 발휘하는 능력을 말한다.

첨언하면 사물의 종합적 분석(全體性에 대한 인식-延納), 인격에 대한 가치판단의 頂點(善惡), 종교의 존재의미, 최고의 善(至善)의 추구, 과거와 미래에 대한 비전(역사적, 시간적 관점의 판단능력), 논리적-추리적 사고 등의 능력과 유사하다. 이는 사물의 현상 등을 예측-판단-직관할 수 있는 객관적 통찰력을 말하며 이는 人間의 지적 능력 중 頂點이라 할 수 있다. → 아세틸콜린, 아민계 H으로 추측됨: GABA, 도파민, 노르아드레날린의 작용과 유사하다 사료된다.

2) 目視世會

인간의 사회성 중에 현재 눈앞에서 행해지는 규범, 예의에 대한 적응력, 他人의 현명과 무지(知愚), 사건해결의 방법론에 대한 인식 등을 판단할 수 있는 사리판단 능력으로 天時 다음 차원의 知的 能力이라 할 수 있다. 이는 공간적 관점(사회적, 문화적 흐름을 감지)의 판단능력이며, 규율의 틀 내(式度)에서 형식에 대한 비교본능(相侮)이라 할 수 있다. → 펩티드계 H으로 추측됨.

大腦皮質 중에서도 前頭葉은 지능발달단계의 정점으로 알려져 있다.

天時와 世會의 機能은 현재 밝혀진 대뇌피질의 전두엽과 일부 측두엽 연합기능의 학습, 사리판단, 의사결정과 유사하다고 추측되며 이 둘의 기능을 담당하는 부위가 각각 존재하리라 생각된다.

---

5) 上同書, p. 267.

3) 鼻嗅人倫

타인의 재주와 행동, 타인과의 어울림(공조), 근면성 게으름(勤惰) 등 일의 진행과정을 중시하여 평가하는 능력이다. 행위에 있어 남을 설득하고 교육시키는 능력(敎誘)으로 협조, 집단의 공조(相助)를 중시한다.

이 機能은 위의 天時, 世會의 機能에 비하여 동물성 감각에 가깝고 오오키는 대뇌변연계가 쾌감, 분노, 공포와 같은 희노애락의 감정을 조절하는 腦라 하였는데 이와 유사한 機能으로 보여진다.[6)]

4) 口味地方

他人의 地利(토지의 생산으로부터 얻는 이익), 즉 물질적 가치기준, 일에 대한 결과(能否) 등을 중시하는 능력을 말한다. 물질의 이익이란 면에서 판단능력, 보존, 생식본능(相保)의 원초적 능력(撫循)이다.

이 機能은 감정, 식욕, 성욕, 체온조절중추 등을 조절하는 腦間에 속하는 시상하부의 機能과 유사하다. → 스테로이드계 H으로 추측됨(난포호르몬, 부신피질호르몬 등).

이처럼 腦의 機能이라 할 수 있는 耳目鼻口之力은 精神的으로 上記와 같은 여러 기능을 담당하는 동시에 生理的으로 津膏油液之海의 淸氣를 전신기능의 수행을 위한 神氣血精의 生成과 膩膜血精(호르몬)으로 변화시키므로 精神과 生理的(肉體的) 관계는 매우 밀접하다고 할 수 있다. (표 3－6)

표 3-6 Function of Brain

<table>
<tr><th></th><th>Structure (lobe)</th><th colspan="2">Sensory area</th><th colspan="2">Abilty</th><th>Neurotransmitter－Hypothalamus</th></tr>
<tr><td rowspan="4">대뇌피질</td><td>Frontal (2/3), Temporal (Association area)</td><td>auditory</td><td>天時</td><td>Good / evel(origin)</td><td rowspan="4">시상하부</td><td rowspan="2">dopamine, acetylcholine</td></tr>
<tr><td>Occipital</td><td>visual</td><td>世會</td><td>Wisdom / stupidity(method)</td></tr>
<tr><td rowspan="2">Temporal(Dorsalis)</td><td>olfactory</td><td>人倫</td><td>Diligent / lazimess(process)</td><td rowspan="2">serotonin
adrenaline
noradrenaline</td></tr>
<tr><td>gustatory</td><td>地方</td><td>Competent / incompetent(result)</td></tr>
</table>

6) 오오키 고오스케 著, 박희준 옮김, 알고 싶었던 뇌의 비밀, 정신세계사, 1991, p. 86.

8. 神氣血精의 類推

津膏油液之海의 清氣가 腦의 機能(大腦皮質)인 天時－世會－人倫－地方의 능력으로 전신에 발현되는 현상을 神氣血精이라 한다.

즉 津海를 원료로 耳의 능력(天時)이 上焦에 충만하게 되는데 이를 神이라 한다. 膏海를 원료로 目의 능력(世會)이 中上焦에 충만하게 되는데 이를 氣라 한다. 油海를 원료로 鼻의 능력(人倫)이 中下焦에 충만하게 되는데 이를 血이라 한다. 液海를 원료로 口의 능력(地方)이 下焦에 충만하게 되는데 이를 情이라 한다.

이처럼 津膏油液이란 영양물을 재료로 한 생명활동의 발현(津海藏意, 膏海藏慮, 油海藏操, 液海藏志)은 精神의 영역인 神과, 활동에너지인 氣와 이를 유지하기 위한 물질적 요소인 血, 그리고 人間의 종족유지 본능과 생명의 근본인 精으로 분류된다(膩海藏神, 膜海藏靈, 血海藏魂, 精海藏魄). 이처럼 津膏油液과 神氣血精(膩膜血精)에 내장되어 있는 정신세계를 이와 유사한 說인 '知情意'에 대하여 인용하면 "오래 전부터 알려진 것처럼 마음의 작용에는 知, 情, 意 세 측면이 있고 運動系 문제는 意에 관계하고, 感覺系－知覺系는 知와 밀접하고 외부 환경에 대하여 개체가 나타내는 일련의 반응인 情動反應을 情이라 한다"[7] 하였다. 이와 같은 人間全體를 파악하는 知情意란 哲學的 개념과 이를 現代生理와 연계시킨 점은 흥미롭다. 유사한 논법으로 四象醫學에서 전신에 발현되는 생리현상의 일종인 神氣血精의 機能은 다음과 같이 예측할 수 있다. 神은 대뇌피질 전두엽에서의 人間지능(예측, 판단)의 機能, 氣와 血은 시상하부에서의 자율신경조절중추, 감정, 식욕, 체온조절중추의 機能, 精은 대뇌변연계에서의 본능행동, 욕구 機能으로 추측할 수 있다. (표 3－7)

9. 膩膜血精의 類推

津膏油液之海의 清氣라는 에너지원은 앞서 가정한 腦의 다양한 機能에 의하여 神氣血精이라는 전신기능으로 발현되고 그중에 일부는 膩膜血精이라는 循環물질로 전환된다.

---

7) 이토오 마사오 著, 뇌의 설계도, 대한추나학회 출판사, 1997, p. 131.

膩膜血精之海의 淸汁은 肺脾肝腎之力(즉 자율신경지배하로 가정함)에 의해 계속적으로 循環되고 또 그 濁滓는 皮筋肉骨을 만드는 전구물질로 사용된다.

이처럼 膩膜血精이 갖는 人體機能 조절자(호르몬계, 면역계)로서의 機能과 皮筋肉骨 생산자로서의 機能은 호르몬의 역할과 유사하다. (표 3－7)

이는 아래와 같이 유추된다.

1) 膩

膩란 津海을 재료로 聽力에 의해 만들어져 循環되는 물질이다. 따라서 膩는 탄수화물을 재료로 대뇌피질의 어떤 작용에 의하여 만들어진 호르몬 및 이에 관여하는 효소 또는 기타의 생리물질이라 생각된다. 즉, 이 호르몬은 탄수화물 대사에 직간접으로 관여하는 여러 호르몬의 총칭으로 생각된다.

(天時의 능력으로 → 대뇌피질 전두엽에 작용하여 → 시상하부에서 주로 탄수화물에 관여하는 호르몬 분비). 또 이는 皮毛를 만드는 전구물질이다.

2) 膜

膜이란 膏海을 재료로 視力에 의해 만들어져 循環되는 물질이다.

膜이란 世會의 능력으로 → 대뇌피질의 작용하에 주로 단백질대사에 직간접으로 관여하는 호르몬 및 이에 관여하는 효소 또는 기타의 생리물질이라 생각되며 筋을 만드는 전구물질이다.

3) 血

血이란 油海을 재료로 嗅力에 의해 만들어져 循環되는 물질이다

血이란 人倫의 능력으로 → 대뇌변연계에 작용하여 주로 지방대사에 직간접으로 관여하는 호르몬 및 이에 관여하는 효소 또는 기타의 생리물질이라 생각되며 肉을 만드는 전구물질이다.

4) 精

精이란 液海을 재료로 味力에 의해 만들어져 循環되는 물질이다.

精이란 地方의 능력으로 → 시상하부에 작용하여 주로 무기질, 비타민, 수분 대사에 직간접으로 관여하는 호르몬 및 이에 관여하는 효소 또는 기타의 생리물질이라 생각되며 骨을 형성하는 전구물질이다.

표 3-7 Interreration of brain and hormones system

Functional of Brain	Physiological reaction
Perceptivity(聽視嗅味之力)	Hormones(神氣血精－膩膜血精)
Neurotransmitter(시상하부 호르몬의 분비에 영향을 미치는 신경전달물질)	Hypophyseotrophic hormones(시상하부의 뇌하수체조절 호르몬) ⇒Anterior, Posterior pituitary hormones(뇌하수체전엽, 후엽호르몬)
dopamine	Prolactine ↓, GH ↑
acetylcholine	GH ↓
serotonin	GH ↑
norepinephrine	TSH ↑, GH ↑, 황체형성 H(LH) ↑, 난포자극 H(FSH) ↑
GABA	ACTH ↓, Oxytocin ↓, Vasopressin ↓
histamine	ACTH ↑, GH ↓
enkephalin	ACTH ↓, GH ↓

10. 頭手腰足之力과 感覺－運動系

頭手腰足之力은 신체의 감각과 운동기능을 주관하는 동시에 膩膜血精之海의 濁滓를 원료로 皮筋肉骨을 형성한다. 그러나 生理的으로 감각과 운동은 大腦皮質의 담당기능이고 大腦皮質의 어떤 물질이 皮膚, 筋, 肉, 骨의 生成과 發育에 관여하는지는 아직 명확치 않다.

이 같은 東武의 유추는 외부의 형태(皮筋肉骨)와 機能(直伸－能收－寬放－屈强之力)과의 상관성에 의한 생각이라 할 수 있다. (표 3－8)

1) 直伸之力

청각중추(대뇌측렬 함몰), 시각중추(후두엽 후방부), 후각 및 미각중추(언어중추－측두엽의 내면) 등의 감각기전으로 유추된다.

2) 能收－寬放－屈强之力

수의적인 운동정보를 근육으로 내려보내는 경로인 隨意的 운동계라 할 수 있다. 이 중 能收－寬放之力은 근육에 신경을 공급하는 뇌신경이나 말초신경에 신경섬유를 제공하는 뇌간과 척수의 하운동신경원(lower motor neuron)으로 볼 수 있고, 屈强之力은 皮質에 있는 추체계(pyramidal system)를 발생시켜 골격근까지로의 전도를 담당하는 상운동신경원(upper motor neuron)으로 볼 수 있다.[8] 이와 같은 가정에도 불구하고 예를 들면 피부조직의 지속적 生成은 어떤 刺戟에 의해, 어느 부위에서, 어떤 代謝물질에 의해 형성되는가? 이는 앞장에서 가정한 津(탄수화물)의 代謝－大腦皮質의 전두엽분비 호르몬 등과 관련이 있지 않을까? (筋, 肉, 骨 以下同) 등이 의문으로 남는다.

표 3－8 Sensory mechanism and Voluntory motor system － 頭手腰足之力

Force	Upper streching 直伸之力	Freely pulling 能收之力	Genernous untying 寬放之力	Volition 屈强之力
Region	Cervical plexus (C1 － C4)	Brachial plexus (C5 － T1)	T2 － T10	Lumbosacral plexus
Mechanism	Sensory system 1. audifory 2. visual 3. olfactory 4. gustato	Voluntary motor system		

↓
A.N.S

11. 津膏油液之海－膩膜血精之海・濁滓의 類推

津膏油液之海의 濁滓는 腦機能에 의하여 직접 전신에 관련된 代謝機能인 神氣血精을 만드는 데 사용되지 않고 오로지 四腑를 활성화하는 데 사용된다. 즉 胃脘의 上升之力, 胃의 停畜之力, 小腸의 消導之力, 大腸의 下降之力에 의하여 胃脘, 胃, 小腸, 大腸 等을 補益하는 데만 이용된다. 그러므로 이들 四腑濁滓의 유사물질을 규명하기 위해서는 오직 四腑에만 작용하는 물질(효소나

8) 이상목・이인모 共著, 인체생리학, 형설출판사, 1994, p. 270.

호르몬)을 찾아야 한다. 이는 胃脘의 아밀라제와 뮤신, 胃의 펩신, 레닌, 小腸의 아밀라제, 트립신, 리파제, 大腸의 장내 미생물에 의한 아미노산의 분해산물 비타민B 복합체, 비타민K 등으로 유추된다.

膩膜血精之海의 濁滓 중 膩의 濁滓는 頭의 直伸之力에 의해 皮가 되고, 膜의 濁滓는 手의 能收之力에 의해 筋이 되고, 血의 濁滓는 腰의 寬放之力에 의해 肉이 되고, 精의 濁滓는 足의 屈强之力에 의해 骨이 된다. 단백질을 예로 들면 피부, 근육, 뼈 등의 주성분인 콜라겐(대표적 구조단백질)은 代謝회전이 느리므로(반감기가 길다) 매우 오랜 세월 동안 몸 속에 존재하여 일생 동안 별로 교체되지 않는다.[9] 이처럼 계속적으로 循環하는 淸汁에 대응하여 循環치 않는 콜라겐처럼 構造를 결정하는 데 사용되는 물질을 濁滓라 하였다. 이처럼 膩膜血精之海의 濁滓는 皮毛, 筋, 肉, 骨을 만드는 전구물질이므로 生理的으로 皮毛, 筋, 肉, 骨형성에 관련하는 대사물질이 膩膜血精(之海)의 濁滓라 할 수 있다. (표 3-9)

이들에 대한 정확한 물질규명은 불분명하다.

(1) 다만 骨代謝에 관하여 "척추동물에서는 복합적인 내분비체계가 칼슘, 인산염, 마그네슘의 항상성(homeostasis)을 유지시키는데 이들 내분비체계는 2개의 폴리펩티드 호르몬, 즉 부갑상선 호르몬 및 칼시토닌과 스테롤호르몬인 비타민D의 相互작용으로 유지된다" 하였다.[10]

또 이들 호르몬은 腸管(intestine), 腎臟 및 骨에 작용하여 세포외액의 무기질 성분의 출입을 조절한다. 그 밖에 인슐린, 코티솔, 성장호르몬, 티록신, 에피네프린, 에스트로젠, 테스토스테론 및 소마토메딘 등과 무기인산염 등도 부갑상선 호르몬 및 칼시토닌과 비타민D의 반응에 역할을 미친다 하였다.[11] 한편 精海의 濁滓에 대한 屈强之力으로 骨이 형성된다 하였다. '精海의 濁滓'는 津膏油液 중의 液海에 의하여 변화 형성된 부산물로서 칼슘, 인산염, 마그네슘에 해당되고 이들의 항상성을 유지시키는 부갑상선 호르몬 및 칼시토닌과 스테롤호르몬인 비타민D 등은 精海의 濁滓에 대한 屈强之力으로도 작용하고 또한 자율신경의 지배하에 있으므로 腎, 腸管에 작용한다고 유추할 수 있다. 그러나 이런 관점은 당시의 이론과 現代生理를 1:1로 대응하여 규격화시킬 가능성도 있다고 생각한다. 다만, 영양물질인 液海의 변화가 선택된 腦生理 작용(口味地方 참조)에 의해 새로운 형태의 精海란 물질(부갑상선 호르몬등)로 전환되어

9) 후지모토 다이사부로 著, 단백질이란 무엇인가, 전파과학사, 1995, p. 120.
10) 閔獻基 編著, 臨床內分泌學, 고려의학출판사, 1990, p. 187.
11) 上同, p. 187.

그중의 일부(淸汁)는 腎, 腸管 등의 代謝에 사용되고 일부(濁滓)는 骨형성에 관여한다고 할 수 있다.

(2) 筋肉를 구성하는 것은 악틴, 미오신, 트로포닌, 트로포미오신 등의 단백질이다. 악틴과 미오신은 근육수축에 관여하는 수축단백질이다. 이들에 관여하는 代謝物質이 能收之力, 寬放之力의 역할이라 할 수 있다.

표 3-9 A creation of the human tissue

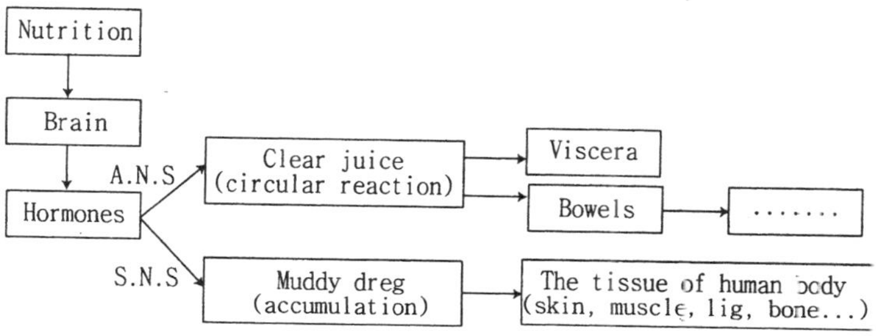

12. 皮筋肉骨의 現代的 接近

膩膜血精之海의 부산물(濁滓)의 皮筋肉骨은 組織學的으로 어떻게 분류 할 수 있을까?

(1) 人體의 조직은 크게 4가지로 분류한다.[12] (표 3-10)

① 상피조직(epiterial tissue)

② 결합조직(connective tissue)

③ 근육조직(muscle tissue)

④ 신경조직(nerve tissue)

결합조직은 일반결합조직(소성상태에 따라 연성결합조직, 치밀결합조직), 특수결합조직으로 나뉜다. 근육조직은 골격근, 평활근, 심장근으로 나뉜다.

(2) 皮筋肉骨은 조직학적으로 다음과 같이 가정할 수 있다.

① 皮毛는 膩海의 부산물로 상피조직.

② 筋은 膜海의 부산물로 근육조직(골격근, 평활근, 심장근), 치밀결합조직(健, 靭帶, 眞皮, 骨膜).

12) 이상목 · 이인모 共著, 인체생리학, 형설출판사, 1994, p. 62

③ 肉은 血海의 부산물로 연성결합조직(지방), 특수결합조직 중 조혈조직, 임파, 혈액.

④ 骨은 精海의 부산물로 연골조직, 골조직.

표 3-10 The Tissue of human body(皮毛, 筋, 肉, 骨)

Epitherial tissue	alveolus, ovary, duct, gland, skin, esophogus, anus, bladder		皮
Connective tissue	General C.T	dence C.T − tendon, lig, dermis, periosteum	筋
		loose C.T − fat (adipose tissue)	肉
	Special C.T	hemopoietic organ, blood, lymph	肉
		cartilage, bone	骨
Muscle tissue	Skeletal.m Smooth.m Cardiac.m		肉

13. 耳目鼻口之力과 肺脾肝腎之力의 相互關係

前述에서 耳目鼻口之力이란 腦의 다양한 機能이라 하였고, 肺脾肝腎之力이란 自律神經系의 機能이라 유추하였다.

耳目鼻口의 聽視嗅味之力은 津膏油液之海의 淸氣를 提出하여 전신의 機能으로 神氣血精으로 발현되고 頭肩腰臀에 膩膜血精之海을 만들게 한다.

이는 腦의 機能이 영양소(津膏油液之海)를 이용하여 일부는 全身機能(神氣血精－사고, 행동, 영양, 번식)으로 발현되고 나머지는 호르몬체계(膩膜血精之海)로 변화 운행한다고 볼 수 있다.

또 膩膜血精之解의 일부는 人體의 구성요소인 皮筋肉骨을 형성하는 데 사용되고 나머지는 自律神經系라 할 수 있는 肺脾肝腎之力에 의하여 자신을 자양하고 나머지는 四腑에 작용하여 津膏油液를 凝聚시켜 결국은 腦의 機能인 耳目鼻口之力이 활동할 수 있는 원동력을 제공한다. (표 3－11)

"지난 30년간 연구결과 신경내분비학에서 腦(耳目鼻口之力)가 내분비선을 조절하며, 또한 분비된 호르몬(膩膜血精)은 역으로 중추신경계(뇌와 척수)에 작용하여 腦의 機能(聽視嗅味之力)을 조절한다" 하였다.[13] 이와 같은 연구결과

13) 閔獻基 著, 臨床內分泌學, 고려의학출판사, 1990, p. 25.

의 주요논지는 150여 년 전 이미 東武公에 의해서 제창되었다고 볼 수 있다. 단지 어휘에 대한 동서양의 차이와 실험실적인 연구 대신에 임상적 통계적 테이타를 그 증거자료로 제시하였다. 여기에 한발 더 나아가 心⇔神 사이의 생리-병리적 상호관계를 정밀하게 묘사하고 있다.

표 3-11 Physiological circulation of Constitutional Medicine

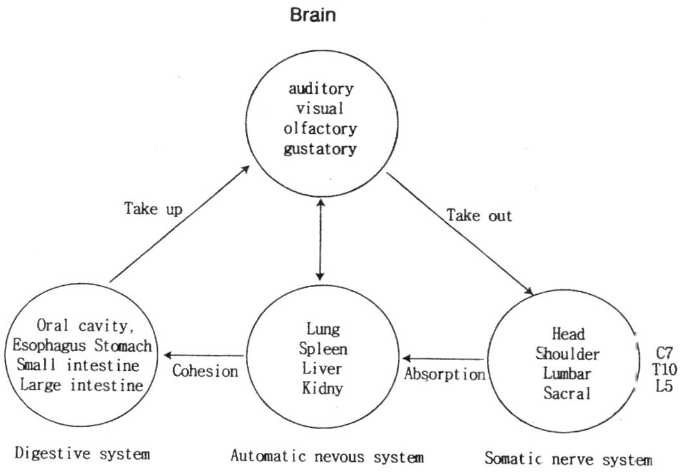

그러면 膩膜血精의 生成에 대한 耳目鼻口之力, 肺脾肝腎之力의 역할은 무엇일까?

호르몬(膩膜血精의 淸汁)에 대한 腦의 조절기능은 첫째, 시상하부 호르몬을 분비하는 신경세포를 통하는 것 둘째, 뇌하수체 중엽에 대한 신경 지배를 통하는 것 셋째, 뇌하수체에서 분비되는 刺戟호르몬에 의해 직접적 영향을 받지 않는 자율신경 지배를 통하는 방법 등이 있다.[14] 이 중 첫째는 직접 腦의 機能(耳目鼻口之力)에 의해 이루어지나, 셋째는 自律神經系(肺脾肝腎之力) 지배를 받는다. 自律神經系는 송과선(멜라토닌), 부갑상선(PTH), 췌장소도(인슐린), 신장(레닌) 등을 직접 조절한다. 上記 이론을 재조명하면 이들의 機能을 耳目鼻口之力에 의해 전신으로 발현되는 神氣血精의 모태로 가정할 수도 있고(송과선의 멜라토닌－神, 부갑상선의 PTH－氣, 췌장소도의 인슐린－血, 신장의 레닌－精), 혹은 肺脾肝腎之力의 일부분일 수도 있다고 가정된다. 그러므로 耳目鼻口之力과 肺脾肝腎之力의 相互關係란 곧 現代生理學의 腦에 의해 조절되는 內分泌系와 神經系의 相關關係(neuroendoctrine system)란 의미와 같으며,

14) 上同書, p. 26.

이들의 相互關係 역시 生理的 統合(Physiological intergration)을 통하여 성장, 성숙, 및 생식을 조절한다고 볼 수 있다.[15)]

이와 같은 耳目鼻口之力과 肺脾肝腎之力의 機能의 亢進과 低下는 四類型 體質로 나타난다. 예로 少陰人은 樂性喜情이 발달되어 있다. 生理的으로 腦의 機能 중 樂性의 발달은 津膏油液之海 중에 液海를 이용하는 능력이 발달되어 精을 과잉 生成하여 이를 腎大로 표현하였다. 그러나 肺脾肝腎이란 自律神經系 중 喜情의 亢進이란(부교감신경의 과항으로 유추) 길항작용으로 怒情의 억제(교감신경작용의 억제로 유추)로 나타나게 되어 脾小로 표현되었다고 사료된다. 이를 요약하면 刺戟(외부적, 내부적 刺戟)에 의해 腦의 機能部位인 耳目鼻口에서 신경전달물질로 유추되는 聽視嗅味란 機能으로 발현됨과 이는 全身的 機能인 神氣血精으로 나타난다. 동시에 시상하부와 뇌하수체에 영향을 주게 되고 自律神經系의 機能으로 유추되는 肺脾肝腎之力과 四腑之力(胃脘, 胃, 小腸, 大腸)에 영향을 준다.

14. 津膏油液之海 - 膩膜血精之海(神氣血精)의 相互變換

精神과 肉體는 別個인가? 개인의 才能 및 感情은 어떻게 발휘되며 이들은 生理的으로 어떤 연관성을 가질까? 환언하면 外形과 內面의 세계를 결정하는 연결고리는 무엇일까? 이들에 어떤 生理物質이 작용하여 어떤 변화를 거쳐 개인의 특성으로 나타나는가? 타고난 선천성은 후천적 학습에 의하여 교정될까? 변화과정시 관여하는 生理物質은 무엇일까? 體內의 代謝作用 역시 體質的 차이가 존재하지 않을까? 體內 生理代謝中 가변적인 것과 원형을 유지하려는 조건은 무엇일까? 四象體質醫學은 이러한 의문에 다음과 같은 접근을 한다. 四象體質醫學과 既存 東洋醫學의 생리 및 병리의 가장 큰 차이점은 耳目鼻口之力과 肺脾肝腎之力 및 四腑之力 과 頭手腰足之力이란 새로운 개념의 등장이다. 이들의 관계는 耳目鼻口之力과 肺脾肝腎之力의 두 축의 작용에 의하여 四腑之力에 의해 형성된 津膏油液이란 영양물질이 全身機能(神氣血精)으로 발현되기도 하고, 그 중 일부는 代謝物質(호르몬 및 효소)로 추정되는 膩膜血精으로 변화시키거나 반대로 膩膜血精을 津膏油液으로 변화시킨다. 생체에 흡수되는 영양분을 陰陽的 사고에 의해 上焦의 溫氣, 中上焦의 熱氣, 中下焦의 凉

---

15) 이상⁂ · 이인모 共著, 인체생리학, 형설출판사, 1994, p. 412.

氣, 下焦의 寒氣로 구분하고 소화벽에 흡수되어 各各 津膏油液이라는 대사물로 된다. 津膏油液을 여러 정황으로 보아 各各 탄수화물, 단백질, 지방, 비타민 및 其他 무기염류의 代謝物로 가정한다. 이것이 舌下, 膻間兩乳, 臍, 前陰毛際之內에 저장된다고 하나 이는 실제 生理的 機能 및 해부적 의치와는 다르며 다만 그 곳에 저장되는 영양소의 종류를 구분할 수 있는 상징적 의미로 수용할 수 있다.

다음 단계로 이들을 腦의 機能으로밖에 생각할 수 없는 耳目鼻口之力에 각각 작용되어 神氣血精이라는 全身機能으로 발현되고 일부는 膩膜血精을 형성한다.

腦의 機能인 聽視嗅味之力이란 단순한 感覺機能이 아닌 고도의 종합적인 知的 能力을 포괄하는 의미이며, 이들 능력에 의해 津膏油液之海란 에너지원을 재료로 하여 全身的으로 人體의 정신활동(神), 循環 및 체온조절기능(氣), 성장 및 성숙(血), 생식 및 배설(精)을 영위한다 하였고, 일부는 膩膜血精을 형성하여 組織(皮筋肉骨)을 형성하기도 한다고 하였다. 예를 들면, 人體의 정신활동 중 頂点인 예측－판단－직관할 수 있는 능력(天時의 능력)의 에너지원은 津, 곧 탄수화물 대사와 관계하고, 이를 원료로 膩라는 호르몬(또는 生理代謝物)을 형성하고, 이 중의 일부는 皮膚형성에 관여하는 물질로 전환된다. 또 일부는 自律神經系(肺脾肝腎 가운데 肺力) 및 대사관여물질(酵素 등)에 영향을 주어 폐, 기관지 등의 활성과 구강 내의 소화액(아밀라제 등) 활성에 관여한다. 같은 논리로 그 밖의 정신활동의 여러 기능(天時 이외에 世會, 人倫, 地方의 機能)은 단백질, 지방, 무기염류 등을 원료로 각각 膜, 血, 精이라는 호르몬을 형성하고, 이 중의 일부는 筋, 肉, 骨의 형성에 관여하는 물질로 전환된다. 또 일부는 自律神經系에 영향을 주어 脾, 肝, 腎의 활성과 胃, 小腸, 大腸 등의 消化液 활성에 관여한다.

이와 같은 논리의 전개 중 津膏油液이나 耳目鼻口之力, 膩膜血精 등을 정확히 어느 물질인가를 규정하기는 어렵다. 논리의 핵심은 외부로 섭취되는 에너지원의 종류 ↔ 精神의 단계 ↔ 肉體의 기능(人體의 구조 및 장부의 機能) 사이에 매우 밀접한 관계가 있고 이와 같은 各機能의 차이가 곧 體質의 生理物質의 차이점으로 나타나며 病理, 治療의 차이점으로 나타난다. (표 3－12)

표 3-12 Physiological integration of Neuroendocrine

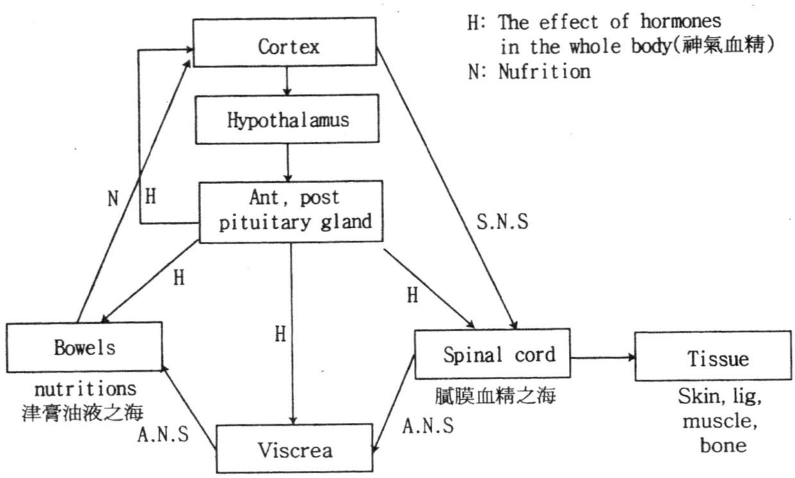

15. 背腹表裏의 升降緩束

지금까지 1에서 14까지 논하였던 四象人의 生理循環은, 요약하면 耳目鼻口之力(腦의 知覺機能)과 肺脾肝腎之力(腦에 의한 自律神經系의 機能)에 의하여 腹部(陰部位)에서 형성-저장된 津膏油液之海(前四海)란 영양원과 背部(陽部位)에서 형성-저장된 膩膜血精之海 사이의 相互循環을 의미한다. 이들 循環은 體質에 따라 耳目鼻口之力(性)과 肺脾肝腎之力(情)의 機能에 차이가 다르므로 代謝-生成物質 등의 過剩과 低下로 나타난다.

이 때 疾病時 治療의 목적은 각각 체질에 따른 조절능력을 극대화한 耳目鼻口之力(뇌기능의 활성도)과 肺脾肝腎之力(신경계의 조절능력)의 조절에 따라 背腹에서 前後四海의 代謝가 발생한다.

결국, 두 개 축의 조절능력은 升降緩束을 달성하려는 데 있다. 즉 少陰人은 脾氣로 升하게 하고, 少陽人은 腎氣로 降하게, 太陰人은 肺氣를 通(緩)하게, 太陽人은 肝氣를 塞(束)하게 하여 자신의 최대약점을 극복한다.

예를 들면 耳目鼻口之力의 氣運 중 口味-地方의 능력이 지나치게 과도한 少陰人의 경우 表病證이 심하게 나타나므로 口味-地方에서 目視-世會로 升하게 하는 노력이 요구된다. 따라서 결과적으로 神氣血精(膩膜血精) 중 精에서 → 氣(精→膜)로 升提하는 작용을 하게 한다.

반대로 目視－世會의 능력이 과항된 少陽人에서는 口味－地方으로 降하게 하여 氣에서 → 精(膜→精)으로 下降하는 작용을 하게 한다.

第二章 退行性 疾患의 四象醫學的 概念

1. 水穀代謝와 退行性 疾患의 指標

人體의 四腑(胃脘, 胃, 小腸, 大腸)는 津膏油液之海란 영양물질을 형성하고 이는 天機라 불리는 腦調節機能(耳目鼻口之力)에 의하여 神氣血精이란 全身機能으로 발현하고 또 한편으로는 膩膜血精之海란 생체조절물질(호르몬으로 추측)로 변화시키고, 이것은 다시 人體 構成物質인 皮筋肉骨을 형성한다.

四臟(肺脾肝腎)은 膩膜血精之海를 원료로 자신의 機能을 활성화시키는 동시에 四腑를 도와 津膏油液海의 재형성에 관여하게 된다. 이와 같은 水穀之氣의 循環을 요약하면 津膏油液之海 ⇔ 膩膜血精之海 사이의 相互 feed－back 작용이라 할 수 있다. 이들 循環에 직접적 영향을 주는 두 가지의 힘은 耳目鼻口之力과 肺脾肝腎之力이다. 즉 이들 작용여하에 따라 神氣血精과 津膏油液의 生成 消耗와 充爍(補充과 燃燒)이 영향을 받는다. 즉 四臟과 四腑 활동의 물질적 근원은 절대적으로 膩膜血精에 의지하고 耳目鼻口의 활동과 膩膜血精 및 皮筋肉骨 형성의 물질적 근원은 津膏油液에 달려 있다.

그러므로 人體의 疾病은 당연히 이 두 가지 세력(耳目鼻口之力과 肺脾肝腎之力)의 불균형에서 오는 물질(津膏油液, 膩膜血精)의 循環與否에 의하여 결정된다고 볼 수 있다. 그러나 循環하지 않고 작용하는 두 기운이 있다. 하나는 津膏油液之海의 濁滓로써 이는 四腑를 補益하고, 補益받은 四腑의 작용은 津膏油液를 만드는 데 동원된다. 또 하나는 膩膜血精之海의 淸汁은 肺脾肝腎에 의하여 循環되나 濁滓로는 皮筋肉骨을 형성하며 어떤 循環도 하지 않는다. 앞서 四腑의 작용이란 곧 消化器係의 작용이며 이는 胃脘의 上升之力, 胃의 停畜之力, 小腸의 消導之力, 大腸의 下降之力을 말한다.

이처럼 皮筋肉骨의 형성에 절대적인 1차적 요인은 耳目鼻口之力에 의한 膩膜血精의 生耗要因, 2차적 要因은 肺脾肝腎에 의한 膩膜血精의 吸得과 津膏油液의 充-爍이라 할 수 있다. 그러므로 四象醫學에서 退行性 疾患을 정의하는 廣義는 물론 全身循環에 관여하는 여러 生理代謝가 非正常일 때 나타나는 全身的 生體能力의 低下라고 할 수 있지만, 狹義는 膩膜血精之濁滓에 대한 頭手腰足의 능력이 皮筋肉骨의 퇴화현상에 관련되는 현상이라 할 수 있다. 즉 俠義의 退行性 疾患의 지표란 膩膜血精의 생산 및 消耗의 低下과정에서 속발되는 皮筋肉骨의 형성저하와 생리활동의 위축으로 생기는 질병군이라 정의할 수 있다. 이러한 과정은 2차적으로 特定疾患에 의한 영향과 老齡에 의한 자연발생적 변화에서 모두 나타날 수 있다.

2. 皮筋肉骨 退化의 生理原因

1) 耳目鼻口의 機能과의 관계

皮筋肉骨 形成의 1차적 조건은 耳目鼻口之力에 의한 膩膜血精의 생성조건과 밀접하다.

만약 耳目鼻口之力이 衰하면 津膏油液之海를 → 膩膜血精之海로 변화형성하는 데 障碍가 된다. 즉 皮筋肉骨의 변화정도는 耳目鼻口의 機能과 밀접한 관계가 있다.

東武는 이 機能이 제대로 발휘될 조건을 耳必遠聽, 目必大視, 鼻必廣嗅, 目必深味하여야 한다고 하였다. 따라서 耳目鼻口의 機能이 深遠廣大하지 않으면 精神氣血(膩膜血精의 전단계)이 消耗되어 皮筋肉骨의 형성에 영향을 주게 된다.

2) 肺脾肝腎之用과의 관계

만일 肺脾肝腎의 機能이 과도 亢進하여 이를 과도하게 吸得하거나(膩膜血精의 過剩消耗) 또는 低下로 吸得되지 않을 時(膩膜血精의 鬱滯)에 간접적으로 皮筋肉骨의 형성에 영향을 받게 된다. 東武는 이 機能이 제대로 발휘할 조건을 肺必善學, 脾必善問, 肝必善思, 腎必善辨 하여야 한다고 하였다(正直中和). 퇴행의 原因을 膩膜血精之海를 중심으로 분류해 보면 아래표와 같다. (표 3－13)

3) 頭手腰足之力과의 관계

형성된 膩膜血精之海(淸汁＋濁滓) 가운데 濁滓가 頭手腰足之力(直伸之力, 能收之力, 寬放之力, 屈强之力)에 의해 단련되어 皮筋肉骨을 형성하므로 頭手腰足之力의 능력여하가 重要原因이 된다.

표 3-13 A factor of retrogressive disorder

		Function of brain (耳目鼻口之力)		
		↑	—	↓
ANS(肺脾肝腎之力)	↑	×	×	×
	—	×	○	×
	↓	×	×	×

↑; hyper, —; normal, ↓; hypo
○ 耳目鼻口－深遠廣大 肺脾肝腎－正直中和
× 耳目鼻口－淺近狹小 肺脾肝腎－偏倚過不及

第三章 四象體質과 遺傳學

(이 글은 拙稿 사상체질의학회지 Vol. 10. No.1 1998에서 발췌 요약하였다)

인간은 각자마다 수많은 多樣性을 가지고 태어나고 살아간다. 그 多樣性은 결국 精神과 肉體의 다양성이라 할 수 있다.

이를 규정하는 因子는 수많은 화학물질과 기능의 複合體로서 이를 완전히 규명하는 일이란 거의 불가능할지 모른다.

이에 대한 접근방법은 Mendel(1822-1884)에 의해 시도 발전된 생명공학에서 유전자간의 정보에 의하여 생명의 설계도에 접근하고 있다.

또 하나의 접근은 東武 李濟馬(1837-1900)에 의하여 인간의 의식과 행동양식, 외형 및 병증 등의 相異함에 의하여 유전된 四類型의 인간형을 제시하였다.

거의 비슷한 시기에 제창된 東西의 두 이론은 인간에 대한 전반적 특징을 분자적 접근과 心身統合的 방법의 相異함에도 불구하고 遺傳性이란 공동목표를 추구하고 있다고 볼 수 있다.

따라서 體質의 遺傳糾明에 대한 연구로서 우선 四象體質은 존재하는가라는 原論的인 문제와 둘째, 존재한다면 그들을 객관화할 수 있는 지표는 무엇인가라는 문제를 해결하여야 한다.

이에 대한 접근방법으로

a) 체질별 臟腑機能의 大小 차이에 따른 생화학지표의 선정

b) 체질별 유전학적 차이점-사상체질 가계도 작성, RFLP법, Amp-FLP법(VNTR, STR) 등의 연구가 현재 진행중이다.

그러므로 본 글은 이와 같은 일련의 실험이 체질이 유전한다는 전제하에서 이루어져야 하므로 東武가 제시한 사상의학이 이론적으로 遺傳的인 관점에서 어떻게 규정될 수 있는지를 살펴보고자 한다.

1. 東武와 멘델

19세기 중엽에 활동하던 東武(1837-1900)와 멘델(1822-1884)은 거의 同時代의 사람이다. 東武는 1875년 少陽人 亡陰證의 치험예에서 알 수 있듯이 적어도 그 전후에 四象人에 대한 개념을 확립했다고 볼 수 있고, 멘델은 1866년 완두의 교접실험을 공표하였고, 1900년 '멘델의 법칙'이 재발견되었다 .

東武 以前에 동양의학에서도 '개체의 특수성'이란 개념은 존재하였다. 물론 체질에 대한 분류가 中國古代醫書인 『內經』의 「五態人論」과 「二十五人論」, 「陰陽二十五人」에 氣血의 多少, 經絡, 外形, 氣質 등에 의해 구분하여 선천적으로 타고난 개체간 특성의 다양성에 대해서 논하였으나 四象醫學에서처럼 外形-氣質-病證 등 그들 상호간의 관계를 정밀하게 논하지 못하였다.

멘델의 '분리의 법칙'과 '독립의 법칙'의 위대함은 이미 널리 알려진 사실이지만 遺傳學이란 관점에서 東武의 四體質論(四象人論)은 오직 韓國韓醫學의 독창성이란 의미 외에는 주목을 받지 못하였다.

그러면 그의 어떤 면이 멘델과 비교할 수 있을까?

우선 그의 四象人이 遺傳과 어떤 관계를 갖는가를 설명해야 한다.

2. 體質辨證의 條件들과 表現型

멘델은 단일형질의 관점에서 결과를 생각해 낸 첫 번째 사람이다.

멘델의 다른 선배들은 형질들이 모호한 복잡성이 관련된 모든 생물에 관심을 가졌었다.[16] 복잡성, 즉 타형질과 구분될 수 있는 지표의 다양성이란 관점에서 동무는 오히려 멘델 이전의 학자와 같은 부류에 속한다 할 수 있다.

그러나 동무는 이들과 어떤 차별성을 가질까?

물론 東武는 인체를 대상으로 하였고, 인체 내의 複合形質의 차이점 중 유효성 있는 다양한 指標를 발굴하고 이들 지표가 일정한 법칙으로 설명되고 그와 같은 規律性을 크게 四類型의 體質로 구분하였다.

즉 정신과 육체를 포괄하는 다양한 지표는 체질을 판별하는 근거가 되므로 편의상 '體質辨證指標'라 하고 이는 한 個體를 정의하는 필요충분조건을 갖추었다고 주장한다.

그러나 東武 이전의 의학자들은 病證을 仲景의 六條病證 또는 岐伯의 六經病證, 後世 宋元明 醫家의 八綱辨證의 체계로 설명하였으나 체질간의 생리병리적 조건의 규율성을 찾지 못하였다.

그러면 체질변증지표란 무엇일까?

유전학에서 생물의 표현형이란 "그것이 갖는 신체적 특징의 개략이라 할 수 있다.

이는 환경이란 제한조건 속에서 모든 개체들의 각 유전자가 통합적으로 발현한 최종 결과이고 최종 생성물이다."[17]라고 정의한다.

그러나 東武의 辨證의 기준은 표현형이란 외형적 조건 이외에 정신, 생리, 병리적 특징을 포괄하는 개념인 동시에 外形－精神－生理－病理 등의 관계가 일정한 규칙에 의하여 발현된다고 주장한다. 그러므로 유전학에서 말하는 표현형이란 의미는 東武에게서 체질구별의 기준(辨證) 중의 하나인 외형적 조건상태[18]와 거의 동일시된다.

---

16) E.J. Gardner, 가드너 유전학, 범한서적주식회사, 1996, p. 17.

17) 上同書, p. 5.

18) 體形氣像(身의 長短, 體幹比率, 肥滿度), 肌肉(피부와 근육)의 치밀도 및 탄력도, 피부색, 容貌詞氣(행동거지) 등.

3. 體質의 辨證指標와 多因子性 遺傳과의 關係

유전학에서 멘델의 유전법칙을 따르는 경우란 유전적 경향이 분명한 형질들이 단일한 유전적 요인에 의해서 결정되며, 이는 사람의 개별형질을 직접적으로 결정하는 유전자가 관여한다. 그러므로 멘델의 유전에서는 문제의 유전자를 물려받았는지 아닌지에 의해 형질이 직접적으로 정해지며 자식에게서 발생하는 확률도 분명하다.

그러나 멘델의 유전과는 달리 환경적 요인과 유전적 요인의 복합적 작용에 의해서 형질이 결정되는 유전현상이 있다.

이와 같은 다인자성 유전에서 중요사항은 형질발현에 있어 환경의 영향, 즉 동일한 유전적 요인을 가진 자도 환경의 조건에 따라 표현형이 달라진다.

그러므로 멘델유전의 경우와 같이 확율을 예측하기 힘들며 유전이 되는 것 같기도 하고 아닌 것 같기도 한 상황으로 나타난다.

이와 같은 다인자성 유전현상(콜레스테롤치, 심장병, 비만도 등)은 체질의학 관점에서 보면 체질변증지표와 동일한 의미로 받아들여진다. 즉 臟腑의 기능대소와 관련된 外的 形質인 성장률, 체중, 호발성 질병, 혈액학적 인자 등이나 내적 인자와 관련된 氣質 등이 이에 속한다.

東武의 인간의 정의는 性과 情이 합일된 人間像이다. 그러므로 인간의 形質은 性과 情이라는 두 가지 속성의 조합에 의하여 규정되며 이는 四類型의 體質로 발현한다.

즉 체질변증지표는 性情에 의해 외형, 정신적 상태, 생리 병리적인 면등을 포괄하고 개별적이 아닌 종합적 입장에서 이들을 취합하고 예측하여 체질을 결정한다. 그러므로 체질의 유전은 곧 性情의 유전을 말함이다.

그러면 性과 情의 유전이란 어떤 기능의 유전일까?

性이란 뇌의 기능 중 개인의 객관적 지적 능력(대뇌피질의 전두엽과 측두엽에서 일어남－무수신경을 이루는 유전인자)을 발휘할 수 있는 기능성 유전인자의 총체적 의미라 한다면(호르몬계, 면역계, 중추신경계를 주관함), 情이란 개인의 주관적 감정능력(대뇌변연계에서 일어남－유수신경을 이루는 유전인자)이 발현되는 기능성 유전인자의 총체라 정의할 수 있다(자율신경계 등).

이는 생리적 측면에서 보면 情은 음식물을 소화 흡수 저장하는 작용에 관여하는 유전자의 총체적 기능이라 할 수 있다면, 性은 情의 기능에 의해 흡수 저장된 에너지원을 활성화하여 호르몬 등에 의한 肺脾肝腎 등의 臟器活動을 지원하는 동시에 피부, 근육, 골 등의 형성에 관여하는 유전자의 총체적 기능이라 할 수 있다. 그러므로 이들 지표 등은 멘델의 단위 유전자의 개념보다는 다인성 유전의 개념(기능성 유전)과 유사하다.

4. 體質의 辨證指標와 量的 形質

Gardner의 『유전학』에 의하면 "유전학은 變異의 학문이다. 변이는 개체의 특성, 즉 꽃잎의 색깔이 붉은 것 혹은 흰 것, 초파리의 날개가 긴 것 혹은 짧은 것을 말한다. 만약 변이가 없다면 분자적, 생물학적 집단적 특정수준에서의 유전적 분석은 수행될 수 없다. 그러나 이와는 달리 생물학적 변이가 분류되기 어려운 경우도 있다. 예를 들면 사람의 身長이나 體重 등은 집단 내에서 지속적으로 변화하는 형질들이다. 이런 형질의 경우 고전적으로 분류하기는 매우 어려우며 명확한 분류가 등장할 수 없다. 量的 遺傳學은 이러한 복잡한 형질들을 연구하는 학문이다."[19]라 하였다. 20세기 초 R.A. Fisher는 양적 유전학이란 모델을 최초로 개발되었다.

양적 유전학이란 생물집단 내 개체의 많은 형질들을 적절한 척도(cm, g...) 등을 사용하여 측정한 근거로 만든 학문이다.

양적 형질은 멘델의 단일 유전자로 결정되는 것이 아닌 많은 유전자에 의해 결정된다. 그러면 양적 유전학과 사상체질론의 관계는 어떠한가?

사상의학 역시 치료경험을 통하여 수많은 개체를 대상으로 유효성 있는 형질들을 적절한 척도(외형, 정신적 경향성, 생리병리적 척도 등) 등에 의해 관찰한 근거로 만든 학문이다. 東武는 체질감별의 기준을 외적 조건, 내적 조건, 생리병리적 조건 등으로 나누어 설명한다. 이 중 外的 條件의 기준은 靜的 狀態와 動的 狀態로 구분되고, 특히 靜的 基準은 부위별 골격의 상대적 비율, 신장 및 비만, 피부의 치밀도 등을 지표로 삼았다.

따라서 양적 유전학에서 주장하는 많은 유전자에 의한 廣義의 遺傳率은 다양한 변증 조건에 의한 四類型論의 당위성을 뒷받침한다고 볼 수 있다.

그러나 양적 유전학에서 척도로 삼을 수 있는 형질들의 조건은 외형적인 면에 국한되므로 사상체질 입장에서 볼 때는 외형의 靜的 부분만을 대별한다고

19) 上同書, p. 622.

볼 수 있다. (또는 붉은 곰팡이를 이용한 생화학적 유전학의 G.W. Beadle이 있다)

향후 생리병리적, 외형의 動的 상태, 나아가 정신적 면까지 객관적 지표의 개발로 척도화한다면 극복되리라 생각된다(拙稿 "사상의학의 객관화 연구 및 임상활용" 참고).[20]

5. 行動 遺傳學과 性氣-情氣

체질은 후천적으로 변하는 것일까? 아니면 고정불변일까?

행동 유전학은 어떤 집단 내에서의 행동의 결정적 차이는 행동에 관계하는 유전자형의 영향과 유전적 차이가 행동에 어떤 역할을 하는지를 연구하는 학문이다.[21] 이에 의하면 행동의 결정은 유전뿐 아니라 환경과 결부된 학습에 의한다고 밝히고 있다.

東武는 인간의 행동성향 역시 체질별 차이가 있다고 하였다.

東武는 위에서 언급한 性과 情의 차이에 의해 체질이 구분되며, 그 체질의 행동 성향을 서로 다른 네 그룹의 性氣와 情氣로 표현하였고, 그것의 장단점 및 원인 치료에 대한 해답을 제시하였다.

즉 행동성향의 유전은 性情이란 측면으로 나타나는데 性的 측면은 개인의 타고난 사고력, 추리력 등의 지적 능력, 적응능력, 타고난 소질, 지구력 등으로 나타난다.

반면에, 情的 측면은 自己以外의 外界와의 관계에서 自生하면서 인간 내면에 존재하는 心慾의 차이로 구분하였다.

이처럼 性情은 타고난 개인적 특징을 가지고 있는 동시에 사회성 및 인간 내면의 심욕상태도 유전한다고 보았다. 하지만 이들은 學習(用)勞力을 통해 보다 나은 방향으로 변할 수 있다고 하였다. 만약 학습의 노력이 지속되지 않는다면 다시 원위치의 性情으로 회귀할 수밖에 없다.

예를 들면, 少陰人은 樂性喜情의 결과로 腎大脾小란 생리적 차이를 나타낸다. 여기서 大小의 비율이란 내가 가진 대표 臟器인 肺脾肝腎의 생리기능 중 脾(소)/腎(대)의 비율이 他 臟器間의 비율보다 상대적으로 '0'에 가까운 상태

20) 趙晃晟 外, 체질진단의 객관화 및 임상활용에 관한 연구, 한국한의학연구소, 1996(보건복지부 시행의 연구개발사업).
21) E.J. Gardner, 유전학, 범한서적주식회사, 1996, p. 666.

를 말한다.

만약 비교적 건강한 少陰人이라면 이 비율은 '1'에 가까운 상태로 될 것이다.

그러나 만약 소음인이 이와 같은 노력을 게을리한다면 그는 '0'에 가까운 상태로 회귀할 수 있다. 즉 '1 ↔ 0'의 차이는 체질이 변하는 것이 아니라 생리적 상태 ↔ 병리적 상태로의 可變性을 말한다.

즉, 인간이란 태어날 때부터 臟腑生理 기능에 차이가 있듯이 사고행동의 경향성도 차이가 나게 되고 절대 고립된 상황이 아니라면 지속적 자극, 즉 학습에 의하여 선천적 체질의 바탕하에 후천적 성향이 발휘됨을 의미한다.

이는 행동 유전학자의 행동방식의 실질적 뼈대가 되는 구조적 생리적 특성은 그 생물체의 DNA의 '청사진'에 따라야 하지만 행동 그 자체의 중요한 여건은 환경과 결부되어 학습됨이 분명하다고 하는 주장과 일맥 상통한다고 보아야 할 것이다.[22]

6. 四象體質은 遺傳하는가?

사상체질 분류에 대한 두 가지 관점을 생각할 수 있다.

이는 부모의 형질과 관련없는 환경요인 등을 감안한 후천적 통계의 접근인가, 아니면 체질의 유전적 접근인가에 대한 문제이다.

통계적 입장에서 사상체질은 반드시 불변할 이유는 없다. 그러나 유전적 입장에서 사상체질은 불변한다. 즉 체질은 타고난 것이며 이는 일생 동안 변치 않는다고 하였다. 변화하는 것은 '체질'이 아니라 '체질병증'이라 할 수 있다. 東武는 『東醫壽世保元-四端論』에서 性情이 유전한다는 당위성을 "天稟之已定"이라 하여 타고난 기운은 이미 정해져 있다고 하고, "人稟臟理 有四不同"이라 하여 사람마다 타고난 臟腑의 理致가 서로 다름을 주장하였다. 人稟, 즉 사람의 체질이란 태어날 때 이미 가지고 태어난다는 뜻으로 이는 선천적으로 규정됨을 지적한다.

東武의 체질변증의 지표는 멘델의 유전법칙에 의한 단일한 유전적 요인에 의해 결정되는 것이라기보다는 다양한 유전인자의 조합에 의해 결정되는 다인자성 유전에 의한 -키, 몸무게, 콜레스테롤… 등의 요소와 관련 깊다. 그러나 다인자성 유전인자와 관련된 지표(기능성 유전자)들이 아직도 밝혀진 바가 그리

22) 上同書, p. 666.

많지 않다. 따라서 그 중 동무의 체질변증의 지표를 선택하기는 쉽지 않다하더라도 다인자성 유전인자의 조합과 관련지우는 것은 충분한 개연성이 있다.

만약 수많은 다인자성 유전인자(기능성 유전자)가 밝혀지고, 이들의 유기적 상관성이 체질지표로 인정됨과 동시에 몇 그룹의 체질로 분획된다면 비로소 검증받은 체질의학으로 재탄생할 것이지만 이는 아직도 요원한 일이므로 동무의 사상체질론은 이와 같은 입장에서는 '假定'이란 한계를 벗어나지 못할 수 있다.

그러나 현재 임상의학적 입장에서 보면 상당수의 질병들이 유전학적 영향을 받음을 알 수 있고 체질과 외형, 성격, 질병의 호발성과의 연계 가능성이 대두되고 있다.

일반적으로 볼 때 부모의 다양한 형질적 특성 예를 들면 肥滿度, 身長, 氣質 또는 糖尿病, 癌, 콜레스테롤 등 정신적 혹 육체적의 일부 또는 대부분이 다인성유전의 영향으로 자손에게 전해지므로 윗세대의 영향을 받음을 부인할 수 없다.

사상의학은, 자손은 어떤 한편의 부모만 닮는 것이 아닌 양부모의 다양한 외형 기질 및 성격은 물론이고 또 특이한 생리적 병리적 현상까지도 닮는다고 주장한다.

즉 부모의 표현형질(기질, 성격, 외형)이 자손에게 전해지며 이는 수많은 다형성으로 발현된다. 이와 같이 다양한 표현형질을 동무는 네 짝의 性情으로 요약하여 태양인, 소양인, 태음인, 소음인의 사상체질로 정의하였다. 東武의 체질개념이 이와 같은 다양한 정신적 육체적 표현형질에 기준한 분류이므로 性情이란 개념에는 당연히 유전이란 의미를 내포한다.

위에서 性情은 정신과 육체적 요소를 포괄한다는 의미에서 보면 先代의 다양한 형질이 유전된다고 볼 수 있고, 그런 다형성을 性情을 기준으로 四類型化시킨 것이 사상체질이다. 따라서 사상체질이 性情에 의해 규정되었다면 性情은 여러 유전형질의 총합으로 정의할 수 있으므로 性情은 유전된다고 볼 수 있다.

그러나 東武의 性情論이 단지 외부로 드러난 개체의 특성만을 정의하지는 않는다. 이는 장부기능의 대소, 영양소에 의한 에너지 생성(ATP)과 호르몬, 인체구성 물질의 형성의 차이 등 사상체질에 의한 생리-병리적 차이 등을 포괄한다.

그러므로 "사상체질은 유전하는가?"라는 의문은 현재의 유전학적 성취도에서 볼 때 이른 감이 있으나 이들 체질지표를 기초로 한 수많은 임상적 성취도를 사상체질 의학자는 인정하지 않을 수 없다.

따라서, 이에 대한 의문은 앞에서 논한 유전학적 검증에 앞서 임상의학이란 실증적 측면에서 해답을 얻어야 할 것이다.

7. 性情과 形質과의 關係

"멘델은 단일 형질은 단일 유전자의 지배를 받는다고 생각하였으나 대부분의 형질발현에는 많은 유전자가 관련되어 있다고 알려져 있다. 세대에서 다음 세대로 유전되는 것은 형질자체가 아니고 유전자이다. 유전자는 분리되는 단위로 행동하지만 형질은 관련된 유전자의 상호작용으로 나타나는 결과이다."[23]

東武의 입장에서 관찰하면 형질의 발현은 타개체와 구별되는 개체적 특성이며, 이 특성을 곧 性情의 차이점으로 나타내었다.

性情이란 분명 동양의 철학적 용어이다. 즉 性情은 인간정신 세계의 양면을 대표하는 용어로 동양의 儒學史的 입장에서 중요한 위치를 차지한다. 그러나 東武는 性情을 인간의 정신뿐 아니라 육체마저 지배하는 원류로 인식하고 정신과 육체의 연계성을 밝히어 心－身醫學이란 새로운 의학을 탄생시켰다.

性情의 육체적 발현은 곧 形質을 말하므로 이는 유전자의 총집합의 상호작용결과이며, 이들 상호작용에 의해 性情의 육체적 발현, 즉 체질마다 갖는 외형적 경향성으로 발현되는 것이라 할 수 있다. 그러므로 유전자가 다음 세대로 유전되고 유전자들의 상호작용으로 인한 통합적 발현이 형질 곧, 性情이라면 이를 동무의 설에 맞대어 보면 인체는 개체간 유전자의 상호작용의 경향성을 물려받는 것이 아닐까?

즉 형질자체가 유전되는 것이라기보다는 그 형질을 발현시키는 유전자간의 상호작용을 물려받는다고 이해할 수 있다.

8. 왜 四類型體質인가?(遺傳子間－哀怒喜樂之氣 상호작용에 대한 假說)

멘델의 독립의 법칙에서 예로 들면 F1개체는 8종류의 배우자를 생산하며 이를 자가수분하면 F2에서 64개의 표현형이 나온다. 같은 조건하에서 4개의 유전자를 가진 교배는 4×4×4×4의 결과를 얻게 된다. 이를 확대하면 측측컨대 자신이 타인과 구별할 수 있는 지표는 무수히 많을 수 있으므로 인간의 다형성은

23) 上同書, p. 52.

거의 무한대로 볼 수 있다.

혼조 다스쿠[24]는 "우리 몸에는 60조 개의 세포가 있고, 이들 세포는 서로가 모여 기관을 만들고, 복잡한 구조와 기능을 지닌 개체를 만든다. 이 중 두 가지 물질의 조합만으로도 가볍게 1억 가지 이상의 복합체가 형성되므로 그 상호작용과 복합체를 생각한다면 생명체는 방대한 다양성을, 그 형태와 기능 위에 발현할 수 있게 된다." "더욱이 개체마다 특성있는 행동양태와 정신상태를 이해하는 데는 단순한 화학물질의 집합체가 아니라, 보다 고차원적인 법칙과 이해가 필요할지 모른다."라고 하였다. 생명체의 특수성을 규정하는 因子는 이처럼 무한으로 존재한다.

그러므로 DNA수준에서 인간을 탐구하려는 방법 이외에 진실에 접근하는 또 하나의 방법은 유전자의 최종결과라 할 수 있는 현재에 발현되는 현상(형태와 기능)으로 법칙을 추구하는 방법이 있다. 비록 이것이 분석이란 우월감 속에 무시되는 경향도 없지 않으나 그 다양성에 의한 접근이 극히 요원한 현수준에서는 後者의 방법이 유일한 접근법일 수가 있다. 즉 인간의 정신과 기능을 분석대상으로 한 그의 四象(體質)論의 접근은 가설에서 시작했으나 이를 뒷받침하는 생리, 병리 및 치료경험은 이를 새로운 醫學觀－人間觀으로 끌어올렸다.

그의 주된 이론적 배경은 인간의 근본은 곧 '심(Mind)'이오 이는 性情이란 철학적 바탕으로 구분지을 수 있고 性情 작용의 차이는 장부의 대소란 의학적인 생리, 병리로 드러난다고 설명하여 철학과 의학의 접목을 시도하였다. 즉 그의 이론을 한마디로 한다면 "정신은 곧 물질로 변화하고, 활성화된 물질은 곧 정신화할 수 있다"는 이론이다. 아직 우리는 인간 유전자의 서열을 모두 밝히고 있지 못한 상태이며 더구나 그들 유전자들간의 조합에 의한 기능 연구도 거의 초보 상태나 다름없다. 단지 현단계는 몇몇 특정 기능성 유전자 등만 밝혀져 있을 뿐이다.[25] 東武는 개체간에 특정지워지는 인간의 정의를 哀怒喜樂이란 性情을 발현하는 존재로 규정하였다. 즉 유전자들간의 조합결과의 발현인 형질을 자아의 순수 객관적 입장에서 性으로 정의하고, 내가 타인과의 관계에서 나타나는 주관적 양상을 情으로 정의하였다.

즉 나는 누구인가? 나는 판단하고 느끼고 의식하고 행동하는 존재다. 그와 같은 일이 어떻게 이루어질까? 여기에 개체간의 차이가 있는 것은 어떻게 설명할 수 있을까? 똑같은 현상에 대하여 서로 다른 시각과 생각, 행동의 경향성은 왜

24) 혼죠 다스쿠 著, 유전자가 말하는 생명의 모습, 電波科學社, 1990, p. 150.
25) 인간의 유전정보(genome)의 구성은 3만～4만 개의 유전자와 이를 구성하는 30억 개의 염기로 구성되어 있으며, 이는 인간의 '성정'에 관여하는 주요정보로 인식된다.

일어날까? 사람에 따라 질병의 종류 및 양상과 치법은 왜 相異할까?

어느 누구도 이를 分子的 현상으로 설명할 수 없고 아마 거의 불가능할지 모른다. 개체간의 특징을 증명할 수 있는 유전자간의 상호 기능적 발현의 특징은 '어떤 系統化'에 의해서 동무의 哀怒喜樂의 性情과 같은 유사한 개념으로 연결할 수 있다고 가정된다.

어떤 系統化란 아직은 단정지을 수 없으나 다음과 같이 가정할 수는 있다. 즉 유사한 기능성 유전자의 조합들이 있고 또 이들을 계통적으로 묶어 주는 보다 상위의 조합들이 점점 系列化된다면 결국은 哀·怒·喜·樂之氣라는 4가지 기능으로 대별될 수 있다는 가정이다.

이와 같이 유전자간의 상호작용를 확대해석하면 四象體質醫學에서는 이 상호작용의 차원을 크게 4단계 즉 哀怒란 陽的인 차원과 喜樂이란 陰的인 차원으로 나누어 哀怒喜樂之氣의 상호작용으로 설명한다.

즉 이는 哀怒와 喜樂의 陰陽관계를 유전자 상호작용의 규율성으로 설명할 수 있다. 다시 말하면 太陽人과 少陽人 등의 陽人을 규정짓는 단위가 哀와 怒의 작용, 즉 哀氣와 怒氣의 생리적 규율성에 의하여 결정되고, 태음인과 소음인 등의 陰人을 규정짓는 단위가 喜와 樂의 작용, 즉 喜氣와 樂氣의 생리적 규율성에 의하여 결정되므로 이를 유전학과 관련하여 가정해 보면 유전자 상호작용의 규칙성은 陰的－陽的 방법으로 二分되고, 구분된 복합적 상호작용이 유전되어 그 결과가 형질로, 즉 체질로 발현된다고 보여진다. (표 3－14)

표 3－14

分 野	相互作用	過 程	發顯結果
遺傳學	機能性 遺傳子間	어떤 系統化의 조합	無數한 形質로
四象醫學	喜怒哀樂之氣間	陽氣(哀怒)－陰氣(喜樂)의 順動, 逆動	四類型의 體質로

9. 性情의 遺傳規律性에 대한 假說

앞서 인체 내에는 유사한 기능성 유전자의 조합들이 있고 또 이들을 계통적으로 묶어 주는 보다 上位의 組合들이 점점 系列化된다면 결국은 哀·怒·喜·樂之氣라는 4가지 기능으로 대별될 수 있다고 가정하였다. 예를 들면 '哀'의 性과 情의 기능이라고 정의할 수 있는 염기배열이 존재한다는 가정이다.

이와 같은 가정하에 유전자간의 상호작용를 확대 해석하면 크게 4단계 즉 哀怒란 陽的인 차원과 喜樂이란 陰的인 차원으로 나누어 哀怒喜樂之氣의 상호작용으로 설명할 수 있다.

그러면 상호작용의 규율성은 무엇일까? 다음과 같이 가정해 본다.

▣ 제1법칙) 陽的 혹은 陰的으로 한쪽의 性이 결정되면 情은 자동적으로 결정되어 한 짝의 性情을 형성한다.

체질은 哀怒喜樂의 性과 情의 요소 중 陽的인 요소(哀怒)는 서로 다른 陽的 요소끼리 각각의 性과 情으로 합쳐져 하나의 형질상 특성을 나타내며(太陽人－哀性 怒情, 少陽人－怒性 哀情), 陰的 요소도 이와 동일하다(太陰人－喜性 樂情, 少陰人－樂性 喜情).

다시 말하면 陽的인 哀怒의 性情, 즉 哀性－怒情, 怒性－哀情, 怒性－怒情 哀性－哀情과 陰的인 喜樂의 性情, 즉 喜性－樂情, 樂性－喜情, 喜性－喜情, 樂性－樂情 등으로 구분할 수 있으나 중복된 性情은 인정치 않았다. 즉 哀性－哀情, 혹 怒性－怒情이 존재치 않는다.

또 중간단계의 체질, 즉 哀性－喜情 혹은 樂情－怒性과 喜情 혹은 樂情, 喜性과 哀情 혹 怒情, 樂性과 哀情 혹 怒情은 인정치 않았다.

예를 들면 少陰人은 樂性－喜情으로 정의된다. 그에게 性情은 오직 樂性－喜情만 존재하는 것일까?

東武는 왜 4가지 性情 이외의 性情은 체질분류에 포함시키지 않았을까? 왜 그와 같은 人間群은 존재치 않는 것일까?[26]

太陽人이 哀性怒情으로 되는 이유는 동양적 사고 방식으로 太極圖에 의한 體와 用의 관계로 설명할 수 있지 않을까? 즉 體와 用의 관계는 陽的 屬性의 太陽(體)－少陽(用), 혹 少陽(體)－太陽(用)으로 되고, 陰的 屬性의 太陰(體)－少陰(用), 혹 少陰(體)－太陰(用)의 관계로 볼 수 있다.

이와 같은 관계는 우연하게도 유전자의 정체인 DNA의 기본 구조를 이루고 있는 염기의 결합에서도 볼 수 있다. 염기는 A·G·C·T의 4종류가 있고 이는 서로 相補性 관계를 갖는데 이는 한쪽 사슬의 염기배열이 결정되면 상대편 사슬의 염기배열도 자동적으로 결정된다는 것이다.

즉 A↔G, C↔T의 조합만이 성립하고 보통 조건에서는 두 개의 사슬이 풀려지는 일이 없다.

性情의 조합도 이처럼 한쪽의 性이 정해지면 나머지 情도 자동적으로 결정

---

26) 第一編 四象原理論－第三章에 언급된 四象人의 成立過程을 참조.

된다. 즉 哀↔怒, 喜↔樂의 조합만이 성립되고 가장 안정성 있는 결합조건으로 볼 수 있다. 물론 위에서 언급한 바와 같이 '哀怒喜樂의 性情'이란 결과는 수많은 유전자 상호기능의 결과로서 이루어진 것이므로 개별적 단위염기의 조합과 비교하는 것은 분명 무리는 있으나 아직 밝혀지지 않은 염기의 기능적 조합은 결국 애노희락과 같은 몇 가지의 기능별 조합(陽的 屬性-陰的 屬性의 體와 用의 결합)으로 이루어질 수 있다는 가정을 해볼 수 있다.

▣ 제2법칙) 한 짝의 性情의 작용에 의해 나머지 세 짝의 性情의 영향이 약화된다.

東武는 인간은 哀怒喜樂之氣의 상호작용하에 생명활동을 영위한다고 보았다. 단지 喜樂的인 기능에 비해 哀怒的인 기능이 발달되었는가? 혹은 哀怒的인 기능에 비해 喜樂的인 기능이 발달되었는가로 大別한다. 전자를 陽人으로 후자를 陰人으로 정의하였다. 만약 소음인의 樂性의 발현은 나머지 性인 哀怒喜性의 발현을 은폐시킨다. 性발현의 大小는 樂 → 喜 → 哀 → 怒의 순서로 영향이 감퇴되는 것으로 생각되며, 情발현의 大小는 喜 → 樂 → 哀 → 怒의 순서로 영향이 감퇴되는 것으로 생각된다.

이는 유전학에서 '少陰人'을 정의한다면 '樂性喜情'이란 形質이 優性要因(dominant factor)으로 작용하고 위에서 언급한 그 외의 형질은 劣性要因(recessive factor)으로 작용하는 부류라고 말할 수 있지 않을까 생각된다.

▣ 제3법칙) 性과 情은 한 짝(單位)으로 유전된다.

體質의 구분은 性情의 조합에 의해 구분되므로 四象體質에 遺傳의 개념을 도입한다면 곧 '性과 情은 유전하는가?'라는 의미와 같다.

이처럼 개체의 특성을 규정짓는 性과 情은 서로 독립된 단위로 혼합되지 않은 상태로 유전되며 이는 멘델의 '粒子說'과 같은 개념이다. 이는 兩親의 유전형질이 性과 情을 분리하기가 어려운 상태가 아니라 혼합되지 않은 상태를 말한다. 즉 性과 情이 서로 혼합되지 않고 性情이 한 짝의 묶음상태로 부모에게서 자식에게로 전달된다. 환언하면 性情을 한 단위로 인식함(예; 少陰人－樂性喜情)과 동시에 哀怒喜樂의 性情 가운데 樂性喜情의 발현이 哀怒의 性情보다 월등하여 樂性喜情으로 발현된다고 보인다.

10. 父母와 子孫體質의 相關性

부모와 자손체질의 관계는 무엇일까? 서로 같을까? 아니면 타체질이 섞일 수 있을까? 혹은 전혀 상관이 없을까?

예를 들어 보자.

* 父는 太陰人(喜性樂情), 母는 少陽人(怒性哀情)일 경우처럼 陰體質과 陽體質의 결합시 자손의 체질이 나올 수 있는 경우의 수는 다음과 같다 ⇒ ① 太陰人과 少陽人 둘 중 하나 혹은 모두 나올 경우, ② 太陰人, 少陽人과 함께 (外家 및 親家의 祖父母와 관련 없는) 타체질인 太陽人, 少陰人도 나올 수 있는 경우, ③ 他體質 일지라도 外家 親家의 祖父 祖母의 체질과 같은 경우, ④ 조상의 체질과 전혀 상관없이 나타날 경우 등으로 분류할 수 있다.

①의 경우: 樂性怒情, 哀性喜情, 樂性哀情, 哀性樂情은 나올 수 없고 오로지 喜性, 樂情과 怒性, 哀情만 발현된다. 이와 같이 되는 이유는 앞에서 언급하였듯이 체질에 대한 대분류인 陰陽이 이미 정해지면 이는 마치 異種간의 性情의 차이로 陽的인 哀怒와 陰的인 喜樂의 性情은 서로 결합될 수 없기 때문이다.

이와 같은 性情 발현의 법칙은 멘델의 마치 붉은 꽃과 흰 꽃의 중간형태인 분홍 꽃이 나오는 것과는 다른 형태의 유전법칙이라고 가정할 수 있다.

즉, 陽性體質인 太陽人과 少陽人은 哀怒의 性情에 의하여 결정되고, 陰性體質인 太陰人과 少陰人은 喜樂의 性情에 의하여 결정된다.

더욱이 자손들은 부모 이외의 체질인 太陽人과 少陰人은 발현되지 않는다고 가정할 때, 이는 太陰人에게 喜性－樂情 이외의 哀怒樂性과 哀怒喜情은 劣性으로 작용되고, 少陽人에게 怒性－哀情 이외의 哀喜樂性과 怒喜樂情은 劣性으로 작용하기 때문이 아닐까?(그렇다면 劣性으로 작용하는 因子들의 역할은 무엇일까?)

②, ④의 경우: 만약 이를 인정한다면 東武의 "稟受於天"이니 "天稟之已定"의 해석도 반드시 부모의 체질일 필요는 없고, 다만 '부모와 상관없이 태어날 때부터 변치 않는 체질'이란 개념으로 局限시켜야 할 것이다. 물론 東武는 이에 대한 구체적 언급을 하지 않았지만 性情이란 '정신과 육체의 상호관계란 틀 내에서 유전자 상호작용으로 발현된 결과들에 대한 통합적 단위개념'이라 할 수 있으므로 자손에게 유전을 무시한 전혀 다른 성정은 나타날 수 없다고 생각된다.

③의 경우: 東武가 長大한 少陰人, 短小靜雅한 少陽人, 矮短한 太陰人 등과 같이 일률적인 四象人의 外形이 아닌 예외를 인정한 것은 어떻게 해석해야 할까? 여기엔 다음과 같은 두 가지 사실을 예측할 수 있다.

첫째: 우선 환경의 변화에 의한 형질의 변화 또는 환경을 감안하더라도 부분

적인 형질의 유전을 인정하는 것은 아닐까? 이는 성정과 표현형이 반드시 일치하지 않음을 말하고 있으며 동시에 표현형이 체질을 결정하는 결정적 조건이 될 수 없음을 시사한다.

둘째: 다른 또 하나의 가정은 이를 保因子(carriers)를 갖는 체질유형으로 보는 것이다. 保因子의 정의는 유전학에서는 異型集合性 개체(Aa)로서 표현형적으로 검출할 수 없는 유전자를 말한다. 그러나 여기서의 뜻은 형질의 발현 없이 A(少陰人)와 B(少陽人)가 대립된 사이가 아닌 A는 B를 포괄하는 상태를 말한다.

예를 들면 太陰性을 보인하는 少陰人(太陰人 성향을 갖는 少陰人)과 太陽性를 保因하는 少陽人(太陽人 성향을 갖는 少陽人) 등을 의미하며 이들의 결합시 자손은 다음과 같은 四類型으로 가정해 보자.

㉠ 太陰性을 保因하는 → 少陰人
㉡ 太陽性을 保因하는 → 少陰人
㉢ 太陽性을 保因하는 → 少陽人
㉣ 太陰性을 保因하는 → 少陽人
㉤ 少陰이나 少陽性을 保因하는 → 太陰人이나 太陽人

以上과 같이 발현되는 양상은 두 가지로 해석 가능하다

㉮ 만약 父母性情의 조합 중 父 혹은 母 한쪽은 保因者로서 작용하고 후대에서도 保因者로서의 기능만 하는 것으로 생각되면 이 때 부모 이외의 체질은 나오지 않는다(A는 a를 포괄하는 상태). 다만 "어떤 保因者를 갖느냐?"하는 가변성만 존재한다. 문제는 이 保因者—즉 잠복형질이 기능성(표현형질)으로 나타나느냐, 아니면 묻혀버리느냐 하는 문제로 귀결되고, 그렇게 가정하면 ㉤은 제외된다.

㉯ 만약 ㉤처럼 부모 이외의 체질이 나올 수 있다면 性情의 조합은 優性—劣性의 조합으로 멘델의 분리와 독립의 법칙을 따른다(A는 우성, B는 열성으로 대립된 상태).

이상에서 논한바 어느 것이 체질유전에 올바르냐 하는 것은 실제적인 체질판별의 객관화에 있고, 이를 토대로 한 체질가계도 작성이 이와 같은 문제해결의 열쇠가 되나 임상적 견해로 보아 체질유전에 대한 본인의 견해는 ①과 ③-㉮라고 생각한다.

▣ 以上에서 인간의 형질에 대한 유전시각을 현 生命工學에서 다루고 있는 미시적—분자적 입장과 四象醫學에서의 거시적—임상의학적 입장에서 비교하

여 보았다. 前者가 분자적 시각에서 점점 나아가 개체의 형질특성과의 상관성이란 입장에서의 추구라면, 後者는 逆으로 현존하는 개체에서 관찰된 형질의 특수성(정신과 육체)을 지표화하여 만들어진 학문이다.

현재 생명공학의 입장에서 四類型의 구분설정은 임상 및 통계를 통한 가설일 수밖에 없다. 그럼에도 불구하고 旣存 遺傳學的 시각이 단순한 표현형의 차이, 더 나아가 분자적 입장에서 유전자의 초보적인 기능에 대한 차이를 규명하는 노력이라면, 東武의 四象醫學은 歷代醫家의 說과 본인의 치료경험 및 관찰에 의한 外部의 表現型 ↔ 精神 및 行動性向 ↔ 生理 ↔ 病理 ↔ 治療의 원칙 등을 밀접하게 상호연계하여 系統化하였다는데 意義가 있다. 물론 이와 같은 일련의 업적들이 分子學的인 입장에서 아직 규명화되지는 못하였으나 이와 관련된 향후의 노력은 體質類型에 따른 각종 영양흡수도의 차이 ↔ 뇌의 신경계와 호르몬의 자극정도 및 분비량의 차이 ↔ 면역시스템의 차이 ↔ skin, musle, bone 등 인체구성물질의 체질적 차이 ↔ 臟腑機能의 차이 등의 상호관계 등과 함께 규명하여야 할 것이다. 그 때가 되어서야 비로소 四象體質과 遺傳에 대한 보다 확실한 相關性이 밝혀질 것이다.

第四編 醫源論

東武는 「醫源論」에서 의학이론의 발전과정을 "神農黃帝 이후 秦漢 이전까지의 病證藥理는 張仲景이 전하였고, 魏晉以後 隋唐以前까지의 病證藥理는 朱肱이 전하였으며, 宋元以後 明以前까지의 病證藥理는 李梴·龔信·許浚이 전하였는데, 醫家의 공로와 업적을 따지면 仲景·朱肱·許浚을 들 수 있고, 다음으로 李梴·龔信의 차례가 된다" 하였다.

"古之醫師 不知 心之愛惡所欲喜怒哀樂偏着者 爲病而 但知脾胃水穀 風寒暑濕觸犯者 爲病也"라 하여 시대적 변천에 따라 病因에 대한 인식의 변화와 그에 따른 의학에 대한 새로운 틀이 요구됨을 강조하면서 四象醫學 탄생의 當爲性을 주장한다.

따라서 그의 의학에 대한 접근방법은 그 原流를 內經과 傷寒論에 두었지만 病因·病證·藥理·治療 등에서 개체적 특성을 인정한 전혀 새로운 틀을 제시한다. 즉 病證을 보는 시각 차이에 기인한 歷代醫家의 病證藥理의 한계를 지적하고, 이러한 한계가 개체의 특수성을 무시한 病證觀의 차이에 의하므로 이를 수정·보완하여 창조된 새로운 시각의 四象病證藥理를 주장한다.

1. 黃帝內經의 影響

◉ 若 夫脈法者 執證之一端也. 其理 在於浮沈遲數而 不必究其奇妙之致也.
三陰三陽者 辨證之同異也. 其理 在於腹背表裏而 不必究其經絡之變也.

◉ 岐伯所論 巨陽少陽少陰經病 皆少陽人病也. 陽明太陰經病 皆太陰人病也.
厥陰經病 少陰人病也.

(1) 東武는 『內經』에 대해 "옛 사람이 경험한 것으로서 五臟, 六腑, 經絡, 鍼灸, 病證, 修養에 관하여 많이 깨우쳐준 바가 있으므로 格物致知하는 宗主가 되고 그 이치는 고찰해 봄직하나 그 학설은 다 믿을 것은 못 된다"고 하여, 『內經』이 醫學의 淵源임을 인정하나 전적으로 믿을 것은 아니라고 하였다.

(2) 東武는 『素問 熱論』[1]의 傷寒 轉經에서 나타나는 病證을 四象人病證으

로 요약하였다. 즉 岐伯이 말한 足－巨陽·少陽·少陰經病은 모두 少陽人病이며, 足－陽明·太陰經病은 모두 太陰人病이며, 足厥陰經病은 少陰人病이라고 하여[2] 『內經』의 經絡中心의 病理的 思考를 四象體質病證 입장에서 설명하였다. 환언하면 四象人의 體質病證의 여러 症狀 가운데 몇 가지는 岐伯의 病證으로 설명되는 것이라 하였다.

일부이긴 하나 四象人 病證의 一部가 岐伯의 經絡이론으로 설명할 수 있다 함은 辨證의 한 방법론으로 經絡의 存在(곧 해당 經絡 안의 모든 穴이 공통분모의 穴性을 가진 穴의 집합체)를 일부 인정하는 것이나 분명히 經絡辨證의 한계를 지적한다.

예를 들면, 仲景의 六條病證과 宋元明醫家에 의해 거의 설명될 수 있는 少陰人 病證·藥理를 岐伯의 經絡病證으로는 거의 설명할 수 없었다. 오직 足厥陰肝經의 煩滿囊縮症(太陽病厥陰證－人蔘吳茱萸湯證)만이 少陰人病證에 해당한다고 하였다. 이는 少陰人病證에 대한 經絡辨證의 한계를 인정하는 것이다. 반면에 岐伯의 六經病證中 상당부분(巨陽·少陽·少陰經病)은 少陽人病證에 포함된다 하였다. 이처럼 經絡辨證의 잣대로는 體質病證를 필요충분하게 설명할 수 없음을 의미한다.

(3) 東武는 『靈樞書』 중 太少陰陽五行人論이 있으나 약간 外形만 얻었을 뿐 臟腑性理는 얻지 못하였다고 하였고, 이는 옛 사람도 개체간 특성의 다양성에 대해서 論한 바는 있으나 이에 대한 臟理의 연결에 대해 정밀히 연구하지 못하였다고 하였다.

이와 같은 體質과 經絡病證의 인용을 비롯한 外形, 氣質 등을 『靈樞 陰陽二十五人』[3]에서 찾아볼 수 있다.

즉 木火土金水의 五形之人에 각각 다음과 같은 기준으로 五類型으로 나누었다. (표 4－1)

① 外形的 面(蒼色, 小頭－長面－大肩－身小－大腹－小手足－股脛－多肉－骨輕 등의 형태 및 크기)
② 氣質(多憂, 勞心, 少力, 勞於事 등)
③ 季節에 대한 適應度(能春夏, 不能秋冬 등)
④ 五行을 기준으로 한 經絡의 발달(五行人과 대응된 經絡의 발달은 經絡

1) 洪元植 譯, 精校黃帝內經, 東洋醫學硏究院 出版部, 1981, p. 64.
2) 李濟馬 原著, 洪淳用·李乙浩 譯述, 四象醫學原論, 행림출판사, 1982, p. 113.
3) 洪元植 譯, 精校黃帝內經, 東洋醫學硏究院 出版部, 1981, p. 313.

體質이라 名할 수는 있으나 사상체질과는 상관없다고 사료된다.)

표 4-1

五行之人	陰經	陽經
木形之人	足厥陰肝經	足少陽膽經
火形之人	手少陰心經	手太陽小腸經
土形之人	足太陰脾經	足陽明胃經
金形之人	手太陰肺經	手陽明大腸經
水形之人	足少陰腎經	足太陽膀胱經

(4) 또 『內徑 通天』[4]에 態(心理狀態 等), 筋骨, 氣血 等을 기준으로 太陰之人, 少陰之人, 太陽之人, 少陽之人, 陰陽和平之人으로 분류하였다. (표 4-2)

표 4-2

五態之人	心理狀態	陰陽多少와 筋骨-氣血 및 豫後	四象人
太陰之人	貪而不仁,下齊湛湛, 好內而惡出, 心和而不發, 不務於時, 動而後之.	多陰而無陽 其陰血濁, 其衛氣塞, 陰陽不和, 緩筋而厚皮, 不之疾瀉, 不能移之.	貪人 (棄仁)
少陰之人	小貪而賊心, 見人有亡, 常若有得,好傷好害, 見人有榮, 乃反慍怒, 心疾而無恩.	多陰而少陽 小胃而大腸, 六腑不調, 其陽明脈小, 而太陽脈大, 必審調之, 其血易脫, 其氣易敗也.	懦人 (棄義)
太陽之人	居處于于, 好言大事, 無能而虛說 志發於四野, 擧措不顧是非, 爲事如常自用, 事雖敗, 而常無悔.	多陽而少陰 必謹調之, 無脫無陰, 而瀉其陽, 重脫者易狂, 陰陽皆脫者, 暴死, 不知人也.	鄙人 (棄禮)
少陽之人	諟諦好自貴, 有小小官, 則高自宜, 好爲外交, 而不內附.	多陽而少陰 經小而絡大, 血在中而氣外, 實陰而虛陽, 獨瀉其絡脈, 則强氣脫而疾, 中氣不足, 病不起也.	薄人 (棄智)
陰陽和平之人	居處安靜, 無爲懼懼, 無爲欣欣, 婉然從物, 或與不爭, 與時變化, 尊則謙謙, 譚而不治, 是謂至治.	陰陽之氣和 血脈調.	中節者

이와 같은 구분은 四象人이 五行人(五態人)과 반드시 일치하지는 않지만 개체의 특성을 外形-心理-氣血 등의 內外的 要素로 구분하는 시각은 획일적 인간관에서 진보된 사고로 이는 四象人의 탄생에 적지 않게 기여했음이 분명

4) 上同書, p. 327.

하다.

2. 張仲景과 宋元明 醫家의 影響

(1) 仲景의 病證에 대한 시각은 傷寒病의 진행에 따른 변화과정을 陰陽을 기준으로 하여 三陰과 三陽이란 잣대로 한 規律性이라면, 宋元明 醫家의 관점은 陰陽의 기준을 더욱 발전 세분화하여 八綱辨證(陰陽, 表裏, 寒熱, 虛實), 氣血辨證 등으로 구분하였다. 東武는 仲景의 六經病證과 이를 보완하는 宋元明 醫家의 이론으로서도 설명되지 않는 病證, 藥理 등을 四象人의 表裏－升降－緩束이란 病證槪念으로 포괄 설명하였다.

즉 仲景의 六經病證 중에서 太陰 · 少陰 · 厥陰의 三陰病證은 모두 少陰人病證이고, 少陽病證은 少陽人 病證이라 하였고, 太陽病證 · 陽明病證은 少陽人 · 少陰人 · 太陰人 病證에 고루 있으나 이 중에 少陰人 病證이 가장 많다고 하였다.

(2) 이를 病證藥理면에서 보면 少陰人 病證藥理는 仲景이 거의 소상하게 發明한 것을 宋元明 醫家가 완전하게 發明하였고, 少陽人 病證藥理는 仲景이 절반 정도 소상하게 發明한 것을 宋元明 醫家가 거의 소상하게 發明하였고, 太陰人 病證藥理는 仲景이 대강 그림자만 비친 것을 宋元明 醫家가 절반쯤 소상하게 發明하였고, 太陽人 病證藥理는 朱震亨이 약간 그림자만 비쳤으며 또한 本草에 대한 藥理가 약간 있다고 하였다.

(3) 또 處方의 운용에서도 仲景의 傷寒方 중 四象人 疾病의 經驗設方을 제시하여 傷寒論에 기초한 病證觀을 援用하여 나열하고, 宋元明 醫家의 저술 중 四象人 疾病의 行用方을 제시하였고, 실제로 이들에 기초한 새로운 處方(新定方)의 응용예를 제시하였다.

이처럼 주로 中上焦 · 下焦의 水穀의 出納과 관계되는 少陰人, 少陽人 病證은 仲景의 六經 및 宋元明 醫家의 病證에 대한 해석으로 가능하나, 주로 上焦와 中下焦의 氣液의 呼吸과 관계되는 太陰人, 太陽人 病證의 해석은 旣存 病證 해석만으로는 그 한계를 나타낸다고 볼 수 있다. 그 이유를 古醫는 不知心之愛惡所欲 喜怒哀樂 偏着者 爲病, 但知脾胃水穀 風寒暑濕 觸犯者 爲病이라 하였다.

3. 朱肱과 東武

(1) 仲景이 疾病의 잣대를 三陰, 三陽이라는 六條病證으로 구분하여 輕重을 논했다면, 朱肱은 『活人書』에서 仲景의 六條病證을 본문 외의 조문은 加하지 않은 상태에서 足-三陰, 三陽經絡病證으로 재차 분류하였다.

왜 手三陰-手三陽經에 대한 언급은 없을까? 이에 대해 朱肱은 "傷寒病은 足經絡으로만 전하고 手經絡으로는 전하지 않는다. 『素問-熱論』에도 역시 足三陰-三陽經에서만 병을 받는다 하였다."[5] 하였다. 이는 手三陰-三陽經病證은 仲景의 六經傷寒과는 다른 類型의 疾病이라는 말로 이해된다.

이와 같이 朱肱은 傷寒論을 經絡病證 입장으로 해석시 『素問-熱論』의 입장을 그대로 수용하여 足三陰-三陽經으로만 해석 가능하다고 하였다. 東武 역시 『素問-熱論』의 足三陰-三陽經을 그대로 인용하여 이것이 四象人 體質病證의 일부를 해석할 수 있다고 하였다.[6]

(2) 朱肱은 이외에 雜病症狀(嘔逆, 渴症, 痞, 身體痛 등)의 다양한 原因을 仲景의 六條(六經)病證에 의거하여 설명하였다. 예를 들면 身體痛의 原因을 太陽病 身體痛, 陽明病 身體痛, 陰症으로 인한 身體痛 등으로 구분하였다.

그에게 仲景의 六條病證은 他疾病觀(經絡病證, 雜病證)을 가늠하는 잣대로서의 역할을 하였다.

이는 東武가 一部의 四象體質病證을 仲景의 六條病證과 岐伯의 足三陰-三陽經 病證을 이용하여 설명하는 형식과 같다.

4. 許浚과 東武

시대적으로 許浚의 『東醫寶鑑』은 1610년 완성되고 『東醫壽世保元』은 1894년 완성되었다.

(1) 東武의 許浚에 대한 醫史學的 평가는 『醫源論』에서 "神農黃帝 이래 病證藥理는 仲景에서 醫道始興, 朱肱의 『活人書』에 의해 中興하였고, 王好古 · 朱震亨 · 危亦林 등이 이어 오다가 明에 이르러 李梴 · 龔信 등이 모든 의술

5) 朱肱 著, 임진석 譯, 活人書, 아티전, 1998, p. 61.
6) 그와 같은 주장에 대한 이유는 알 수 없다.

을 갖추었으며, 許浚이 완전히 갖추어 전하여 『東醫寶鑑』을 지어 醫道가 復興하였다."고 말하고, 이들 醫家의 勤勞功業을 논한다면 仲景 · 朱肱 · 許浚을 으뜸으로 삼고 李梴 · 龔信을 그 다음으로 삼을 수 있다 하였다.

(2) 그러면 왜 東武는 許浚의 『東醫寶鑑』을 醫道의 復興이라 극찬하였을까?
許浚의 醫學觀은 東武에 어떤 영향을 주었을까?

疾病觀에 대한 인식변화의 체계는 첫째: 岐伯의 經絡病證에서부터 仲景의 六條病證의 단계, 둘째: 朱肱에 의해 傷寒論 및 雜病을 經絡病證(手三陰三陽)의 입장에서 수정-보완한 단계, 셋째: 李梴 · 龔信에 의한 六經病證 · 六條病證의 체계를 답습한 狀態에서 八綱病證의 보완단계로 발전하였다.

許浚은 "古今의 方書를 모아 群書를 折衷하여 根本을 찾고 淵源을 따지고 綱領을 세우고 條目을 제시하였다."7) 이에 자신만의 독창적 이론을 제시하지는 않았지만 歷代醫家의 說을 재편집하여 그의 새로운 疾病觀을 제시하는 방편으로 삼았다.

그의 『東醫寶鑑』은 編制中 「內景篇」에서 시작하여 「外形篇」을 언급한다. 이 같은 분류체계는 『內景篇』의 序頭에 丹溪의 身形臟腑論을 언급하여 사람의 形色에 따라 臟腑 역시 相異하며 外證은 비록 같을지라도 治法은 다르다 하였다.

이 같은 外形과 臟腑機能에 대한 상호관계의 인식은 동의보감의 편제에도 상당한 영향을 미쳤다.

『身形』에 하늘의 形體는 乾에서 생기며 이는 太易, 太初, 太始, 太素로 구분하며 人生은 太易에서부터 始하고, 太初는 氣始하고, 太始는 形이 始하고, 太素에서 質이 始하며 病은 여기서부터 시작된다. 즉 形氣가 이미 갖추어짐에 따라서 病이 생긴다함은 病의 발생조건이 形氣(外形과 作用)와 매우 밀접함을 의미한다.

形과 氣의 상관성이 壽命과 직결된다함을 形과 血氣－經脈, 形과 皮膚－脉狀－大肉 등을 예로 들고 있다.

이러한 形과 氣의 관계와 治療의 차별성에 대한 인식은 東武의 四象人의 外形과 臟腑 機能의 大小 그리고 體質生理, 病理 및 體質藥理로 발전한 것으로 사료된다.

7) 許浚 原著, 金永勳 外 譯, 東醫寶鑑, 南山堂, 1981, p. 6(序文).

第五編　四象病證論

現在 자신이 갖는 素證下에 感觸하는 外因 또는 內因의 정도에 따라 保命之主가 增減되고, 이로 인해 現證인 表裏病證의 輕重으로 나타난다.

第一章　病 因

東武는 "古之醫師 不知心之愛惡所欲 喜怒哀樂 偏着者 爲病而 但知 脾胃水穀 風寒暑濕 觸犯者 爲病"이라 하여 病因을 기존의 普遍的 因子인 ① 脾胃水穀 등의 飮食傷, ② 風寒暑濕 觸犯의 六淫傷 등 이외에 體質的 因子인 ③ 喜怒哀樂 偏着을 들고 있다.

1. 表病의 誘發因子

1) 外 因

感冒, 瘟病 등을 비롯한 傳染性 疾患 및 그 외의 六淫 등이 체내 잠복기간과 정도에 따라 輕重으로 나타난다.

2) 內 因

四象人－性의 淺近狹小에 의하여 유발된다.

(1) 少陰人

樂性의 偏急(深樂)에 의해 유발된다.

樂性(恒欲處不欲出－利에 대한 가치기준)의 바람직한 방향은 脆弱點인 謀(世會에 대한 인식)를 넓게 하기 위해서는 怒性(少陽次元)을 지배하는 心慾인

矜心(少陽次元)을 제거해야 올바른 怒性으로 발전한다.[1)]

이와 같은 性의 脆弱點 개선은 前四海(膏海)에 대한 提出之力이 개선되어 氣와 後四海(膜海)생성을 개선한다.

그러나 만약 矜心을 버리지 못하면 經綸도 존재치 않을 뿐 아니라 樂性 ⇒ 怒性으로의 발전이 障碍가 되어 提出之力이 약화되어 表氣인 目, 膂氣를 損傷하게 된다. 이처럼 矜心을 버리지 못하여 나타나는 樂性의 지나침의 輕重은 生理的으로 腎陽困熱의 輕重으로 나타난다.

(2) 少陽人

怒性의 偏急(深怒)에 의해 유발된다.

怒性(恒欲擧不欲措)의 바람직한 방향은 脆弱點인 力(地方에 대한 인식)을 넓게 하기 위해서는 樂性(少陰次元)을 지배하는 心慾인 夸心(少陰次元)을 제거해야 올바른 樂性으로 발전한다.

이와 같은 性의 脆弱點 개선은 前四海(液海)에 대한 提出之力이 개선되어 精과 後四海(精海) 생성을 개선한다.

그러나 만약 夸心을 버리지 못하면 度量도 존재치 않을 뿐 아니라 怒性 ⇒ 樂性으로의 발전이 障碍가 되어 提出之力이 약화되어 表氣인 口, 臀氣를 損傷하게 된다. 이처럼 夸心을 버리지 못하여 나타나는 怒性의 지나침의 輕重은 生理的으로 脾陰不降의 輕重으로 나타난다.

(3) 太陰人

喜性의 偏急(深喜)에 의해 유발된다.

喜性(恒欲靜而不欲動)의 바람직한 방향은 脆弱點인 知(天時에 대한 인식)를 넓게 하기 위해서는 哀性(太陽次元)을 지배하는 心慾인 驕心(太陽次元)을 제거해야 올바른 哀性으로 발전한다.

이와 같은 性의 脆弱點 개선은 前四海(津海)에 대한 提出之力이 개선되어 神과 後四海(膩海) 생성을 개선한다.

그러나 만약 驕心을 버리지 못하면 籌策도 존재치 않을 뿐 아니라 喜性 ⇒ 哀性으로의 발전이 障碍가 되어 提出之力이 약화되어 表氣인 耳, 腦顀氣를 損傷하게 된다. 이처럼 驕心을 버리지 못하여 나타나는 喜性의 지나침의 輕重

---

1) 『東醫壽世保元』의 「擴充論」, 『格致藁』의 「天時」에 智能材力(知謀材力)을 언급함. 天下(太陽)는 智, 世間(少陽)은 能, 人中(太陰)은 材, 地上(少陰)은 力으로 표현함.

은 生理的으로 肺－胃脘之陽不升의 輕重으로 나타난다.

(4) 太陽人

哀性의 偏急(深哀)에 의해 유발된다.

哀性(恒欲進而不欲退)의 바람직한 방향은 脆弱點인 材(人倫에 대한 인식)를 넓게 하기 위해서는 喜性(太陰次元)을 지배하는 心慾인 伐心(太陰次元)을 제거해야 올바른 喜性으로 발전한다.

이와 같은 性의 脆弱點 개선은 前四海(油海)에 대한 提出之力이 개선되어 血과 後四海(血海) 생성을 개선한다.

그러나 만약 伐心을 버리지 못하면 行檢도 존재치 않을 뿐 아니라 哀性 ⇒ 喜性으로의 발전이 障碍가 되어 提出之力이 약화되어 表氣인 鼻, 腰脊氣를 損傷하게 된다. 이처럼 伐心을 버리지 못하여 나타나는 哀性의 지나침의 輕重은 生理的으로 肺-胃脘之陽亢(陽溫之氣 太盛)의 輕重으로 나타난다.

2. 裏病의 誘發因子

四象人－情의 偏倚過不及에 의하여 유발된다.

(1) 少陰人

喜情의 偏急(浪喜)에 의해 유발된다.

少陰人의 喜情(黨與親熟人-擇交之喜心)이 奪心으로 인하여 太陽人의 怒情(交遇生疎人-慮患之怒心)으로 발전하지 못할 때 脾가 膜海에 대한 吸得之力이 약화되어 裏氣인 脾-胃陽氣의 納積之氣를 損傷하게 된다. 이어 胃陽氣의 소모는 太陰證을 유발하고 더욱 악화되어 脾陽氣마저 소멸되기 시작하면 少陰證이 나타나게 된다.

(2) 少陽人

哀情의 偏急(暴哀)에 의해 유발된다.

少陽人의 哀情(重於事務, 恒有出外與事務之哀心)이 懶心으로 인하여 太陰人의 樂情(重於居處, 恒有內做居處之樂心)으로 발전하지 못할 때 腎이 精海에 대한 吸得之力이 약화되어 裏氣인 腎-大腸陰氣의 出放之氣를 損傷하게

된다. 이 때 胃-大腸陽氣의 과잉은 胸膈熱證이나 裏熱便閉을 유발하고 더욱 악화되어 脾-腎陰氣마저 소멸되기 시작하면 消渴證이나 陰虛午熱證이 나타나게 된다.

(3) 太陰人

樂情의 偏急(浪樂)에 의해 유발된다.

太陰人의 樂情(重於居處, 恒有內做居處之樂心)이 侈心으로 인하여 少陽人의 哀情(重於事務, 恒有出外與事務之哀心)으로 발전하지 못할 때 肺가 膩海에 대한 吸得之力이 약화되어 裏氣인 肺-胃脘의 呼散之氣를 損傷하게 된다. 이 때 呼散之氣의 손상은 肝-小腸의 熱證을 유발하고 더욱 악화되어 肝熱肺燥에 이르게 된다.

(4) 太陽人

太陽人의 怒情(交遇生疎人-慮患之怒心)이 竊心으로 인하여 少陰人의 喜情(黨與親熟人-擇交之喜心)으로 발전하지 못할 때 肝이 血海에 대한 吸得之力이 약화되어 裏氣인 肝-小腸의 吸聚之氣를 損傷하게 된다. 이 때 吸聚之氣의 손상은 肺-胃脘의 呼氣液인 陽溫之氣가 必盛하여 中吸之氣를 不支하여 噎膈, 反胃에 이르게 된다.

3. 其他 表裏病의 誘發因子

(1) 간접적 요인으로서 各種 急慢性, 消耗性 疾患 및 老齡으로 인한 免疫力 低下로 表裏氣가 약화된다.

(2) 環境的 要因(社會適應力, 自我의 價値基準 등의 stress)에 의하여 발생

① 少陰人－平素 胃腸寒證이 長期化된 경우에 腎－脾陽이 이들 寒邪에 의해 掩抑(감싸서 눌려지다)되어 困熱된다.

② 少陽人－平素 胃腸熱證이 長期化된 경우에 腎－脾陰이 이들 熱邪에 의해 所陷－所壅되어 下降치 못하게 된다.

③ 太陰人－平素 胃脘衰弱으로 表局虛薄하여 不勝寒으로 外被寒邪所圍하여 正邪相爭之形勢로 客勝主弱하게 된다.

④ 太陽人－平素 小腸의 陰涼之氣 不足則 胃脘의 呼氣液 陽溫之氣 必盛

으로 血液乾槁을 가져온다.

(3) 體質과 相反된 氣味(飮食傷이나 藥劑)에 의하여 쉽게 유발된다.
① 少陰人－寒凉性에 손상, ② 少陽人－溫熱性에 손상
③ 太陰人－凉而燥에 손상, ④ 太陽人－溫而厚에 손상

第二章 同出一屬(證)

'同出一屬證'이란 개념은 질병의 屬性과 輕重을 나눔에 있어 가장 중요한 기준이 된다. 질병의 屬性은 表－裏病으로 大別되고 病證의 輕重은 升降緩束의 能否로 나뉜다. 즉 表裏病의 輕重은 各體質에 따른 保命之主의 升降緩束의 정도에 따라 달라진다. 表病은 少陰人의 腎陽이 脾局으로 上升하는 정도에 따라, 少陽人의 脾陰이 腎局으로 下降하는 정도에 따라, 太陰人의 胃脘의 陽이 呼散(緩)하는 정도에 따라, 太陽人은 肝陰이 吸聚(束)하는 정도에 따라 輕重이 달라진다. 裏病은 少陰人의 胃陰氣를 下降시키는 정도에 따라(溫胃降陰, 健脾降陰), 少陽人은 胃熱證에 의한 胸膈熱證의 정도와 大腸局의 淸陽이 胃局으로 상승하는 정도에 따라(淸裏熱而 降表陰, 淸陽上升), 太陰人은 肝局의 吸聚之氣의 鬱滯 정도에 따라, 太陽人은 呼散하는 氣液의 陽溫之氣의 太過 정도에 따라 輕重이 달라진다.

이처럼 四象病證의 발현은 邪氣에 의한 正氣(保命之主)의 升降緩束에 따라 달라진다. 각 체질에 따라 正氣는 少陰人의 陽煖之氣, 少陽人의 陰淸之氣, 太陰人의 呼散之氣, 太陽人의 吸聚之氣를 말한다. 邪氣란 이들 正氣를 소모시키는 內外因이라 할 수 있다.

환언하면, 이는 各病證을 독립된 현상으로 본 것이 아니라 正氣와 邪氣와의 상관성이 升－降, 또는 緩－束(通塞)하는 餘力에 따라 순차적으로 病證이 변함을 의미한다.

예를 들면, 少陰人 表病證에서 表氣의 감소단계에 따라 鬱狂初證에서 中證, 末證으로 病證의 惡化가 나타나고, 裏病證에서 胃寒證의 聚散輕重에 따라 太陰證과 少陰證의 輕重이 나타난다. 이는 升陽 혹 降陰障碍의 연장선상에서 나타나는 病證이므로 이를 '同出一屬自有輕重'이라 하였다. 이들의 관계를 『少陰人泛論』에 邪犯正之病, 正邪相傾之病, 正邪壅固之病의 관점으로 보았다.

이는 同一한 體質內에서 여러 病證의 발현은 邪氣와 正氣의 强弱에 따라 升降緩束의 정도에 따라 病證의 輕重으로 나타남을 의미한다.

예를 들면, 이는 少陽人 表病의 初證(頭痛), 可畏證(若復引飮 · 小便赤), 大畏證(泄瀉 · 揚手擲足)과 裏病의 易見之初證(大便過一晝夜不通), 已爲危險證(背癰 · 腦疽 · 脣瘇 · 纏喉風 · 咽喉病), 已危險證(陽毒發斑 · 流注丹毒 · 黃疸), 重證(面 · 目 · 口 · 鼻 · 牙齒之類) 등으로 나뉘었다.

그러므로 治法도 病證의 次序가 결정되듯이 方劑의 순서가 결정되는 것이다.

1. 少陰人

<예>

初證: 鬱狂初證 → 鬱狂中證 → 鬱狂末證
裏證: 浮腫(重) → 黃疸 → 痞滿(輕)

(1) 少陰人 表病證은 陽氣가 腎局에서 脾局으로 上升하지 못하는 정도(同出一證)에 따라 表氣의 손상이 나타난다. ① 鬱狂初證은 氣分의 鬱滯를 解함으로써(川芎桂枝湯), ② 鬱狂中證은 血分의 鬱滯와 동시에 胃寒證을 구축함으로써(芎歸香蘇散, 香附子八物湯), ③ 鬱狂末證은 精分의 鬱滯와 더욱 심해진 胃寒證를 구축함으로써 腎局에서 脾局에 도달하게 된다(少陰人 十全大補湯).

(2) 少陰人 裏病證의 치법과 목표는 胃寒證(同出一證)을 溫胃에 의하여 降陰(輕重)시키는 것이다. ① 가장 經한 단계는 太陰證의 輕證인 桂枝半夏生薑湯證이다. 이 證은 陰氣가 降 或 不降하는 원인이 裏寒의 조건에서 表鬱(太陽表證)이 竝發한 病證이다. 이 때의 裏寒상태는 胃寒證의 초기증세에 나타나는 胸部의 寒痰(寒實結胸－痞滿)이란 형태로 나타난다. ② 그러나 胃寒證이 더욱 심해질수록 降陰은 더욱 힘들어지고 寒濕의 凝滯인 黃疸로 나타나고(香砂六君子湯), ③ 결국 降陰不能에 이르러 脾局과 腎局間의 代謝不利로 이어져 浮腫에 이르게 된다(寬中湯).

2. 少陽人

<예>

表證: 浮腫(重) → 喘促 → 結胸 → 痢疾 → 胸脇滿 → 寒熱往來(輕)
裏證: 中風(重) → 吐血 → 嘔吐 → 腹痛 → 食滯痞滿(輕)

(1) 少陽人 表病에서 陰氣가 脾局에서 腎局으로 下降하지 못하는 정도(同出一證)에 따라 表氣의 손상이 나타난다.

① 寒熱往來는 脾局陰氣가 欲降未降이 或降하여 나타난다.

② 口苦·咽乾·目眩이 더욱 악화되면 耳聾이 나타나고 이들은 陰氣가 囚滯膂間하여 欲降 未降하여 온다(以上 荊防－敗毒散－瀉白散－導赤散).

③ 胸脅滿(輕證)은 結胸(重證)으로 점점 진행되는데 이는 上中下焦의 鬱滯가 더욱 盛하여짐에 따라 이미 脾陰의 損傷이 시작되고 脾陰은 降陰不能상태로 腎陰과 連接이 완전치 못하게 된다(荊防導赤散).

④ 浮腫은 脾局의 과도한 陽熱之氣의 過亢으로 인하여 降陰이 안 될 경우(傷風證의 末證에서 출현; 木通大安湯) 또는 脾腎局의 陰氣不足으로 降陰이 안 되어 오히려 상승하여 內循胸膈하여 泄瀉로 인한 재로 구분할 수 있다(亡陰證의 末證에서 출현; 荊防地黃湯).

(2) 裏證의 五證은 胸膈熱證에 따른 淸陽上升을 방해하는 정도에 따라 결정된다.

① 食滯痞滿·腹痛은 少陽人의 脆弱點인 脾腎陰虛가 長期化되어 上焦나 下焦의 濕鬱로 淸陽이 不升하여 나타나는 病證이다(獨活地黃湯, 荊防地黃湯).

② 中風·吐血·嘔吐는 脾腎陰이 거의 소멸됨과 동시에 胃熱이 熾盛하여 나타난다(獨活地黃湯, 十二味地黃湯). 이는 大腸局의 淸陽 자체가 소멸되어 전혀 胃局 → 頭面四肢까지 상승치 못하여 나타난다.

3. 太陰人

<예>

或 久泄, 久痢 或 淋病 小便不利 食後痞滿 腰却無力病 皆浮腫之漸 己爲重險病.

表病: 腹脹, 浮腫(重) → 久泄, 久痢 → 淋病, 小便不利 → 食後痞滿, 腰却無力 → 胸腹痛 → 哮喘病(輕)

裏病: 消渴病(肝熱大盛 肺燥太枯; 重) → 手指焦黑癍瘡病(肝熱肺燥) → 陽明病(便閉, 目痛, 鼻乾; 肝熱證; 輕)

(1) 太陰人 表病證은 肺의 呼散之氣의 능력에 따라 病證이 변화한다.

① 呼散之氣가 寒邪에 울체되어(胃脘衰弱 表局虛薄) 宣發之力과 寒邪와의 초기 相爭之勢는 傷寒背顀表病輕證으로 나타나고(麻黃發表湯), 相爭이 長期化되어 痰飮의 발생상황으로 哮喘病이 나타난다(麻黃定喘湯). 더욱 악화되면 肺燥로 인한 胸腹痛이 발생한다.

② 더욱 진행되어 脾肺腎의 氣가 상하여 濕이 발생하기 시작하여 체내에 머물러 熱이 생긴다. 이 때 食後痞滿, 泄瀉 등이 나타나므로 調胃를 중점으로 한 胃脘之陽의 升提를 목표로 한다(太陰調胃湯, 調胃升淸湯).

③ 保命之主가 더욱 損傷되면 上焦－中上焦(肺, 心, 脾) ⇔ 中下焦－下焦(肝, 腎) 사이의 교류에 불균형이 생기고, 精血의 응체로 肝腎陰氣가 훼손되어 筋骨이 손상되기 시작되는 腰脚無力症이 생긴다(鹿茸大補湯).

④ 久泄 久痢는 太陰人의 肺潤氣가 점점 고갈되어 그 결과 肺氣의 升提가 안 되어 발생하는 泄瀉로 少陰人의 升陽益氣湯, 補中益氣湯과 같이 肺元氣를 補한다(補肺元湯).

⑤ 腹脹 浮腫은 中焦의 氣血鬱滯와 上焦의 寒鬱로 인한 疏通障碍로 胃脘과의 소통이 絶하게 되어 肺氣의 呼散之力이 不升한 상태이다(乾栗蠐螬湯).

(2) 太陰人 裏病證은 肝熱이 肺燥에 미치는 상황에 따라 변화한다.

① 陽毒發斑, 體熱, 腹滿, 自痢 등은 肝裏熱證의 初期證으로 大腸과 肌肉의 鬱熱을 푸는 葛根解肌湯.

② 增寒壯熱, 頭面項頰赤腫, 咽喉腫痛 등은 大腸과 肌肉의 鬱熱을 푸는 葛根承氣湯, 皂角大黃湯.

③ 素病이 表寒證이 있는 狀態에서 肝熱證이 發할 때 潤燥爲主(潤肝, 潤肺)

의 방법으로 清心蓮子湯.

④ 手指焦黑斑瘡病 등은 肝熱證이 더욱 심화되어 肺燥에 영향을 주는 熱多寒少湯 加大黃의 淸肺瀉肝湯.

⑤ 陰血耗竭, 耳聾, 目暗, 脚弱, 腰痛 등은 表裏氣가 虛損되어 肝肺陰을 돕는 拱辰黑元丹으로 분류할 수 있다.

4. 太陽人

<예>

表病; 大惡寒發熱 身體疼痛證 其病易治 → 太陽人 腰脊病太重證(解㑊)
裏病; 噎膈病 太重於 解㑊病

(1) 太陽人 表病證은 肺氣의 陽亢之勢에 의한 肝陰氣의 損傷은 解㑊證으로 나타나고 補肝和肝, 陽亢之勢의 억제, 祛風燥濕 등을 통하여 血分의 不足을 회복한다(五加皮壯脊湯).

(2) 太陰人 裏病證은 肝의 吸聚之氣의 不足은 小腸의 陰凉之氣 不足으로 이어지고 이는 胃脘의 陽溫之氣가 필히 盛하게 되어 噎膈과 反胃로 나타난다(獼猴藤植腸湯).

第三章 素 證

1. 素證이란?

平常時 가지고 있는 정신적, 육체적 건강상태로 疾病에 대한 저항력, 즉 正氣의 상태가 나타나는 證候를 말한다.

만약 어떤 刺戟(內-外因)으로 症狀이 발생시 素證의 狀態는 疾病의 樣相과 豫後를 결정하는 端緖가 된다. 즉 現證은 對內外－刺戟(邪氣)의 强弱과 이에 對應하는 素證의 反應如何에 따라 差等的으로 발현한다.

다시 말하면, 病症의 多樣性 및 輕重은 素證(즉 抵抗力의 强弱)과 그에 對

應하는 病因의 종류 및 强弱에 의한다. 즉 同一한 刺戟下(病因)에서도 素證에 따라 現證은 다양화될 수 있다.

건강한 개인에 있어 素證 자체가 '生理的 證'일 수 있지만 대개 환자에 있어서는 病理的인 경우가 많으며, 이런 경우 재차 原因刺戟에 의해 病證은 더욱 악화되고, 방치시 病證은 악화된 素證으로 化하여 '고착화'되고 病因에 의해 더욱 쉽게 악화되어 그 惡循環은 계속된다.

즉 特異한 原因疾患이 없이 表裏氣가 약화된 慢性 疾患이나 退行性 疾患 等은 素證이 곧 治療목표인 現證이 된다.[2)]

예를 들면, 素證(輕泄瀉)이 어떤 刺戟에 의해 다양하게 나타난다.

<예> 素證 - 輕泄瀉

① 素證과 동일한 現證(輕泄瀉)으로 나타나는 경우와
② 더 악화되는 경우의 現證(重泄瀉)
③ 素證과 다른 現證(便秘)으로 나타나는 경우가 있다.

이러한 素證에 따른 現證의 변화는 刺戟의 輕重과 그에 맞서는 體質素證의 輕重의 정도에 따른다고 볼 수 있다. 그러므로 體質治療의 중요성은 환자의 現證뿐 아니라

刺戟의 輕重 및 體質的 素證이 어느 단계에 해당하는가를 판단하고 治療에 임해야 한다.

2. 素證에 따른 現證의 發顯

(1) 病理的 素證이 없거나 미약한 경우

즉 表裏氣가 비교적 正常人이 감기(자극인자: 弱) 등에 感했을 때 환자의 現證은 輕症의 太陽病證만 나타난다. 혹은 食傷 등에 감했을 때 現證은 太陰證의 輕症만 나타난다.

---

2) 만성 질환이나 퇴행성 질환 등으로 表裏氣가 쇠약해진 경우 素證 자체가 現證으로 나타나며 비교적 많은 빈도를 차지한다.

예) 川芎桂枝湯證, 荊方敗毒散證, 太陰調胃湯證 등

(2) 素證의 微弱 혹은 慢性化가 現證으로 나타나는 경우

평소 表氣虛弱으로 氣血虛가 主證인 者나 裏寒證인 者가 證의 첨가나 변화 없이 現證으로 나타나는 경우(素證이 輕證이나 慢性病인 경우에 해당)

예) ① 少陰人 素證이 思慮耗氣 每有憂愁 一二日則 必腹痛泄瀉
② 少陽人 素證이 間有 悖氣 食滯腹痛 表裏陰陽俱虛 時의 陰虛午熱證
③ 太陰人 素證인 怔忡 無汗 氣短 結咳인 表病之輕者

(3) 素證이 갑자기 어떤 刺戟이나 原因에 의해 症狀의 첨가 및 변화로 악화되어 새로운 現證으로 나타나는 경우

예) ① 少陰人 素證이 泄瀉 每飯時汗流滿面인 亡陽初證과 少陰證을 겸비한 者가 갑자기 頭痛 發熱 汗自出 大便秘燥의 亡陽末證으로 변화.
② 少陰人 素證이 太陰病 重者(思慮耗氣 每有憂愁 一二日則 必腹痛泄瀉)가 泄瀉不止 數個月後 亡陽病을 얻음.
③ 少陽人 素證이 間有 悖氣 食滯腹痛인 胃受熱者가 갑자기 頭痛 發熱의 表寒證과 食滯의 裏熱證으로 변화하고 少陰人 蘇合元의 誤用으로 泄瀉不止의 表寒證 亡陰證으로 변화(자극의 종류에 따라 素證이 다양한 現證으로 변화).
④ 少陽人 素證이 表寒證을 가진 者(先自表寒病-喘促短氣)가 裏熱證인 大便秘閉가 있으면서 舌卷動風 口噤不語證이 생김.
⑤ 太陰人 素證인 怔忡 無汗 氣短 結咳인 表病之輕者가 여기에 갑자기 泄瀉 十數日不止가 첨가된 表病之重者로 변화.

(4) 素證이 表裏兼病 時에 同一한 刺戟(病因)에 의한 現證 발현의 强弱

예) 少陰人 表裏氣의 相互 輕重證일 때 現證은?

첫째: 素證이 表氣－輕證, 裏氣－重證일 때 感氣 등의 刺戟에 의해
⇒ 太陽病證과 함께 裏氣의 損傷이 더욱 심해진다(太陰病의 重證이나 少陰證).

둘째: 素證이 表氣－重證, 裏氣－輕證일 때 感氣 등의 刺戟에 의해
⇒ 太陰病證과 함께 表氣의 損傷이 더욱 심해진다(陽明病證, 亡陽證).

(5) 素證과 現證과의 관계에 의한 表裏虛實

素證의 輕重(表裏虛實)에 따라 現證의 表裏虛實이 달라진다.

① 素病이 寒者는 得瘟病則 現證도 寒證으로 나타나고, 素病이 熱證者는 得瘟病則 熱證으로 나타난다.

② 素證이 表裏俱病일 경우 자극(瘟病)에 의하여 보다 重證인 素證이 病證으로 나타난다.

: 太陰人 素病이 咽嗌乾燥(肝熱證)와 面色淸白 表寒 或泄(胃脘寒證)이 동시에 있는 表裏俱病者에게 得 瘟病則 大便初滑 或泄 中滑 末乾 每日 二三次 無日不通

⇒ 初用 寒多熱少湯, 病解後 調理肺元湯

이처럼 四象醫學의 우수성은 體質的 素證下에 內外病因에 의한 現證과의 相互關係를 生理－病理－藥理的으로 밝힘에 있다. 또 치료의 時點 및 目標는 素證이 되기도 하고, 다른 內外因에 의하여 변화된 現證이 되기도 한다.

3. 素證과 處方의 選擇

素證의 상태, 곧 表虛인가, 裏寒인가? 兼證時에 어느 것이 우세한가? 잠복기간은? 자극의 종류? 邪氣의 강약? 등의 조건하에서 現證은 表氣 혹은 裏氣, 더 나아가 表裏氣를 동시에 약화시킨다. 그러므로 現證의 상태란 위에서 언급한 여러 복합조건에 의해 나타나는 證의 總合이라 할 수 있다.

예를 들면

(1) 현재 少陰人 香砂養胃湯證을 사용할 환자의 素證은 무엇일까? 즉 太陰證의 重證을 유발하는 素證의 경우수는 무엇일까?

단지 ① 太陰證 輕證이 있는 者가－生冷飮이나 過食, 感情 등 內的 자극요인에 의하여 太陰證이 더욱 악화될 경우,

② 또는 表氣가 약한 상태에서 太陰輕證이 있는 者가－感氣 또는 過勞 등 表氣를 더욱 손상시켰을 경우에 胃氣에 대한 脾氣의 保衛能力 低下로 太陰證이 더욱 악화될 경우 등으로 볼 수 있다(이 때 裏氣의 손상 정도가 表氣의 손상 보다 클 때).

(2) 鬱狂證 末證의 十全大補湯證을 사용할 환자의 素證의 경우수는 무엇일까?

① 表氣가 약한 者가 감기나 과로 등으로 表氣가 더욱 손상시,

② 또는 裏寒證이 있는 者가 外因 등으로 表氣가 더욱 손상시(이 때 表氣의 손상 정도가 裏氣의 손상보다 클 때).

(3) 少陽人의 現證이 裏熱證인 大便秘閉가 있으면서 舌卷動風 口噤不語證이 생겼다고 한다면 어떤 처방을 선택할까?

① 素證인 裏熱의 輕證이 더욱 악화로 나타나는 裏熱證 경우

⇒ 地黃白虎湯 類를 선택한다.

② 素證인 表寒證을 가진 者(先自表寒病－喘促短氣)가 內因 등에 의하여 裏熱證으로 나타날 때 ⇒ 地黃白虎湯 복용(不必待 發狂後而用藥, 發狂前 早察發狂之漸 可也).

* 裏證 去後 荊防地黃湯 등의 補陰劑 투여.

(4) 少陽人 素證이 裏熱證인 悖氣 食滯 腹痛을 가진 者가 現證이 食滯와 함께 表寒證인 頭痛 寒熱時 誤治로(蘇合元 복용) 泄瀉不止가 생겼을 때.

⇒ 荊防地黃湯(十倍於 知母白虎湯)

(5) 太陰人 素證이 表病(表寒 或 泄)과 裏病(咽嗌乾燥)이 동시에 있을 때 瘟病時 大便初滑 或泄 中滑 末乾 每日 二三次 無日不通.

⇒ 初用 寒多熱少湯, 病解後 調理肺元湯

(6) ① 太陰人 素病이 怔忡 無汗 氣短 結核인 者가 갑자기 現證이 泄瀉數十日不止한 것은 表病之 重證이므로

⇒ 太陰調胃湯 加 樗根白皮 하여 主症인 泄瀉가 그침과 동시에 素證도 역시 減해졌다.

어느 날 瘟疫에 재차 感하여 太陰調胃湯 加 升麻 黃芩으로 疫氣가 少減하였으나 大便不通證이 나타나 ⇒ 葛根承氣湯 투여 후 疫氣 大減하고 병이 풀렸다.

⇒ 그러나 다시 太陰調胃湯 加 升麻 黃芩으로 調理하여 疫氣旣減하고 素病 역시 완전히 소실되었다.

② 太陰人 素病이 眼病時作時止(肝熱證)인 者가 溫熱病에 의하여 ⇒ 熱多寒少湯을 투여하였으나 처음엔 大便이 或滑, 或泄하다가 大便不通證이 發하여 ⇒ 葛根承氣湯 투여 후 粥食大倍 疫氣大減 ⇒ 病解後에도 熱多寒少湯

再服用.

▣ 以上에서 素證이 무엇이든 現證을 목표로 하는 처방이 투여된다.

왜냐하면 (體質＋素證＋內外病因 ＝ 現證)이므로 現證을 목표로 하는 처방이란 이미 體質에 따른 素證을 가늠하여 구성된 것이다. 따라서 이를 감안한 치법에 의해 現證이 소실되면 대개 素證이 감소 또는 소실된다. 그러나 現證이 완전 소실되었다 하더라도 素證이 表病이 우세하여 나타나는 病證의 경우 表病의 調理藥을, 裏證일 경우 裏證의 調理藥을 투여하여 殘存한 素證을 소실시킨다.

4. 素證과 現證의 관계

평상시 어느 정도의 素證(表氣와 裏氣: 면역력)을 가진 者가 內外病因에 의하여 病證이 발현시 그가 갖는 素證의 强弱에 의하여 現證이 나타난다.

'동일한 자극'에 의한 現證임을 가정한다면 四象人別 素證과 現證의 관계는 다음과 같다.

1) 少陰人 素證

(1) 鬱狂初證의 素證은 表裏氣의 손상이 심하지 않은 상태이며, 鬱狂中－末證의 素證은 初證에 비해 상대적으로 表氣가 약하고 裏寒證은 더욱 심한 상태이다.

(2) 亡陽證의 素證은 鬱狂證에 비해 전체적으로 이미 表氣가 약해진 상태에서 汗出이 나타나며, 裏寒證 역시 亡陽初證에 비해 亡陽末證이 더욱 심하다. (汗出에 의해 이미 갈리므로 鬱狂證은 鬱狂證內의 상대비교이며 亡陽證 또한 같다)

(3) 太陰證의 素證은 表虛보다 裏寒證이 더욱 심한 증세이며 太陰證의 重證에 이를수록 表氣도 약해진다. 그러나 아직 表氣는 소멸되지 않았으므로 表證은 없다.

(4) 少陰證의 素證은 太陰證에 비해 裏寒證이 더욱 심하여 자주 泄瀉를 함과 동시에 表氣가 絶해 가기 시작하여 表裏俱病이 있는 상태이다. (표 5－1, 2)

2) 少陽人 素證

(1) 脾陰不降證(太陽病證: 大青龍湯證, 少陽傷風證: 小柴胡湯證, 表邪深結證, 結胸證 等) 가운데 初證(太陽病證, 少陽病證)의 素證은 表裏氣의 손상이 심하지 않은 상태이며, 結胸證-痢疾-浮腫 等의 素證은 初證에 비해 점점 表氣가 약해지고 裏熱證이 점차 증가하게 된다.

(2) 亡陰證의 素證은 이미 少陽人의 생리기전(脾陰이 腎陰으로 下降)이 깨진 상태로 이미 表氣가 손상된 상태이며, 亡陰證의 重證에 이를수록 裏熱證은 상대적으로 적은 반면에 表虛는 점차 심해지는 상태이다.

(3) 胸膈熱證의 素證은 表虛에 비해 裏熱證이 심한 상태이다.

(4) 消渴證의 素證은 악화될수록(上→中→下消) 表虛는 증가하나 裏熱證은 오히려 감소한 상태이다.

(5) 陰虛午熱證의 素證에 이르러 表虛는 매우 진행된 상태이고 반면 裏熱證은 심하지 않은 상태이다. (표 5-3, 4)

3) 太陰人 素證

(1) 背顀表病의 素證은 輕證에서 重證에 이를수록 表虛는 증가하고 동시에 裏寒濕은 初期에 上焦의 裏寒濕이 심하다가 점차로 中上焦의 裏寒濕이 심해진다.

(2) 表虛가 점차 심해지면 陰血耗竭證의 素證에 이르게 되고 이 때 上焦·中上焦의 裏寒濕은 감소하는 대신 中下焦·下焦의 肝腎陰이 燥하게 되는 상태를 갖는다.

(3) 肝熱證의 素證은 肝裏熱이 表虛에 비해 多한 상태이고, 만성화될수록 肝熱과 肺燥가 동시에 증가하게 된다. (표 5-5, 6)

4) 太陽人 素證

(1) 解㑊의 素證은 表病의 輕證에 비해 表病의 太重證으로 裏氣(胃脘之氣)의 太過는 점차 증가하나 상대적으로 表虛(肝陰血不足)가 더욱 손상된 상태이다.

(2) 噎膈-反胃의 素證은 裏病의 輕證에 비해 裏病의 太重證으로 表虛는 점차 증가하나 상대적으로 胃脘之氣가 表虛보다 더욱 太過한 상태이다. (표 5-7, 8)

표 5-1 少陰人 表證

表病證	處方類型	汗出	素證의 輕重		現證
			表虛 (升陽不能)	裏寒 (胃, 大腸)	
鬱狂證	初: 川芎桂枝湯	無	1	0.5	太陽病 (1)
	芎歸香蘇散		1.5	0.5	太陽病 (2)
	中: 香附子八物湯		2	1.5	陽明病 (重 1)
	白何烏君子湯		2.5	1.5	陽明病 (重 2)
	八物君子湯		4	1	陽明病 (重 3)
	末: 十全大補湯		3	2	陽明病 (重 3)
	獨蔘八物湯		5	1	陽明病 (危)
亡陽證	初: 黃芪桂枝湯	有	1	0.5	太陽病
	中: 升陽益氣湯		2	1.5	陽明病 (輕)
	補中益氣湯		3	1	陽明病 (重)
	末: 黃芪桂枝附子湯		4	2	陽明病 (危 1)
	升陽益氣附子湯		5	2	陽明病 (危 2)
	人蔘桂枝附子湯		6	3	陽明病 (危 3)
	人蔘官桂附子湯		7	4	陽明病 (危 4)

※ 도표설명 例: 少陰人의 表病과 裏病의 기준숫자 선정은 1 또는 0.5에서부터 하였고, 表虛나 裏寒證이 심할수록 높아진다. 鬱狂證 內에서 表虛와 裏寒의 상대비교와 그들 차이에 기인한 現證間의 비교를 수치로 정량화하였다. 그러나 鬱狂證과 亡陽證, 他體質間의 수치비교는 아무 의미가 없다.

표 5-2 少陰人 裏證

裏病證	處方類型	素證의 輕重		現證
		表虛	裏寒	
太陰證	桂枝半夏生薑湯	0.5	1 (上, 中上焦)	裏病 表不病
	藿香正氣散	1	1.5 (中上焦以下)	
	香砂六君子湯	2	2.5 (中上焦)	
	香砂養胃湯	3	3.5 (中上焦)	
	十二味寬中湯	1.5	4 (下焦)	
	白何烏理中湯	2.5	4.5 (上, 中上焦)	
少陰證	白何烏附子理中湯	0.5	1 (上, 中上, 中下焦)	表裏俱病
	桂附藿陳理中湯	1	1.5 (中上, 中下, 下焦)	
	官桂附子理中湯	1.5	2 (中上, 中下, 下焦)	
	吳茱萸附子理中湯	2	2.5 (특히 中下, 下焦)	
	獨蔘附子理中湯	2.5	3 (中上, 中下, 下焦)	

※ 도표설명 例:

① 藿正散의 表虛證(1)은 桂半湯證(0.5)보다 重하며, 六君子湯證(2)보다 輕하다.
② 藿正散의 裏寒證(1.5)은 桂半湯證(1)보다 重하며, 六君子湯證(2.5)보다 輕하다.
③ 藿正散의 裏寒證(1.5)이 表虛證(1)보다 더욱 손상되었다.

표 5-3 少陽人 表證

表病證	處方類型	素證의 輕重		現證
		表虛(脾陰不降)	裏熱(胃熱)	
脾陰不降證	荊防敗毒散	1	0.5	太陽病證
	荊防導赤散	2	1	少陽病證
	荊防瀉白散	3	2.5	結胸證
	黃蓮淸腸湯	4	2	痢疾
	木通大安湯	5	1.5	浮腫
亡陰證 (脾陰不降反爲上升證)	荊防瀉白散	3	2	身熱頭痛泄瀉
	猪苓車前子湯	4	1.5	
	滑石苦蔘湯	5	1	身寒腹痛泄瀉
	荊防地黃湯	6	0.5	

표 5-4 少陽人 裏證

裏病證	處方類型	素證의 輕重		現證
		表虛(淸陽不升)	裏熱(胃熱)	
胸膈熱證	地黃白虎湯	0.5	3	三陽合病 (但熱 無寒證)
消渴證	涼膈散火湯	1(四肢)	2	上消
	忍冬藤地骨皮湯	2(胃局)	1	中消
	熟地黃苦蔘湯	3(大腸局)	0.5	下消
陰虛午熱證	獨活地黃湯	4	0.5	飮水背寒而嘔,
	十二味地黃湯	5	0.5	表裏陰陽俱虛損

표 5-5 太陰人 表證

表病證	處方類型	素證의 輕重					現證
		表虛	裏寒濕		裏燥		
			上焦	中上焦	中下 下焦		
輕證	麻黃發表湯	1	2	0	0		麻黃湯證
重證 險證 危證	麻黃定喘湯	2	3	0.5	0		哮喘(重證)
	寒多熱少湯	2	1.5	2.5	0		無汗乾病
	調理肺元湯	3	1	2	0		寒多湯證 解後
	葛根蘿葍子湯	4	1	2	(濕熱)		表熱證泄瀉
	麻黃定痛湯	4	2.5	3	0		胸腹痛(危險證)
	太陰調胃湯	4	0.5	2.5	0		表寒泄, 痞滿 腰脚無力
	調胃升淸湯	4	0.5	3	1		痞滿, 腰脚無力
	補肺元湯	5	0	1	0.5		慢驚風
	鹿茸大補湯	6	0.5	1.5	2		血液耗竭(表寒證多)

표 5-6 太陰人 裏證

裏病證	處方類型	素證의 輕重		現證
		表虛(燥)	裏熱(肝熱)	
肝熱證	葛根解肌湯 葛根承氣湯	0.5 0.5	1(肌肉間) 3(肝熱)	陽明病證深 增寒壯熱燥澁
肝熱肺燥證	熱多寒少湯 加 大黃 淸心蓮子湯 拱辰黑元丹	1(肺) 2(肺肝腎) 3(肺肝腎)	2(肝熱) 4(肺肝腎-燥) 5(肺肝腎-燥)	燥熱證(多燥證) 思慮, 怔忡, 夢泄 陰血耗竭(裏證多)

표 5-7 太陽人 表證

表病證	處方類型	素證의 輕重		現證 (大惡寒發熱 身體疼痛)
		表虛(肝陰不足)	裏(胃脘之氣太過)	
易治證 太重證(解㑊)	無 五加皮壯脊湯	1(?) 2	0(?) 1	有 必無

표 5-8 太陽人 裏證

裏病證	處方類型	素證의 輕重		現證 (腹痛 腸鳴 泄瀉 痢疾)
		表虛(肝陰不足)	裏(胃脘之氣太過)	
易治證 太重證(噎膈)	無 獼猴藤植腸湯	0(?) 1	1(?) 2	有 必無

第四章 辨證指標

健康時의 生理證(完實無病)이나 外形(面色, 皮膚色, 膚肉정도), 病證(消化力, 汗出, 小便, 大便…) 등이 四象人에 따라 有無證, 輕重證, 好轉과 惡化, 吉凶 등이 相異하게 발현되는 症狀은 辨證의 기준이 된다. 이는 四象人診斷의 지표가 되는 동시에 病勢의 進退-輕重을 예측할 수 있다. 이를 정리하면 아래와 같다(四象草本卷 참조).[3)]

3) 李濟馬 著, 東醫壽世保元四象草本卷(原人手抄本), 延邊朝鮮民族醫學硏究會復印, 1984.

1. 體形氣像 – 容貌詞氣

표 5-9

指標	少陰人	少陽人	太陰人	太陽人
體形	體形短小靜雅, 矮短而亦有長大者, 或有八九尺長大者	體形上實下虛, 胸實足輕, 剽銳好勇	體形長大而 或有六尺矮短	體形腦頣之氣勢强旺
氣像	膀胱之坐勢盛壯 胸襟之包勢孤弱	胸襟之包勢盛壯 膀胱之坐勢孤弱	腰圍之立勢盛壯 腦頣之氣勢孤弱	腦頣之氣勢盛壯 腰圍之立勢孤弱
容貌詞氣	體任自然而 簡易小巧		起居有儀而 修整正大	

2. 性質 – 材幹 – 恒心

표 5-10

指標	少陰人	少陽人	太陰人	太陽人
性質	端重	剛武	成就	疏通
材幹	黨與	事務	居處	交遇
恒心	不安定之心	懼心 → 恐心 → 健忘	怯心	急迫之心

3. 無病 – 有病의 症候

표 5-11

指標	少陰人	少陽人	太陰人	太陽人
完實無病	飮食善化	大便善通	汗液通暢	小便旺多
面色無病	淡紫	潤蒼	潤紫	淡白
有病	黃濁	白黑		黑
膚肉無病	淸瘦	濁肥	濁肥	淸瘦
有病	濁肥	淸瘦	淸瘦	濁肥
汗出無病	乏汗	乏汗	多汗	多汗
有病	多汗	多汗	乏汗	乏汗
虛汗	大病		完實	
陽剛堅密	完實		大病	

4. 其病進－退의 症候

表 5－12

指標	少陰人	少陽人	太陰人	太陽人
小便赤黃		其病進		其病退
面色膩滓	其病進		其病退	
嘔逆, 吐食	其病退	其病進(尤甚)	其病退(尤速)	其病進
下痢後重	其病進(尤甚)	其病退	其病進	其病退(尤速)

5. 平時病－病中－病解의 症候

表 5－13

指標	少陰人	少陽人	太陰人	太陽人
平時病	屢噫	大便澁滑	屢咳	小便澁短
病解(非惡症也)	癨亂時屢噫	一日間屢次則 非惡症也	重病時屢咳者	二時間屢次則 非惡症也
病中 好轉反應	咳靜時快則, 脾氣旺	放氣出緩則, 腎氣不促	噫氣出張則, 肺氣不抑	噬響累發則, 肝氣立

6. 其病吉－凶의 症候

表 5－14

指標	少陰人	少陽人	太陰人	太陽人
大小便滑利	不吉	吉	不吉	吉
寢眠呼吸	洪壯轉輾有力則吉	緩端寬臥靜重則吉	洪壯轉輾有力則吉	緩端寬臥靜重則吉
急病欲占 吉證	人中之汗	肘外之汗	觀上之汗	外腎之汗
急病欲占 凶證	不汗	不汗	不汗	不汗
其病雖重 終當效	雄壯叫呼喜飮冷水	沈潛安靜稍稍進食	身濕有汗	胸痛利泄
吉祥	眼明手捷	能食安寢	肉肥汗多	肉瘦溺數
凶證	精神陷短	肉脫鮮食	語靜微弱	肉浮多食

7. 其病輕－重의 症候

표 5－15

指標	少陰人	少陽人	太陰人	太陽人
病則病也－輕症	頭痛發熱 比之冷泄	腹痛滯病 比之汗咳		
非重症(七分輕症)	間間泄瀉而 咳靜雄壯	間間咳嗽而 善食身冷		
非輕症(十分重症)	頭痛病, 氣色屢變	滯利病, 浮腫有漸		
夢泄			尋常	不尋常
腹痛病限			遲滯	神速
泄瀉	暴泄過三日則－必重	久泄雖月餘－輕症		

8. 重病－急病의 症候

표 5－16

指標	少陰人	少陽人	太陰人	太陽人
重病中 壞症, 凶證		無口味, 忽大飽食, 有口味者(壞症) 循衣摸床(凶證), 不遠皆偏而必死		
重病中 吉兆		稍稍小食		
急病中 危症			身冷而全體四肢 俱大汗者	
急病中 吉兆			身溫而頂顲項背 次第徥汗者	
重病中 面色	紫而形氣煩憊者, 非凶證也. 則吉證也	靑而精神昏沈者, 非歇症也. 則陷證也		
重病中 膚肉		肥而形氣萎憊者, 非危症也, 卽安症也 無口味, 忽大飽食, 有口味者(壞症) 循衣摸床(凶證), 不遠皆偏而必死		

9. 特定症에 의한 反應

표 5-17

指標	少陰人	少陽人	太陰人	太陽人
瘧疾	發熱時飮冷水 惡寒時不飮冷水		惡寒時飮冷水 發熱時不飮冷水	
瘧疾惡寒中 飮水	不飮冷水		能飮冷水	
外感時	外感鼻涕太多	外感肢節重痛	外感肢節微痛	外感鼻涕太少
喜飮冷水	臟氣生發之徵	病氣橫侵之兆	臟氣生發之徵	臟氣生發之徵
腸氣虛弱則	百會穴必惡風	膝脛必惡寒	肩肉必瘦	外腎必冷
目眥上引	無		有 或 目睛內疼證	
太息	平時呼吸平均而間有 一太息呼吸		無此太息呼吸	
形證		運氣頭頂必强 鼻粱必淵		平居鼻涕絶少 大便罕泄
執證 (若有可疑則)	平居呼吸如常而有時 有太息	若有可疑則當占 於夜睡之盜汗也	若有可疑則 當占于六脈 之緊張	平居呼吸如常而 有時有就嘔逆
特異病證	泄瀉不止則 臍下必如氷冷	大便不通則 胸膈必如烈火	痢病則小腸之中焦窒塞 如霧	噎膈則胃脘之上 焦散豁如風
肌肉	浮軟		堅實	
脈	緩而弱		長而緊	

第五章 四象人의 脈象

『入門』에 ① "脈搏의 법칙에 二十七種이 있는데 約하면 浮·沈·遲·數·滑·澁·細·大의 八要가 되고 또 約하면 浮·沈·遲·數이 되고 더 約하면 浮한 것 가운데 沈한 것뿐이니 그러므로 浮·沈·遲·數 四脈이 진실로 千古에 要妙하다."

② 또 形體의 肥人(沈結脈)·瘦人(浮長脈)·長人(長脈)·短人(短脈)에 따라, 또 性質의 緩人(緩脈), 急人(急脈)에 따라 脈象이 다름을 설명하였다.

東武는 ① 『醫源論』에서 "夫脈法者 執證之一端也 其理 在於浮沈遲數而不必究其奇妙之致也"라 하였다.

② 또 『四象人 辨證論』에서 少陰人과 太陰人脈象의 차별성을 제시하였다.

즉 동무의 脈診觀은 이론에 치중한 면이 있는 既存脈象에 대응하여 實證的 接近을 강조하였고, 이들 脈象中 일부를 仲景의 病證과 岐伯의 病證을 참고하여 四象人 脈象을 제시하였다.

1. 四象脈診의 特徵

(1) 心爲一身之主宰(五臟之心 中央之 太極也, 五臟之 肺脾肝腎 四維之四象也).
四臟－四腑의 모든 생리적 조절과 병리적 증상의 최종 반응은 心에서 나타난다.

그러므로 脈診은 심장박동에 의해 動脈(寸口)에서 나타나는 脈象을 이용하여 證을 유추하는 단서로 사용된다.

(2) 按指의 위치는 편의상 寸口動脈(尺寸)에서 하지만 人迎 氣口의 三部脈(寸關尺) 각각의 위치에 臟腑機能을 부여하지는 않는다.

(3) 四象人別 特定脈象을 구분하였다(太陽人 제외).

旣存 六經病의 基本脈象은 太陽經은 浮脈, 陽明經은 長脈, 少陽經은 弦脈, 三陰經은 沈脈이다. 한편 東武는 仲景, 岐伯, 朱肱 등에 의한 六經病證과 六條病證을 인용하여 四象人의 특징적인 脈象을 밝히고 있다. 脈象의 인용에 있어서는 체질별 六經病證과 六條病證의 공통적 病證을 선택하여 해당하는 脈象을 제시하였다.

즉 少陰人은 厥陰病證과 厥陰經病, 太陰人은 陽明病證과 陽明經病의 공통된 脈象이 인용되었다.

이는 太陰人은 足陽明胃經의 질병이 잘 생기는 체질로 尺寸脈俱長하고, 少陰人은 足厥陰肝經의 질병이 잘 생기는 체질로 尺寸脈俱微緩하다.[4)]

그러나 少陽人과 太陽人脈象은 언급되지 않았지만 동일한 논법으로 하면 少陽人은 少陽經病과 足少陽膽經의 질병이 잘 생기는 체질로 尺寸脈이 俱弦하다.

그러므로『四象人 辨證論』에 의하면 a) 太陰人: 長而緊 b) 少陰人: 緩而弱이 제시되었고 c) 少陽人: 弦 으로 유추된다. 이들 三體質의 脈象은 체질을 구분짓는, 특징적으로 나타나는 脈象을 의미한다. 그러나 太陽人은 仲景의 六經病證이나 岐伯의 六條病證(足三陰三陽經病)으로 설명할 수 없는 병증이므로 언급되지 않았다(『原人手抄本』에 太陰人證을 판단하는 데 의심이 들면 六脈의 緊長에서 판단하라 하였다).[5)]

緩脈은 胃氣의 疎緩과 濕邪를 표현한다. 弱脈은 深部에만 극소하게 나타나고 陽氣下陷 元氣衰弱을 표현한다. 그러므로 緩而弱脈은 胃溫氣의 부족으로 升陽에 장애를 쉽게 일으킬 수 있는 少陰人 脈象이라 볼 수 있다.

---

4) 朱肱 著, 임진석 옮김, 活人書, 아티전, 1998, pp. 9-19.

5) 李濟馬 著, (原人手抄本) 東醫壽世保元四象草本卷, 延邊朝鮮民族醫學硏究會復印, 1984 (慶熙大四象醫學科刊行), p. 20.

長脈은 氣血이 충족한 상태를 의미하며 病邪로는 氣逆火盛한 상태이다. 緊脈은 傷寒하여 緊縮收引과 痛症을 표현한다. 그러므로 長而緊脈은 肝血分의 凝縮이나 肺-胃脘의 寒邪나 燥 등으로 呼散에 장애를 쉽게 일으키는 太陰人 脈象이라 볼 수 있다.

弦脈은 少陽經에 邪가 入하면 寒熱往來하고 生氣가 不舒하여 氣鬱, 痛症 등을 표현한다. 그러므로 弦脈은 四象人의 病證 중 유일하게 少陽病證을 갖는 少陽人 脈象이라 추론할 수 있다. (표 5－18)

표 5－18 四象人 特異脈象

太陽人	少陽人	太陰人	少陰人
?	弦	長而緊	緩而弱

(4) 表裏病證의 파악은 感知하기 힘든 二十七脈(七表脈, 八裏脈, 九道脈, 三脈) 대신에 浮沈遲數이 기본이 된다 하였다.

浮沈이란 공간적 개념으로 壓力을 의미하며, 遲數이란 시간적 개념으로 파장(週期)을 의미한다.

2. 四象人 病證의 脈象

四象人에 특이하게 나타나는 四象人 脈象 이외에, 이들이 질병시 表裏病證에 따른 脈象이 나타난다(脈象의 선택은 四象病證의 설명을 위해 인용된 傷寒方과 宋元明 醫家의 인용문에 나타난 脈象을 참고하였다).

1) 少陰人 脈象

표 5－19 少陰人 病證과 脈象

鬱狂證					亡陽證				太陰證	少陰證
初證(太陽病)			中－末證(陽明病)		初	中	末			
初	血症 동반	6~7일 만성화	裏寒證 동반	譫語 潮熱	太陽證	陽明證	陽明證甚	太陽病 厥陰症	裏寒證	表裏俱病
川芎桂枝湯	芎歸香蘇散	八物君子湯	八物君子湯	獨蔘八物君子湯	黃芪桂枝湯	黃芪桂枝附子湯	人蔘官桂附子湯	人蔘吳茱萸湯	香砂六君子湯	官桂附子理中湯
浮緩	浮緊	微沈	遲無力	虛數	陽浮而陰弱	浮澁	微(浮), 浮緩		微弱, 沈細遲無力	微細, 沈遲(數)

2) 少陽人 脈象

表 5-20 少陽人 病證과 脈象

<table>
<tr><th colspan="3">表寒病</th><th colspan="4">裏熱病</th></tr>
<tr><th colspan="2">脾陰不降證</th><th rowspan="2">亡陰證</th><th rowspan="2">熱多寒少證</th><th rowspan="2">熱無寒證</th><th colspan="2">消渴證</th></tr>
<tr><th>太陽病
少陽病</th><th>結胸
寒多熱少證</th><th>上消
中消</th><th>下消
(陰虛午熱證)</th></tr>
<tr><td>荊防敗毒散</td><td>荊防導赤散</td><td>荊防地黃湯</td><td>荊防瀉白散</td><td>地黃白虎湯</td><td>凉膈散火湯,
忍冬藤地骨皮湯</td><td>十二味地黃湯,
熟地黃苦蔘湯</td></tr>
<tr><td>浮緊</td><td>沈緊, 弦細</td><td>沈數</td><td>微弱, 微緩</td><td>浮大, 洪大</td><td>大數</td><td>沈濇</td></tr>
</table>

3) 太陰人 脈象

表 5-21 太陰人 病證과 脈象

<table>
<tr><th colspan="3">表寒病</th><th colspan="2">裏熱病</th></tr>
<tr><th>背顀表病輕證</th><th>長感病</th><th>重證</th><th>肝熱證</th><th>肝熱肺燥證</th></tr>
<tr><td>麻黃發表湯</td><td>寒多熱少湯</td><td>太陰調胃湯
調胃升淸湯</td><td>葛根解肌湯
葛根承氣湯</td><td>熱多寒少湯</td></tr>
<tr><td>浮緊</td><td>沈微 或 沈滑</td><td>沈細無力</td><td>洪大
浮滑 或沈之散澁</td><td>緊實而數(沈濇而微者死)</td></tr>
</table>

4) 太陽人 脈象

表 5-22 太陽人 病證과 脈象

表病(解㑊)	裏病(噎膈)
五加皮壯脊湯	獼猴藤植腸湯
尺脈緩澁	?

第二部

方劑論

第一編　四象方劑 構成의 分析
第二編　四象方劑의 分析

第一編 四象方劑 構成의 分析

(四象方劑 構成의 특징은 四象體質病證의 表裏升降緩束에 대응하는 藥物配合의 次序에 있다. 그러므로 四象方劑 解說에 앞서 1995년에 발표된 拙稿『四象方劑 構成의 分析研究』[1])를 참고하였다.)

東武는 四象醫學을 통하여 旣存『內經』및 宋元明 醫家의 生理와 病理의 不足分을 메우고 수정하여 體質에 따른 表裏-升降緩束이란 새로운 醫學觀을 제시하였다.

그럼에도 불구하고 四象藥物과 四象方의 解說은 대개 旣存 證治方의 八綱辨證, 氣血辨證, 臟腑辨證 등의 방법으로 해석되어 왔었다. 그러나 四象生理, 病理가 旣存 證治醫學과 相異하므로 어떤 새로운 方劑原理에 基本하였을 것이라는 생각을 갖게 되었다.

處方의 構成은 당연히 本草의 效用에 의하므로 旣存 本草效能 연구에 대한 公의 새로운 해석이 四象方解의 기본골격이 되고, 運用面에서 表裏-升降緩束이란 論理를 접합시켜야 한다고 추론하였다.

즉, 四象方의 構成은, 四象人이 갖는 保命之主를 유지하고 이를 극대화시키기 위한 방법이 필요하고, 이를 위해 升降緩束을 조절하기 위한 藥物의 加減이 이루어져야 하며, 이에 따른 處方효능의 次序(同出一屬而 自有輕重)가 있어야 한다는 생각이다.

藥物構成의 次序란 곧 病證의 次序(表裏升降緩束)를 의미하며 이는『東醫壽世保元』의 '同出一屬而 自有輕重'의 의미와 같다.

1) 한국한의학연구소논문집, 제1권 제1호, 1995, p. 127.

第一章 四象藥物論

기존 대부분의 證治藥物을 四象藥物과 비교시 脾胃藥은 少陰人藥物에서 찾아볼 수 있고, 補陰劑는 少陽人藥物에서, 發表－解肌劑는 간혹 太陰人藥物에서 찾아볼 수 있으나, 太陽人藥物의 사용빈도는 證治方에서 극히 희소하다.

東武는 傷寒方 및 證治方의 一部證과 處方例 등을 四象體質證과 病證에 인용·차용·수정·보완 설명하는 도구로 사용하였지만, 四象處方의 구성단계란 본초의 溫熱凉寒의 구성을 四象體質이란 시각으로 大分類하고 이들 약물을 體質證과 病證에 따라 재구성하여 이루어진 것이다.

1. 四象藥物의 氣味

尹吉榮[2]은 "味는 물질구조의 총체적 관계, 즉 물질의 전체를 의미하며 陰이라 하고, 氣는 물질이 체내에 들어가서 작용함으로써 알게 되는 것으로 陽이라고 한다"라 하였다. 그러므로 味는 물질의 본질적 개념으로 사용되고 氣는 체내에서 味가 발휘되어 느껴지는 현상을 의미한다.

1) 本質的 槪念의 味

①『五運行大論篇』[3]에 의하면 五行과 五味와 五臟의 관계를 논하였다.

a) 風生木, 木生酸, 酸生肝
b) 熱生火, 火生苦, 苦生心
c) 熱生土, 土生甘, 甘生脾
d) 燥生金, 金生辛, 辛生肺
e) 寒生水, 水生鹹, 鹹生腎

②『宣明五氣篇』[4]에 五味所入, 酸入肝, 辛入肺, 苦入心, 鹹入腎, 甘入脾.

③『五臟生成篇』[5]에 心欲苦, 肺欲辛, 肝欲酸, 脾欲甘, 腎欲鹹, 此五味之所

2) 尹吉榮 著, 東醫學의 方法論硏究, 성보사, p. 128.
3) 洪元植 編纂, 精校黃帝內經, 東洋醫學硏究院 出版部, 1981, p. 129.
4) 上同書, p. 51.
5) 上同書, p. 28.

合也.

一例로 木이 酸을 生하고, 酸은 그가 喜하는 肝으로 走하고 入하고, 肝은 酸을 요구하는 현상 등을 尹吉榮은 "五味가 五行의 특수성이 있어 五行的 同性의 臟으로 走行하고 또 五臟도 同性의 味를 欲求한다는 상호선택작용을 말하는 것으로 영양의 흡수경로를 五行的으로 논한 것이다."라 하였다. 이는 酸苦甘辛鹹, 肝心脾肺腎의 본질적 개념을 각각 木火土金水로 규정하였다(木-酸-肝, 火-苦-心, 土-甘-脾, 金-辛-肺, 水-鹹-腎).

2) 用的 槪念의 氣

①『藏氣法時論』[6)]

a) 病在肝, 肝欲散, 急食辛以散之 b) 病在心, 心欲軟, 急食鹹以軟之
c) 病在脾, 脾欲緩, 急食甘以緩之 d) 病在肺, 肺欲收, 急食酸以收之
e) 病在腎, 腎欲堅, 急食苦以堅之

一例로 酸味의 본질은 木(木生酸)이다. 木은 외면을 포위한 陰形의 세력이 너무 강하여 裏面에 포위당하고 있는 소위 一陽의 분출을 허락하지 않는다고 하면 잠복하고 있는 裏陽은 더욱 그 힘이 강화된다(震卦 ☳).[7)] 그러므로 酸味가 갖는 본질적 木(발생지기)의 목적은 체내에서 金의 收斂作用을 만드는 데 있다.

즉 酸以收之, 苦以堅之, 甘以緩之, 辛以散之, 鹹以軟之의 작용으로 변화하였다.

②『陰陽應象大論』에 辛甘發散爲陽, 酸苦湧泄爲陰.
『東醫壽世保元四象草本卷』에 肺象木, 脾象火, 肝象金, 腎象水.
木氣發, 火氣鬱, 金氣澁, 水氣泄.

이것 역시 味의 본질적 속성과 상반되는 기능적 의미를 뜻한다. 四象醫學에서 臟腑의 기능도 代謝機能을 발휘할 시 본질적 속성이 아닌 肺脾肝腎之氣(直而伸, 栗而包, 寬而緩, 溫而蓄)라는 機能的 의미로 접근하였고, 이에 應하

6) 上同書, p. 49.
7) 韓東錫 著, 宇宙變化의 原理, 행림출판사, 1980, p. 33.

는 四腑의 水穀之氣도 溫熱凉寒之氣를 갖게 된다. 이와 같은 기능의 발현은 臟腑의 位置와 形態[8]에 따라 구분된다.

그러므로

a) 肺氣는 본질적인 金에서 木으로 작용하여 辛以散之하므로 溫氣를 갖는다. ⇒ (太陰人의 肺藥).

b) 脾氣는 본질적인 土에서 火로 작용하여 甘以緩之하므로 熱氣를 갖는다. ⇒ (少陰人의 脾藥).

c) 肝氣는 본질적인 木에서 金으로 작용하여 酸以收之하므로 凉氣를 갖는다. ⇒ (太陽人의 肝藥).

d) 腎氣는 본질적인 水에서 水로 작용하여 苦以堅之하므로 寒氣를 갖는다. ⇒ (少陽人의 腎藥).

따라서 주로 太陰人과 少陰人의 약물은 辛－甘하면서 溫性－熱性의 기운을, 太陽人과 少陽人은 酸－苦하면서 凉性－寒性의 기운을 이용한 약물이 배속된다.

표 1－1 四象人의 氣味配屬

四象人	小한 臟 腑	體	用	補氣(吉)	補味(吉)	瀉氣(凶)	瀉味(凶)
太陰人	肺－胃脘	金	木	溫	辛	凉	酸
少陰人	脾－胃	土	火	熱(溫)	甘	寒(凉)	苦
太陽人	肝－小腸	木	金	凉	酸	溫	辛
少陽人	腎－大腸	水	水	寒(凉)	苦	熱(溫)	甘

2. 四象藥物의 選擇基準

『本草求眞』[9]에 의하면 本草의 효능에 따라 五臟六腑에 배치하였다.

예를 들면,

○ 肺; 補肺氣(人蔘, 黃芪), 潤肺(人乳, 阿膠, 胡麻, 熟蜜), 升肺氣(桔梗), 通肺氣(薰香, 安息香), 降肺氣(木香, 杏仁, 蘿菖子), 斂肺氣(栗殼, 木瓜, 烏梅, 五味子…) 等

8) 『東醫壽世保元 臟腑論』에 의하면 胃脘은 通於口鼻, 大腸은 通於肛門, 胃之體는 廣大而包容, 小腸之體 狹窄而屈曲이라 하여 胃脘－大腸은 위치에 의하여, 胃－小腸은 형태에 의하여 기능(上升－下降－停畜－消導, 溫熱凉寒)이 창출된다.

9) 黃宮繡(淸), 宏業書局有限公司, 1769.

○ 脾; 補脾氣(白朮), 潤脾(山藥, 黃精), 健脾(白朮, 白荳蔻, 砂仁, 蓮子), 升脾氣(蒼朮), 降脾痰(白礬, 射干), 斂脾氣(木瓜) 等

이처럼 藥物의 분류기준은 어느 臟腑에, 어떤 目的으로, 어떻게 作用하는가에 따라 달라진다.

그러나 四象藥物의 분류는 여기에 體質이란 조건이 전제되므로 이들 중 氣와 味를 전제로 하여 어느 臟腑에서 어떤 작용으로 升降通塞의 궁극적 목적을 달성하는가에 따라 선택된다.

1) 어떤 氣(溫熱凉寒)를 갖는가?

주로 溫熱性 本草인 少陰人本草와 溫 또는 平－微寒性의 太陰人本草, 凉－寒性 本草인 少陽人本草(主로 寒性)와 太陽人本草(主로 凉性)로 大別된다.

體質에 따른 藥性과 四臟의 관계에 대하여 『東醫壽世保元』에 다음과 같이 언급되었다.

예) ① 太陽人의 蛤(凡菜果之屬)은 淸平疏淡之藥이다.
이는 肺大肝小하므로 肝의 凉氣을 도우므로 肝藥이다.
② 少陽人의 水銀은 少陽人의 抑陽扶陰하는 藥中 이를 대적할 만한 藥이 없다 하였다. 이는 脾大腎小하므로 腎의 寒氣를 도우므로 腎藥이다.
③ 太陰人의 樗根白皮丸은 此藥性이 凉而燥하여 不可單服이라 하였다.
이는 肝大肺小하므로 肺의 溫氣를 도우므로 肺藥이다.
④ 少陰人의 炮乾薑, 肉桂는 溫胃逐冷之力이 있다.
이는 腎大脾小하므로 胃熱氣를 도우므로 脾藥이다.

2) 四象藥物의 氣와 四臟의 對應(四藥之於四臟也—馨臭液味)

人間의 性氣를 耳目鼻口之氣로 차등분류하듯이 藥物의 氣運을 耳目과 鼻口란 감각을 통하여 馨臭란 淸한 面과 液味란 濁한 面으로 나누고, 이를 다시 보다 陽性的, 陰性的 氣運으로 나누어 四分類하고 이들을 臟器의 屬性에 따라 歸屬하여 相互對應관계를 이룬다.[10)]

① 耳의 輕淸 無形之聲의 속성: 馨歸於肺(溫氣가 요구됨 ⇒ 太陰人의 肺藥)
是故 麥門冬, 五味子, 石菖蒲 等屬 其馨輕淸而 浮於肺
② 目의 浮動 有像之色의 속성: 臭歸於脾(熱氣가 요구됨 ⇒ 少陰人의 脾藥)
是故 官桂, 附子, 白朮, 當歸 等屬 其臭猛烈而 壯於脾
③ 鼻의 沈靜 無跡之像의 속성: 液歸於肝(凉氣가 요구됨 ⇒ 太陽人의 肝藥)
是故 蕎麥, 葡萄, 木瓜 等屬 其液緣涇而 緩於肝
④ 口의 重濁 有質之滋의 속성 : 味歸於腎(寒氣가 요구됨 ⇒ 少陽人의 腎藥)
是故 黃栢, 木通, 山茱萸 等屬 其味深吸而 入於腎
※ 以此而推則 百草可當而知之也.

3. 四象藥物의 升降通塞之劑

旣存 東洋醫學에서는 徐之才에 의해 藥性爲主로 분류된 十劑(宣劑·通劑·補劑·泄劑·輕劑·重劑·滑劑·澁劑·燥劑·濕劑)나 張景岳에 의해 證候에 대해 八綱原則에 의해 설정된 八陳法(補法·和法·攻法·散法·寒法·熱法·固法·因法) 등이 있다.

한편, 四象藥物의 藥性은 기존 본초의 효능을 설명하는 주요 기준인 形, 色(靑赤黃白黑), 氣(溫熱凉寒), 味(酸苦甘辛鹹), 歸經, 産地, 藥用部位, 栽培時期 등을 各 四象人의 病證을 보완하기 위한 궁극적 목적으로 升劑·降劑·通劑·塞劑로 구분하였다. 四象生理運用의 升降通塞(升降緩束)이란 관점에서 재분류하여 太陰人의 肺藥, 少陰人의 脾藥, 太陰人의 肝藥, 少陽人의 腎藥 등으로 규정하였다. 이들 各各의 分類는 다시 細分되어 각각 升降通塞을 완성하기 위한 補－和, 健－直, 壯－內守之力·外攘之力·充足內外之力, 固－立, 收斂－元, 滌－之氣, 消－痰 等等의 조건으로 구분하여 四象本草의 効能을 설명하였다.

이 같은 각기 相異한 効能을 가진 藥物들은 各體質의 小한 臟器가 갖는 保命之主를 극대화시키는 방향으로 각각의 임무를 수행한다.

예) 皆四藥補藥而兼表功
視古方之用　人蔘于外感則, 人蔘有補中善表之力可知也.

---

10) 李濟馬 原著, 량병무·차광석 譯, 國譯韓醫學大系, 15卷(東武遺稿), 海東出版社, 1999, p. 211.

黃芪于虛汗則，黃芪有固中實表之力可知也.
官桂于痘疹則，官桂有壯中達表之力可知也.
附子于陰症泄瀉則，附子有逐冷壯火達表之力可知也.

東武는 본초의 각기 다른 효능이 表功의 달성을 위해 補中善表, 固中實表, 壯中達表 등의 방법으로 표현된 것을 그의 『東武遺稿』에서 補-和, 健-直, 壯-充足, 固-立 등으로 재표현하였다(四象方 構成의 分析을 위한 條件참조).

※ (少陰人, 少陽人, 太陰人의 病證-藥理는 다소간 차이는 있으나 仲景의 六經病證 및 宋元明醫家에 주로 영향을 받았으므로 기능상 약물구분은 病證과 處方藥物을 참고하여 다음과 같이 구분하였다.)

1) 少陰人 升劑의 조건

少陰人의 藥이 직접 脾胃에 작용하기도 하고 혹은 직접 작용치 않더라도 終局에는 少陰人의 脾胃活性에 어떤 도움을 주는가에 따라 선택된다.

예) 少陰人의 太陽病藥(蘇葉, 葱白, 黃芪, 桂枝), 陽明病藥(黃芪, 肉桂, 人蔘, 芍藥), 太陰病藥(白朮, 乾薑, 陳皮, 藿香), 少陰病藥(附子, 芍藥, 人蔘, 甘草) 등은 각기 作用部位 및 効能이 다르더라도 終局에는 升陽의 목적을 위해 사용된다.

▣ 氣는 溫性(或 熱性)이 대부분이고 특정 목적에 의하여 或 燥性이며, 味는 甘辛이 대부분이고 或 苦하다.

① 太陽病藥: 發表升陽藥 ⇒ 開解鬱(鬱狂初證): 川芎桂枝湯, 芎歸香蘇散:
桂枝(辛甘溫), 川芎(辛溫), 蘇葉(辛溫), 葱白(辛平), 黃芪(甘溫), 藿香(辛甘微溫), 蒼朮(苦溫辛－燥)

② 陽明病藥: 補氣, 補血, 活血 등에 의해 ⇒ 升補藥(鬱狂中證, 末證): 八物君子湯:
黃芪(甘溫), 肉桂(辛甘大熱－燥), 人蔘(甘溫微苦), 白芍(苦酸微寒) 이외에 當歸(甘辛苦溫)

③ 太陰病藥: 行氣, 消積, 化痰, 下氣 등에 의해 ⇒ 溫胃降陰藥(太陰證); 香砂養胃湯, 寬中湯:
白朮(甘溫苦－燥), 乾薑(辛熱－燥), 陳皮(辛溫苦－燥), 藿香(辛甘微溫) 이외에 木香(辛苦溫), 丁香(辛溫), 香附子(辛苦甘), 白何烏(苦甘溫), 半夏(辛溫－燥), 大腹皮(辛溫), 良薑(辛熱), 山査(酸甘微溫), 砂仁(辛溫), 白荳蔲(辛熱), 靑皮(辛苦

溫), 益智仁(辛熱), 茵蔯(苦寒－燥), 蒼朮(苦溫辛－燥)

④ 少陰病藥: 復散失之 元陽, 補元氣, 斂陰 등에 의해 ⇒ 健脾降陰藥(少陰證): 官桂附子理中湯:
附子(辛甘大熱), 白芍, 人蔘, 甘草(甘溫)

2) 少陽人 降劑의 조건

예) 少陽人의 荊芥(肝), 防風(肝, 肺)은 大淸胸膈散風하고 羌活(膀胱, 腎, 肝) 獨活(腎) 등은 大補膀胱眞陰하나 모두 補陰의 역할로 降陰작용을 한다.

▣ **氣는 發表藥과 補陰藥**을 제외하고는 寒性이 대부분이고 味는 苦性이 대부분이다.

① 太陽病藥: 發表解鬱藥(傷風證 等) ⇒ 荊防敗毒散:
羌活(辛苦溫), 荊芥(辛苦溫), 防風(辛甘微溫), 獨活(辛苦微溫)

② 少陽病藥: 淸裏熱而 降表陰藥(結胸證) ⇒ 荊防敗毒散, 荊防瀉白散, 荊防導赤散:
生地黃(苦甘大寒), 柴胡(苦微寒), 前胡(辛甘苦寒), 木通(辛甘淡平), 茯苓(甘平), 澤瀉(甘鹹微寒), 甘遂(苦寒)

③ 陽明病藥: 淸裏熱藥(胸膈熱證) ⇒ 地黃白虎湯, 陽毒白虎湯:
生地黃(苦微甘大寒), 石膏(甘辛淡大寒)

④ 淸陽(裏陽)升氣藥: 上消證, 中消證 ⇒ 凉膈散火湯, 忍冬藤地骨皮湯:
a) 中上焦의 解鬱藥: 梔子(苦寒), 生地黃(苦微甘大寒), 知母(辛苦寒), 薄荷(辛凉), 連翹(苦微寒)
b) 中下焦의 解鬱藥: 黃蓮(大苦大寒), 知母(辛苦寒), 黃柏(苦寒微辛), 苦蔘(大苦燥濕大寒), 地骨皮(甘淡寒), 玄蔘(苦鹹微寒)

⑤ 補陰藥: 淸陽上升(下消證, 陰虛午熱證) ⇒ 十二味地黃湯, 熟地黃苦蔘湯:
熟地黃(甘微溫), 山茱萸(酸濇微溫), 車前子(甘寒), 拘杞子(甘微溫), 覆盆子(甘酸溫), 玄蔘(苦鹹微寒), 地骨皮(甘淡寒)

3) 太陰人 通劑의 조건

예) 太陰人의 薏苡仁은 扶土所以抑木하는 약으로 胃氣를 도와 肝火와 肺熱을 억제하여 결국 肺의 升陽을 열어 주어 東武는 이를 開肺之胃氣而 消食進

食 시킨다고 하였다. 蘿葍子 역시 胃와 肺에 작용하여 長於利氣하고 破氣除痰消食의 작용을 한다. 乾栗은 鹹溫厚腸胃하면서 補腎氣하는 약으로 근본적으로 腎氣를 補하여 胃氣를 도와 開肺(通力)시키는 작용을 한다.

▣ 氣는 溫性이 대부분이며 味는 경우에 따라 辛甘, 辛苦 등으로 사용되나 공통적으로 辛味가 대부분이다.

① 太陽病藥: 發表解鬱藥 ⇒ 麻黃發表湯, 麻黃定喘湯:
- a) 發汗解表藥: 麻黃(辛苦溫), 杏仁(辛苦甘溫), 款冬花(辛溫)
- b) 瀉肺火藥: 黃芩(苦辛平), 桔梗(苦辛平), 桑白皮(甘辛寒)
- c) 潤肺藥: 五味子(酸鹹溫), 杏仁(辛苦甘溫), 麥門冬(甘微苦微寒), 白果(甘苦澁)

② 陽明病藥: 升散火鬱藥 ⇒ 葛根解肌湯, 熱多寒少湯:
葛根(辛甘平), 藁本(辛溫), 升麻(甘辛微苦), 白芷(辛溫), 桔梗(苦辛平)

③ 調胃藥: 肝脾不和 ⇒ 太陰調胃湯, 調胃升淸湯, 寒多熱少湯:
- a) 表寒證의 調胃藥: 薏苡仁(甘淡微寒), 乾栗(鹹溫), 蘿葍子(辛溫), 石菖蒲(辛苦溫) ⇒ 太陰調胃湯, 調胃升淸湯, 寒多熱少湯
- b) 裏熱證의 調胃藥: 蓮肉(甘平澁), 蘿葍子(辛溫), 石菖蒲(辛苦溫) ⇒ 淸心蓮子湯

④ 潤燥藥: (上焦－中上焦 ⇔ 中下焦－下焦 間) ⇒ 調胃升淸湯, 淸心蓮子湯, 鹿茸大補湯, 拱辰黑元丹:
- a) 安神滋陰藥: 元肉(甘平潤), 遠志(苦溫辛), 酸棗仁(甘酸潤), 柏子仁(辛甘平), 甘菊(甘苦微寒)
- b) 滋陰潤肺藥: 天門冬(甘苦大寒), 麥門冬(甘微苦微寒), 鹿茸(甘鹹溫), 五味子(酸鹹溫), 山藥(甘溫)

⑤ 淸裏熱(實火)藥 ⇒ 淸肺瀉肝湯, 葛根承氣湯, 皂角大黃湯:
大黃(大苦大寒), 黃芩(苦寒), 皂角(辛溫鹹)

4) 太陽人 寒劑의 조건

예) 太陽人의 蘆根은 淸降肺胃濕熱(甘和胃 寒降火, 淸上焦濕熱) 작용에 의해, 또 胃・腸의 陽亢之勢는 櫻花肉(調中益脾), 蕎麥米(降氣寬腸), 葡萄根(口噦, 下走滲泄)에 의해, 濕의 근원은 松節에 의한 燥濕去風으로 骨節間之風濕(能燥血中之濕)을 제거하여 肺氣의 陽亢之勢에 의한 肝陰氣의 損傷을 補肝和

肝, 陽亢之勢의 억제, 祛風燥濕 등을 통하여 血分의 不足을 회복한다.

▣ 氣는 경우에 따라 溫 혹은 寒하고 味는 甘味, 酸味가 대부분이다.

① 去風濕熱藥: 五加皮壯脊湯

a) 去風濕藥: 松節(苦溫燥) b) 去風濕 하여 ⇒ 益精: 五加皮(辛苦溫)

c) 去濕熱 하여 ⇒ 斂肺伐肝: 木瓜(酸澁溫)

② 陽亢之勢의 抑制藥(中吸之氣의 보충): 五加皮壯脊湯, 獼猴藤植腸湯

a) 肺氣의 陽亢之勢 抑制: 五加皮(辛苦溫), 蘆根(甘寒), 木瓜(酸澁溫), 松花(甘溫: 潤心肺),

b) 胃, 腸의 陽亢之勢 抑制: 蘆根(甘寒: 淸降肺胃濕熱), 櫻花肉(甘熱: 調中益脾), 蕎麥米(甘寒: 降氣寬腸), 葡萄根(平微酸: 口噦, 下走滲泄), 獼猴藤(微酸甘寒: 冷脾胃 治熱壅反胃), 杵頭糠(食不下, 咽喉塞)

4. 升降通塞之劑의 吉藥과 凶藥

吉藥[11]이란 궁극적으로

a) 少陰人藥物의 屬性은 過多한 腎氣(精)를 → 脾氣(氣)로 轉化하기 위하여 升하여야 하고(溫熱性藥),

b) 少陽人藥物은 過多한 脾氣(氣)를 → 腎氣(精)로 轉化하기 위하여 降하여야 하고(寒凉性藥),

c) 太陰人藥物은 過多한 肝氣(血)를 → 肺氣(神)로 轉化하기 위하여 通하여야 하고(溫性藥),

d) 太陽人藥物은 過多한 肺氣(神)를 → 肝氣(血)로 轉化하기 위하여 塞하여야 한다(凉性藥).

즉 體質生理機能을 대표하는 升降通塞의 生理的 短點을 보강하는 본초의 특성으로 구분하였다.

凶藥이란 본인의 體質과 病證에 맞지 않는 他體質의 약이 그러하지만 특히 少陰人에게 少陽人藥(寒凉性藥), 少陽人에게 少陰人藥(溫熱性藥), 太陰人에

11) 李濟馬 原著, 량병무 · 차광석 譯, 國譯韓醫學大系 15卷(東武遺稿), 海東出版社, 1999, p. 165.

게 太陽人藥(凉性藥), 太陽人에게 太陰人藥(溫性藥)을 사용시 升降通塞을 더욱더 방해하는 약물이다.

즉 太陰之藥 宜通外而不宜固中, 少陽之藥 宜淸腸而不宜溫裏,
太陽之藥 宜固中而不宜通外, 少陰之藥 宜溫裏而不宜淸腸 하여야 한다.

※ 『普濟演說』[12]에 언급된 四象人의 平生所忌

太陽人: 平生所忌 助陽之藥－上焦之劑, 少陽人: 平生所忌 補氣之藥－消導之劑,

太陰人: 平生所忌 溫熱之劑－眞墜之味, 少陰人: 平生所忌 補陰之劑－下焦之劑,

(1) 太陰人 肺藥 通力有餘: 肺之病 闔氣多而開氣少
⇒ 故 其藥宜通而不宜塞也.
① 肺病之吉藥(通力有餘)
牛黃, 熊膽, 麝香, 麻黃, 杏仁, 山藥, 桔梗, 黃芩, 皂角
② 肺病之凶藥(塞力有餘)
蕎麥, 葡萄, 木瓜, (*黃芪), (*甘草)

(2) 少陰人 脾藥 升力有餘: 脾之病 降氣多而升氣少
⇒ 故 其藥宜升而不宜降也.
① 脾病之吉藥(升力有餘)
官桂, 附子, 當歸, 川芎, 木香, 陳皮, 人蔘, 白朮, (*鹿茸), 紫河車
② 脾病之凶藥(降力有餘)
石膏, 黃蓮, 澤瀉, 山茱萸

(3) 少陽人 腎藥 降力有餘: 腎之病 升氣多而降氣少
⇒ 故 其藥宜降而不宜升也.
① 腎病之吉藥(降力有餘)
地黃, 黃柏, 山茱萸, 拘杞子
② 腎病之凶藥(升力有餘)
官桂, 附子, 人蔘, (*鹿茸)

(4) 太陽人 肝藥 塞力有餘: 肝之病 開氣多而闔氣少
⇒ 故 其藥宜塞而不宜通也.
① 肝病之吉藥(塞力有餘)
蕎麥, 葡萄, (*黃芪), (*甘草), 五加皮, 獼猴桃

12) 著者不明의 필사본으로 작성연대는 辛丑版인 東醫壽世保元 印本(1901年 陰六月頃) 以前의 것으로 庚子閏秋序(1900년 가을)로 추정한다(안상우 : 고의서산책/76).

② 肝病之凶藥(通力有餘)

牛黃, 麝香

※ '*' 표시된 약물은 新定方에 이르기 전까지 四象藥物의 混用을 의미한다고 사료된다.

5. 四象藥物의 四焦配屬

약물의 작용부위 및 효능은 다르더라도 각 체질의 保命之主를 유지시키기 위한 조건을 담당한다(아래 도표는 작용하는 주요부위를 표시하였다).

1) 少陰人藥物

升陽益氣 및 溫胃(健脾)降陰을 통하여 保命之主(陽煖之氣)를 유지함이 목표가 된다.

표 1-2 少陰人藥物의 配屬

<table>
<tr><th colspan="2">部位</th><th colspan="5">表氣(裏氣)</th><th colspan="6">裏氣(表氣)</th></tr>
<tr><td>上焦</td><td>神-津</td><td rowspan="3">桂枝
蘇葉
蔥白
白芍</td><td rowspan="2">黃芪
人蔘</td><td></td><td></td><td rowspan="4">乾薑
附子</td><td rowspan="2">生薑
藿香
蒼朮
陳皮
半夏
茵陳</td><td></td><td></td><td></td><td></td><td rowspan="3">木香</td></tr>
<tr><td>中上焦</td><td>氣-膏</td><td rowspan="2">當歸
川芎
香附子</td><td>甘草
大棗</td><td>白朮</td><td rowspan="3">(虛)
厚朴
(實)
枳實
巴豆</td><td>良薑
小茴香
砂仁
白荳蔻</td><td rowspan="2">吳
茱
萸</td></tr>
<tr><td>中下焦</td><td>血-油</td><td></td><td rowspan="2">肉桂</td><td>靑皮</td><td></td><td rowspan="2">白何烏</td></tr>
<tr><td>下焦</td><td>精-液</td><td></td><td></td><td></td><td>破故紙
小茴香</td><td></td><td></td><td></td></tr>
</table>

2) 少陽人藥物

淸裏熱而降表陰과 淸陽上升을 통해 保命之主(陰淸之氣)를 유지함이 목표가 된다.

표 1-3 少陽人藥物의 配屬

<table>
<tr><th colspan="2">部位</th><th colspan="7">表氣(裏氣)</th><th colspan="3">裏氣(表氣)</th></tr>
<tr><td>上焦</td><td>神-津</td><td>獨活</td><td>羌活</td><td rowspan="3">防風</td><td>澤瀉
滑石
車前子</td><td rowspan="2">茯苓</td><td>瓜蔞仁</td><td rowspan="2">前胡
知母</td><td rowspan="2">石膏</td><td rowspan="3">薄荷</td><td rowspan="2">梔子</td></tr>
<tr><td>中上焦</td><td>氣-膏</td><td rowspan="2">荊芥</td><td></td><td rowspan="2">牧丹皮</td><td>生地黃
木通
黃蓮</td></tr>
<tr><td>中下焦</td><td>血-油</td><td rowspan="2">羌活</td><td></td><td rowspan="2"></td><td>柴胡</td><td></td><td rowspan="2">熟地黃
山茱萸
拘杞子
覆盆子</td></tr>
<tr><td>下焦</td><td>精-液</td><td>獨活</td><td></td><td>澤瀉
滑石
車前子</td><td>茯苓</td><td>知母</td><td>苦蔘
黃柏</td><td></td></tr>
</table>

3) 太陰人藥物

肝-小腸의 吸聚之氣 과항으로 인한 肺-胃脘의 呼散之氣 不足을 肺氣의 升陽과 潤燥-淸肝熱을 통하여 개선시킨다.

표 1-4 太陰人藥物의 配屬

<table>
<tr><th colspan="2">部位</th><th colspan="8">表氣(裏氣)</th><th colspan="3">裏氣</th></tr>
<tr><td>上焦</td><td>神-津</td><td>麻黃
杏仁
款冬花
白果</td><td rowspan="2">麥門冬
桔梗
黃芩</td><td>五味子
天門冬</td><td rowspan="2">薏苡仁
蘿葍子</td><td></td><td rowspan="2">石菖蒲
元肉
酸棗仁</td><td></td><td>遠志</td><td rowspan="2">山藥
蓮肉</td><td></td><td rowspan="2">葛根
升麻
白芷</td></tr>
<tr><td>中上焦</td><td>氣-膏</td><td></td><td></td><td rowspan="3">乾栗</td><td rowspan="3">柏子仁</td><td rowspan="2"></td><td rowspan="3">大黃</td></tr>
<tr><td>中下焦</td><td>血-油</td><td></td><td></td><td></td><td></td><td>酸棗仁</td><td></td><td></td></tr>
<tr><td>下焦</td><td>精-液</td><td></td><td></td><td>五味子
天門冬</td><td></td><td></td><td>遠志</td><td>山藥
蓮肉</td><td>葛根
升麻
白芷</td></tr>
</table>

4) 太陽人藥物

肺-胃脘의 呼散之氣 過亢으로 인한 吸聚之氣의 不足을 肺氣過亢의 억제와 補肝으로 개선시킨다.

표 1-5 太陽人藥物의 配屬

<table>
<tr><th colspan="2">部位</th><th colspan="4">表氣(裏氣)</th><th colspan="2">裏氣</th></tr>
<tr><td>上焦</td><td>神－津</td><td rowspan="2">蘆根</td><td rowspan="3">木瓜</td><td>葡萄根</td><td></td><td>松花</td><td rowspan="2">杵頭糠</td></tr>
<tr><td>中上焦</td><td>氣－膏</td><td>櫻桃</td><td rowspan="3">蕎麥</td><td>獼猴藤</td></tr>
<tr><td>中下焦</td><td>血－油</td><td rowspan="2">五加皮</td><td></td><td></td><td></td></tr>
<tr><td>下焦</td><td>精－液</td><td></td><td>松節
葡萄根</td><td></td><td></td></tr>
</table>

6. 四象藥物의 效能(東武遺稿)

이는『東武遺稿』[13]를 인용하면 다음과 같다.

1) 發表藥(解表之藥)

① 太陰人

(輕) 麻黃, 杏仁, (重) 熊膽, 牛黃

② 少陰人

(輕) 藿香, 川芎, 蘇葉, 葱白, (重) 桂枝湯, 人蔘, 桂枝

③ 少陽人

(輕) 防風, 升麻(?), 葛根(?),[14] (重) 羌活, 柴胡, 荊芥, 牛蒡子

2) 泄瀉藥

① 太陰人

黃栗, 山藥, 樗根白皮, 五味子

② 少陰人

附子理中湯 或 十全大補湯 加 肉荳蔲, 破古紙

13) 李濟馬 原著, 량병무・차광석 譯, 國譯韓醫學大系 15권(東武遺稿), 海東出版社, 1999, pp. 169 −198.

14) 실제 응용상 太陰人藥劑로 분류되어 있다.

③ 少陽人

益元散 或 四苓散 加 柴胡2전 或 六味湯 倍 山茱萸

3) 淸熱藥

① 太陰人

黃芩, 桔梗, 天門冬, 麥門冬

② 少陰人

人蔘, 官桂, 炮附子

③ 少陽人

黃蓮, 梔子, 生地黃, 石膏, 知母, 黃柏

표 1-6 少陽人 淸熱藥

藥物	效能
柴胡, 羌活	解表之雄藥
猪苓, 木通	通水之善藥
石膏, 滑石	去內熱之主藥
荊芥, 防風, 牛蒡子	去外熱之神藥
薄荷, (白芷), 蒼耳子	淸頭面之妙藥
黃蓮, 山梔子	大淸胸中之火
石膏, 滑石	大淸腹胃之火
知母, 黃栢, 草龍膽	大淸腰脊之火, 抑火而求風
生地黃	淸胃而安腎
熟地黃, 拘杞子	補陰之君藥
牧丹皮, 地骨皮	降火之祐藥

4) 下藥(通膈之藥)

① 太陰人

滾痰丸(輕則 大黃, 靑礞石, 重則 皂角, 瓜蒂)

② 少陰人

輕則 桃仁, 當歸 加 大黃, 重則 巴豆. 大黃은 肺之下藥也, 有桃仁, 當歸, 故兼帶用之也.

③ 少陽人
輕則 香油, 萆麻子油 黑丑[15], 重則 天一丸(輕粉, 甘遂), 截瘧丹(輕粉, 甘遂, 芫花)

5) 痢疾藥

① 太陰人
大黃 一兩, 或 樗根皮 一兩 單服

② 少陰人
淸蜜 一匙, 大蒜 十果

③ 少陽人
唐黃蓮 五錢, 或 一兩 單服, 或 石蟹汁(가재즙) 單服

6) 卒中風藥

① 太陰人
牛黃淸心丸, 或 單牛黃, 或 菖蒲 遠志 各 一錢 爲末服之

② 少陰人
蘇合元 或 備急丸, 少陰人中風 非中風也. 其實乾癨亂也. 但外樣似風也.

③ 少陽人
瀉靑丸 本方 減諸種(枳殼), 防風, 羌活, 山梔子, 草龍膽 加 黃蓮, 竹瀝則尤妙也.

7) 眼病藥

① 太陰人: 龍腦
② 少陰人: 山蔘末
③ 少陽人: 硼砂末

15) 『東醫壽世保元四象草本卷』에는 重症에 사용하는 것으로 되어 있음.

8) 四臟之痰藥

① 太陰人
肺之痰飮 着根於背: 黃芩, 靑礞石. (重用: 樗根皮, 大黃)
② 少陰人
脾之痰飮 着根於胸: 半夏, 南星. (重用: 巴豆, 砒霜)
③ 太陽人
肝之痰飮 着根於鳩尾下: 五加皮, 木瓜
④ 少陽人
腎之痰飮 着根於臀之上膈之下: 竹瀝, 瓜蔞仁. (重用: 甘遂, 莞花)

7. 四象藥物의 修治

1) 少陰人藥物

"蓋脾氣喜完聚而忌損散, 故凡藥性之過于橫散者, 或炒或灸或炮. 使完聚而保和脾元."

完聚를 목적으로 즉 陽煖之氣(溫熱之氣)를 극대화시키기 위해 炮 炒 또는 灸 한다.

白芍藥 炒用, 當歸 炒用, 附子 炮用, 甘草 炙用, 乾薑 炮用 或 生用, 黃芪 炙用 或生用, 白朮 半炒, 南星 炮用

2) 少陽人藥物

陰淸之氣(寒凉之氣)를 극대화하기 위해 生用한다. 黃柏, 知母 등 少陽人藥 諸種은 不可炮・灸・炒・煨한다. (地黃은 生用則 淸胃火하고, 熟用則 滋陰元 한다. 水銀配硫黃則除大毒, 石膏配粳米則安腸胃 한다)

3) 太陰人藥物

溫性의 약제가 주로 사용되며 大黃은 生用의 경우 沈而不浮(大瀉血分實熱

下有形 積滯)하나 酒浸則 大苦大寒이 완화되어 能引至至高之分(瀉肝熱)한다.

杏仁(去雙仁, 去皮尖), 麥門冬－遠志(去心), 白果－黃栗(去殼), 大黃(或 酒蒸 或 生用), 鹿茸－皂角(酥炙), 酸棗仁－杏仁－白果(炒用).

4) 太陽人藥物

凡菜果之屬 淸平疎淡之藥으로 生用한다.

8. 四象人要藥(東醫四象新編)

1) 少陰人要藥

人蔘, 附子, 肉桂, 砂仁, 桂枝, 桂皮, 白何烏, 赤何烏, 白朮, 蒼朮, 當歸, 川芎, 丁香, 木香, 良薑, 乾薑, 藿香, 香薷, 半夏, 草果, 陳皮, 靑皮, 白芍, 香附子, 白荳蔲, 肉荳蔲, 黃芪, 丹蔘, 益智仁, 川楝子, 玄胡索, 苦楝根, 赤石脂, 五靈脂, 蘇子, 蘇葉, 益母草, 金沸草, 山査, 大棗, 枳實, 楮實, 巴戟, 巴豆, 貫衆, 鬱金, 細辛, 石斛, 罌粟殼, 獨頭蒜, 杜冲, 丁公, 蘇合香, 安息香, 茵蔯, 蘇木, 南星, 韭子, 三七, 水鐵, 甘草, 甘藷, 鷄肉, 狗肉, 雉肉, 蜜, 鐵, 厚朴, 禹餘粮, 乾漆, 橘紅.

2) 少陽人要藥

熟地黃, 生地黃, 肉蓯蓉, 菟絲子, 拘杞子 覆盆子, 山茱萸, 牧丹皮, 羌活, 獨活, 猪苓, 澤瀉, 柴胡, 前胡, 荊芥, 防風, 黃蓮, 黃柏, 瓜蔞仁, 牛蒡子, 地骨皮, 山梔子, 車前子, 靑箱子, 金銀花, 忍冬藤, 乳香, 沒藥, 甘遂, 大戟, 苦蔘, 薄荷, 靈砂, 朱砂, 玄蔘, 連翹, 木通, 燈心, 瞿麥, 冬葵, 石膏, 黃丹, 輕粉, 琥珀, 靑篙, 紅花, 檳榔, 蘆薈, 芒硝, 靑黛, 班猫, 蜈蚣, 天花粉, 夏枯草, 童便, 目賊, 知母, 茯苓, 釣鉤藤, 胡銅淚, 虎杖根, 海金砂, 石雄黃, 自然銅, 蘆甘石, 馬齒莧, 地膚子, 草決明, 大麥, 葵花, 女貞實, 自己尿, 海蔘, 地楡, 田螺, 龜板, 銅, 菘 蟾蜍, 豬肉, 茄子, 柑子, 王不留行.

3) 太陰人要藥

鹿茸, 龍眼肉, 龍骨, 牛黃, 麝香, 熊膽, 麥門冬, 天門冬, 柏子仁, 蓮子, 薏苡仁, 蘿葍子, 桔梗, 升麻, 葛根, 麻黃, 黃芩, 白芷, 遠志, 石菖蒲, 黃栗, 白果, 大黃, 麻子仁, 款冬花, 酸棗仁, 皂角, 藁本, 山藥, 貝母, 浮萍, 射干, 烏梅, 杏仁, 樗根皮, 桑白皮, 五味子, 使君子, 續斷, 蒺藜, 蒲公英, 威靈仙, 白薇, 白斂, 白礬, 蒲黃, 巳床子, 鳳仙子, 榧實, 砂糖, 金箔, 龍腦, 沙蔘, 橡實(상수리), 澤蘭, 馬兜鈴, 全蝎, 穿甲, 續隨子, 天竺黃, 桑寄生, 淫羊藿, 桑螵蛸, 白殭蠶, 大豆卷, 土茯苓, 杏, 李, 松葉, 松花, 松脂, 樺皮, 蒼耳, 仙茅, 薺苨, 紫草, 海藻, 海帶, 石耳, 昆布, 荔枝, 松栮, 雲母, 天麻, 鯉魚, 蠐螬, 白芨, 大麻, 南瓜, 冬瓜, 虎骨, 京墨, 金, 銀, 唐皂角, 青蒙石, 糯米, 小麥, 竹茹, 酸漿, 蚯蚓, 蟹, 棕櫚, 蕨菜(고사리), 楡皮, 大豆, 海松子, 石油, 土芋(토란).

4) 太陽人要藥

蕎麥, 蘆根, 木瓜, 櫻桃肉, 蚌蛤, 松節, 松花, 五加皮, 杵頭糠, 獼猴桃, 鯽魚, 葡萄根, 蓴.

第二章 四象方 構成의 分析條件

四象方 構成에 對한 分析研究를 위한 전제조건은 다음과 같다.

1. 東武의 哲學과 醫學의 連繫性(四象人의 生理-病理-處方의 應用)
2. 四象病證의 解釋方法
3. 仲景 傷寒方과 宋元明 醫家方의 영향
4. 證治方과 四象方 構成의 차이점
5. 四象方 治療의 原則

1. 東武의 哲學과 醫學의 連繫性

既存 東武의 四象方 解說은 상당부분 證治方(後世方)의 방법으로 설명되었으나 東武의 實證的 思考가 구체화된 處方 精神과는 상당한 거리가 있다고 생각되어 東武思想을 전개하는 理論的 根據 혹은 認識體系가 되는 事心身物이란 構成要素로 四象方에 거론되는 藥性과 處方構成을 유추하고자 한다.

東武哲學은 四元的 認識體系인 '事心身物'이란 가정하에서 출발한다.

『格致藁』와 『東醫壽世保元』을 흐르는 一連의 사상은 始終 그 가정을 具體化하기 위한 노력이라 보아도 무방하므로, 東武의 哲學에 바탕한 四象 生理, 病理, 藥理도 事心身物이란 범주를 벗어날 수 없다고 사료된다.

東武哲學의 바탕하에 四象醫學이 탄생되었으므로 철학적인 事心身物의 認識體系를 어떻게 의학의 시각으로 適用할 수 있는가를 살펴보아야 한다.

『格致藁』와 『東醫壽世保元』에 나타난 事心身物의 개념을 찾아보면 다음과 같이 표현한다.

事의 개념을 例로 들면 決과 誠, 散과 智, 治平과 大, 貌言視聽 등으로 표현되고(儒略), 廣義로는 天機, 狹義로는 天時(天機), 事務(人事), 籌策(知), 識見(行) 또는 蕩 등의 哲學的 개념으로 표현되었다(性命論). (心, 身, 物 以下同)

즉 事心身物의 개념은 그것이 廣義, 혹은 狹義이든 物宅身也, 身宅心也, 心宅事也의 '宅'이란 개념으로 相互 연계성을 갖고 一物止也, 一身行也, 一心覺也, 一事決也의 의미로 정의되며, 人間의 次元에서는 事心身物의 各 四端(事四端－貌言視聽, 心四端－辨思問學, 身四端－屈放收伸, 物四端－意膽慮志) 등으로 정의되고(儒略), 耳目鼻口(事), 肺脾肝腎(心), 頭肩腰臀(身), 頷臆臍腹(物), 또 膩膜血精, 津膏油液, 神氣血精 등의 醫學的 개념으로 표현되었다.

이러한 心－身의 연계성을 가진 哲學的 認識體系가 의학에 적용시 體質生理, 病理의 분류기준이 되고 藥理에까지 적용되었다고 사료된다.

2. 四象病證의 解釋方法

既存 證治醫學의 病機視覺은 邪氣正氣의 盛衰와 陰陽失調와 氣血失調 및

水液代謝失常, 그 밖에 瘡瘍, 腫瘤 등의 몇 가지로 인식된다 하였다.

그러나 四象醫學에서는 病證을 陰陽虛實로 論하지 않고 각 體質의 保命之主가 어떤 사항에 처하느냐에 따라 이를 升降緩束의 病證으로 논하였다.

곧 四象病證의 輕重은 臟腑陰陽의 升降緩束에 기인하고 東武處方 역시 升降緩束의 정도에 따라 배열될 수 있기에 保命之主의 次序가 당연히 결정될 수 밖에 없게 된다.

즉 升降緩束(또는 升降通塞)이란 保命之主를 정상화시키는 방법이다. 少陰人病證은 過多한 腎氣(精)을 → 脾氣(氣)로 轉化하기 위하여 升하여야 하고, 少陽人은 過多한 脾氣(氣)를 → 腎氣(精)으로 轉化하기 위하여 降하게 하고, 太陰人은 過多한 肝氣(血)를 → 肺氣(神)로 轉化하기 위하여 通하게 하고, 太陽人은 過多한 肺氣(神)를 → 肝氣(血)로 轉化하기 위하여 塞하게 한다.

이처럼 升降緩束을 통하여 각 체질의 保命之主를 조절한다. 또 保命之主라는 體質的 正氣(少陰人의 陽煖之氣, 少陽人의 陰淸之氣, 太陰人의 呼散之氣, 太陽人의 吸聚之氣)의 有餘, 不足에 따라 그에 逆比例하는 邪氣의 有餘, 不足이 나타나고, 이것이 體質的 특성에 의한 升降緩束의 障碍를 가져와 體質病證으로 발현된다.

이 점이 旣存 八綱辨證, 氣血辨證, 臟腑辨證의 개념과 두드러진 차이점이라 사료된다.

따라서 保命之主의 次序를 가늠할 수 있는 病證과 藥物構成과의 상관성을 밝히는 것이 중요하다.

그러나 藥物構成에 있어서 東武의 本草에 대한 새로운 解析을 어떻게 이해해야 하는가가 關鍵이 된다 하겠다.

3. 仲景 傷寒方과 宋元明 醫家方의 影響

四象醫學을 이해하는 病證과 處方(藥理)에 있어서 주로 仲景의 六經病證, 그외 宋元明 醫家의 病證 및 處方이 引用되었다.

이들을 四象處方과 비교할 때 病證과 處方構成의 관계를 4가지 類型으로 나눌 수 있다.

① 六經病證과 宋元明 醫家의 病證에 대해 旣存處方를 四象方에 그대로 인용한 경우는 少陰人方에서는 몇 예가 보이나 少陽人, 太陰人, 太陽人處方에

서는 사용한 예가 없다.

<예>

a) 少陰人의 黃疸: 茵蔯橘皮湯, 茵蔯附子湯, 茵蔯四逆湯 (右三方 朱肱의 活人書)
b) 少陰人의 太陽病 厥陰證의 蔘萸湯, 少陰人 陰盛隔陽의 霹靂散 (右二方 李梴의 醫學入門)

② 病證 등에 대하여 旣存 傷寒論 및 證治處方의 加減으로 四象方이 구성되는 경우

채택된 處方의 병증이 四象病證으로 해석되는 경우 거의 모든 四象方은 예외 없이 旣存處方에서 體質에 어긋나는 藥性은 제외되고 작용을 上昇시키는 약재의 配合이 가해진다. 즉 기존처방에서 體質에 위배되는 藥性은 去하여 他藥으로 대체하였을 뿐 이에 위배되지 않는 藥性은 전혀 去하지 않았고, 升降緩束을 강화시키는 약제가 가감되었다.[16)]

<예>

少陰人 補中益氣湯의 구성은 東垣의 方劑에서 溫性이 아닌 升麻, 柴胡를 去하고 대신에 加 藿香, 蘇葉하고 增 黃芪 3錢 하였다.

③ 단지 旣存 病證만 인용하고 證治方－傷寒論 處方과 제시된 四象方이 구성상 전혀 관계가 없는 경우

<예>

傷寒論 太陽病의 蓄血症에 抵當湯, 桃仁承氣湯 사용의 오류를 지적
⇒ 少陰人 腎陽困熱로 해석: 川芎桂枝湯, 黃芪桂枝湯, 八物君子湯으로 升補함.

---

16) 기존 처방에서 體質에 위배된 약물만 제거하고 다른 약제가 보완되었더라도 나머지 약제는 原方틀을 그대로 사용하였다는 것은 두 가지 면으로 유추할 수 있다. 우선 몇 가지 약물은 제외하더라도 기존 처방들의 구성원리(仲景의 六經病證, 宋元明醫家의 氣血病證)를 받아들인 것이요, 둘째는 동무의 病證視覺에 합당한 처방만을 선택하여 약물의 加減을 이룬 것이다.

④ 四象病證이 既存病證으로 설명되지 않은 부분은 體質病證개념이 도입되고, 새로운 의미의 處方이 사용된 경우 등으로 나눌 수 있다.

<예>

a) 枯涸皺揭 皆屬於燥(內經): 太陰人 手指焦黑瘢瘡病 ⇒ 熱多寒少湯 加 藁本2錢 大黃1錢
b) 太陽人 解㑊證 ⇒ 五加皮壯脊湯
噎膈反胃之病은 血液俱耗 胃脘乾枯(朱震亨) ⇒ 獼猴藤藤植腸

이에 四象醫學의 病證藥理를 분석하면 다음과 같다.

1) 少陰人 病證藥理

① 表病의 鬱狂初證은 주로 仲景의 이론 및 傷寒論 處方을 근거하였고(桂枝湯 → 川芎桂枝湯),
② 鬱狂中證에서는 仲景의 이론보다 宋元明 醫家의 處方을 근거한 處方에 더욱 비중을 두었으며(八物湯 → 八物君子湯),
③ 亡陽證에서는 仲景의 이론 및 處方이 거의 인용되었고, 處方 또한 이에 근거한 四象方이 다수 나타나고(桂枝湯 → 黃芪桂枝湯, 升陽益氣湯), 간혹 補中益氣湯, 桂枝附子湯 등의 宋元明 醫家의 處方을 기준으로 한 四象方이 나타난다.
④ 太陰證 初證은 仲景의 이론 및 處方이 인용되었으나 실제 처방의 운용은 宋元明 醫家의 處方에 근거한 四象方이 나타나고(瀉心湯類 → 藿香正氣散, 桂枝半夏生薑湯),
⑤ 太陰證 中證과 少陰證에 이르면 仲景과 宋元明 醫家의 이론 및 處方이 다수 나타나고 이에 근거한 四象方이 나타난다(理中湯類 → 白何烏理中湯, 官桂附子理中湯…等).

2) 少陽人 病證藥理

① 表病의 傷風證은 仲景의 이론과 傷寒方이 다수 예시되었고 宋元明 醫家의 이론이 약간 제시되었으나 실제로 處方의 운용은 이들에 근거하지 않은 四象方이 나타난다(大靑龍湯, 小柴胡湯 → 荊防敗毒散, 荊防瀉白散…等).
② 裏病의 胸膈熱證에서는 仲景의 이론 및 處方이 인용되고 이에 근거한

四象方이 나타나지만(豬苓湯 → 豬苓車前子湯, 白虎湯 → 地黃白虎湯),

③ 消渴證에서는 仲景이론은 없이 宋元明 醫家의 이론과 이에 근거한 四象方이 나타난다(六味地黃湯 → 凉膈散火湯, 熟地黃苦蔘湯…等).

3) 太陰人 病證藥理

① 表病에서는 오로지 仲景의 麻黃湯證이 제시되고 四象方도 이에 영향받은 바 크나(麻黃湯 → 麻黃發表湯), 그 외의 病證 및 處方에 대한 他 醫家의 견해는 없었고 새로운 개념의 四象方이 나타난다(太陰調胃湯, 調胃升淸湯 等).

② 裏病에서는 仲景의 이론은 消渴證에 대한 언급은 있으나(腎氣丸 → 熱多寒少湯 加 藁本,大黃), 宋元明 醫家의 이론이 다수 인용되고(陽毒症, 陽明腑實症), 이에 대한 處方은 葛根解肌湯, 黑奴丸, 二聖救苦丸만이 四象方에 영향을 주었고 대다수가 東武의 創案方이다(熱多寒少湯, 葛根承氣湯…等).

4) 太陽人 病證藥理

① 表病은 仲景 및 宋元明 醫家의 이론 등은 전혀 언급이 없고『內經·靈樞』에 解㑊證에 대한 인용을 했을 뿐 處方은 오직 東武 創案方인 五加皮壯脊湯만 언급하였다.

② 裏病은 噎膈證에 대한 朱震亨의 구분과 張鷄峯, 龔信 등을 인용하였으나, 處方은 오직 東武 創案方인 獼猴藤植腸만 언급하였다.

5) 四象體質 病證分析

즉, 人體의 病證을 해석하는 방법론으로 仲景의 六經病證과 이를 보완하는 宋元明 醫家의 이론을 인용하였고 이를 體質別로 분석하면

① 少陰人의 腎陽을 上升하고 溫胃(健脾) 降陰의 病證은 六經病證으로 거의 설명이 가능하며, 表裏病의 中-末證에 이르러 宋元明 醫家의 病因論 등에서 찾을 수 있다.

② 少陽人의 脾陰을 下降시키고 淸陽을 上昇시키는 病證은 六經病證으로 접근시 절반밖에 설명이 안 되며, 表病의 結胸證 亡陰證과 裏病의 消渴證 등은 宋元明 醫家의 病因論에서 거의 대부분 찾을 수 있다.

③ 太陰人의 表病의 呼散之氣의 不足으로 인한 病證은 六經病證에서 겨우 麻黃湯證의 例뿐이고 裏病의 吸聚之氣의 過多로 인한 病證은 仲景의 調胃承氣湯證이나 宋元明 醫家의 葛根解肌湯證에서 일부 찾을 수 있다.

④ 太陽人의 表裏病은 전혀 六經病證의 例를 찾을 수 없으며, 裏病의 噎膈證의 단계는 朱震亨이 언급했다.

이처럼 中上焦 下焦의 水穀의 出納과 관계되는 少陰人, 少陽人 病證은 六經및 宋元明 醫家들에 의해 病證에 대한 해석이 비교적 가능하나, 上焦와 中下焦의 氣液의 呼吸과 관계되는 太陰人, 太陽人 病證의 해석은 旣存의 病證해석만으로는 그 限界를 나타내며, 특히 太陽人 病證의 해석은 거의 불가능하였다.

4. 證治方과 四象方構成의 차이점

1) 君臣佐使의 歷代說

①『至眞要大論』에 방제구성의 법칙에 의하면 君藥은 질병을 主治하고, 臣藥은 君藥을 도우며, 臣藥과 상응하는 것을 使藥이라 하였다.

② 또 上中下品과의 관계를 王・馬・景岳・張은 上藥은 君에 해당하니 養命을 주재하여 天에 應하고, 中藥은 臣에 해당하니 養性을 주재하여 人에 응하고 下藥은 佐使에 해당하니 治病을 주재하여 地에 응한다.[17)]

③ 張元素는 君者最多, 臣者次之, 佐者又次之 또는 藥之主病者 爲君이요, 君藥의 補佐藥이 臣藥이다. 요컨대 질병을 主治하는 主藥을 君이라 하여 가장 多量이 되고, 君藥을 補佐하는 것을 臣藥이라 하여 次位가 되며, 臣藥에 酬應하는 약을 佐使藥이라 하여 少量入許한다.[18)]

2) 旣存 證治方의 구성

① 體質을 不問하고 症을 爲主로 한 관계로 藥性의 混合을 갖는다.

② 治療目標와 藥物 相互間의 관계는 五行說의 相生, 相克에 의한 전체 臟腑의 概念으로 設定한다. 즉 病症에 대하여 肝心脾肺腎을 司價의 기준으로

17) 朴昊 著, 素問硏究集成 第九卷, 素問硏究集成刊行委員會, 2001, p. 572.
18) 金賢濟 著, 東洋醫學概要, 東洋醫學硏究院, 1981, p. 261.

설정한 상황에서 相互關係를 相生-相克관계로 論하였다.

③ 따라서 各 藥物 相互間의 連繫性은 現症을 中心으로 한 약재의 배합이 이루어지며, 그 범위 내에서 各症의 성질(血虛 혹 氣虛를 補血, 補氣)에 따라 君臣佐使로 設定하였다.

3) 四象方의 구성

① 體質(保命之主)을 기초로 하고, 病證도 保命之主의 연장선에서 파악한다. 즉 保命之主의 변화정도(升降緩束)가 病證의 輕重으로 認識되므로 同一屬性의 藥物組合이 전제조건이 된다.

② 治療目標와 藥物相互間의 관계는 旣存의 五行說의 概念은 완전 배제되고 體質別 小한 臟器의 保命之主를 유지하기 위한 공통된 單位臟腑의 概念이 강하다. 예를 들면 少陰人은 陽煖之氣(脾藥), 少陽人은 陰淸之氣(腎藥), 太陰人은 呼散之氣(肺藥), 太陽人은 吸聚之氣(肝藥)를 유지 강화할 수 있는 藥物들로 구성된다.

③ 그 이유는 藥物의 여러 효능 중 體質이란 테두리 내에서 4가지 屬性의 藥性으로 分類 規定되고, 4가지 屬性으로 分類된 藥性들은(一律的인 東武의 語彙인 人蔘-補脾和脾, 熟知黃-補腎和腎, 麥門冬-補肺和肺 등) 各各의 保命之主를 유지하기 위한 조건 등이 합성(人蔘+當歸+….)되어 升降緩束의 필요충분조건을 달성한다.

▣ 그러므로『東武遺稿』에 의한 藥性-相互間의 關係는 現症(血虛, 氣虛, 痰飮 등)을 위주로 한 君臣佐使가 아닌 保命之主를 유지하기 위한 升降緩束의 조건하에 相互連繫된다.

예를 들면 少陰人 鬱狂中證에서 나타나는 陽明病證을 寒凉性의 약물을 사용하는 淸熱이나 補陰의 개념이 아닌 溫熱性약물의 필요충분조건의 조합을 구성하여 升陽益氣의 치법으로 陽明熱證을 치료하였다.

▣ 그러면 약물의 필요충분조건의 구성조건이란 무엇일까?

東武는 旣存 本草에 수록된 人蔘, 白朮, 當歸 등의 補氣 혹 補血, 健脾燥濕 등의 旣存 本草의 效能을 少陰人이란 특수 조건하에서 발휘될 때는 補脾和脾, 健脾直脾, 壯脾而內守之力이라는 새로운 의미로 再解析하였다.

그러한 東武의 의도는 體質이란 조건하에 病證을 보는 그의 視覺差로 因하여 病證을 升降緩束의 次元으로 解析하므로 四象藥物의 구성조건에 대한 해

석도

첫째, 溫熱凉寒의 體質的 조건

둘째, 四象病證概念인 升降緩束의 概念 등이 합치된 새로운 本草解析에 이른 것으로 이해된다.

그러므로 四象方의 構成은 現在의 保命之主의 상태(素證)에 따라 升降 및 緩束을 調節하기 위한 藥物의 선택이 이루어져야 하고, 逆으로 類推하면 어떤 藥物의 使用有無에 따라 현재의 保命之主의 狀態를 가늠할 수 있다. 예를 들면 現證에서 人蔘 또는 熟地黃 등이 사용되었다함은 解鬱에 의해 升陽이나 降陰이 되는 것이 아니라 生陽이나 補陰의 조건이 필요한 病證이다.

4) 『東武遺稿』解釋의 難點

그러나 東武遺稿의 藥性을 해석함에 있어 다음과 같은 難点이 있다.

첫째, 어떤 한 藥物에 대하여 既存 本草書에 기록된 많은 效能 및 主治 등이 東武의 새로운 언어로 재표현되었기 때문에, 이 새로운 표현들을 既存 本草의 설명과 어떤 聯關性을 가지고 인식해야 할 것인가에 대한 문제이고,

둘째, 이들 표현들이 갖는 상호 연계성은 무엇이며, 더 나아가 이는 東武의 哲學 또는 病證의 運用精神과 어떤 관련이 있을까? 하는 의문점이다.

이에 대한 문제해결의 방편으로, 原論的으로 東武의 病證에 대한 새로운 認識體系가 그의 哲學에 기초하고 그 哲學의 근본은 事心身物論에 의거한다는 사실하에 이를 유추해 볼 수 있다고 사료된다.

5) 保命之主의 구성

① 東武는 少陰人, 少陽人, 太陰人의 小한 藏器에 공통적인 藥性을 제시한다.

② 그 藥性에서 事心身物이란 조건을 緣係함으로써 醫學과 哲學의 接木을 다음과 같은 가정하에 연계한다.[19]

19) '補健壯固'의 개념을 '事心身物'과 연계시킴은 『擴充論』의 근거에도 불구하고 論者의 주관적 견해일 수는 있으나 이에 해당하는 약물이 保命之主를 유지하는 중요약재임에는 틀림없다.

〈예〉 少陰人 藥材	
① (事): 補脾和脾	(人蔘)
② (心): 健脾直脾	(白朮)
③ (身): 壯脾而 內守之力, 外攘之力, 充足內外之力	(當歸, 川芎, 肉桂)
④ (物): 固脾立脾	(甘草)

③ 위의 4가지의 藥性은 각 體質上의 건강상태의 기본조건, 즉 保命之主를 이루며 이를 제외한 其他藥物의 藥性(定氣定魂, 溫肉理, 消脾痰 등)은 이와 같은 藥性이 발휘될 조건을 조성한다.

그러면 위에 언급한 東武의 本草遺稿－藥性에 事心身物의 4要素를 접합할 수 있는 이론적 근거는 무엇일까?

東武의 思想的 근본은 事心身物이란 4要素를 떠나서는 存在할 수 없고 旣存의 病證도 四象人이란 조건하에서 升降緩束의 개념으로 재구성되었듯이, 四象藥物의 藥性도 旣存本草의 藥性을 四象人이란 조건에 맞추어 溫熱涼寒으로 분류하고, 더 나아가 이들 공통된 약성을 가진 약제가 상호 어떤 연계성을 가지며 각각 升降緩束이란 목적을 달성하느냐 하는 것이다.

우선 사상약물의 효능분류는 各 四象人 臟腑의 小한 부분을 기준으로 구성하였다.

그러므로 각 四象人 藥性 자체가 保命之主를 유지하기 위한 構成要素로 작용하며, 또 四象醫學의 病證治療 시각은 病證에 따른 保命之主의 損傷을 어떤 방법으로 正常으로 還元시키느냐에 달려 있다.

그러면 保命之主의 構成은 東武의 藥性에서 어떻게 표현되었나?

그 構成은 크게 保命之主에 直接的으로 관여하는 要素(體的, 理的 要素)와 間接的으로 관여하는 요소(用的, 氣的 要素)로 二分되었다고 생각한다.

즉 예를 들면 少陰人에 있어서 補脾和脾(人蔘), 健脾直脾(白朮), 壯脾而內守之力·外攘之力·充足內外之力(當歸, 川芎, 官桂), 固脾立脾(甘草) 등의 어휘가 갖는 脾에 대한 體·理的 개념은 그 以外의 藥性(藿香, 肉桂, 半夏 等)과 對比되므로 이는 保命之主의 本體的 要素라고 가정할 수 있다.

표 1-7 四象藥物의 藥性(東武遺稿)

藥性	少陰人(脾)	少陽人(腎)	太陰人(肺)	太陽人(肝)
補 * 和 *	人蔘	熟地黃	麥門冬	(五加皮)
健 * 直 *	白朮	山茱萸	五味子	
固 * 立 *	甘草	茯苓	砂糖	
壯 * 而內守之力 壯 * 而外揚之勢 壯 * 而內外充足之力	當歸 川芎 肉桂	知母 澤瀉 木通	山藥 桔梗 牛黃	(木瓜)
錯綜 * 氣之參伍勻調	陳皮	牧丹皮	石菖蒲	
收斂 * 元	白芍	黃柏	黃芩	
意慮操志 神氣血精	(定氣定魂) 藿香, 砂仁	(安精定志) 桑椹, 拘杞子	(安神安意) 元肉, 酸棗仁	
肉骨皮	(溫肉裏) 乾薑, 肉荳蔲	(溢骨髓) 石花, 童便	(開皮毛) 天門冬, 甘菊	
消 * 痰	半夏, 南星	瓜蔞仁, 竹瀝	桑白皮, 杏仁	
解 * 之表邪	蘇葉, 蔥白	防風, 羌活	麻黃, 款冬花	(松節)
醒 * 之眞氣	桃仁, 杏花	黃蓮, 梔子	遠志, 樗根白皮	
滌 * 之氣	蓬朮, 三稜	滑石, 猪苓	鬱金, 朱砂	(蕎麥)
爲 * 元師之藥	附子	石膏	熊膽	
開 * 之 * 氣而 消食進食	木香, 丁香, 香附子	麥芽, 生地黃, 地骨皮, 竹茹	蓮肉, 薏苡仁 白果, 黃栗	(蘆根, 杵頭糠)
能除 * 之久病	紫河車	輕粉	麝香	
通 * 之 *		(結胸) 甘遂	(痢疾) 大黃	

** 참고

① 『東武先師四象藥性嘗驗古歌』에 의하면 拘杞子, 石花, 童便은 溢骨髓한다 하였고 〈四象人藥材類〉에 拘杞子는 安精定志하고 石花 童便은 溢骨髓로 되어 있다.[20]

② 『東醫四象診療法典』의 註에는 "竹瀝은 太陰人藥이니 傳書의 誤가 아닌가 한다"고 되어 있으나 東武의 저술 중 竹瀝을 少陽人에게 응용한 예(少陽人 中風)들이 보인다.[21]

③ 太陽人藥性은 정리되어 있지 않으나 著者 임의로 배열하였다.

20) 李濟馬 著, 량병무・차광석 譯, 國譯韓醫學大系 15권, 해동출판사, 1999, p. 80.

21) 上同書, p. 151.

6) 補－健－壯－固의 근거와 의미

◉ 太陽之性氣 恒欲進而 不欲退
少陽之性氣 恒欲擧而 不欲措
太陰之性氣 恒欲靜而 不欲動
少陰之性氣 恒欲處而 不欲出

◉ 太陽之進 量可而進也 自反其材而不莊 不能進也
少陽之擧 量可而擧也 自反其力而不固 不能擧也
太陰之靜 量可而靜也 自反其知而不周 不能靜也
少陰之處 量可而處也 自反其謀而不弘 不能處也. (以上『擴充論』)

上記 性氣의 바람직한 발현조건에 대한 설명에서 太陽人과 太陰人의 관계와 少陽人과 少陰人의 相互 보완관계를 論하였다. 즉 太陽人은 太陰人의 屬性中 材를 莊하게 하여야 한다. 마찬가지로 少陽人은 少陰人의 力을 固하게 하여야 하고, 太陰人은 太陽人의 知를 周하게 하여야 하고, 少陰人은 少陽人의 謨를 弘하게 하여야 한다. 여기서의 '周－弘－莊－固'와 본초유고의 '補－健－壯－固' 사이에 상관성은 없을까?

少陰 次元의 固의 언급은 相互 일치한다. 이에 비하여 太陽 次元의 周의 의미는 補와 和의 개념으로 유추 가능하며, 少陽 次元의 弘은 健－直의 개념으로 유추할 수 있다. 또 太陰 次元의 莊(엄할)은 壯(굳을, 왕성할)의 의미와 상통된다고 생각한다.

이처럼 補－和, 健－直, 莊－內守之勢 · 外攘之力 · 充足內外之力, 固－立 등의 요소는 자신의 體質의 脆弱點을 보충하는 기본적 요소로 사료된다.

이와 같은 방법으로 處方의 분석을 藥性의 本體的 요소와 이를 補助하는 요소로 나누면 자연히 病證輕重의 次序와의 상관성을 가짐을 보인다.

① 固*立*이란 최초의 保命之主를 이루는 단계로 物四端의 世界, 靜中動의 止의 世界, 精의 次元 등으로 이해되고,
② 壯*而內守之力은 固*立*의 次元이 可視的으로 드러나는 行의 世界인 身四端의 力, 血의 概念으로 이해된다.
③ 健*直*이란 壯*內守－外攘－內外充足之力의 概念보다 形而上學的 概念으로 볼 수 있다. 즉 壯*의 概念이 體的 要素를 강조했다면 健*의 概念은 거기에 精神的 要素(心四端)가 더 加味된 意味로 생각되며 보다

活動的인 氣의 概念으로 이해된다.

④ 補*和*란 가장 形而上學的 概念으로(狹意로는 邈廣大蕩의 蕩의 개념, 治平의 概念 등 廣意로는 天機) 神의 屬性이 강조되었다.

그러므로 이를 藥物의 次元에서 이해한다면 補*和*(事－太陽), 健*直*(心－少陽), 壯*而內守之勢(身－太陰), 固*立*(物－少陰) 등의 概念으로 緣係지을 수 있다고 생각된다.

7)『東武本草遺稿』의 유래

앞서『擴充論』에 언급된 이외에『四象草本卷』의 本草에 대한 언급에서 살필 수 있다.

"視古方之用 人蔘有補中善表之力可知也. 黃芪有固中實表之力可知也. 官桂有壯中達表之力可知也. 附子有逐冷壯火達表之力可知也. 皆四藥補藥而兼表功."
등에서 알 수 있듯이 遺稿의 '補, 健, 壯, 固'의 의미가 이미 古方에서 입증된 효능을 補中善表, 固中實表, 壯中達表, 壯火達表 등의 의미로 사용되어 이들은 결국 表功(升陽之力)을 이루기 위한 방법론으로 보았다(그러나 固中實表의 黃芪가 固脾立脾의 甘草로 변경되었는지, 아니면 그들 효능이 서로 독립적으로 존재하는지 확실치 않다).

또 "芍藥 當歸는 少陰之藥 炒用得當하고, 黃柏 知母는 少陽之藥 生用得當하고, 人蔘 地黃은 補中之藥 晝服得當하고, 麻黃 蘇葉은 發表之藥 夜服得當한다…." 하였다.

이는 遺稿에 있는 芍藥과 黃柏은 收斂元氣시키고, 當歸와 知母는 壯內守之力시키고, 人蔘과 地黃은 補和시키고 麻黃과 蘇葉은 解表시킨다는 내용과 완벽히 일치한다. 이는 같은 목적을 가진 藥物을 배열시킨 것이다.

그 외에 少陰解表之藥(蔥白, 蘇葉), 少陽解表之藥(防風, 羌活), 太陰解表之藥(麻黃, 杏仁) 등과 少陰通膈之藥(桃仁), 少陽通膈之藥(甘遂, 芫花), 太陰通膈之藥(大黃) 등에서 보이는 藥物과 작용이 거의 그대로 遺稿에 나타난다. 그러므로 遺稿가 東武所作이란 것은 의심의 여지가 없으며, 다만 현재의 體質別 본초해석에 이르기까지 변화과정이 있음을 알 수 있다.

그러므로 本書의 處方해석은 이들 補*和*, 健*直*, 壯*而內守之力, 固*立*의 藥性이 保命之主의 근본을 유지시키는 중심으로 작용하고 其他藥物은 이들이 발휘될 최상의 升降緩束 조건을 만든다는 가정하에 서술하였다.

5. 四象方 治療의 原則

1) 臟氣와 藥氣[22]

投藥時 병증에 적합한 처방을 찾는 것이 최종목표가 된다. 이 때 환자의 臟氣와 處方의 藥氣상태를 살펴야 한다. 臟氣란 과거의 素證에 바탕한 臟腑의 면역력상태, 즉 現在臟腑의 升降緩束의 能不상태를 말한다. 藥氣란 처방구성에 의하여 발현되는 약력(升降緩束之力)을 의미한다.

즉 치료의 조건은 藥氣가 제대로 발휘되기 위한 臟氣의 조건(자신의 면역력상태; 保命之主)을 의미하며, 이는 동시에 現證에 대하여 藥力이 升降緩束之力에 適當한가 또는 過－不足한가를 의미한다.

예를 들면 少陰人에서 臟氣가 藥氣보다 三倍나 강하다는 것은 藥力에 의지하기보다 스스로가 升陽의 조건을 갖춘 상태를 말한다. 즉 太陽之輕病(發熱一汗而病則解)이나 太陰之輕病(食滯一下而病則解)에는 不用藥하여도 自癒되는 것처럼 내부의 升陽之力이 충분한 상태를 말한다. 藥이란 내부에 존재하는 치유조건을 自生하기 위한 모티브 역할을 하는 것이다. 즉 臟氣가 主가 되고 藥氣가 客이 된다. 그러므로 藥氣가 臟氣에 비해 동일하거나 지나치면 인체 내부의 自生力이 발휘될 조건이 잠식당하게 되어 오히려 臟氣가 위협받게 된다. 예를 들면 藥氣가 강한 輕粉이나 人蔘, 鹿茸 등을 屢用하면 臟氣를 손상하게 되어 오히려 1-2년간 攝身하여야 한다.

① 臟氣三倍而藥氣一倍則 其病則 遁. ② 臟氣二倍而藥氣一倍則 藥氣易達.
③ 臟氣與藥氣相敵則 勝負之數未可知也. ④ 臟氣與藥氣對敵則 倒戈之變可立待也.

2) 服藥의 原則(安臟本常之氣)[23]

① 服藥與否
有病者可以服藥, 無病者不可以服藥.

② 服藥期間

22) 李濟馬 著, 東醫壽世保元四象草本卷(原人手抄本), 延邊朝鮮民族醫學硏究會復印, 1984, (慶熙大 韓醫大 四象醫學科 刊行) p. 22.
23) 上同書 p. 23.

蔘苓杞菊等 藥性淡平 有病可以久服 常服而亦有時間斷 以安臟本常之氣.
補藥常服有害無益.
平淡之藥 可以久服, 偏僻之藥不可以久服.
有病之人可以服藥, 無病之人 不可以服藥.

③ 服藥時期
人蔘, 地黃 補中之藥 晝服得當. 麻黃, 蘇葉 發表之藥 夜服得當.

④ 服藥用量
單服之藥可以大服, 久服之藥不可以大服. 通腸之藥不過一二次, 發表之藥不過一二次, 化痰之藥不過二~十貼. 補虛之藥不過四五十貼, 間一二月 或間三四月觀病勢 又服之可.

3) 疾病接近의 방법

① 正氣를 도와 邪氣를 제거하는 방법이고,
② 직접 邪氣를 제거하는 방법이다.

四象醫學 治療의 접근방법은 간혹 응급시나 外治에 後者의 방법을 사용하기도 하지만(巴豆丹, 人蔘末, 水銀, 香油, 河豚卵, 甘遂天一丸, 瓜蒂散, 熊膽散, 麝香散 等), 주로 前者의 방법이라 할 수 있다. 이는 다시 各 四象人의 保命之主(素證)를 間接的인 방법(發散, 去痰, 開胃 等을 통한 上中下焦의 解鬱等)에 의해 正氣가 스스로 회복토록 하는 방법과 보다 直接的으르 이를 도와주는 방법(補和, 健直, 壯, 固 等)이 있으며 어느 방법이나 升降緩束을 이루는 가장 효율적인 治法은 素證과 現證의 상태를 감안하여 결정한다.

第二編 四象方劑의 分析

A. 少陰人

第一章 少陰人 病證, 處方要約

少陰人은 腎大脾小하다. 少陰人의 保命之主는 陽煖之氣이며 이것이 유지되면 表(臟)에서 升陽과 裏(腑)에서 降陰이 저절로 이루어진다.

表病에서 陽煖之氣 損傷에 따른 升陽의 能否는 鬱狂證과 亡陽證으로 구분되며, 裏病에서 升陽을 방해하는 요소인 陰實之氣의 聚散輕重에 따른 降陰의 障碍는 太陰證과 少陰證으로 구분된다. 그러므로 현재의 保命之主가 어느 狀態인가에 따라 病證의 表裏輕重이 결정되며 治療의 목표도 이를 어느 정도 유지하여야 되는가에 달려 있다.

또 性情의 調律이란 면에서 보면 少陰人(樂性 喜情)이 추구하는 中庸으로 가기 위한 바람직한 자세는 少陰人의 樂性(少陰次元)이 ⇒ 少陽人의 怒性(少陽次元)으로, 少陰人의 喜情(太陰次元)이 ⇒ 太陽人의 怒情(少陽次元)으로 발전하여야 한다.

1. 表病(腎受熱 表熱病)

1) 鬱狂初證(太陽病 表證因在而 其人如狂者)

(1) 桂枝湯證(太陽傷風證)
(2) 香蘇散證(四時瘟疫)
(3) 藿香正氣散(不分表裏證)
(4) 太陽病 胃家實(正邪雍錮之病): 太陽病의 만성화로 야기됨
* 以上 ⇒ 發熱惡寒而 無汗者: 桂枝湯, 川芎桂枝湯, 香蘇散, 芎歸香蘇散,

藿香正氣散

2) 鬱狂中證(陽明病 胃家實 不更衣者)

(1) 抵當湯證, 桃仁承氣湯證 (熱在下焦－蓄血證)
(2) 人蔘桂枝湯證 (外證未除而 數下之: 心下痞硬 表裏不解)
* 以上 ⇒ 腎陽困熱則 川芎桂枝湯, 黃芪桂枝湯 八物君子湯 升補之
(大腸怕寒則 藿香正氣散, 香砂養胃湯 和解之)
(3) 婦人 熱入血室證
(4) 陽明病 口燥 嗽水不欲嚥
(5) 陽明病 不能食
* 以上 ⇒ (藿香正氣散, 香砂養胃湯) 八物君子湯

3) 鬱狂末證(陽明病 潮熱 狂言 微喘直視者)

(1) 大承氣湯證
① 太陽病 轉屬 陽明: 胃家實, 濈然微汗出
② 陽明病: 不大便, 潮熱, 狂言, 惕而不安, 微喘, 直視 等
* 以上 ⇒ 巴豆全粒 或 用 獨蔘八物君子湯
先用 巴豆 後用 八物君子湯 以壓之

4) 亡陽初證(太陽病 發熱惡寒 汗自出者)

(1) 太陽病 發熱惡寒 汗自出者
① 桂枝湯證 (太陽傷風證)
② 香蘇散證 (四時瘟疫)
③ 藿香正氣散 (不分表裏證)
* 以上 ⇒ 發熱惡寒而 有汗者: 黃芪桂枝湯, 補中益氣湯, 升陽益氣湯
(2) 亡陽初證의 長期化 (太陽病 厥陰證)
太陽傷風 惡寒 發熱 自汗出者 正邪相爭日久 當解不解而 變次證也
① 當歸四逆湯證
② 桂麻各半湯證

③ 大承氣湯證

* 以上 ⇒ 蔘萸湯, 人蔘吳茱萸湯, 獨蔘八物湯

5) 亡陽中證: 陽明病 不惡寒 反惡熱 汗自出者

(1) 陽明病 外證 身熱 汗自出 不惡寒 反惡熱
(2) 麻仁丸 (陽明病 自汗出 小便自利 此 津液內渴)
(3) 大承氣湯證 (陽明病 發熱汗多者 急下之)
(4) 桂枝附子湯證 (汗漏不止 眞陽脫亡 其身必冷 多成痺寒 四肢拘急)

* 以上 ⇒ (素證: 泄瀉, 食汗) 黃芪桂枝附子湯, 升陽益氣附子湯, 人蔘桂枝附子湯

6) 亡陽末證: 陽明病 發熱汗多者

(1) 脾約證: 汗自出 不惡寒而 其病垂危則 發熱汗多而 惡寒也
發熱汗多而 惡寒者 裏熱撑支之勢 已窮故也 脾絶之候也

* 以上 ⇒ 人蔘官桂附子湯

7) 其他의 表病(泛論)

(1) 吐血 ⇒ 獨蔘八物湯
(2) 尋常間日虐 惡寒時 ⇒ 川芎桂枝湯
(3) 陽明 太陽之危者 ⇒ 獨蔘八物湯, 補中益氣湯

2. 裏病(胃受寒 裏寒病)

1) 太陰病

(1) 理中湯證, 四逆湯證: 太陰證 - 腹滿而吐 食不下 自利益甚
⇒ 白何烏理中湯, 白何烏附子理中湯
(2) 瀉心湯證 (半夏瀉心湯, 甘草瀉心湯, 生薑瀉心湯, 厚朴半夏湯): 心下痞

硬症

⇒ 藿香正氣散, 香砂六君子湯, 寬中湯, 蘇合元

(3) 陰毒證: 三陰病深 (面青 身痛如被杖, 四肢厥冷, 多睡)

⇒ 人蔘桂皮湯, 人蔘附子理中湯

(4) 四逆湯證: 傷寒直中陰經 (乾霍亂關格之病)

⇒ 巴豆如意丹 以後 溫胃和解之藥

(5) 下利數次後 浮腫

⇒ 桂附藿陳理中湯 (倍加 人蔘, 官桂 各 2전, 附子 1－2전)

(6) 下利淸水 面色靑 氣陷如睡

⇒ 獨蔘湯 (加 生薑 2전, 陳皮, 砂仁 各 1전)

(7) 黃疸 (茵蔯蒿湯症, 瘴疸丸)

⇒ 茵蔯橘皮湯, 茵蔯附子湯, 茵蔯四逆湯, 瘴疸丸, 或用 巴豆丹

(8) 水結胸－寒實結胸 (小半夏湯, 三物白散)

⇒ 桂枝半夏生薑湯, 赤白何烏寬中湯, 三物白散, 或用巴豆丹

2) 少陰病

(1) 四逆湯證 (傷寒欲吐不吐 心煩 但欲寐 自利而渴者 小便色白)

(2) 附子湯證 (少陰病 身體痛 手足寒 骨節痛 脈沈者)

(3) 先溫其裏－四逆湯, 乃攻其表－桂枝湯 (下利腹脹滿 身體疼痛)

* 以上 ⇒ 官桂附子理中湯

(4) 麻黃附子細辛湯證 (少陰病 始得之 反發熱 脈沈者)

(5) 附子湯證 (少陰病一二日 口中和 背惡寒)

(6) 麻黃附子甘草湯證 (無吐利厥證)

(7) 下利 沈遲 … 其面戴陽 下虛故也

(8) 少陰病 脈細沈數 不可發汗, 少陰病 但厥無汗而强發之 必動其血 ... 是爲下厥上渴.

* 以上 ⇒ 少陰病 有身體痛 骨節痛 表證 此則 表裏俱病而 大腸寒氣 必勝胃中溫氣而 上升也.

(9) 下利淸水症－大承氣湯, 小承氣湯, 薑附湯

⇒ 下利淸水者 欲下之則 當用 巴豆 欲溫之則 當用 官桂附子理中湯 下利淸水 仍爲便閉者 先用 巴豆 後用 薑朮寬中湯

(10) 藏厥證 (躁無暫定而厥者)

⇒ 蔘萸湯, 四逆湯, 官桂附子理中湯, 吳茱萸附子理中湯
(11) 陰盛隔陽症－霹靂散證
⇒ 官桂附子理中湯, 吳茱萸附子理中湯, 或用 霹靂散
(12) 藏結病 ⇒ 巴豆如意丹

3) 其他의 裏病

(1) 咽喉痛 ⇒ 獨蔘官桂理中湯
(2) 食消 則 浮腫之屬 ⇒ 芎歸蔥蘇理中湯
(3) 少陰・太陰之危者 ⇒ 獨蔘附子理中湯, 桂附藿陳理中湯

第二章 少陰人 處方의 次序

1. 表病(鬱狂證)

鬱狂 初－中－末證의 升陽의 단계는 초기에 단순한 去風 燥濕에 의한 解鬱(調榮衛)의 단계에서 점차로 補血分 및 補氣分의 藥物이 투여되고 中末證 以後에 이르게 되면 동시에 胃의 寒邪를 구축하는 藥物이 加해진다.

(1) 鬱狂證 升陽 조건은 保命之主를 유지하는 조건에서 아래와 같이 大別 된다.

① 脾胃氣는 건실하므로 단순히 解鬱의 조건에서 升陽이 됨(川芎桂枝湯)
⇒ 甘草＋川芎 … 桂枝, 白芍, 蒼朮, 陳皮
② 表氣의 損傷이 진행되어 血分의 鬱滯를 解함(芎歸香蘇散)
⇒ 甘草＋川芎＋當歸 … 香附子, 蘇葉, 蔥, 蒼朮 陳皮
③ 表氣의 損傷이 진행되어 裏氣의 寒濕이 가세함(香附子八物湯)
⇒ 甘草＋川芎＋當歸＋白朮 … 白何烏, 香附子, 白芍, 陳皮
④ 더욱 表氣의 損傷이 진전되어 解鬱의 단계를 벗어나 補氣血의 단계(八物君子湯)
⇒ 甘草＋川芎＋當歸＋白朮＋人蔘 … 黃芪, 白芍, 陳反
⑤ 表氣의 손상과 함께 素證인 裏寒證이 더욱 진전되어 胃 주위를 둘러싼 裏冷을 제거하고 溫補之劑가 加勢함(白何烏君子湯, 十全大補湯)
⇒ 甘草＋川芎＋當歸＋白朮 … 白何烏, 黃芪, 白芍, 陳皮
甘草＋川芎＋當歸＋官桂＋白朮＋人蔘 … 白何烏, 白芍, 黃芪, 陳支

(2) 한편 鬱狂證(亡陽證)의 升陽之劑(太陽病藥, 陽明病藥)를 중심으로 아래와 같이 大別된다.

▣ 太陽病藥: 蘇葉, 葱白, 黃芪, 桂枝
(少陰解表之藥: 輕則 葱白, 蘇葉, 重則 人蔘, 桂枝)

▣ 陽明病藥: 黃芪, 肉桂, 人蔘, 白芍

① 桂枝(3)＋川芎(1)＋白芍(2) … 蒼朮, 陳皮, 甘草 (川芎桂枝湯)

② 香附子(2)＋當歸(1)＋川芎(1)＋蘇葉＋葱白 … 蒼朮, 陳皮, 甘草 (芎歸香蘇散)

③ 香附子(2)＋當歸(2)＋川芎(1)＋白芍(1) … 白朮, 白何烏, 陳皮, 甘草 (香附子八物湯)

④ 人蔘(2)＋黃芪(1)＋當歸(1)＋川芎(1)＋白芍(1) … 白朮, 陳皮, 甘草 (八物君子湯)

2. 表病(亡陽證)

初證은 解鬱과 固表의 合力에 의하여 손실되는 陽氣를 저지하여 升陽의 발판을 만들고 中-末證에 이르면 강력한 補氣血劑와 附子 등이 가해진다.

(1) 亡陽證의 升陽의 조건은 保命之主를 유지하는 조건에서 아래와 같이 大別된다.

① 脾氣는 아직 손상되지 않았으나 손상될 우려가 있으므로 단순히 解鬱의 조건에서 升陽이 됨(黃芪桂枝湯).
⇒ 桂枝＋白芍＋黃芪 … 甘草＋當歸

② 여기에 더하여 弱한 冷氣에 의해 脾胃氣 자체가 약화되어 升陽이 불리하여 解鬱과 동시에 溫補之劑가 가세함(升陽益氣湯).
⇒ 桂枝＋白芍＋黃芪 … 人蔘(2錢)＋當歸＋肉桂＋甘草＋白何烏 …

③ 解鬱의 단계를 벗어나 강력한 生陽에 주력하지 않고는 脾陽의 소멸 및 升陽을 막을 수 없다(補中益氣湯).
⇒ 蘇葉＋藿香＋黃芪 … 人蔘(3錢)＋白朮＋當歸＋甘草 …

④ 病勢가 더욱 진전되어 强한 冷氣에 의해 脾胃氣의 凝滯로 陽氣가 소진되어 升陽이 障碍를 받으므로 脾胃주위를 둘러싼 外冷을 제거하고 동시에 解鬱과 溫補之劑가 가세함(黃芪桂枝附子湯 → 人蔘桂枝附子湯 → 升陽益氣附子湯).
⇒ 附子＋桂枝＋白芍＋黃芪 … (人蔘)＋當歸＋(肉桂)＋甘草＋(白何烏) 등

⑤ 强한 冷氣에 의해 脾胃氣가 絶하였으므로 解鬱을 시도해도 升陽될 여력이 없으므로 강력한 溫補之力이 요구될 경우(人蔘官桂附子湯).
⇒ 附子+黃芪+白芍 … 人蔘(5-10錢)+當歸+肉桂+甘草 등

① 黃芪桂枝湯: 甘草+當歸 … 白何烏, 桂枝, 白芍, 黃芪
② 升陽益氣湯: 甘草+當歸+官桂+人蔘 … 白何烏, 桂枝, 白芍, 黃芪
③ 補中益氣湯: 甘草+當歸+白朮+人蔘 … 藿香, 蘇葉, 黃芪
④ 黃芪桂枝附子湯: 甘草+當歸 … 附子, 桂枝, 白芍, 黃芪
⑤ 人蔘桂枝附子湯: 甘草+當歸+人蔘 … 附子, 桂枝, 白芍, 黃芪
⑥ 升陽益氣附子湯: 甘草+當歸+肉桂+人蔘 … 白何烏, 附子, 桂枝, 白芍, 黃芪
⑦ 人蔘官桂附子湯: 甘草+當歸+肉桂+人蔘 … 附子, 白芍, 黃芪

(2) 한편 亡陽證의 升陽之劑를 중심으로 아래와 같이 大別된다.
① 桂枝(2)+黃芪(2)+白芍(2)+當歸 … 白何烏, 甘草 (黃芪桂枝湯)
② 人蔘(2)+桂枝(2)+黃芪(2)+白芍(2)+當歸+肉桂 … 白何烏, 甘草 (升陽益氣湯)
③ 人蔘(3)+黃芪(3)+當歸+蘇葉 … 白朮, 藿香, 陳皮, 甘草 (補中益氣湯)
④ 桂枝(3)+黃芪(3)+白芍(2)+當歸+附子 … 甘草 (黃芪桂枝附子湯)
⑥ 人蔘(4)+桂枝(3)+黃芪(2)+白芍(2)+當歸+附子 … 甘草 (人蔘桂枝附子湯)
⑦ 人蔘(2)+桂枝(2)+黃芪(2)+白芍(2)+當歸+肉桂+附子 … 白何烏, 甘草 (升陽益氣附子湯)
⑧ 人蔘(5~10)+黃芪(3)+白芍(2)+當歸+肉桂(3)+附子 … 甘草 (人蔘官桂附子湯)

3. 裏病(太陰證)

裏病證은 陰實之氣의 聚散輕重이 原因이 되므로 太陰證은 胃, 大腸의 陰寒之氣를 구축하는 溫胃劑가 主가 되어 降陰시켜 升陽을 이룬다. 陰實之氣의 형성은 直接的으로 內外邪에 의하거나 間接的으로 表氣의 損傷에서 유래한다.

(1) 去寒의 중심을 上中下焦 중 어느 곳에 둘 것인가에 따라 處方構成의 次序가 결정된다. 太陰證의 升陽의 조건은 다음과 같이 大別된다.

① 上(胃脘), 中上焦(胃)의 解鬱劑의 構成
素證의 狀態가 裏寒의 조건에서 表鬱(太陽表證)이 竝發하여 온 病證이다.
生薑(3)＋桂枝(2)＋半夏(2)…(桂枝半夏生薑湯)

② 下焦逐寒 ＋上中下焦의 解鬱
大腸의 陽氣가 寒邪에 억눌려 있고 이로 인해 腎陽氣가 不升하므로 上中下焦의 解鬱을 위주로 하면서 溫胃하여 升陽시킨다.
藿香(1.5)＋ 蘇葉(1)＋…(藿香正氣散)

③ 中上焦以下 逐寒의 輕重 ＋ 升陽之劑의 構成
太陰證이 더욱 진행됨에 따라 表氣의 損傷이 시작되는 경우에 사용한다.
太陰證은 胃의 溫氣가 大腸의 寒氣보다 훨씬 우세한 상황이며, 또 그 寒氣가 미약한 상황이므로 상대적으로 表氣의 미약한 損傷을 야기하나, 重證에 이르면 胃의 溫氣도 大腸의 寒氣에 의해 위협을 받게 되고 表氣도 약화되어, 이것들이 升陽을 방해한다(香砂六君子湯, 香砂養胃湯, 十二味寬中湯).

④ 逐寒 ＋ 溫補(補肝堅腎; 白何烏)＋ 表鬱 제거에 의하여 升陽 달성
(白何烏理中湯, 白何烏附子理中湯)

⑤ 소멸되는 脾陽氣를 강력하게 生(人蔘 大量)하는 방제구성
(人蔘陳皮湯, 人蔘吳茱萸湯)

(2) 太陰證의 溫胃降陰之劑를 중심으로 아래와 같이 大別된다.

① 桂枝半夏生薑湯: 甘草＋白朮(1) … 生薑, 桂枝, 半夏, 白芍, 陳皮

② 藿香正氣散: 甘草＋肉桂(0.5)＋白朮(0.5) … 藿香, 蘇葉, 半夏, 陳皮, 青皮, 厚朴, 大腹皮, 乾薑, 益智仁

③ 香砂六君子湯: 甘草＋白朮(1)＋人蔘(0.5) … 白何烏(1), 香附子, 半夏, 陳皮, 厚朴, 白荳蔻, 木香, 砂仁, 益智仁

④ 香砂養胃湯: 甘草＋白朮(1)＋人蔘(1) … 香附子, 乾薑, 半夏, 白芍, 陳皮, 山査, 砂仁, 白荳蔻

⑤ 赤白何烏寬中湯: 白何烏(1), 赤何烏(1), 良薑, 乾薑, 青皮, 陳皮, 香附子, 益智仁, 大棗 (或 加 當歸, 或 加 人蔘)

⑥ 白何烏理中湯: 甘草＋白朮(2) … 白何烏, 白芍, 桂枝, 乾薑, 陳皮
(白何烏附子理中湯…加 附子)

⑦ 人蔘陳皮湯: 人蔘(1兩) … 生薑, 砂仁, 陳皮, 大棗

⑧ 人蔘吳茱萸湯: 官桂(1)＋當歸(1)＋人蔘(1兩) … 吳茱萸(3), 生薑(3), 白芍

4. 裏病(少陰證)

少陰證은 陰寒之氣가 이미 胃, 大腸의 溫氣를 몰아내고 臟(脾, 腎)까지 損傷을 입힌 것이므로 腑(胃, 大腸)의 溫胃는 물론 강력히 表氣를 上升시키는 健脾劑가 主가 되어 降陰에 의하여 升陽을 달성한다. 모든 少陰證은 必히 冷氣를 驅逐하여야 하므로 表證에서 振陽하고 裏證에서 眞陽에 의한 逐陰을 위해 附子를 必用한다.

少陰證의 升陽조건은 아래와 같이 大別된다.

① 白何烏 대신에 肝腎陰氣의 停滯와 陽氣의 절대 부족으로 적극적 生陽 필요로 人蔘+官桂의 첨가(官桂附子理中湯)

② 여기에 더하여 肝腎陰의 극심한 凝滯로 疏通之力에 더욱 치중(吳茱萸附子理中湯)

① 白何烏附子理中湯: 甘草+白朮(炒2) … 白何烏, 白芍(炒), 乾薑, 桂枝, 陳皮, 附子

② 官桂附子理中湯: 甘草+官桂(2)+白朮(2)+人蔘(3) … 白芍, 乾薑, 陳皮, 附子

③ 吳茱萸附子理中湯: 甘草+官桂(2)+白朮(2)+人蔘(2) … 白芍, 乾薑, 陳皮, 附子, 吳茱萸, 小茴香, 破古紙

第三章 少陰人 腎受熱 表熱病

四象體質에서 表病證이란 內・外因에 의하여 水穀之氣의 循環中 耳目鼻口之力에 의해 膩膜血精之海(神氣血精)의 생성부족이나 과잉생성 또는 과잉소모나 代謝鬱滯를 유발하는 病證이다. 그 원인은 ① 津膏油液之海가 膩膜血精之海로의 변환이 과잉 또는 부족을 유발함은 耳目鼻口之力에 의한다. ② 또한 이미 형성된 膩膜血精之海의 소모 및 停滯는 一次的으로 頭肩腰臀之力의 狀態와 관계하고, 二次的으로 肺脾肝腎之力의 吸得항진, 저하와 관계된다.

全身機能의 발현으로 나타나는 神氣血精이나 生理活性 物質인 膩膜血精 등은 生理的으로 成長(조직의 형성 등), 成熟, 老化, 體溫調節, 生殖, 免疫, 精神 등에 영향을 주므로 이들의 病理的 現狀을 表病으로 규정한다.

少陰人은 腎大脾小하므로 少陰人의 脾腎陽氣는 小하고 脾腎陰氣는 大하다. 그러므로 脾局 陽氣가 寒邪에 억압되고(掩抑), 또 腎局 陽氣가 寒邪의 항거로 위로 곧장 올라가 脾局에 連接하지 못한다. 이처럼 腎陽이 寒邪에 의하여 不升하고 그로 인해 困하여진 狀態(困熱)를 腎受熱이라 하고, 腎困熱의 정도에 따라 病證은 太陽證(困熱: 輕), 陽明證(困熱: 重)으로 나타나므로 表熱病이라 하였다. 그러므로 腎受熱이란 腎陰氣가 腎局(精海)에서 → 脾局(膜海)으로 제대로 上升치 못하여 나타나게 되는 病因을 말함이고, 表熱病이란 그로 인해 발현하는 病證을 뜻한다.

病證의 强弱(現證)이란 곧 困熱의 정도를 말함이고, 이를 결정하는 것은 刺戟(邪氣)의 세기와 이에 應하는 素證(表氣와 裏氣))에 달려 있으며, 그 결과 腎陽의 상승정도에 따라 太陽病과 陽明病으로 구분된다.

第一節 鬱狂證

自汗不出而 頭痛 身熱하며 太陽病, 陽明病으로 나타나는 病證을 鬱狂證이라 하였다.

鬱狂證은 病證이 初·中·末로 심해질수록 胃氣는 渴하기 시작하고, 脾氣는 약해지기는 하지만 아직 건재하다(亡陽證에 이르지 않았으므로).

즉, 表氣(津膏油液之海가 神氣血精, 膩膜血精 및 皮筋肉骨을 형성)를 傷하는 정도에 따라 初, 中, 末證으로 구분하고 中, 末證으로 악화될수록 表寒을 떨쳐버리는 힘(곧 腎陽의 上升之力)이 약해지게 되고, 이는 腑인 胃氣에 영향을 미쳐 胃竭의 증후로 나타나 점차 濈然微汗出, 潮熱 등이 나타난다.

① 鬱狂初證 – 太陽病 表證因在而 其人如狂者
② 鬱狂中證 – 陽明病 胃家實 不更衣者
③ 鬱狂末證 – 陽明病 潮熱狂言 微喘直視者

▣ 鬱狂證의 現代病理的 接近

뇌의 지각기능 중 地方의 인식능력이 世會의 능력보다 과도할 때 이 기능을 담당하는 부위와 관련된 신호가 내분비선을 자극시, 그와 관련된 호르몬이 상호 길항작용에 의해 유발되는 질병군이라 유추된다.

鬱狂初證은 호흡기 바이러스성 감염(RS바아러스, 인푸루엔자 등) 등으로 인한 상기도 감염, 고열, 오한, 전신쇠약, 기침, 근육통, 동통, 발열 등과 감염성으로 인한 신장계 질환(사구체신염, 급성신우신염), 급성 방광염을 포함한다. 鬱狂中-末證은 변비와 발열을 수반하며 조혈기능의 저하, 혈장, 임파, 조직액의 감소나 순환장애 등의 질환으로 유추되며, 이들로 인한 간, 심장, 신장의 순환계 질환을 비롯한 월경전 증후군, 월경곤란증, 내분비 질환(갑상선 기능저하증, 부갑상선 기능항진증, 저칼륨혈증 등), 자가면역질환을 포함한다고 생각된다.

1. 川芎桂枝湯

由 來	張仲景 傷寒論: 桂枝湯 桂枝 3전, 白芍 2전, 甘草 1전, 薑 3편, 棗 2枚.
桂枝 3	辛甘而溫. 氣薄升浮. 輕解肌. 調營衛. 入肺膀胱經.
白芍 2	收斂脾元附 … 苦酸微寒. 入肝脾血分. 爲手足行經藥. 瀉肝火. 安脾肺. 固腠理.
▲川芎 1	壯脾而有外攘之勢 … 辛溫升浮. 爲足少陽引經. 入手足厥陰. 乃血中氣藥. 升清陽而開解鬱.
蒼朮 1	苦溫辛. 燥胃强脾. 發汗除濕. 能升發胃中陽氣(升陽解鬱).
陳皮 1	錯綜脾氣之參伍勻調 … 辛能散. 溫能和. 苦能燥能瀉. 爲脾肺氣分之藥.
▲甘草 1	固脾立脾 … 味甘. 生用氣平. 補脾胃不足. 而瀉心火. 炙用氣溫. 補三焦元氣. 而散表寒.
生薑 1	辛溫行陽分而. 去寒發表. 宣肺氣而解鬱. 調中. 暢胃口而開痰下食.
大棗 1	甘溫補中益氣. 滋脾土. 潤心肺. 調營衛.

1) 方 解

此方은 仲景의 桂枝湯 變方(加 川芎, 蒼朮, 陳皮)으로 太陽中風證에 사용한다. 太陽中風은 外邪의 침입으로 營衛不和(營弱衛强)의 狀態로서 營分(陰)이 내부에서 응결하여 衛分(陽)이 들어오지 못하면【芍藥】과【桂枝】로 破陰하고 通陽한다.【生薑】으로 營衛가 돌기만 하고 머무르지 못하는 상황(周旋不舍)을 해소하고【甘草】와【大棗】로 營衛가 서로 버티는 세력을 완화한다.

衛强이란 正氣가 風邪에 대항시 나타나는 太陽病證(惡寒 發熱)의 양상을 말하며, 이로 인한 衛氣의 固澁작용이 안될 때 營弱(汗出)이라 한다.[1]

즉 仲景의 營弱衛强이란 四象醫學 입장에서 邪氣에 대항하는 正氣의 발현이고, 이는 表氣의 損傷을 의미하며, 곧 膩膜血精(神氣血精)의 損傷을 의미한다고 볼 수 있다.

특히 少陰人에서는 膜의 過少와 상대적으로 精의 過剩으로 인한 代謝凝滯로 精에서 → 膜으로 上升이 불리하게 된다. 이는 이어 膜이란 생리물질이 → 筋生成에 장애를 주게 되고, 精이 → 骨生成에 장애를 주게 된다.

왜 少陰人은 桂枝湯만으로는 營衛의 조화를 이룰 수 없을까? 어떤 조건이 더 필요한 것일까?

少陰人은 脾腎陰의 過多로 脾腎陽의 上升을 방해받고 있으므로 이를 개선시키지 않으면 그 효과는 반감될 수밖에 없다. 上升방해의 原因은 少陰人의 평상시 素證에 따라 달라진다. 즉 表裏氣가 비교적 충실한 경우 단순히 解鬱에 의해 升陽이 이루어지나, 不足한 경우에 손상의 정도에 따라 病證은 적극적인 溫補 또는 生氣血에 의하여 升陽을 이룬다. 鬱狂初證(太陽傷風證)의 경우는 비교적 正氣가 有餘하여 邪氣에 완강히 저항할 때 나타나는 증후이므로 解鬱에 치중한다. 즉 【桂枝湯】 작용 외에 少陰人의 生理的 약점인 寒邪에 감싸여 눌려 있는(掩抑) 脾局陽氣를 上升시킬수 있는 解鬱의 조건이 필요하다.

① 上焦의 解鬱은 桂枝湯의 一部藥物에 의해 이루어진다. 【桂枝】는 肺, 膀胱經에 入하여 衛陽를 溫通하고 加 【生薑】하여 衛分의 風邪를 제거하고, 「東武」는 여기에 體質的 조건에 의한 升陽의 결함을 감안하여 【川芎, 蒼朮, 陳皮】를 加하였다.

② 中焦의 寒濕에 의해 陽이 陰 속에 갇혀서(陽鬱於陰) 올라가지 못하는 것이므로 【芍藥】은 陽氣를 소통하기 위해 凝結한 陰氣를 破하지만 排泄하지 않는다. 이와 같은 효능은 肝脾血分에 들어가 收斂脾元하고 【桂枝】와 합하여 破陰하고 通陽한다. 【蒼朮】에 의해 燥濕升陽 解鬱하고, 【陳皮】는 辛能散 溫能和 苦能燥能瀉하는 작용으로 脾肺氣分에 작용하여 흐트러진 脾氣를 고르게 한다.

이와 같은 ①, ②의 조건하에 【川芎】의 乃血中氣藥으로서 이는 肝血分 중 陽氣를 끌어올리며 升淸陽而開解鬱하는 능력으로서 脾陽氣를 밖으로 끌어올리는 역할을 한다(壯脾而有外攘之勢). 人體에서 血 속 陽을 순행하는 곳은 肝

---

1) 朴憲在 著, 傷寒論概論, (株)藥業新聞 發行, p. 30.

이며 【川芎】은 肝氣를 순행한다. 또 【甘草】는 대체로 中焦에서 土를 보존하고 안정시키는 保泰定功으로 脾기운을 견고히 하고 바로 세운다(固脾立脾).

즉 이처럼 此方은 【甘草+川芎】의 바탕하에 胃寒濕이 있는 狀態에서 邪氣(太陽風邪 等)에 의해 야기되는 上·中·下焦의 鬱結을 제거함으로써 腎局陽氣가 脾局陽氣와 連接되어 升陽이 이루어지게 된다.

2) 素 證

表虛의 초기증과 근소한 輕證의 寒濕이 있다.

症狀	表裏證	汗出	大便	小便	消化力	飮水	脉
狀態	表虛證(1) 裏寒證(0.5)	無汗	正常 或滑(0.5)	淸白(1)	胃(寒濕)	不欲冷飮	*
其他			冷飮則 痞滿	頻數	下腹易脹滿		

※ ( ) 안의 숫자는 p. 150 도표 설명 참조; 以下同.

3) 病 因

裏氣는 輕證의 寒濕이 있는 상태에서 感氣 혹은 스트레스 등으로 膏海가 世會의 提出之力 약화로 氣와 膜海의 형성이 저하되었다. 또한 精海가 膜海와 連接이 안 됨은 腎陽이 寒邪에 鬱滯되어 脾陽과 연접치 못하기 때문이다. 이 때의 鬱滯는 輕症의 鬱滯로 太陽病證으로 나타나며 이는 肺脾肝의 解鬱에 의해 升陽이 된다.

4) 現 證

症狀	寒熱	汗出	大便	小便	飮水	脉
狀態	惡寒發熱	無汗	正常 或燥	黃澁(弱)	不欲冷飮	浮數
其他	太陽病證(輕)		寒冷飮則 痞滿或泄			

太陽傷風證(惡寒發熱, 鼻鳴, 乾嘔, 頭痛, 身疼)이 나타난다.

5) 適應症

胃陽困熱로 인한 鬱狂初證(太陽病 表證因在而 其人如狂者)에 사용.

① 呼吸器疾患: 感氣初期, 알레르기성 鼻炎, 蓄膿症 등의 初期.

② 初期關節疾患 및 循環期疾患: 四肢關節痛, 肩臂痛 初期 및 筋肉痛 初期, 手足痺症.

③ 裏證을 수반하지 않는 上焦의 鬱熱性(神經) 疾患의 初期 단계: 神經性 不眠症, 울화병, 頭痛, 耳鳴, 面赤, 上熱感.

2. 芎歸香蘇散

由 來

危亦林-得效方: 香蘇散

香附子 3전, 紫蘇葉 2전 5분, 陳皮 1전 5분, 蒼朮, 甘草 各 1전, 薑 3편, 蔥白 2莖.

草本卷: 香蘇散

治四時運氣, 加香薷, 白扁豆 名曰 二香散, 治泄瀉, 霍亂

香附子, 蘇葉, 川芎, 蒼朮, 陳皮, 甘草 各 1전.

香附子 2	開脾之胃氣而消食進食 … 氣香味辛能散. 味苦能降. 味甘能和. 乃血中氣藥. 通行十二經. 入脈氣分. 主一切氣
蘇葉 1	解肌之表邪 … 味辛入氣分. 利肺下氣 色紫兼入血分. 和血止痛. 性溫發汗解肌.
▲當歸 1	壯脾而內守之力 … 甘溫和血. 辛溫散內寒. 苦溫助. 心散寒. 入心肝脾. 爲血中氣藥.
▲川芎 1	壯脾而有外攘之勢 … 辛溫升浮. 爲足少陽引經. 入手足厥陰. 乃血中氣藥. 升淸陽而開解鬱.
蒼朮 1	苦溫辛. 燥胃强脾. 發汗除濕. 能升發胃中陽氣.
陳皮 1	錯綜脾氣之參伍勻調 … 辛能散. 溫能和. 苦能燥能瀉. 爲脾肺氣分之藥.
▲甘草 1	固脾立脾 … 味甘. 生用氣平. 補脾胃不足. 而瀉心火. 炙用氣溫. 補三焦元氣. 而散表寒.
生薑 1	辛溫行陽分而. 去寒發表. 宣肺氣而解鬱. 調中. 暢胃口而開痰下食.
大棗 1	甘溫補中益氣. 滋脾土. 潤心肺. 調營衛.
葱 5本	解肌之表邪 … 輕發表和裏. 宣通陽活血.辛散而平. 發汗解肌. 通上下陽氣.

1) 方 解

此方은 危亦林-得效方의 香蘇散 加【川芎, 當歸】로 구성되었다.

此方은 川芎桂枝湯보다 久留之邪인 경우, 즉 鬱結이 심한 경우로서 外鬱之邪보다 內鬱에 더 치중한다. 內鬱의 해소는 外感의 경우와는 다르다. 체질의 차이와 素證의 전제하에서 邪氣의 種類와 强弱, 潛伏時期 등의 變數에 의해 생리적 불균형이 초래된다. 正常生理가 되기 위해서는 少陰人 경우 津膏油液 중에 膏의 代謝低下를 亢進시키고 液의 代謝亢進으로 인한 凝滯를 억제시켜 膏와 液의 相對比率이 '1'에 근접하여야 한다. 연이어 神氣血精(膩膜血精)中에 膜의 代謝低下를 亢進시키고 精의 代謝亢進을 억제시켜 膜과 精의 相對比率이 '1'에 근접하여야 한다. 즉 液에서 → 膏와 精에서 → 氣로의 변환이 순행되어야 한다. 그러나 이들 순행을 방해하는 요소가 輕證일 경우 解鬱에 의해서 제거되고, 이것이 더욱 악화될 경우에 代謝物質 絶對量의 부족(膏)으로 나타나며 이를 補益하여 循行시킨다. 또 內鬱의 장기화는 表裏氣를 모두 손상시키므로 치법은 補益이 필요하다.

此方의 경우 素證인 輕症의 胃寒濕의 조건하에서【蒼朮+陳皮+甘草】에【香附子】가 加勢하여 中焦의 鬱滯를 開하였고, 外鬱을 위한【桂枝+白芍】대신에 內鬱을 위한 血中之氣藥인【香附子, 當歸, 川芎, 蘇葉, 蔥白】등이 加勢하였다. 즉【桂枝】대신에【蘇葉+蔥白】으로, 川芎 대신에【川芎+當歸+香附子】로 강화되었다.

換言하면 川芎桂枝蕩이 解鬱목적으로 升陽의 脆弱點인 素證을 改善하기 위해【蒼朮, 陳皮, 甘草】전제하에 破陰通陽하는【桂枝+白芍】과 壯脾而外攘之力하는【川芎】을 사용하였다면, 此方은 素證이 裏寒濕의 輕證을 가지면서 裏氣와 表氣의 損傷이 더욱 진행되어 氣血의 鬱滯와 損傷이 나타나는 狀態이다.

그러므로 오로지 강력한 解鬱劑인【桂枝】대신에【蘇葉+蔥白】이 疏表氣而散外寒작용으로 解肌之表邪가 사용되었고, 素證인 裏氣의 鬱滯는 太陰證 初期症으로 나타난다. 그러나 아직 泄瀉에까지는 이르지 않고 腹滿, 虛痞 등의 증세와 氣鬱로 인한 血分의 凝滯가 나타나므로【蒼朮, 陳皮, 甘草】에【香附子】의 효능으로 辛能散·苦能降·甘能和하여 막혀서 펴지지 못하는(鬱而不達) 氣를 治療하고, 下降하여 上升하지 못하는 血을 治療한다. 즉 血中氣藥을 이용하여 通行十二經 入脈氣分하여 行表氣뿐 아니라 行裏氣하여 脾胃의 鬱滯를 開하여 消食進食하게 하였다.

또 【桂枝+白芍】의 도움으로 【川芎】에 의한 脾陽의 上升之力은 此方에서 【蘇葉+蔥白+香附子】의 도움으로 【當歸+川芎】의 세력에 의해 血分을 보강하여 보다 강력한 脾陽의 上升기틀을 마련하였다.

이는 【當歸】의 入心肝脾 爲血中氣藥으로서 壯脾而內守之力과 【川芎】의 爲足少陽引經·入手足厥陰·乃血中氣藥으로서 壯脾而有外攘之力의 合力에 의해 달성된다.

이를 요약하면 【香附子, 當歸, 川芎】 등은 血中之氣藥이고 이는 血分이 凝滯되어 氣化되지 못할 때 사용하고, 【蘇葉】 역시 入氣分 兼血分하는 藥이고, 【葱】 역시 通陽活血하고, 【蒼朮, 陳皮, 甘草】도 少陰人의 鬱結之邪를 풀어주는 藥이므로 此方은 內鬱에 의하여 형성된 血分의 凝滯를 解하는 血中之氣藥으로 구성되며, 이는 氣化作用(血分의 凝滯 → 氣分으로 上升)에 초점을 두었다.

2) 素 證

평상시 太陰證의 輕證(虛痞)이 있다. ⇒ 단지 素證에 머무를 때는 桂枝半夏生薑湯을 사용.

症狀	表裏證	汗出	大便	小便	消化力	飮水	脉
狀態	表虛證(1.5) 裏寒證(0.5)	無汗	正常 或 滑(0.5)	淸白(1.5)	虛痞	不欲冷飮	沈細
其他			虛痞, 腹滿	頻數			

3) 病 因

喜情이 促急하여 肝鬱滯가 생기면 氣激脾하여 脾益削하여 脾小로 되고, 喜情의 促急이 더욱 甚할수록 鬱滯의 정도가 심하여져 脾는 더욱 削하게 된다. 그러므로 樂性이 深確하여 형성된 腎大와의 불균형이 클수록 病證은 점차 심해진다.

裏氣의 鬱滯로 인한 太陰證 輕症이 있는 狀態에서 內外因(과로, 스트레스 등)에 의하여 腎이 熱邪에 의하여 陽氣의 上升이 中下焦(肝部位)에서 鬱滯되어 中上焦(脾部位)로 上升치 못하여 ⇒ 血分의 凝滯를 유발하여 氣化되는 과정이 순조롭지 못하여 나타나는 증세이다.

4) 現 證

寒熱, 大便, 小便, 飮水는 熱的 상황을 나타내고, 太陽傷風證이 나타난다. 表氣(氣分, 血分)의 損傷이 진행되기 시작하여 血鬱氣滯의 초기증상이 나타난다.

症狀	寒熱	汗出	大便	小便	消化力	飮水	脈
狀態	微惡寒, 微發熱	無汗	弱燥	弱黃	虛痞, 噯氣	欲渴 不冷飮	浮緊
其他	上焦鬱熱 手足溫					喜飮溫水	太陽病不解(微沈)

5) 適應證

精神的 스트레스 등으로 형성된 緊張性 疾患(頭痛, 强直性 筋肉痛 等)과 이로 인한 血分의 초기변화를 일으키는 疾患(皮膚疾患) 등에 사용한다.

: 鬱狂初證의 長期化, 四時溫疫(久留之邪)

① 太陽傷風證이 長期化되어 津液(血分)의 損傷이 나타남
 : 四肢疼痛, 乾咳, 鼻乾, 眼澁, 縮小便

② 肝陽鬱滯의 증세로 나타나는 神經性 疾患(울화병, 憂鬱症, 갑상선질환)
 : 易怒, 不眠, 心悸亢進, 頭重, 面赤, 上熱感, 梅核氣, 口眼喎斜

③ 肝陽鬱滯로 인한 血分循行의 障碍
 : 眩暈, 月經痛, 月經先期, 衄血, 皮膚瘙痒症, 手足痺

④ 肝陽不升으로 인한 傷脾疾患(肝脾不和)
 : 脇痛, 肩臂痛, 嘔逆感, 不思食, 不消, 噯氣

⑤ 肝陽不升으로 인한 傷肺疾患
 : 鼻塞症, 알레르기성 鼻炎, 咽喉乾燥, 蓄膿症, 短喘

3. 香附子八物湯

由 來 **草本卷: 四君子湯 合 四物湯 名曰八珍湯**

香附子 2	開脾之胃氣而消食進食 … 氣香味辛能散. 味苦能降. 味甘能和. 乃血中氣藥. 通行 十二經. 入脈氣分. 主一切氣.
▲ 當歸 2	壯脾而內守之力 … 甘溫和血. 辛溫散內寒. 苦溫助. 心散寒. 入心肝脾. 爲血中氣藥.
白芍 2	收斂脾元 … 苦酸微寒. 入肝脾血分. 爲手足行經藥. 瀉肝火. 安脾肺. 固腠理.
▲ 白朮 1	健脾直脾 … 甘補脾. 溫和中. 苦燥濕. 補氣生血. 健脾燥濕.
▲ 川芎 1	壯脾而有外攘之勢 … 辛溫升浮. 爲足少陽引經. 入手足厥陰. 乃血中氣藥. 升淸陽而開解鬱.
白何烏 1	苦堅腎. 溫補肝. 甘益陰. 嗇收斂精氣. 强筋益髓. 養血去風.
陳皮 1	錯綜脾氣之參伍勻調 … 辛能散. 溫能和. 苦能燥能瀉. 爲脾肺氣分之藥.
▲ 甘草 1	固脾立脾 … 味甘. 生用氣平. 補脾胃不足. 而瀉心火. 炙用氣溫 補三焦元氣. 而散表寒.
生薑 1 大棗 1	辛溫行陽分而. 去寒發表. 宣肺氣而解鬱. 調中. 暢胃口而開痰下食. 甘溫補中益氣. 滋脾土. 潤心肺 調營衛.

1) 方 解

此方은 芎歸香蘇散보다 鬱狂初證이 더욱 진행된 病證에 응용되는 處方이다. 이들의 차이점은 表裏氣의 損傷여하에 따라 선택이 달라진다. 이는【芎歸香蘇散】이 表裏氣의 鬱滯로 인한 肝血分의 凝滯를【蒼朮, 陳皮, 甘草】와【香附子, 蘇葉, 葱白】이라는 바탕하에 解鬱을 이루고【當歸, 川芎】에 의해 升陽을 이루었다면, 此方은 上記와는 달리 단순한 解鬱劑와 壯脾而內守와 外攘之勢에 의하여 극복될 수 없는 狀態이다. 이는 보다 重症의 裏寒(濕)證의 조건을 가지면서 表氣虛가 더욱 진행된 경우이기 때문이다.

이 때 少陰人은 芎歸香蘇散의 解鬱 위주의 방법에서 벗어나 脾陽升陽에 적극적이지 않으면 안 된다.

우선 肝陽의 解鬱에 그치지 않고 補肝하여 養血去風하는【白何烏】의 溫補之力과,【蒼朮】을【白朮】로 대치하여【蒼朮】의 燥胃强脾・發汗除濕에 의한 胃中陽氣를 上升시키는 작용(中焦의 解鬱) 대신【白朮】의 補脾・和中・燥濕에 의하여 脾胃의 溫氣에 치중하여 강력한 健脾直脾가 요구된다. 즉 脾의 淸陽을 升擧하고 胃의 濁陰을 通降하며 이들의 濕을 제거한다.

그러므로 中焦의 寒濕은【蒼朮, 陳皮, 甘草】 대신에【白朮, 白何烏, 陳皮,

甘草】로 대치된다. 모두 血分에 작용하지만 解肌之表邪하는【蘇葉, 葱白】등에 比하면【香附子】는 鬱結이 보다 深部에 위치하여 開脾之胃氣에 사용한다. 이는 胸中의 鬱熱을 열어서(啓發) 氣를 外部에 퍼뜨리고 血이 氣를 따라가게 하여 胸部熱을 下降시킨다. 즉 鬱而不達한 氣를 治療하고 下降하여 上升치 못하는 血을 治療한다.

逆으로 생각하면 아직도【香附子】2전을 重用하여 表裏鬱結의 여지를 解할 수 있다는 것은 상대적으로 그다지 保命之主(특히 膜海)가 심하게 損傷받지 않은 狀態를 말한다. 이는 특히 精海와 膜海의 대사불균형으로 야기되는 면역력(表氣)의 상태가 아직은 人蔘 등을 요구하지 않은 정도를 의미한다.

그러므로 此方의 鬱結(鬱狂證)의 정도는 血分바탕의 氣化를【香附子】의 작용하에 충분히 극복될 수 있는 鬱狂證이다. 다시 말하면 保命之主의 損傷과【香附子】의 조건하에서 解鬱될 수 있는 鬱結의 정도와 生理物質의 손상(表氣)이 八物君子湯과 芎歸香蘇散의 중간 단계인 狀態라 할 수 있다.

또 中上-中下焦(脾, 肝)의 寒濕으로 인하여 생기는 脾陽氣의 손실을【白芍】2전에 의하여 瀉肝火하고 安脾肺하여 결국 脾元氣의 收斂에 치중 저지하고, 또 血中氣藥인【當歸+川芎】에 의하여 壯脾而內守와 外攘之勢에 의하여 脾升陽의 조건을 구비한다. 더욱이【當歸 2전, 白芍 2전】의 重用은 脾元氣를 보호하고자 하는 의지인 동시에 上記 조건(解鬱爲主에 의해 升陽이 달성되는 조건) 등에 의하여 굳이 補脾和脾하는【人蔘】이 없어도 충분히 生理的 正常(升陽)을 찾을 수 있다는 뜻이다.

이처럼 此方은 血分의 鬱滯를 壯脾而外攘之勢인【川芎】에 더하여 壯脾而內守之勢인【當歸 2전】의 힘을 빌리고 健脾直脾하는【白朮】에 의하여 升陽의 기반을 만들고 그 밖의 약제들【白芍, 香附子, 白何烏, 陳皮, 甘草 等】에 의하여 升陽방해의 조건을 제거한다.

生理的으로 此方은 中焦의 寒濕에 의하여 胃氣가 侵襲을 받아 前四海의 生成(특히 膏海)이 低下됨을 개선함과 동시에 後四海 중 血分의 凝滯를 개선한다.

이는 腎困熱證으로 腎陽氣가 上升될 수 없는 氣血鬱滯로 인한 疾患에 응용된다.

2) 素 證

평상시 裏寒證(太陰證)이 있으면서 表氣(血分의 損傷)가 損傷된 者 ⇒ 단지 素證에 머무를 때는 香砂六君子湯을 사용한다.

症狀	表裏證	汗出	大便	小便	消化力	飮水	脈
狀態	表虛證(2) 裏寒證(1.5)	無汗, 寒冷感	滑便 或 數便(1.5)	頻數, 淸白(2)	虛痞, 下腹滿	欲冷飮, 冷飮則泄	沈細, 遲無力

3) 病 因

裏寒證이 있으면서 表氣가 약화된 者가 思慮傷脾 등으로 血分의 응체와 소모를 유발한다.

4) 現 證

表熱證인 陽明病證 初期證이 나타남.

症狀	寒熱	汗出	大便	小便	消化力	飮水	脈
狀態	上熱感, 惡熱	無汗	硬燥	澁, 黃色	虛痞, 下腹滿	口燥, 嗽水不慾嚥	遲無力
其他	上氣, 胸部煩熱, 痞塞					冷飮則不好(腹痛, 便軟, 身重)	

5) 適應證

鬱狂中證(陽明症)으로(主治: 嘗治婦人 思慮傷脾 咽乾舌燥 隱隱有頭痛 神效) 이는 신경성으로 인한 血分의 凝滯로 나타나는 질환군이다.

이 때의 頭痛은 빈혈, 혈소판감소증, 월경시, 뇌혈액순환(뇌빈혈, 혈압이상) 이상시 동반되는 血管性 頭痛이나 神經性 頭痛에 해당된다.

① 陽明症으로 津液의 損傷이 나타남

: 咽乾, 舌燥, 鼻乾, 眼澁, 縮小便

② 肝鬱滯의 증세로 나타나는 婦人들의 신경성 疾患(갱년기증후군, 갑상선 질환 울화병, 우울증)

: 思慮傷脾, 隱有頭痛, 易怒, 不眠, 頭重, 面赤, 上熱感, 梅核氣, 口眼喎斜

③ 肝陽鬱滯로 인한 血分不足 및 循行障碍

: 不姙, 眩暈, 月核痛, 月經先期, 衄血, 皮膚瘙痒症, 手足痺

④ 肝脾不和로 인한 傷脾 疾患

: 脅下痛, 肩臂痛, 嘔逆, 不思食, 不消, 噯氣,

4. 白何烏君子湯

由 來　　草本卷: 四君子湯 合 四物湯 名曰八珍湯

白何烏 2	苦堅腎. 溫補肝. 甘益陰. 嗇收斂精氣. 强筋益髓. 養血去風.
黃芪 1	固中實表之力 … 甘溫. 補氣固表. 生亦瀉陰火. 生陰血.
▲白朮 1	健脾直脾 … 甘補脾. 溫和中. 苦燥濕. 補氣生血. 健脾燥濕.
▲當歸 1	壯脾而內守之力 … 甘溫和血. 辛溫散內寒. 苦溫助. 心散寒. 入心肝脾. 爲血中氣藥.
▲川芎 1	壯脾而有外攘之勢 … 辛溫升浮. 爲足少陽引經. 入手足厥陰. 乃血中氣藥. 升淸陽而開解鬱.
白芍 1	收斂脾元 … 苦酸微寒. 入肝脾血分 爲手足行經藥. 瀉肝火. 安脾肺. 固腠理.
陳皮 1	錯綜脾氣之參伍勻調 … 辛能散. 溫能和. 苦能燥能瀉. 爲脾肺氣分之藥.
▲甘草 1	固脾立脾 … 味甘. 生用氣平. 補脾胃不足. 而瀉心火. 炙用氣溫. 補三焦元氣. 而散表寒.
生薑 1	辛溫行陽分而. 去寒發表. 宣肺氣而解鬱. 調中. 暢胃口而開痰下食.
大棗 1	甘溫補中益氣. 滋脾土. 潤心肺調營衛.

1) 方 解

此方의 구성은【白朮】의 健脾直脾之力,【當歸】의 壯脾而內守之力,【川芎】의 壯脾而外攘之力의 合力인【白朮+當歸+川芎+甘草】와 收斂脾元하는【白芍】등으로 保命之主를 유지하기 위한 기본틀을 갖추었다(香附子八物湯 참조).

그럼에도【黃芪, 白何烏】가 추가된 이유는 무엇일까? 素證이 裏寒證으로 인하여 表氣가 損傷되었으므로【白朮, 白何烏】의 합세로 溫補之力을 증강시키고 여기에【黃芪】가 加勢한다.【黃芪】는 陽이 陰을 이기지 못하여 五臟의 氣가 다투고, 그로 인하여 陰이 下降하지 못하여 九竅가 막히는 것을 三焦의 근원을 깊게 하고 營衛의 氣를 순조롭게 하면서 營衛의 鬱滯한 것을 모조리 소통시키고, 脾胃의 陽을 왕성하게 하여 陰을 下降시키고 陽을 끌어올려서 表部에 이르게 한다.

이처럼 鬱狂中證에 이르면 表裏가 모두 영향을 받아 上升할 陽氣(腎陽)도 물론 不足하지만, 陽氣를 끌어올릴 힘도 不足하게 된다.

따라서 【黃芪, 白何烏】가 첨가된 것은 香附子八物湯보다 생리적으로 升陽과 養血의 능력이 부족하기 때문이다. 즉 【桂枝】 혹은 【香附子】에 의하여 升陽이 될 정도의 保命之主를 갖지 못하기 때문이다. 그렇다고 【人蔘】을 쓸 정도로 保命之主가 不足된 것은 아니다.

이는 직접적으로 【人蔘】과 같은 生陽의 기틀을 만들어 주는 前段階의 과정으로 堅腎 補肝하여 收斂精氣하고 養血去風하는 【白何烏】와 이와 같은 조건에서 이를 升陽시키는 요소로 【桂枝】 혹은 【香附子】의 解鬱之劑 대신에 【黃芪】를 사용하였다.

【人蔘】과 【白何烏】를 쓸 임상적 차이에서 【白何烏】의 升陽의 次序는 【桂枝의 解鬱에서 → 香附子 → 黃芪 → 白何烏 → 人蔘의 補和】 등의 순서로 사용된다. 이는 鬱狂證의 解消程度를 생각할 때 【香附子】의 적극적인 방법(去邪的 의미)과 【人蔘】의 扶正的 방법의 중간단계로 볼 수 있다. 즉 【人蔘】의 生血의 능력까지는 필요치 않고 기본적으로 殘存하는 血을 養하는 조건만으로도 升陽의 기틀이 마련된다.

2) 素 證

: 八物君子湯에 비해 太陰證은 더 진행되고 表虛證은 양호한 상태
(表虛證: 2.5, 裏寒證: 1.5)

3) 病 因

4) 現證(陽明病證 重2)

5) 適應證: 八物君子湯에 준함

5. 八物君子湯

由 來 草本卷: 四君子湯 合 四物湯 名曰八珍湯

▲人蔘 2	補脾和脾 … 甘溫微苦. 大補元氣. 生陰血亦寫虛火. 開心益智. 聰耳明目. 安精神定魂魄.
黃芪 1	固中實表之力 … 甘溫. 補氣固表. 生亦瀉陰火. 生陰血.
▲白朮 1	健脾直脾 … 甘補脾. 溫和中. 苦燥濕. 補氣生血. 健脾燥濕.
▲當歸 1	壯脾而內守之力 … 甘溫和血. 辛溫散內寒. 苦溫助. 心散寒. 入心肝脾. 爲血中氣藥.
▲川芎 1	壯脾而有外攘之勢 … 辛溫升浮. 爲足少陽引經. 入手足厥陰. 乃血中氣藥. 升淸陽而開解鬱.
白芍 1	收斂脾元 … 苦酸微寒. 入肝脾血分. 爲手足行經藥. 瀉肝火. 安脾肺. 固腠理.
陳皮 1	錯綜脾氣之參伍勻調 … 辛能散. 溫能和. 苦能燥能瀉. 爲脾肺氣分之藥.
▲甘草 1	固脾立脾 … 味甘. 生用氣平. 補脾胃不足. 而瀉心火. 炙用氣溫. 補三焦元氣. 而散表寒.
生薑 1 大棗 1	辛溫行陽分而. 去寒發表. 宣肺氣而解鬱. 調中. 暢胃口而開痰下食. 甘溫補中益氣. 滋脾土. 潤心肺. 調營衛.

1) 方 解

① 太陽病 脈浮緊 發熱 無汗而 衄者 自愈也

② 太陽病不解 熱結膀胱 其人如狂 血自下者 自愈, 但 小腹急結者 宜攻之 宜桃仁承氣湯

③ 太陽病六七日 表證因在 脈微而沈 反不結胸 其人如狂者 以熱在下焦 小腹當滿 小便自利者 下血乃愈 抵當湯主之

④ 太陽病 身黃發狂 小腹硬滿 小便自利者 血證 宜抵當湯

以上의 傷寒論에 의하면 太陽病이 不解하여 長期化되면서 鬱滯한 表熱이 血과 相搏하여 (①)→ 表鬱熱이 入裏하여 膀胱에 鬱滯한 初期證과(②)→ 더욱 진행되어 表熱이 入裏하여 下焦에서 血分과 완고히 결합하여 보다 重症으로 나타나 蓄血證이 된다(③, ④).

이처럼 仲景의 太陽經에서 論하는 表熱이 不解하여 太陽府(膀胱)로 轉經하여 下焦에서 熱血相搏하여 결국 蓄血證에 이르는 狀態를 東武는 少陰人에서 胃陽이 困熱되어 鬱滯되어 上升치 못하는 鬱狂證의 輕重으로 이해하였다. 즉

腎陽의 困熱狀態의 輕重은 결국 升陽의 能不程度를 의미한다. 輕重의 次序는 川芎桂枝湯 → 芎歸香蘇散 → 香附子八物湯 → 八物君子湯 → 十全大補湯의 順序로 困熱(升陽의 鬱滯)이 심해진다.

此方의 구성은 앞에서 논한 白何烏君子湯의 【白何烏】 대신에 【人蔘】을 사용하였다. 이는 【白何烏】의 溫補之力보다 【人蔘】의 淸越之力이 더 요구되기 때문이다. 이것은 어떤 상황의 病證일까? 白何烏君子湯은 素證인 胃寒證이 重證인 상황에서 表氣의 損傷은 상대적으로 심하지 않으므로 腎陽의 上升을 加【白何烏】의 堅腎補肝 收斂精氣의 능력으로도 升陽의 기회를 유도할 수 있다. 그러나 此方은 이미 表氣의 損傷이 진행되어 【白何烏】의 능력으로는 損傷된 陽氣을 生成할 수도 끌어올리기에도 力不足이다.

이는 腎陽의 困熱(腎陽이 腎陰에 의하여 鬱滯되어 上升치 못하여 鬱熱됨) 狀態의 악화가 【白何烏】의 사용시보다 【人蔘】을 사용할 때가 더욱 심하기 때문이다.

> 腎陽 困熱(鬱滯)로 인한 腎局 → 脾局으로의 上升 不能은 특히 직접적으로 後四海의 精海의 凝滯로 → 氣分(膜海)으로의 上升障碍를 유발하고, 또 前四海의 大腸에서 液의 凝聚障碍와 그로 인한 膏로의 上升障碍로 胃氣가 竭하는 증세가 나타나게 된다.
>
> 즉 液의 凝聚障碍는 大腸의 潤燥가 低下되어 燥便으로 나타나며 精의 鬱滯는 血分 → 氣分에로의 上升障碍로 表氣의 損傷(膩膜血精之海 및 皮筋肉骨의 生成障碍)으로 이어진다. 이 때가 鬱狂의 中證으로 발현된다.

그러므로 大補元氣하는 人蔘(2錢)의 淸越之力으로 陽氣를 補하고 和하는 작용을 하여야만 竭해 가는 陽氣를 生하고 升陽의 기틀을 마련할 수 있다. 그러나 아직까지는 脾氣가 絶하지는 않은 狀態이다. 絶하는 狀態란 전혀 腎陽이 不升하는 亡陽證인 경우다.

『東醫壽世保元 · 草本卷』에 의하면 【人蔘】은 補中善表之力에 의해, 【黃芪】는 固中實表之力에 의해, 【官桂】는 壯中達表之力에 의해, 【附子】는 逐冷壯火達表之力에 의해 이들은 모두 補藥而兼表功이라 하였다. 즉 升陽의 방법이 補中에 의한 善表, 固中에 의한 實表, 壯中에 의한 達表 등에 의해 이루어진다.

그러므로 【人蔘＋白朮＋當歸＋川芎＋甘草】 등에 의한 升陽의 필요조건이 구성되고 【黃芪】에 의해 陽을 表部에까지 이르게 하여 升陽之力을 倍加하며, 【白芍】에 의하여 陽明熱에 의한 胃竭을 瀉肝火하고 安脾肺하여 收斂脾元으로 보좌하고, 【陳皮】에 의하여 흐트러진 陽氣를 정돈함으로써 升陽의 충분조건을 갖추게 된다.

2) 素 證

① 太陽病證이 長期間 不解.

② 裏寒證인 太陰證은 白何烏君子湯보다 輕하나 오래 되어 表氣가 더욱 損傷된 狀態. 즉 冷飮, 飮酒過多 등으로 평소에 裏證(太陰證)이 있음과 동시에 表氣가 弱한 者(易感冒, 眩暈, 手足痺證). ⇒ 단지 素證에 머무를 때는 香砂六君子湯, 香砂養胃湯을 用한다.

症狀	表裏證	汗出	大便	小便	消化力	飮水	脈
狀態	表虛證(4) 裏寒證(1)	無汗, 寒冷尤甚(4)	滑便, 或易泄瀉(1)	頻數, 淸白(4)	虛痞, 下腹滿	欲冷飮, 冷飮則泄	沈脈

3) 病 因

長期間 太陽病이 지속하거나 裏寒證에 의하여 表氣가 損傷된 者가 내적 스트레스 혹은 외적인 感冒, 飮食傷 등에 의하여 裏寒證과 表氣의 損傷이 더욱 심해진다.

① 前四海에서 胃寒症으로 膏의 형성이 低下되고 液에서→膏로의 上升이 미흡해지며,

② 後四海에서 精의 不升으로 血分뿐 아니라 氣分다저 損傷되어 나타나는 疾患이다.

4) 現 證

鬱狂中證에서 나타나는 便秘(胃家實證), 潮熱 즉 陽明病證이 심화됨.

症狀	寒熱	汗出	大便	小便	消化力	飮水	脉
狀態	不惡寒, 身熱感, 潮熱	無汗	燥硬	赤澁, 量小	胃寒證으로 인한 不消	口燥, 不慾嚥	遲無力 尤甚
其他	陽明病證 (深化)		胃家實		嘔逆感, 下腹膨滿	冷飮則 腹痛, 腹鳴, 泄瀉	

5) 適應證

裏寒證을 갖고 있는 狀態에서 腎陽困熱로 인하여 表氣가 損傷되어 나타나는 鬱狂中證.

① 裏寒證을 동반하는 傷血分으로 인한 血虛 氣虛 疾患

: 無力感, 口燥, 眩暈, 月經量少, 經遲不姙症, 習慣性 自然流産, 産後諸證(眩暈, 口燥, 惡露不止), 鼻乾으로 인한 衄血, 生理痛, 生理不順, 手足痺症, 午後上熱感, 口燥, 頭痛, 眩暈

② 表氣 虛弱으로 인한 면역계 및 퇴행성 질환

: 易感冒, 扁桃腺易發, 發育不全, 骨多孔症, 更年期 症候群, 癡呆豫防

③ 胃氣竭, 大腸燥로 인한 前四海의 生成障碍

: 産後 乳汁 分泌低下, 口燥, 便秘

6. 少陰人 十全大補湯

由 來 草本卷: 四君子湯 合 四物湯 名曰八珍湯 加 肉桂, 黃芪 名 十全大補湯. 俱治少陰人虛勞

a. 四君子湯: 治脾元虛弱, 本方 加 當歸, 肉桂, 休虐病, 本方 加 訶子, 肉荳蔲, 炮附子. 治氣虛泄痢: 人蔘, 白朮, 炙甘草, 白何烏 各 1전.

b. 四物湯: 治脾元損傷, 本方 加 蘇葉, 陳皮 名曰安胎飮, 治孕婦病, 加 小茴香, 川楝子, 五靈脂, 治裏急疝氣. 當歸, 川芎, 白芍, 砂仁 各 1전.

▲人蔘 1	補脾和脾 … 甘溫微苦. 大補元氣. 生陰血亦寫虛火. 開心益智. 聰耳明目. 安精神定魂魄.
白何烏 1	苦堅腎. 溫補肝. 甘益陰. 嗇收斂精氣. 强筋益髓. 養血去風.
▲官桂 1	壯脾而有充足內外之力 … 辛甘大熱. 有小毒. 火燥. 入肝腎血分. 補命門相火之不足.
黃芪 1	固中實表之力 … 甘溫. 補氣固表. 生亦瀉陰火. 生陰血.
▲白朮 1	健脾直脾 … 甘補脾. 溫和中. 苦燥濕. 補氣生血. 健脾燥濕.
▲當歸 1	壯脾而內守之力 … 甘溫和血. 辛溫散內寒. 苦溫助. 心散寒. 入心肝脾. 爲血中氣藥.
▲川芎 1	壯脾而有外攘之勢 … 辛溫升浮. 爲足少陽引經. 入手足厥陰. 乃血中氣藥. 升淸陽而開解鬱.
白芍 1	收斂脾元 … 苦酸微寒. 入肝脾血分. 爲手足行經藥. 瀉肝火. 安脾肺. 固腠理.
陳皮 1	錯綜脾氣之參伍勻調 … 辛能散. 溫能和. 苦能燥能瀉. 爲脾肺氣分之藥.
▲甘草 1	固脾立脾 … 味甘. 生用氣平. 補脾胃不足. 而瀉心火. 炙用氣溫. 補三焦元氣. 而散表寒.
生薑 1	辛溫行陽分而. 去寒發表. 宣肺氣而解鬱. 調中. 暢胃口而開痰下食.
大棗 1	甘溫補中益氣. 滋脾土. 潤心肺. 調營衛.

1) 方 解

少陰人 八物君子湯에 【人蔘】을 減 1전 하고 【白何烏, 肉桂】를 加하였다. 즉 【人蔘】 2전에 대신한 【人蔘, 白何烏, 肉桂】 1전의 차이점은 무엇일까? 前者가 裏寒證의 정도가 비교적 輕한 狀態에서 生陽을 크게 위협받는 조건이라면 後者는 裏寒證이 비교적 重한 狀態에서도 生陽의 능력은 어느 정도 있는 狀態의 病證이 아닐까?

少陰人表證에 대한 處方의 升陽之力의 단계는 川芎桂枝湯 → 芎歸香蘇散 → 八物君子湯 → 十全大補湯의 순서로 强力하여지는 것으로 이해되며, 『東武 遺稿』에 의한 本草 개념을 도입하면 八物君子湯의 【甘草+川芎+當歸+白朮+人蔘】의 조건은 【官桂】를 제외하곤 升陽의 모든 조건을 갖추었다고 할 수 있다. 즉 十全大補湯은 加 【肉桂, 白何烏】함으로써 八物君子湯에 비하여 下焦의 溫補에 주력하였다. 즉 이 때의 病證은 表氣자체의 虛損보다 胃受寒證이 더욱 진행되어 腎陰은 점점 증가하고 상대적으로 腎陽은 消耗되어, 腎陽은 腎陰에 휩싸여 上升치 못하는 腎困熱의 狀態에 빠지게 된다.

이 때 【肉桂】를 사용한다. 이는 氣가 진한 것은 下部에 친하므로 안으로 달려가 陰으로 들어가므로(走裏而入陰分), 內部에 정체한 陰(腎陰)과 不足한 陽(腎陽)을 모두 治療하여 凝滯된 腎困熱을 다스리기 때문이다. 즉, 入肝腎血分

補命門相火之不足하여 東武는 이를 壯脾而內外充足之力으로 표현하였다.

또 加 【白何烏】로서 肝氣分에 作用하여 生陽의 발판을 구축하게 함으로써 八物君子湯의 【人蔘】 2錢보다 裏寒의 溫補와 升陽의 발판을 만드는 데 주력하여 少陰人表證中 가장 완벽한 升陽의 발판을 이루었다고 할 수 있다. 그러나 이는 다시 말하면 가장 不安한 狀態의 升陽조건이라 할 수 있다. 그러므로 太陰證이 비교적 심한 者의 거의 모든 表氣衰弱(氣虛, 血虛 疾患 포함)에 응용할 수 있다.

2) 素 證

裏寒證이 八物君子湯보다 심하여(表虛證 3, 裏寒證 2) 消化障碍, 冷飮則腹痛 或 泄瀉 등을 동반함과 동시에 表氣도 더욱 損傷된 者(氣血俱虛) ⇒ 단지 素證에 머무를 때는 香砂養胃湯, 白何烏理中湯 등 사용.

3) 現證, 病因, 適應證: 上記 八物君子湯 참조

7. 獨蔘八物湯

八物君子湯 加 人蔘 1兩

1) 方 解

(1) 一人 病傷寒 大便不利 日晡 發潮熱 手循衣縫 兩手撮空 微喘直視 喘急.

(2) 厥陰病 初無腹痛下利等證而 六七日 卒然而厥 手足厥冷.
(此非陰證之類也 乃 少陰人 太陽傷風 惡寒發熱汗自出之證 正邪相持日久 當解不解而 變爲此證也 此證 當謂之 太陽病厥陰證也)

上記症은 仲景이 胃腸의 燥熱이 격심해진 陽明腑實證임에도 불구하고 承氣湯類를 사용치 못하고 오히려 補氣血之劑, 혹은 과량의 人蔘(1兩)을 사용하여 치유하였다. 이 때의 脈狀은 虛數하거나 혹은 熱不潮하였다.

이는 胃와 腸의 潮熱이 극심하여 燥便이 정체되어 腑氣의 流通이 不利한 것이 아니라, 胃腸의 극심한 寒邪의 凝滯로 四腑氣의 疏通不利한 상황에서 동시에 太陽傷風 等의 만성화로 正邪相持 不解로 脾腎陽氣가 消盡한 상황이다. 즉 生陽이 전혀 이루지지 않으므로 腎困熱은 더욱 심하여져 表氣가 심하게 損傷되고 胃, 大腸을 補益하지 못하고 大腸의 陽氣(液)鬱滯는 胃陽氣의 枯渴로 이어진다. 胃와 腸은 津液의 枯渴과 寒邪의 凝滯로 '燥熱'이 아닌 '寒燥'로 인한 胃家實證이며 腎陽의 消盡과 극심한 困熱로 陽明熱이 極甚하여진다(仲景은 이를 三陰病의 마지막 단계인 陰寒極盛의 단계르 陰盡陽回하여 寒熱錯雜한 厥陰病으로 보았다).

이 때 前四海의 液海와 膏海는 凝滯, 消盡단계에 있고 後四海 역시 精海의 凝滯가 심하여 不升하고 膜海도 거의 消盡단계에 있다. 精海의 극심한 鬱滯와 血分 → 氣分에로의 上升障碍는 극심한 表氣의 損傷(膩膜血精之海 및 皮筋肉骨의 生成障碍)으로 이어진다.

그러므로 이 때의 治療는 ① 먼저 【巴豆】로 固冷積滯를 蕩滌하든가 ⇒ 간접적 升陽의 조건 마련, ② 獨蔘八物君子湯으로 生陽과 동시에 升陽을 하든가, ③ 先用 【巴豆】, 後用 八物君子湯으로 壓之하였다.

獨蔘八物湯의 힘은 八物君子湯에 過量의 【人蔘】 1兩과 함께 강력한 生陽을 통해 胃와 大腸의 津液을 도와 潤燥와 함께 逐冷한다.

2) 素證

八物君子湯에 비해 表虛證은 極衰하고 裏寒證은 동일하다(表虛證: 5, 裏寒證: 1).

少陰人 太陽傷風 惡寒發熱汗自出之證(正邪相持日久 當解不解而 變爲此證也). ⇒ 단지 素證에 머무를 때는 黃芪桂枝湯, 補中益氣湯, 升陽益氣湯으로 예방한다.

3) 現證

症狀	寒熱	汗出	大便	小便	飮水	脈
狀態	① 日晡發潮熱, 微喘直視, 喘急 ② 猝然而厥, 手足逆冷 (太陽病厥陰症)	無汗	胃家實(燥硬甚)	赤澁甚	口燥, 不慾嚥	虛數(甚) (弦者生 澁者死)

4) 適應證

① 一人 病傷寒 大便不利 日哺 發潮熱 手循衣縫 兩手撮空 微喘直視 喘急.
: 中樞神經系 疾患, 感染性 疾患, 心血管系 疾患

② 其病太重 而 爲緩病也. 厥陰病 吐血, 咽喉痛
: 肺結核, 肺膿瘍, 氣管支癌, 氣管支腺腫, 心臟性 喘息, 血管性 喀血(左心室不全, 肺血栓塞栓症 等).

第二節 亡陽證

◉ 亡陽者 陽不上升而 反爲下降則 亡陽也.

◉ 陰盛格陽於上則 陽爲陰抑 不能上升於胸膈 下陷大腸而 外逼膀胱 故로 背表煩熱而 汗出也. 煩熱而 汗出者 非陽盛也. 此所謂 內氷外炭 陽將亡之兆也.

自汗出而 頭痛 身熱하며 太陽病證, 陽明病證으로 나타나는 病證을 亡陽證이라 하였다.

人體 陰陽氣의 代謝는 陽氣는 胸膈으로 上升하고 陰氣는 膂腰로 下降한다 하였다.[2] 이 때의 陽氣, 陰氣란 각 臟腑의 개별적 機能을 뜻하는 腎陽・腎陰・脾陽・脾陰 등만을 의미하지 않는다. 이는 전체 生理代謝의 결과, 즉 모든 臟腑의 陽氣 또는 陰氣의 機能을 總稱한다(陽氣의 上升이란 耳目鼻口之力에 의한 津膏油液之海의 淸氣의 提出機能으로, 陰氣의 下降이란 肺脾肝腎之力에 의한 膩膜血精之海의 淸汁의 吸得機能으로 가정할 수 있다).

이들의 生理的 上升과 下降에 영향을 주는 因子는 무엇일까? 이는 各 臟腑陰陽의 過多過少에 의해 결정된다. 만약 腑의 陰氣가 過多하면 腑의 陽氣 上升에 지장을 주고 이는 臟의 陽氣 上升에도 지장을 미친다. 逆으로 臟의 陰氣過多는 陽氣不升으로 이어지고 腑의 陽氣 不升으로 이어진다.

한편 腎陽의 上升으로 脾陽의 連接이 表部(頭肩腰臀)에서 이루어진다함은 脾局－腎局(脾, 腎 그 자체의 局所的 意味) 사이의 相互連繫의 문제일 뿐 서두에서 언급한 生理代謝의 총체적 循環인 '陽氣는 胸膈으로 上升하고 陰氣는 膂腰로 下降한다'라는 의미와는 별개이다.

그러나 이들 개별적 결과에 의해 陰陽氣의 전체적 代謝, 즉 陽氣는 胸膈으

---

2) 李濟馬 原著, 洪淳用・李乙浩 譯, 四象醫學原論, 행림출판사, 1992, p. 260.

로 上升하고 陰氣는 膂腰로 下降의 정도가 결정된다.

예를 들면, 少陰人 鬱狂證의 경우 大腸의 寒邪로 陰氣가 과도하면 大腸의 陽氣도 胃로 上升치 못하고, 이는 腎局陽氣가 脾局으로 上升치 못하게 하여 表部位인 膀胱(臀)에 鬱滯된 결과이다. 만약 大腸의 寒邪가 극도로 過多하면 陰盛格陽이 되어 大腸의 陽氣도 不升할 뿐 아니라 腎陽도 不升하게 된다. 이 때 全身의 陽氣의 循環은 大腸을 거쳐 胸膈으로 上升치 못하고 大腸으로 下陷하고 오히려 外遁膀胱하는데 이를 敗陽이라 하고 背表煩熱而 汗出하게 된다. 이를 亡陽證이라 한다.

이 때의 生理는 津膏油液之海의 淸氣가 → 膩膜血精之海로 변화하는 代謝과정의 不利로 膜의 손실과 精의 상대적 過剩으로 인한 鬱滯로 이어지고 肺脾肝腎의 吸得작용 중 脾에서 吸得되는 膜海의 低下는 脾絶의 증후(亡陽證 發)로 나타난다.

脾氣가 絶하여 가는 과정은 表氣가 극심하게 損傷되어 後四海(膜海와 精海)의 消耗와 生成障碍로 이어지고 皮筋肉骨(筋과 骨)의 生成에까지 영향을 미친다.

그렇다고 亡陽初證은 表氣(脾氣－膜海)가 아직 완전 소멸된 狀態는 아니지만 病證이 末證에 이르게 되면 脾氣는 고갈된다. 또 胃氣는 脾氣에 의해 營爲되므로 脾氣가 絶하게 되면 胃氣를 지탱할 수 없어 胃氣마저 絶하게 된다.

즉, 表氣를 傷하는 정도에 따라 初, 中, 末證으로 구분하고, 中, 末證으로 악화될수록 裏熱(胃의 溫氣)을 지탱하는 힘이 脾氣에 영향을 미쳐 脾絶의 증후로 나타나 發熱 汗多而惡寒 등으로 나타난다.

鬱狂證이 胃氣가 竭해 가는 病證이라면 亡陽證은 脾氣가 絶해 가는 病證이라 할 수 있다.

① 亡陽初證 － 太陽病 發熱惡寒 汗自出者

② 亡陽中證 － 陽明病 不惡寒 反惡熱 汗自出者

③ 亡陽末證 － 陽明病 發熱汗多者

▣ 亡陽證의 現代生理的 接近

亡陽證은 전신적으로 神氣血精(내분비의 全身的인 발현)의 감퇴와 膩膜血精(호르몬과 면역계)의 이상으로 나타나고 공통된 生理현상은 發汗이며 증세의 악화에 따라 便秘가 수반된다.

이는 내분비 이상으로 호르몬의 과다, 과소분비로 인한 질환(시상하부 및 뇌하수체 질환, 갑상선-부갑상선질환, 대사성골질환, 부신수질-피질질환 등)과 免

疫系反應－異常疾患 등이 포함된다.

▣ 發汗의 신경지배는 cholin 節後性交感神經纖維에 의하며 모든 cholin 性藥劑에 반응한다. 이러한 반응은 anticholinesterase에 의하여 더욱 증가되고 atropin, bromide와 같은 cholin 차단제에 의하여 저지된다. 반복적인 심한 發汗이 있으면 汗腺은 점차 낮은 온도에서 發汗하게 되고, 이러한 氣候馴化過程은 溫熱자극에 의해 副腎皮質호르몬의 증가로 일어난다(근육, 연골조직의 성장억제와 관련). 이로 인한 고혈당증, 고혈압, 쿠싱증후군(피부와 구강점막이 청동색이 됨; 비만, 우울증, 골조송증, 顔面多血症, 고혈압)이 유발된다.[3)]

1. 黃芪桂枝湯

桂枝 3	辛甘而溫. 氣薄升浮. 輕解肌. 調營衛. 入肺膀胱經.
白芍 2	收斂脾元 … 苦酸微寒. 入肝脾血分. 爲手足行經藥. 瀉肝火. 安脾肺. 固腠理.
黃芪 2	固中實表之力 … 甘溫. 補氣固表. 生亦瀉陰火. 生陰血.
白何烏 1	苦堅腎. 溫補肝. 甘益陰. 嗇收斂精氣. 强筋益髓. 養血去風.
▲當歸 1	壯脾而內守之力 … 甘溫和血. 辛溫散內寒. 苦溫助. 心散寒. 入心肝脾, 爲血中氣藥.
▲甘草 1	固脾立脾 … 味甘. 生用氣平. 補脾胃不足 而瀉心火. 炙用氣溫. 補三焦元氣. 而散表寒.
生薑 1	辛溫行陽分而. 去寒發表. 宣肺氣而解鬱. 調中. 暢胃口而開痰下食.
大棗 1	甘溫補中益氣. 滋脾土. 潤心肺. 調營衛.

1) 方 解

桂枝湯의 변방은 鬱狂初證의 川芎桂枝湯과 亡陽初證의 黃芪桂枝湯을 들 수 있다.

此方은 正氣와 邪氣의 대치가 장기화되어 輕證의 胃寒證을 수반하면서 亡陽證이 올 조짐이 있거나 亡陽證 初期에 사용된다.

前者는 桂枝湯 加【川芎, 蒼朮, 陳皮】, 後者는 桂枝湯 加【黃芪, 白何烏, 當歸】로 구성되었다.

그 차이는 營衛不和(營弱衛强)의 목적은 동일하나, 현재의 조건이 前者는 脾氣는 충실하나 胃氣가 약해지고, 後者는 脾氣마저 약해질 징조가 있다.

3) 이인모 · 이상목 공저, 인체생리학, 형설출판사, 1994, p. 440.

그러므로 前者의 升陽의 발판은 아직 脾氣는 충실하고 胃氣의 輕한 損傷이므로 【蒼朮, 陳皮】를 이용하여, 【蒼朮】의 燥胃强脾 發汗除濕하여 能升發胃中陽氣하고, 【陳皮】로 脾肺氣分에 작용하여 흐트러진 脾氣를 고르게 한다. 이에 【川芎】이 가세하여(血中氣藥) 升淸陽하여 開解鬱시켜 榮衛를 조절한다.

그러나 表病의 長期化나 亡陽初證이란 이미 脾陽氣가 소멸되는 시점에서 오므로 壯脾而外攘之力하는 【川芎】은 사용할 수 없다. 만일 사용시 脾陽의 손실을 조장하여 본격적인 亡陽證에 이르게 한다.

그러므로 이 시점에서 解鬱시켜 榮衛를 조절하는 조건과 함께 損傷될 危機의 脾陽(亡陽)을 막아 주어야 한다. 그러므로 【當歸】의 脾陽의 內守之力, 【黃芪】의 固表升陽之力, 【白何烏】의 養血去風 收斂精氣에 의해 이룩된다.

此方은 비록 汗出의 狀態이지만 惡寒發熱이 있는 初證이므로 【桂枝+白芍+黃芪】의 固表와 解鬱의 역할이 主가 되며, 【當歸+白何烏+甘草】 등이 최소한 升陽의 발판이 된다. 【黃芪】는 營衛의 鬱滯한 것을 모조리 소통시키고, 脾胃의 陽을 왕성하게 하여 陰을 下降시키고 陽을 끌어올려서 表部에 이르게 한다.

즉 【桂枝】의 輕解肌 調營衛로 風寒을 제거하고, 【白芍】의 收斂脾元의 힘과 【黃芪】의 溫分肉 實腠理 補肺氣 능력이란 조건하에 【當歸】는 陽의 발판을 만드는 壯脾而內守之力 등의 역할로 升陽의 조건을 만든다. 또 【人蔘】 대신에 【白何烏】를 사용한 것은 이 단계의 長期化된 鬱狂證 또는 亡陽初證에선 胃寒證의 제거와 함께 단순히 養血去風 收斂精氣만 사용하여도 生陽할 수 있는 自體能力(復原力)이 있기 때문이다.

결과적으로 脾陽이 손실될 狀態의 營衛不和이므로 氣血分의 不足은 있으나 아직 生陽 및 升陽의 여력은 남아 있으므로 固表와 解鬱함으로써 升陽을 달성한다.

또 脾氣, 腎氣의 鬱滯로 인한 後四海의 循環障碍는 膩膜血精(膜의 生成障碍, 精의 鬱滯), 皮筋肉骨(筋, 骨의 生成障碍)과 相互代謝에 영향을 미친다. 즉 이는 表氣가 損傷되었다고 말한다.

2) 素 證

平常時 輕微한 太陰證 初證이 있으면서 先天的 正氣虛弱(稟賦虛弱)이나 慢性疾患 또는 外感 등에 發汗劑의 過多 사용이나, 房勞過多에 의한 汗出에 의해 氣血不足 및 鬱滯로 인한 증후.

症狀	表裏證	汗出	大便	小便	消化力	飮水	脉
狀態	表虛證(1) 裏寒證(0.5)	食汗, 自汗 初期(1)	易泄, 軟 (0.5)	白色, 頻數의 輕 症이 있다(1)	胃無力, 或, 下腹膨滿感	輕微한 口燥, 不慾冷飮	沈遲脉

3) 現證

自汗出과 동시에 太陽病 初證이 나타난다.

症狀	寒熱	汗出	大便	小便	消化力	飮水	脉
狀態	惡寒發熱	自汗出	弱燥	白色(淸利) 頻數	痞滿	喜冷飮則 不快	浮數
其他	太陽傷風證				食慾如常		

4) 適應證

長期化된 鬱狂證이나 脾의 津液이 점차 枯渴되어 亡陽證의 조짐 혹은 亡陽初期 症狀(汗出동반):

① 亡陽初證(汗出)時의 感冒, 扁桃腺炎, 四肢疼痛.

② 長期化된 鬱狂初證(汗不出): 氣血循環 障碍로 인한 解鬱 목적(內分泌疾患): 鬱滯性 頭痛, 面鬱熱, 後頭引痛, 不眠, 스트레스성 疾患.

③ 産後諸證(流産頻數, 發汗過多) 및 循環不利로 인한 關節疾患(四肢關節痛, 肩臂痛, 痺症, 痲木).

2. 升陽益氣湯

▲人蔘 2	補脾和脾 … 甘溫微苦. 大補元氣. 生陰血亦寫虛火. 開心益智. 聰耳明目. 安精神定魂魄.
桂枝 2	辛甘而溫. 氣薄升浮. 輕解肌. 調營衛. 入肺膀胱經.
黃芪 2	固中實表之力 … 甘溫. 補氣固表. 生亦瀉陰火. 生陰血.
白芍 2	收斂脾元 … 苦酸微寒. 入肝脾血分. 爲手足行經藥. 瀉肝火. 安脾肺. 固腠理.
白何烏 1	苦堅腎. 溫補肝. 甘益陰. 嗇收斂精氣. 强筋益髓. 養血去風.
▲官桂 1	壯脾而有充足內外之力 … 辛甘大熱. 有小毒. 火燥. 入肝腎血分. 補命門相火之不足.
▲當歸 1	壯脾而內守之力 … 甘溫和血. 辛溫散內寒. 苦溫助. 心散寒. 入心肝脾. 爲血中氣藥.
▲甘草 1	固脾立脾 … 味甘. 生用氣平. 補脾胃不足. 而瀉心火. 炙月氣溫. 補三焦元氣. 而散表寒.
生薑 1	辛溫行陽分而. 去寒發表. 宣肺氣而解鬱. 調中暢胃口而. 開痰下食.
大棗 1	甘溫補中益氣. 滋脾土. 潤心肺. 調營衛.

1) 方 解

此方은 ① 鬱狂末證(太陽病 轉屬 陽明病)이나 ② 亡陽證이 올 우려가 있거나 또는 亡陽初證에 사용한다.

① 太陽病 轉屬 陽明病이란 太陽病 發汗 若下 若利小便으로 亡津液하여 胃中乾燥한 상황이다. 이와 같이 여러 原因에 의하여 太陽病을 잘못 대처하여 나타나는 胃中乾燥의 생리기전(胃家實)은 胃의 寒邪가 鬱滯되어 脾陽을 掩抑하고, 腎陽의 上升을 억제하여 困熱된 陽氣는 熱化하고, 入裏(胃)하여 津液이 고갈되어 胃家實로 나타나고, 精의 鬱滯로 → 血 → 氣 → 神에 도달 못하여 狂言 微喘 直視 등으로 나타난다. 그러나 아직 이 때는 汗不出의 狀態이므로 脾不弱하다.

② 한편 胃寒邪의 鬱滯가 극심하여 억압된 脾陽이 재차 胃陽을 조절하지 못할 지경에 이르면 胸部로 上升하여야 할 陽氣는 敗陽이 되어 外遁하려 한다.

①, ②가 갖는 공통된 生理狀態는 腎困熱과 胃寒邪의 鬱滯가 極에 達하여 胃나 大腸의 陽氣가 사라지려는 狀態이다. 이에 寒邪를 제거함과 동시에 강력한 升陽－益氣가 요구된다.

이는 素證이 鬱狂證의 十全大補湯과 같은 개념인 裏寒證의 重症 상황과 表氣가 더욱 損傷된 狀態에서 亡陽證이 온 경우에 사용한다.

그러므로 黃芪桂枝湯보다 脾氣의 損傷이 더욱 진행되어 단순한 解鬱과 固表로써 亡陽을 대처하기 어렵다. 이는 生陽 및 升陽의 조건이 필요하다.

黃芪桂枝湯의 【白何烏】에 더하여 【人蔘 2전】이 加勢하였고 加 【肉桂】하였다.

【白何烏】는 肝腎에 작용하여 陰陽의 開閉작용으로 氣血을 발생하게 한다. 氣血이 凝結하면 여는 효능을 발휘하고, 氣血이 약해지면 닫는 효능을 발휘한다. 그러나 이것만으로 津液을 발생시키고 이를 上部까지 도달하는 힘이 不足하므로 陰中之陽인 【人蔘】이 加味되었다. 즉 【人蔘】의 힘인 補脾和脾와 【白何烏】의 堅腎補肝이 합세하여 완벽한 生陽, 升陽의 기틀을 만들고, 또 黃芪桂枝湯의 【當歸】에 더하여 【肉桂】가 가세되었다. 【當歸】는 養血, 和血, 行血의 작용과 血分에 鬱滯된 陽氣를 열어 壯脾而 內守之力의 작용과 【肉桂】의 肝腎血分에 들어가 補命門相火之不足하여 壯脾而 內外充足之力이 가세하여 血分의 生成과 동시에 升提를 이루었다.

이로써 此方은 黃芪桂枝湯의 解鬱 固表(黃芪＋桂枝＋白芍)의 주된 작용에 비하여 寒邪를 구축(肉桂＋白何烏)하고 生陽, 升陽의 기틀과 血分의 生成(人蔘＋肉桂＋當歸)에 더욱 치중했다는 것을 알 수 있다.

2) 素 證

黃芪桂枝湯보다 더 진행된 裏寒症과 表氣衰弱을 갖고 있다. 즉 평상시 腎局陽氣 ⇒ 脾局陽氣로 不上升하여 오히려 下降外循하여 汗出이 되는 상황.

症狀	表裏證	汗出	大便	小便	消化力	飮水	脈
狀態	表虛證(2) 裏寒證(1.5)	食汗, 自汗, 盜汗(2)	軟便 혹 冷飮 則 泄瀉(1.5)	白色 頻數(2)	胃寒證 不能食－ 不消化, 下腹滿	口燥하나 不慾 冷飮 冷飮則泄	沈遲脈

3) 現 證

① 鬱狂 末證

症狀	寒熱	汗出	大便	小便	消化力	飮水	脈
狀態	潮熱	濈然汗出	秘結	赤澁	嘔不能食	口燥	虛數
其他	微喘直視 陽明病證						

② 亡陽 初證

症狀	寒熱	汗出	大便	小便	消化力	飮水	脈
狀態	惡寒發熱	自汗出(素證보다 甚)	大便秘結까지 이르지 않음	淸利	痞滿	口燥	浮(陽浮而陰弱)

4) 適應證

黃芪桂枝湯證이 表氣의 衰弱으로 인하여 氣血分의 凝滯로 인한 病證이라면 此證은 더욱 진행되어 胃寒證은 더 심해지면서 表氣의 衰弱으로 氣血分의 生成체계에까지 영향을 주어 생기는 病證이다. 즉 升陽과 益氣의 不足으로 유발하는 病證이다.

(1) 鬱狂末證(太陽病 轉屬 陽明病)

太陽病이 있던 者가 潮熱, 大便秘燥, 狂言, 微喘, 直視를 동반함.

① 高度의 中樞神經系 異常(感染症 等), 急慢性 腎臟疾患.

② 腦血管 障碍發作, 腦動脈硬化症.

③ 鬱血性 心不全, 心筋, 肺 및 大腦硬塞證 ④ 藥劑(吐下劑) 남용.

(2) 亡陽證이 올 우려가 있거나 亡陽初證에 사용

發熱惡寒 汗出者; 溫熱刺戟에 의한 鹽分鬱滯性 副腎皮質 호르몬의 증가.

① 自汗出과 眩暈, 口燥, 咽乾, 無氣力 등의 氣血虛症을 수반함.

② 同時에 原因不明－高熱同伴性疾患: 虛熱證, 身微熱, 微熱頭痛, 面熱感, 胸煩燥, 不眠症, 急慢性 腎臟疾患.

③ 氣血不足과 동시에 營血不利證: 四肢筋肉痛, 肩臂痛, 腰痛등의 關節痛, 月經痛.

3. 補中益氣湯

由 來　草本卷: 補中益氣湯: 治內傷頭痛, 眩暈, 惽寒, 壯熱, 不知飮食, 四體無力
黃芪蜜炙 3전, 人蔘, 炙甘草 各 1전, 白朮, 當歸 各 7分, 陳皮 5分.

▲人蔘 3	補脾和脾 … 甘溫微苦. 大補元氣. 生陰血亦寫虛火. 開心益智. 聰耳明目. 安精神定魂魄.
黃芪 3	固中實表之力 … 甘溫. 補氣固表. 生亦瀉陰火. 生陰血.
▲白朮 1	健脾直脾 … 甘補脾. 溫和中. 苦燥濕. 補氣生血. 健脾燥濕.
▲當歸 1	壯脾而內守之力 … 甘溫和血. 辛溫散內寒. 苦溫助. 心散寒. 入心肝脾. 爲血中氣藥.
陳皮 1	錯綜脾氣之參伍勻調 … 辛能散. 溫能和. 苦能燥能瀉. 爲脾肺氣分之藥.
▲甘草 1	固脾立脾 … 味甘. 生用氣平. 補脾胃不足. 而瀉心火. 炙用氣溫. 補三焦元氣. 而散表寒.
蘇葉 0.3－0.5	解肌之表邪 … 味辛入氣分. 利肺下氣. 色紫兼入血分和血止痛. 性溫發汗解肌. 去風散寒. 氣香開胃益脾寬中.
藿香 0.3－0.5	定氣定魂 … 辛甘微溫. 入手足太陰脾肺. 快氣和中. 開胃止嘔. 去惡氣. 進飮食..
生薑 1	辛溫行陽分而. 去寒發表. 宣肺氣而解鬱. 調中. 暢胃口而開痰下食.
大棗 1	甘溫補中益氣. 滋脾土. 潤心肺調營衛.

1) 方 解

少陰人 補中益氣湯은 東垣의 處方에서 去【升麻, 柴胡】하고 加【藿香, 蘇葉】하고【人蔘, 黃芪】를 重用하여 "勞倦虛弱 身熱而煩 自汗倦怠"의 亡陽初證에 適應한다 하였다.

우선, 此方은 구성상 東武가 언급한 其他의 亡陽證의 處方과 다른 특이점이 있다.

① 【桂枝, 白芍】이 없다. 대신에 用人蔘 하였다.

② 【白朮, 陳皮】가 있다.

③ 【柴胡, 升麻】 대신에 【藿香, 蘇葉】이 있다.

이와 같은 方劑變化의 필요성은 무엇일까?

①의 이유 ⇒ 黃芪桂枝湯이나 升陽益氣湯과 같이【桂枝＋白芍】등에 의한 직간접적인 解鬱을 전제로 하지 않고, 保命之主의 형성에 중점을 둔 방제구성을 갖는다. 이는 肺, 膀胱經에 들어가 溫經通脉 發汗解肌 하는【桂枝】의 사용조건이 지나갔으므로 더불어 去【白芍】하였다. 즉 解鬱의 단계를 벗어나 강력한 生陽에 주력하지 않고는 脾陽의 소멸 방지 및 升陽을 이룰 수 없다. 즉 補中(益氣)의 개념은 解鬱 위주의 次元으로는 해결할 수 없는 狀態를 말한다. 그러므로 解鬱을 위한【桂枝＋白芍】의 개념에서 더 나아가【人蔘, 黃芪】가 3錢씩 重用되었다.

②의 이유 ⇒ 우선 亡陽證의 모든 處方에 사용치 않았던【陳皮, 白朮】이 사용되었다. 유일하게 이를 함께 사용한 것은 升陽－益氣 등에 의하여 회복되

는 경우는 아직 脾氣가 그래도 有餘한 狀態이므로 【桂枝+白芍】의 解鬱에 의하여 달성되지만, 此方의 경우는 胃에 寒濕이 우세하게 되고 脾氣 역시 약화되어 寒濕을 조절할 수 없으므로 健脾燥濕이 요구되고, 이에 따라 흩어진 脾氣를 조정해야 하기 때문이다. 그러므로 【白朮】의 健脾燥濕에 의하여 補氣生血하여 健脾直脾하여 升陽의 기틀을 만든다.

③의 이유 ⇒ 東垣의 補中益氣湯의 【升麻, 柴胡】 대신에 【藿香, 蘇葉】을 사용한 것은 무엇일까? 勞困虛弱은 氣血의 損傷 및 凝滯를 가져오므로 氣血을 損傷치 않는 범위 내에서의 解鬱이 요구되므로 【升麻, 柴胡】가 가세하였다. 【升麻】는 甘辛微寒하고 脾胃引經藥으로서 외부의 寒氣가 수축한 內熱(體內陽氣)을 싸고 있어 陽氣가 펴지려 해도 陰에 속박당한다. 이 때 木을 따라 퍼뜨리는 작용을 한다. 즉 至陰之下의 陽氣를 끌어올려 升散火鬱시킨다. 【柴胡】는 苦微寒하고 薄하다. 元氣가 고갈하여 虛火가 타오르거나 陰虛內熱인 경우와 같이 血이 울결하고 氣가 막혀서 발생한 寒熱證, 즉 정체한 陰에 의하여 陽이 펴지지 못할 때 淸氣를 상행하여 少陽厥陰之邪를 平하게 하는 足少陽膽經表藥이다. 즉 【柴胡】는 少陽淸氣를 上行하고, 【升麻】는 陽明淸氣를 上行하여 모두 陰에 의하여 陽이 鬱滯된 것을 解鬱시키는 역할을 하여 補中益氣湯의 左使藥으로 사용하였다. 그럼에도 불구하고 【柴胡, 升麻】는 모두 微寒하므로 오히려 少陰人의 肝腎陰의 정체를 조장한다고 보아 이들 역할을 대신할 【蘇葉, 藿香】으로 대치하였다. 【蘇葉】은 味辛溫하고 上焦解鬱을 위해 利肺下氣 解肌之表邪하고, 【藿香】은 辛甘微溫하고 上中二焦(脾肺)에 入하여 快氣和中하여 脾氣를 안정시키고 精神(魂)을 안정시킨다.

壯脾의 要素 중 亡陽證이므로 外攘之力의 작용인 【川芎】을 去한 것은 당연하고 內外充足之力인 【肉桂】를 加하기는 이른 升陽의 조건을 갖고 있다.

【白何烏, 官桂】 등을 不用한 것은 이들은 肝腎에 작용하여 生陽의 형성을 간접적으로 지원하여 2차적으로 生陽의 활동성을 높이는 목적인바 현재 生陽의 기틀이 허약한 狀態에서는 직접적으로 【人蔘】을 重用하여 이를 보완하였다.

그러므로 此方은 【人蔘+白朮+當歸+甘草】의 조건과 함께 가장 약한 解鬱之劑인 【藿香(定氣定魂), 蘇葉(解肌之表邪)+黃芪(固表升陽)】 등으로 升陽의 조건을 구축한다.

2) 素證

평상시 升陽益氣湯보다 ① 裏寒證(太陰證)은 덜하고, ② 表氣의 허약으로

腎陽 ⇒ 脾陽으로 不上升하고 오히려 下降하여 汗出이 되는 상황(升陽益氣湯보다 더욱 심함: 素證 참조).

症狀	表裏證	汗出	大便	小便	消化力	飮水	脉
狀態	表虛證(3) 裏寒證(1)	食汗, 自汗, 盜汗(3)	軟便 혹 冷飮則 泄瀉(1)	白色이며 頻數(3)	胃寒證 不能食－胃無力, 不消化, 下腹滿	口燥하나 不慾冷飮 冷飮則泄	沈遲脉

3) 現 證

亡陽初證이 慢性化되어 나타난다(鬱狂初證의 慢性化로 나타나는 芎歸香蘇散 槪念).

症狀	寒熱	汗出	大便	小便	消化力	飮水	脉
狀態	憎寒壯熱 勞倦虛弱 身熱而煩	食汗, 自汗, 盜汗 尤甚	乾便數 或易泄痢下腹冷感	淸利	不能食－胃無力, 不消化, 下腹滿	口燥하나 不慾冷飮 冷飮則泄	洪大 (無力)
其他	陽明病證		大便秘結에 이르지 않음				

4) 病 因

亡陽證은 胸膈으로의 升陽이 안되고 下降하여 背汗出하게 되고, 이는 脾가 絶해가는 단계이다. 따라서 膩膜血精 중에 膜의 生成障碍와 精의 過剩凝滯로 脾에서 膜을 吸得하기 어려워진다. 만일 이를 방치시 滋脾元할 수 없을 뿐 아니라 胃를 保衛할 수 없게 되고, 그 결과 膏를 엉겨 모이게 하기가 어렵다(계속적으로 裏氣를 傷하여 결국 表氣도 傷하게 된다). 즉 脾氣가 약화되어 胃溫氣를 지탱하는 힘이 점점 약화되어 발생하는 病證이다.

5) 適應症

(1) 腎陽의 不升으로 ⇒ 脾氣의 衰弱으로 인한 病證

① 腎虛證: 骨疝痛, 精衰, 囊濕症, 夢精.

② 직접적인 肝, 脾, 肺의 물리적 손실로 血分 ⇒ 氣分 ⇒ 神으로의 升陽 凝滯.

가. 貧血, 月經痛, 衄血

나. 肺虛(肺脾俱虛－短氣, 短喘): 肺結核, 慢性 氣管支炎, 肺氣腫

다. 自汗, 盜汗: 甲狀腺機能亢進症, 自律神經失調症, 結核性 疾病, 糖尿病

라. 鬱煩症, 不眠, 頭重

(2) 胃 冷氣의 증가 ⇔ 脾氣의 衰弱

① 胃冷으로 인한 消化障碍(특히 단백질의 흡수 低下), 乳汁分泌低下.

② 中氣下陷으로 인한: 項引痛, 胃下垂, 脫肛, 子宮脫出, 習慣性 流產.

4. 黃芪桂枝附子湯

黃芪 3	固中實表之力 … 甘溫. 補氣固表. 生亦瀉陰火. 生陰血.
桂枝 3	辛甘而溫. 氣薄升浮. 輕解肌. 調營衛. 入肺膀胱經.
白芍 2	收斂脾元 … 苦酸微寒. 入肝脾血分. 爲手足行經藥. 瀉肝火. 安脾肺. 固腠理.
▲當歸 1	壯脾而內守之力 … 甘溫和血. 辛溫散內寒. 苦溫助. 心散寒. 入心肝脾. 爲血中氣藥.
▲甘草 1	固脾立脾 … 味甘. 生用氣平. 補脾胃不足. 而瀉心火. 炙用氣溫. 補三焦元氣. 而散表寒.
附子 1	爲元師之藥而. 不能除外冷. 冷氣侮脾周而凌侵於胃之四圍者: 辛甘大熱純陽. 能引補氣藥以復散失之元陽. 引補血藥. 以滋不足之眞陰. 引發散藥. 開腠理. 以逐在表之風寒. 引溫暖藥. 達下焦. 以去在裏之寒濕.
生薑 1	辛溫行陽分而. 去寒發表. 宣肺氣而解鬱. 調中暢胃口而. 開痰下食
大棗 1	甘溫補中益氣. 滋脾土. 潤心肺. 調營衛.

1) 方 解

此方은 黃芪桂枝湯에 加【附子】, 增【黃芪 3전】, 去【白何烏】하였다.

【黃芪 3전】과 去【白何烏】의 의미는 素證이 裏寒證을 동반치 않는 亡陽證에 脾胃의 陽을 왕성하게 하여 陰을 下降시키고 陽을 끌어올려서 表部에 이르게 함에 치중하였다.

【附子】의 용도는 亡陽證의 重證以上(陽明證 以上으로 大便不通症 수반)

으로 단순히 【黃芪, 桂枝, 白芍】 등의 發表(東武는 이를 發表藥으로 규정함으로써 그 裏面에는 保命之主를 유지하기 위한 左使藥 개념으로 인식함)만으로는 亡陽證의 重證 以上에서 나타나는 大便不通, 小便赤澁 등이 개선되지 않는 證에 사용된다. 즉 亡陽初證에서 더욱 진행되어 冷氣가 脾周圍를 업신여겨 胃熱(裏熱)을 지탱하는 힘이 약해져 동시에 그 冷氣로 인한 피해가 胃주변으로 침범하여 다른 약으로는 이 冷氣를 구축할 수 없으므로 【附子】를 사용한다. 그러나 【附子】는 직접 風寒을 治療하는 것이 아니라 陽氣가 弱하여 風寒이 침범하였을 때 陽을 일으켜서(振陽) 風寒을 저절로 물러나게 하는 것이다. 【附子】가 利關節, 心下水氣, 腹滿 등을 治療하는 것도 직접적으로 작용하는 것이 아닌 內部의 寒氣를 제거함으로써 이루어진다. 즉 脾胃가 冷氣에 損傷을 입은 상황에서 營血凝滯의 亡陽病 症候群(太陽證 수반)이므로 단순히 【桂枝+白芍】의 힘만으로는 冷氣를 제거하기에 力不足이므로 【附子】를 가하여 그 藥力을 강화시켰다.

따라서 【當歸+甘草】에 의해 升陽의 발판을 마련한 상태에서 【附子】는 內部寒氣의 제거와 동시에 【黃芪+桂枝】와 【白芍】 등의 發表와 解鬱之劑를 능히 끌어들여 外部의 風寒을 제거한다.

2) 素 證

① 亡陽初證(黃芪桂枝湯證) 또는 ② 亡陽初證과 함께 少陰證을 동시에 가지고 있는 경우 勞心焦思, 有時以泄瀉爲憂한 者로서 평상시(每飯時 등)에도 汗多證이 있을 경우(黃芪桂枝湯, 升陽益氣湯, 補中益氣湯 등에 비해 素證인 汗多證과 裏寒證이 더욱 심함).

症狀	表裏證	汗出	大便	小便	消化力	飮水	脈
狀態	表虛證(4) 裏寒證(2)	食汗, 自汗, 盜汗(4)	軟便 혹 冷飮 則 泄瀉(2)	白色이며 頻數(4)	胃寒證 不能食- 胃無力, 不消化, 下腹滿	口燥하나 不慾 冷飮 冷飮則泄	沈遲脈

3) 現 證

亡陽中證(亡陽危證)으로 나타남.

症狀	表裏證	汗出	大便	小便	飮水	脉
狀態	頭痛, 不惡寒 發熱	汗自出(人中에 때때로 無汗 혹 有汗에서 ⇒滿面體로 汗流)	秘燥	日晝夜間 小便赤澁 (2-3 匙), 小便度數 불과 2-3차	口燥하나 不慾 冷飮 冷飮則泄	浮澁 (無力)

* 服用後 豫後: 身淸凉 無汗, 小便稍多, 大便必通

4) 適應症

頭痛, 發熱, 汗自出, 大便不通, 小便赤澁 甚則 面色帶靑, 間有乾咳.
① 心臟性 喘息, 結核性 疾病, 肺炎, 肋膜炎, CVA.
② 慢性 消耗性 疾患, 自律神經失調症.

5. 升陽益氣附子湯

▲人參 2	補脾和脾 … 甘溫微苦. 大補元氣. 生陰血亦瀉虛火. 開心益智. 聰耳明目. 安精神定魂魄.
桂枝 2	辛甘而溫. 氣薄升浮. 輕解肌. 調營衛. 入肺膀胱經.
白芍 2	收斂脾元 … 苦酸微寒. 入肝脾血分. 爲手足行經藥. 瀉肝火. 安脾肺. 固腠理.
黃芪 2	固中實表之力 … 甘溫. 補氣固表. 生亦瀉陰火. 生陰血.
白何烏 1	苦堅腎. 溫補肝. 甘益陰. 嗇收斂精氣. 强筋益髓. 養血去風.
▲官桂 1	壯脾而有充足內外之力 … 辛甘大熱. 有小毒. 火燥. 入肝腎血分. 補命門相火之不足.
▲當歸 1	壯脾而內守之力 … 甘溫和血. 辛溫散內寒. 苦溫助. 心散寒. 入心肝脾. 爲血中氣藥.
▲甘草 1	固脾立脾 … 味甘. 生用氣平. 補脾胃不足. 而瀉心火. 炙用氣溫. 補三焦元氣. 而散表寒.
附子 1	爲元師之藥而. 不能除外冷. 冷氣侮脾周而凌侵於胃之四圍者: 辛甘大熱純陽. 能引補氣藥以復散失之元陽. 引補血藥. 以滋不足之眞陰. 引發散藥. 開腠理. 以逐在表之風寒. 引溫暖藥. 達下焦. 以去在裏之寒濕.
生薑 1	辛溫行陽分而. 去寒發表. 宣肺氣而解鬱. 調中. 暢胃口而開痰下食.
大棗 1	甘溫補中益氣. 滋脾土. 潤心肺. 調營衛.

1) 方 解

前述했듯이 升陽益氣湯은 解鬱과 固表작용만으로는 脾氣가 絶할 우려가 있는 상황에 대처하기 어려우므로 生陽 및 升陽의 조건이 더 필요하다.

此方의 구성은 升陽益氣湯 加【附子】하였다. 이는 黃芪桂枝附子湯 → 人蔘桂枝附子湯 → 升陽益氣附子湯의 순으로 升陽의 조건이 강화된다(附子＋桂枝＋白芍＋黃芪…＋當歸＋甘草＋人蔘＋肉桂＋白何烏).

즉【桂枝, 白芍】＋【黃芪】의 發表解鬱 조건의 바탕하에【人蔘】의 補脾和脾와＋【白何烏】의 堅腎補肝＋【當歸】의 壯脾而內守之力＋【肉桂】의 壯脾而內外充足之力이 가세하여 완벽한 生陽 및 升陽의 필요충분조건을 갖추었다.

그러나 病勢가 더욱 진전되면 强한 冷氣에 의해 胃氣뿐만 아니라 脾氣마저 冷氣의 凝滯로 陽氣가 소진되어 升陽이 障碍를 받으므로 脾胃주위를 둘러싼 外冷을 제거하지 않고는 升陽에 도달할 수 없다. 즉 이는 冷氣가 脾胃를 감싼 결과 腎局陽氣가 不升하고 脾局陽氣가 점점 消盡되므로 升陽益氣湯證의 脾胃機能보다 더욱 鬱縮된 경우, 즉 胃寒證과 더불어 胃津液이 고갈되고 脾氣가 고갈되며, 또 大腸寒證과 더불어 腎氣가 고갈된다. 따라서 진행상황에 따라 肝, 肺－小腸, 胃脘의 津液이 고갈한다.

이 때【附子】를 加함으로써 補氣劑(人蔘, 甘草)에 작용하여 흩어지려는 元陽을 수습하고, 補血劑(當歸, 白芍)에 작용하여 소모된 眞陰을 滋하고, 發散劑(桂枝, 黃芪)에 작용하여 風寒을 구축하고, 溫緩劑(白何烏, 官桂)에 작용하여 寒濕을 去하여 升陽을 달성한다.

2) 素 證

① 黃芪桂枝附子湯證보다 表虛證과 裏寒證(少陰證)이 더욱 진행된 者.
② 亡陽初證(升陽益氣湯證)과 함께 少陰證을 가진 경우.

症狀	表裏證	汗出	大便	小便	消化力	飮水	脉
狀態	表虛證(5) 裏寒證(2)	食汗, 自汗, 盜汗(5)	軟便 혹 冷飮則 泄瀉(2)	白色이며 頻數(5)	胃寒證, 不能食－胃無力, 不消化, 下腹滿	口燥하나 不慾冷飮 冷飮則泄	沈遲脉

3) 現 證

亡陽中, 末證인 陽明病證이 나타난다.

症狀	寒熱	汗出	大便	小便	消化力	飮水	脈
狀態	發熱	自汗, 盜汗	燥結	赤澁	胃寒證, 不能食	口燥하나 不慾冷飮, 冷飮則泄	浮澁 無力

4) 適應證

黃芪桂枝附子湯 참조.

6. 人蔘桂枝附子湯

▲人蔘 4	補脾和脾 … 甘溫微苦. 大補元氣. 生陰血亦寫虛火. 開心益智. 聰耳明目. 安精神定魂魄.
桂枝 3	辛甘而溫. 氣薄升浮. 輕解肌. 調營衛. 入肺膀胱經.
白芍 2	收斂脾元 … 苦酸微寒. 入肝脾血分. 爲手足行經藥. 瀉肝火. 安脾肺. 固腠理.
黃芪 2	固中實表之力 … 甘溫. 補氣固表. 生亦瀉陰火. 生陰血.
▲當歸 1	壯脾而內守之力 … 甘溫和血. 辛溫散內寒. 苦溫助. 心散寒. 入心肝脾. 爲血中氣藥.
▲甘草 1	固脾立脾 … 味甘. 生用氣平. 補脾胃不足. 而瀉心火. 炙用氣溫. 補三焦元氣. 而散表寒.
附子 1	爲元師之藥而. 不能除外冷. 冷氣侮脾周而凌侵於胃之四圍者: 辛甘大熱純陽. 能引補氣藥以復散失之元陽. 引補血藥. 以滋不足之眞陰. 引發散藥. 開腠理. 以逐在表之風寒. 引溫暖藥. 達下焦. 以去在裏之寒濕.
生薑 1	辛溫行陽分而. 去寒發表. 宣肺氣而解鬱. 調中暢胃口而. 開痰下食.
大棗 1	甘溫補中益氣. 滋脾土. 潤心肺. 調營衛.

1) 方 解

黃芪桂枝附子湯에 減【黃芪 1전】하고 加【人蔘 4전】하였다.

【黃芪】의 존재는 保命之主의 狀態(升陽의 조건)에 따른 사용량의 有無, 多少에 따라 의미가 달라진다. 즉 保命之主가 비교적 有餘한 조건인 鬱狂初證의 경우에는 不用하지만, 鬱狂末證에선 1전씩 들어간다. 그러나 亡陽證에선 初證이라도 처음부터 2전씩 들어가고, 表氣의 損傷 정도에 따라 2전 혹은 3전씩 사용된다.

此方의 경우는 解鬱의 방법이 아니라 亡陽이 극심하여, 보다 적극적인 生陽의 기틀을 만들어야 하므로 旣存의【桂枝, 白芍, 黃芪】등으로 發表하여 邪氣

를 驅逐시켜 營血의 鬱滯에 의한 升陽障碍의 개선이 아니다. 이는【人蔘 4전】이 重用되어 陽氣을 만드는 正氣的 次元의 목적으로 본다. 즉 冷氣에 의하여 脾氣가 거의 絶하여 이에 절대적 영향을 받는 胃熱氣가 渴하여 점차적으로 他臟腑의 機能低下를 가져온다.

이를 구하는 방법은 解鬱과 동시에 강력하게 脾氣를 補和하는 대량의【人蔘 4전】에 의해서 脾陽氣의 소멸을 막을 수 있다.

그러므로【人蔘＋當歸＋甘草】에 의해 升陽의 발판을 마련하고【附子】는 內部寒氣의 제거와 동시에【黃芪＋桂枝】와【白芍】등의 發表와 解鬱之劑를 능히 끌어들여 外部의 風寒을 제거한다.

2) 素 證

升陽益氣附子湯證에 비해 亡陽證이 심함(表虛證: 6, 裏寒證: 3).

① 亡陽初證 或 中證, 또는

② 亡陽初 或 中證과 함께 少陰證을 가진 者.

예) 勞心焦思, 有時以泄瀉爲憂한 者로서 평상시(每飯時)에도 汗多證이 있을 경우 앞서 언급한 黃芪桂枝附子湯證의 素證보다 表氣의 損傷이 더욱 악화되어 肺氣까지 영향을 미침.

3) 現 證

① 黃芪桂枝湯證에 비해 汗自出 증가(人中에 때때로 無汗 혹 有汗에서 ⇒ 滿面體로 汗流).

② 大便秘燥證, 晝夜間 小便赤澁(2－3匙), 小便度數 불과 2－3次의 증세를 보이면서 黃芪桂枝湯證보다 병세가 더욱 악화되어 面色帶靑, 頭不能擧, 간간히 乾咳 등의 증세가 가세함.

4) 適應症

黃芪桂枝附子湯 참조: 氣管支擴張症, 心臟性 疾患(心肥大, 心不全), 肺結核, 肺氣腫 등

※用藥後: 身淸涼無汗 大便通 小便淸而多

7. 人蔘官桂附子湯

▲人蔘 5－10	補脾和脾 … 甘溫微苦. 大補元氣. 生陰血亦寫虛火. 開心益智. 聰耳明目. 安精神定魂魄.
▲官桂 3	壯脾而有充足內外之力 … 辛甘大熱. 有小毒. 火燥. 入肝腎血分. 補命門相火之不足.
黃芪 3	固中實表之力 … 甘溫. 補氣固表. 生亦瀉陰火. 生陰血.
白芍 2	收斂脾元 … 苦酸微寒. 入肝脾血分. 爲手足行經藥. 瀉肝火. 安脾肺. 固腠理.
▲當歸 1	壯脾而內守之力 … 甘溫和血. 辛溫散內寒. 苦溫助. 心散寒. 入心肝脾. 爲血中氣藥.
▲甘草 1	固脾立脾 … 味甘. 生用氣平. 補脾胃不足. 而瀉心火. 炙用氣溫. 補三焦元氣. 而散表寒.
附子 2－2.5	爲元師之藥而. 不能除外冷. 冷氣侮脾周而凌侵於胃之四圍者: 辛甘大熱純陽. 能引補氣藥以復散失之元陽. 引補血藥. 以滋不足之眞陰. 引發散藥. 開腠理. 以逐在表之風寒引溫暖藥. 達下焦. 以去在裏之寒濕.
生薑 1	辛溫行陽分而. 去寒發表. 宣肺氣而解鬱. 調中. 暢胃口而開痰下食.
大棗 1	甘溫補中益氣. 滋脾土. 潤心肺. 調營衛.

1) 方 解

亡陽危病藥인 黃芪桂枝附子湯, 人蔘桂枝附子湯, 升陽益氣附子湯, 人蔘官桂附子湯의 4개 處方의 구성 중 上方은 유일하게 解鬱의 主材인 【桂枝】를 不用하고 【人蔘 5전－10전】, 【肉桂 3전】가 多量 사용되었다. 人蔘桂枝附子湯에 비해 【人蔘, 黃芪】가 증량되고 【桂枝】에서 【肉桂】로 바뀌어 生陽과 升陽의 증가 및 裏寒證 개선에 더 치중한 亡陽末證에 사용된다.

이는 앞서 升陽益氣附子湯에서 언급한 바와 같이 裏寒證과 함께 陽氣의 不足이 극심하여 四臟, 四腑의 機能이 극히 衰弱하여 前後四海의 前 ⇔ 後(前後四海間의 橫的 代謝작용; 膏海에서 → 膜海로 전환불리)와, 上 ⇔ 下(液에서 → 膏로, 精에서 → 膜으로 전환불리) 代謝機能에 많은 타격을 준다. 즉 寒邪의 鬱滯에 의한 腑의 機能이 極衰하여 前後四海의 生成에 障碍를 초래하고 이로 인하여 臟의 에너지원(後四海 中 膜海)의 不足과 精海의 過剩 凝滯로 臟機能에 직접적 영향과 이어 腑에 영향을 미친다.

즉 臟腑의 極衰로 이미 解鬱로 해결할 수 있는 단계가 지나 강력한 生陽의 기틀이 요구되는 상황이기 때문이다. 그러므로 우선 過量의 【附子】에 의하여 脾胃주변에 鬱滯된 寒邪를 제거함과 동시에 陽氣의 소멸에 대해 過量의 【肉

桂】를 이용하여 下行補腎하여 내부에 정체한 陰과 不足한 陽을 보충하게 하고, 血中之氣藥인 【當歸】에 의해 升陽의 발판을 구축하였다. 즉 血分에 작용하는 【肉桂＋當歸】로 脾의 기운을 壯하게 하여 內外를 充足시키고 內守시키는데 주력하였다. 여기에 生陽을 위한 過量의 【人蔘】과 升陽을 돕기 위해 【黃芪＋白芍】 등이 가세하였다.

이는 【桂枝＋白芍】의 解鬱 대신에 【黃芪＋白芍】을 사용한다. 즉 【黃芪】의 역할인 脾胃의 陽을 왕성하게 하여 陰을 下降시키고 陽을 끌어올려서 表部에 이르게 하는 작용과 脾元氣 收斂의 【白芍】 등에 의해 升陽을 원활하게 하기 위한 조건을 마련한다.

결국 【人蔘＋當歸＋肉桂＋甘草】에 의한 保命之主의 유지와 이를 극대화시키기 위한 【黃芪＋白芍】이 가세하여 裏寒證을 제거하고 강력한 生陽에 의해 升陽을 달성한다.

2) 素 證

亡陽中證(少陰證內在)을 가진 경우.

症狀	表裏證	汗出	大便	小便	消化力	飮水	脉
狀態	表虛證(7) 裏寒證(4)	表虛로 인한 食汗, 自汗, 盜汗(7)	軟便 혹 冷飮則 泄瀉(4)	白色이며 頻數(7)	胃寒證 不能食－胃無力, 不消化, 下腹滿	口燥하나 不慾冷飮 冷飮則泄	沈遲脉

3) 現 證

亡陽末證: 평소 裏寒證과 表熱證에 의해 表裏氣가 모두 損傷되어 陽明病 發熱汗多證이 나타난다.

症狀	寒熱	汗出	大便	小便	消化力	飮水	脉
狀態	發熱	自汗, 盜汗	燥結	赤澁	胃寒證, 不能食	口燥하나 不慾冷飮, 冷飮則泄	微浮, 浮緩

4) 適應證

黃芪桂枝附子湯 참조.

8. 人蔘吳茱萸湯

由 來	三味蔘茱湯(醫學入門) 吳茱萸 3전, 人蔘 2전, 生薑 4편, 大棗 2枚
▲人蔘 1兩	補脾和脾 … 甘溫微苦. 大補元氣. 生陰血亦寫虛火. 開心益智. 聰耳明目. 安精神定魂魄.
吳茱萸 3	辛苦大熱. 有小毒. 散風寒. 疏肝燥脾. 溫中下氣. 除濕解鬱
生薑 3	辛溫行陽分而. 去寒發表. 宣肺氣而解鬱. 調中暢胃口而. 開痰下食.
▲白芍 1	收斂脾元 … 苦酸微寒. 入肝脾血分. 爲手足行經藥. 瀉肝火. 安脾肺. 固腠理.
▲當歸 1	壯脾而內守之力 … 甘溫和血. 辛溫散內寒. 苦溫助. 心散寒. 入心肝脾. 爲血中氣藥.
▲官桂 1	壯脾而有充足內外之力 … 辛甘大. 熱有小毒. 火燥. 入肝腎血分. 補命門相火之不足.

1) 方 解

此方은 李梴의 三味蔘萸湯(吳茱萸 3전, 人蔘 2전, 生薑 4편, 大棗 2개)에서 유래되었고, 舌卷厥逆, 冷過肘膝, 小腹絞痛에 사용하였다.

此證은 처음에 腹痛下痢證이 없다가 갑자기 手足逆冷이 시작되는데 이는 陰證類가 아니고 少陰人의 素證인 表氣가 약하여 發하는 亡陽證인 太陽傷風惡寒 發熱 汗自出의 末期證이다. 이는 正氣와 邪氣가 오랫동안 대치하다가 正氣와 邪氣가 모두 기울어지는 病證(正邪相傾之病)으로 이것이 太陽病 厥陰證이다. 이는 中上焦 즉 脾胃陽氣의 극심한 不足으로 臟腑의 上焦에서 下焦까지 氣순행이 鬱滯되어 脾胃 溫氣가 위로는 上焦까지, 아래로는 中下焦, 下焦까지 극심한 升降의 障碍가 생기고 이로 인한 陽氣의 소멸을 의미한다. 따라서 上焦로의 鬱滯는 發散작용으로, 下焦의 鬱滯는 溫中下氣의 힘이 동원되고, 陽氣의 不足은 生陽의 조건이 구비되어야 한다.

【生薑】을 重用(3錢)한 것은 辛溫한 기미로 脾胃火를 발생하는 동시에 發散작용으로 肺氣를 펴뜨려 解鬱 調中한다.

【吳茱萸】의 작용은 陰이 陽을 막아서 생기는 疾患, 즉 濕이 脾를 막으면 취할 것이 없어지고, 氣가 血痺로 변하여 脾가 작용하지 못할 때 脾氣를 소통하여 溫中下氣하여 除濕血痺한다. 또 소멸해 가는 正氣를 일으켜 세우는 것이 급선무이므로 【人蔘 1兩】을 대량 투여하여 生陽에 힘씀과 동시에 壯脾而內守之力(當歸)과 壯脾而內外充足之力(官桂)의 작용 등의 合力에 의하여 保命之主의 기본틀을 만들었다.

이와 같이 【吳茱萸, 生薑】의 과량사용은 中焦의 陰實之氣의 解鬱을 통한 上下焦의 升降에 적극 대처하였고, 동시에 【人蔘 1兩＋當歸＋官桂】의 작용으로 保命之主의 조건을 만들어 사라지는 正氣를 살리고 解鬱을 통해 陰實之氣를 제거하여 氣血循環의 저체로 인한 手足厥冷證인 太陽病 厥陰證을 治療하였다.

2) 素 證

少陰人 惡寒發熱 汗自出之證이 만성화됨(正氣와 邪氣가 오랫동안 대치하다가 正氣와 邪氣가 모두 기울어지는 病證으로 正邪相傾之病임).

3) 現 證

陰證類(太陰證, 少陰證)의 腹痛 下痢證이 나타나지 않은 상태에서 猝然而厥 手足厥冷하거나 欲吐不吐 心煩 但欲寐(脈微浮, 浮緩)으로 나타난다.

4) 適應症

太陽病 厥陰症의 現代的 病名: 突然한 氣血凝滯性 疾患:

CVA(腦硬塞, 腦塞栓), 心臟疾患(鬱血性 心不全, 쇼크), 버거씨병, 末梢神經 軟化症, 大動脈 狹窄症, 動脈硬化, 一過性 腦貧血, 低血糖性 昏睡 등으로 추정.

第四章 少陰人 胃受寒 裏寒病

體質의 종류를 막론하고 裏病證이란 水穀之氣의 消化, 吸收 및 排泄이 어떤 原因(陰陽氣의 過多 過少)에 의하여 生理均衡이 깨진 狀態의 病證를 의미한다. 그러나 이는 단순히 消化系疾病만을 의미하지는 않고 2차적으로 續發되는 疾患群 등을 총칭한다. 少陰人은 脾胃에 陽氣가 小하고 陰實之氣는 過多하고 늘 陽煖之氣가 不足하므로 內外刺戟 등에 의하여 쉽게 胃受寒하기 쉽다.

이는 生理的 低下로 消化·吸收·排泄등에 영향을 미치는 裏寒證으로 나타난다. 즉 胃의 熱氣 不足과 脾의 保衛작용 여하에 따라 水穀之氣(津膏油液) 가운데 특히 膏의 生成이 液의 過剩鬱滯에 비해 상대적으로 잘 이루어지지 못한다.

脾는 胃를 衛하는 입장에서 脾陽氣의 充實 혹은 不足에 따라 胃陽氣의 輕重은 변화한다. 胃氣와 脾氣의 損傷 여부에 따라 太陰證과 少陰證이 大別된다.

즉 太陰證은 胃陽氣의 손상이 원인이 되고 少陰證은 胃陽氣뿐만 아니라 脾陽氣의 손상으로 이어져 表裏氣가 모두 손상된다.

■ 太陰證－少陰證의 現代 病理的 接近

前四海中 膏海의 消化, 吸收의 不利로 나타난다. 이는 機械的인 원인에 의한 消化器系疾患(食道, 胃, 十二指腸, 膽囊, 膵臟, 肝臟, 結腸 等)이나 다른 臟器의 疾病(鬱血性心不全, 尿毒症, 肺結核, 惡性腫瘍 等)과 연관되어 발생하며[4] 또 精神的 원인에 의한 자율신경계의 긴장 흥분상태(喜情의 항진으로 怒情의 억제)에 의하기도 한다. 또 體質에 맞지 않는 음식물에 대한 반응, 즉 腸內細菌이나 酵素(膏海의 생산성 및 흡수성 저하: 단백질분해효소 등)의 선천적 또는 후천적 차이 등으로 인해 腹部膨滿, 가스過多, 泄瀉 등이 유발된다. 太陰證과 少陰證의 공통점은 腹痛, 自痢이지만 그 차이는 心煩口渴(口中)의 有無와 身體痛, 骨節痛 등의 表證有無에 따라 구분한다. 이는 사상의학에서는 동일한 복통, 설사의 증후라 할지라도 素證인 表裏氣의 유여-부족상태에 따라 現證에 차이가 난다.

少陰人에서 表氣의 상태는 면역기능체계와 호르몬(특히 膜海 / 精海 간의

---

4) 이문호 外 編著, 內科學, 금강출판사, 1979, pp. 101－102.

균형상태) 등의 대사조절능력에 의하며, 裏氣의 상태는 胃腸內 소화효소 등과 자율신경계에 의한 호르몬조절 등에 의해 결정된다.

그러므로 少陰證은 이미 表氣가 손실된 상태에서 나타나는 裏病症候群이라 할 수 있다.

소화불량(噯氣, 痞滿, 倒飽症)을 동반한 太陰證은 주로 위장관내 기능이상(胃食道 逆流性 疾患, 消化性 潰瘍, 胃下垂證, 락토스 不耐性 및 흡수장애), 膽道系疾患, 機能性－非潰瘍性 消化不良[5]등이 포함되고, 慢性 泄瀉의 원인 중 일부인 全身性의 질환(甲狀腺機能亢進症, 結核, 淋巴肉腫 등)이 기능적으로 腸에 작용한 것[6] 등과 糖尿, 甲狀腺疾患, 結滯性 血管疾患 등에서의 消化不良 등도 少陰證의 범주에 속한다고 사료된다.

第一節　太陰證

太陰證은 아직 脾氣가 有餘하여 胃氣를 補益할 수 있으므로 胃에 비록 冷氣가 모여 있더라도 아직은 胃의 溫氣가 大腸의 寒氣를 물리칠 수 있을 정도의 溫氣를 유지한다.

즉 胃(腑)의 冷氣에 의하여 胃의 生理的 循環이 저체되어 前四海(津膏油液海)의 生成機能이 低下되어 있으나, 아직은 胃氣가 고갈된 狀態는 아니므로 溫胃하여 冷氣를 제거한다면(溫胃降陰) 生理的 正常을 유지하게 된다. 脾氣의 損傷은 아니므로 身體痛 骨節痛의 表證은 나타나지 않는다.

1. 桂枝半夏生薑湯

由 來　草本卷: ① 導痰湯: 治風痰 半夏, 白朮 各 2전, 陳皮, 炙甘草, 南星, 枳殼 各 1전, 入生薑 5片, 大棗 2枚.
② 半薑湯: 治胸膈痰飮, 唯吐涎沫. 半夏, 生薑 各 3전.

5) 전국의과대학교수 편, 오늘의 진단 및 치료, 한우리, 2000, p. 602.
6) 이문호 外 編著, 內科學, 금강출판사, 1979, p. 111.

生薑 3	辛溫. 行陽分而. 去寒發表. 宣肺氣而解鬱. 調中. 暢胃口而開痰下食.
桂枝 2	辛甘而溫. 氣薄升浮. 輕解肌. 調營衛. 入肺膀胱經.
半夏 2	消脾痰 … 辛溫體滑. 性燥能走能散. 和胃健脾. 除濕化痰. 發表開鬱. 下逆氣. 止煩嘔又能行水氣而潤腎燥. 利二便. 止咽痛.
白芍 1	收斂脾元 … 苦酸微寒. 入肝脾血分. 爲手足行經藥. 瀉肝火. 安脾肺. 固腠理.
▲白朮 1	健脾直脾 … 甘補脾. 溫和中. 苦燥濕. 補氣生血. 健脾燥濕.
陳皮 1	錯綜脾氣之參伍勻調 … 辛能散. 溫能.和. 苦能燥能瀉. 爲脾肺氣分之藥.
▲甘草 1	固脾立脾 … 味甘. 生用氣平. 補脾胃不足. 而瀉心火. 炙用氣溫. 補三焦元氣. 而散表寒.

1) 方 解

此方은 治虛寒嘔吐, 水結胸한다.

傷寒論에 의하면 結胸은 表邪가 內陷하는 과정에서 熱邪로 변하면서 熱邪+痰水에 의한 熱實結胸(大, 小陷胸湯證)과 寒邪로 변하면서 寒邪+痰飮에 의한 寒實結胸(三物白散-桔梗, 巴豆, 貝母)으로 구분한다. 이 같은 기준시 此方의 水結胸은 寒實 結胸에 속한다.

이는 太陰證의 가장 輕한 증세지만 단순히 溫胃만으로 降陰이 이루어질 수 있는 狀態는 아니다. 즉 此方의 적응증은 素證의 狀態가 裏寒의 조건에서 表鬱(太陽表證)이 竝發하여 온 病證이다. 그러므로 表證개념에서 表鬱을 제거하기 위해【生薑+桂枝+白芍】의 도움과, 裏證개념에서 胃의 寒濕을 제거하기 위한【白朮】과 除濕化痰 發表 開鬱시켜 消脾痰시키는【半夏】가 사용되었다. 물론 表氣의 損傷은 아직 심하지 않은 狀態이다.

【生薑】3錢의 작용은 다음과 같다. 胃의 寒氣와 동시에 太陽表證이 竝發한 상황에서 中焦의 맑은 氣가 오르다가 막혀서 肺에 도달하지 곳하고, 上焦에서는 氣가 막혀 胸滿하고 咳逆上氣하게 되고, 濁氣가 내려가다 막혀서 大腸에 도달하지 못하면 下焦에 氣가 정체하여 腸澼下利한다. 이에【生薑】을 3전씩 重用하여 橫散하는 힘으로 陰에 싸여 陽이 일어나지 못하는 것을 陰邪를 구축하여 升陽을 이룩한다.

즉,【生薑】의 辛溫한 기운이 陽分을 행하여 去寒發表와 동시에 宣肺氣하고 胃에 작용하여 解鬱調中하여 表裏에 모두 관여하므로 裏寒의 溫補가 아닌 表裏의 解鬱에 중점을 둔 것이다.

【半夏】는 裏寒證에 사용되는 處方 중 桂枝半夏生薑湯, 藿正散, 香砂六君子湯, 香砂養胃湯에 들어 있다. 이들 病證의 공통점은 輕重의 차이는 있으나 表裏氣가 모두 胃寒證에 영향받아 생기는 病證이다. 즉 陰陽의 소통에 障碍를

초래하므로 半夏는 발산하는 약은 아니지만 陰이 陽을 막지 못하게 화합하여 氣를 퍼뜨리는 역할을 한다.

이처럼 【生薑】의 예리한 氣로 橫散하는 힘과 【半夏】의 부드러운 기운으로 치밀어 오르는 것을 내리는(降逆) 작용으로 신속히 분산하고 부드럽게 내려 보낸다.

【白芍】은 10월에 싹이 나오고 3월에 꽃이 핀다. 그러므로 차가운 陰氣가 凝結한 것을 부수고 나와서 陽氣가 무성할 때 번영하여 陽氣를 퍼뜨린다. 苦하므로 下降하고 酸하므로 깨뜨리기도 하고 수렴하기도 한다(收斂脾元). 【白芍】은 【桂枝】와 협력하여 凝結한 營分을 깨뜨리고 陽氣를 소통시킨다.

위에서 【桂枝+白芍】에 의해 營血의 解鬱과 【半夏+生薑】의 橫散과 降逆에 의한 分散작용만으로는 升陽의 목적을 달성할 수 없다. 왜냐하면 이 경우 升陽 방해의 근본 발판은 寒濕이란 전제하에서 출발하므로 【白朮+甘草】에 【陳皮】가 가세되어 비로소 少陰人의 寒實結胸(水結胸)을 극복한다. 즉 【白朮】은 寒濕에 의해 陽이 陰에 갇혀 올라가지 못하는 것을 除濕益氣하여 健脾直脾하고 【甘草】는 대체로 中焦에서 土를 안정시키는 작용으로 保泰定功하여 固脾立脾시킨다. 또 【陳皮】는 寒濕 등에 의한 氣의 승강이 不利하여 정체할 때 脾氣를 고르게 한다.

2) 素證

太陰證 輕證이 있는 者.

症狀	寒熱	汗出	大便	小便	消化力	飮水	脈
狀態	裏寒證(1) 表虛證(0.5)	無	軟便 혹 冷飮 則 泄瀉(1)	白色이며 頻數(0.5)	不能食 食滯痞滿	不慾冷飮 冷飮則泄	沈 遲脈

3) 現證

素證이 太陰病 輕證이 있는 者(病發於胃弱)의 太陽病 初證: 無大熱, 頭痛, 胸滿喘急, 痰喘, 心下痞, 小便黃澁, 大便秘結.

症狀	寒熱	汗出	大便	小便	消化力	飮水	脈
狀態	無大熱	無	秘結	黃澁	食滯痞滿 心下硬痛	口燥하나 不慾 冷飮 冷飮則泄	*
其他	頭痛, 胸滿, 喘急						

4) 適應證

① 太陰證이 있는 상황에서 感氣 등으로 發汗後, ② 또는 寒冷過飮, 過勞 등에 의하여 胃寒證이 더 심해짐과 동시에 腎陽의 上升이 방해를 받기 시작하여 아직 有餘한 表氣가 강력하게 반발하여 나타나는 太陽病證이 수반된다.

이 때 膏海의 生成능력의 低下와 膜海의 生成에 도전을 받기 시작한다.

◆ 但結胸 無大熱者 此爲水結. 但頭汗出 名曰 水結胸 小半夏湯主之(醫學綱目)
寒實結胸 無熱證者 宜 三物白散(龔信) 治 虛寒嘔吐 水結胸

① 循環期, 呼吸器系統: 狹心症, 濕性 肋膜炎, 滲出性 中耳炎, 氣胸, 慢性 咳嗽, 痰喘(白色泡沫 喀痰 수반), 肺炎, 肺結核.
② 消化器 系統: 食道炎, 肝膽道, 膵臟疾患, 胃酸過多.
③ 肋間神經痛.
④ 夏節에 生冷飮 혹은 에어컨 등에 의한 微熱을 수반한 頭重(痰厥頭痛), 頭眩, 身重 등(冷房病).

2. 藿香正氣散

由 來 草本卷: 藿香正氣散: 治外感通用, 本方 減 蘇葉, 大腹皮 名曰 不換金正氣散, 更加 人蔘, 草果 名曰 人蔘養胃湯, 治大同小異.
藿香, 蘇葉, 大腹皮, 蒼朮, 陳皮, 厚朴, 半夏, 甘草 各 1전 入薑三棗二 同煎

藿香 1.5	定氣定魂 … 辛甘微溫. 入手足太陰脾肺. 快氣和中. 開胃止嘔. 去惡氣. 進飮食.
紫蘇 1	解肌之表邪 … 味辛入氣分. 利肺下氣. 色紫兼入血分和血止痛. 性溫發汗解肌. 去風散寒. 氣香開胃益脾寬中.
蒼朮 0.5	苦溫辛. 燥胃强脾. 發汗除濕. 能升發胃中陽氣.
▲白朮 0.5	健脾直脾 … 甘補脾. 溫和中. 苦燥濕. 補氣生血. 健脾燥濕.
半夏 0.5	消脾痰 … 辛溫體滑. 性燥能走能散. 和胃健脾. 除濕化痰. 發表開鬱. 下逆氣. 止煩嘔. 又能行水氣而潤腎燥. 利二便. 止咽痛.
陳皮 0.5	錯綜脾氣之參伍勻調 … 辛能散. 溫能和. 苦能燥能瀉. 爲脾肺氣分之藥.
厚朴 0.5	苦降能瀉實滿. 辛溫能散濕滿. 入足太陰陽明. 平胃調中. 消痰化食. 行結水.
靑皮 0.5	辛苦而溫. 色靑氣烈. 入肝膽氣分. 疏肝瀉肺. 引諸藥厥陰之分. 治肝氣鬱積. 柴胡疎上焦肝氣. 靑皮疎下焦肝氣.
大腹皮 0.5	辛泄肺. 溫和脾. 下氣寬胸. 行水通大小腸.
▲肉桂 0.5	壯脾而有充足內外之力 … 辛甘大熱. 有小毒. 火燥. 入肝腎血分. 補命門相火之不足.
乾薑 0.5	溫肉理 … 辛熱. 逐寒邪而發表溫經. 燥脾濕而定嘔消痰. 同五味而肺氣而治寒咳嗽. 開五臟六腑. 通四肢關節. 宣諸經脈.
益智仁 0.5	辛熱本脾藥. 兼入心腎. 主君相二火. 補心氣命門之不足. 能濇精固氣. 又能開發鬱結. 使氣宣通. 溫中進食. 攝唾涎.
▲甘草 0.5	固脾立脾 … 味甘. 生用氣平. 補脾胃不足. 而瀉心火. 炙用氣溫. 補三焦元氣. 而散表寒.
生薑 1	辛溫. 行陽分而去寒發表. 宣肺氣而解鬱. 調中. 暢胃口而開痰下食.
大棗 1	甘溫補中益氣. 滋脾土. 潤心肺調營衛.

1) 方 解

此方은 龔信의 藿香正氣散에 去【桔梗, 白芷, 茯苓】加【肉桂, 乾薑, 益智仁】으로 구성되었다.

此方의 사용조건.

① 太陰證이 있는 狀態에서 表證에 感할 경우. ② 太陽病證을 誤下之할 경우.

仲景의 瀉心湯證의 原因이 되는 病發於陰而 反下之하여, 또는 太陽表證을 誤下之하여 裏正氣(溫氣)가 損傷됨으로써 表邪가 內陷하여 氣疏通이 不利하여 痞症으로 나타난다. 이는 桂枝半夏生薑湯과 같이 有形物(痰, 水)의 장애가 主原因이 되는 水結胸과는 相異하다.

이는 表裏病證이 동시에 있을 때, 즉 素病이 裏寒證인 者가 表熱證에 걸렸을 때, 表熱 곧 腎陽困熱의 영향으로 곧 大腸의 陽氣가 寒邪에 억눌려 있고 이로 인해 腎陽氣가 不升하게 된다. 이 때 升陽을 위해 表熱證의 解鬱보다 大腸怕寒證의 逐寒이 필수적인 상황이다.

그러므로 桂枝半夏生薑湯의 경우 素證인 裏寒證은 있으나 中上焦(胃)以上

의 寒邪＋痰飮에 의한 寒實結胸(寒鬱)에 의한 升陽障碍이므로【桂枝＋生薑＋半夏】등으로 解鬱表邪하나, 藿正散의 경우 素證인 裏寒證(中上焦 以下)과 桂枝半夏生薑湯보다 表氣가 더 약해진 狀態에서 太陽病 등에 의한 病證이므로 腎陽은 더욱 上升치 못하게 되고 이는 大腸의 陽氣가 寒邪에 싸여 下焦의 寒鬱인 大腸 怕寒證에 이르게 된 것이다. 이는 素病이 裏寒證인 者가 새로이 表病을 얻게 되면 그 裏寒證이 더욱 심해지기 때문이다. 그러므로 桂半湯의 경우 怕寒은 胃以上에 머무르지만 藿正散은 이보다 長期化, 廣範하게 되어 大腸에까지 이르므로 怕寒을 驅逐하기 위해【肉桂＋乾薑】을 사용하였다.【肉桂】로 내부에 정체한 陰과 不足한 陽을 治療하고,【乾薑】은 위르 肺에 도달하고 아래로 大腸으로 通하고 밖으로 皮膚까지 미친다.

그러므로 裏寒을 푸는 방법도 理中湯과 같이 직접적으르 溫補胃시키지 않고 아직 胃氣는 건재하므로 上中下焦의 解鬱을 위주로 하면서 溫胃하여 升陽시킨다.

즉 ① 上焦의 解鬱은

【蘇葉】의 利肺下氣 開胃益脾寬中 하여 ⇒ 解肌之表邪하고,

② 中上焦의 解鬱은

【蒼朮】의 調胃强脾 能升發胃中陽氣,

【藿香】의 入脾肺 快氣和中 ⇒ 定氣定魂하고,

【厚朴】의 入脾胃하여 凝結溫散,

【半夏】의 除濕化痰 發表開鬱 ⇒ 消脾痰 등의 작용들에 의해 이루어지고

③ 中下焦－下焦의 解鬱은

【益智仁】은 水氣를 수렴하여 위로 火와 교류하여 補氣하고 神을 안정시킨다. 즉 脾心腎에 작용하여 能嗇精固氣, 又能 開發鬱結, 使氣宣通

【靑皮】의 疏肝瀉肺, 治肝氣鬱積 疎下焦肝氣

【大腹皮】의 泄肺, 溫和脾, 下氣寬胸

이와 같이 藿正散은 內部의 鬱結을 푸는 데 주력함으로써【白朮＋肉桂＋甘草】가 溫胃降陰하여 升陽의 역할을 이루도록 한다. 다시 말하면 最少量의 溫補之劑(白朮, 肉桂, 甘草 各 5分)에 의해 升陽이 이루어지기 위한 解鬱의 조건이 강조(藿香 1.5전, 蘇葉 1전)되었다.

2) 素 證

太陰證 輕證이 있는 者, 또는 太陽病의 長期化로 表氣가 損傷된 者.

症狀	寒熱	汗出	大便	小便	消化力	飮水	脉
狀態	裏寒證(1.5) 表虛證(1)	無	軟便 혹 冷飮則 泄瀉(1.5)	白色이며 頻數(1)	食滯痞滿 心下痞	口燥하나 不慾冷飮 冷飮則泄	沈遲脉

3) 現 證

① 太陰證이 있는 상황에서 감기 혹 과로, 신경과민 등이 長期化되어 太陽證과 함께 太陰證이 악화되어(大腸怕寒證) 竝發함.

② 太陽病의 長期化 또는 太陰證이 있는 狀態에서 誤汗, 下之하여 발병.

症狀	寒熱	汗出	大便	小便	消化力	飮水	脉
狀態	惡寒, (身熱感)	無汗	軟, 易泄	赤澁, 量小	胃寒證으로 인한 不消化	口燥, 不慾嚥	弦, 滑
其他			腸鳴, 下腹隱隱痛	身重	嘔逆感, 下腹膨滿	冷飮則腹痛, 腹鳴, 泄瀉	

4) 適應證

此方의 응용은 少陰人이 素病으로 裏寒證이 있는 者가 表熱證이 竝發한 경우(大腸怕寒證, 蓄血證, 心下痞證)에 사용한다.

① 憂鬱症(其人如狂): 少陰人이 지닌 喜情의 지나침(識見不在로 黨與의 집착으로 인한 交遇에 대한 不適應狀態)으로 오는 心理的 不安狀態, 不眠症, 神經衰弱, 화병증후군 등 精神的 스트레스로 오는 疾患 등에 광범하게 응용될 수 있다.

② 心下痞證: 太陽病證을 수반한 瀉心湯證(心下痞硬, 脅下有水氣, 腹中雷鳴)으로 精神的 스트레스가 主原因이 된다.

: 急慢性 胃炎, 消化不良, 急慢性 肝炎, 肋膜炎

③ 大腸怕寒證: 평소 太陰證이 있는 者가 感氣, 食滯, 스트레스 등으로 泄瀉不止, 下腹痛, 小腹硬滿證, 過敏性 大腸症候群 등이 發함.

④ 下焦 蓄血證(太陽證, 發狂, 小腹硬滿, 小便自利): 上腸間膜 動脈閉塞, 腹部大動脈瘤, 腹膜의 蠕動亢進, 門脈性 肝硬變, 子宮 및 卵巢腫瘍, 腎臟－膀胱系 疾患(단백뇨, 잠혈반응, 백혈구 등의 증가).

3. 香砂六君子湯

由 來 龔信『醫鑑』: 香砂六君子湯: 治不思飮食 食不和 食則倒飽
香附子, 白朮, 白茯苓, 半夏, 陳皮, 厚朴, 白荳蔲, 各 1전
人蔘, 甘草, 木香, 砂仁, 益智仁 各 5분 入薑三 棗二 同煎

香附子 1	開脾之胃氣而消食進食 … 氣香味辛能散. 味苦能降. 味甘能和. 乃血中氣藥. 通行 十二經入脈氣分. 主一切氣.
▲白朮 1	健脾直脾 … 甘補脾. 溫和中. 苦燥濕. 補氣生血. 健脾燥濕.
白何烏 1	苦堅腎. 溫補肝. 甘益陰. 嗇收斂精氣. 强筋益髓. 養血去風.
半夏 1	消脾痰 … 辛溫體滑. 性燥能走能散,和胃健脾. 除濕化痰. 發表開鬱. 下逆氣,止煩嘔. 又能行水氣而潤腎燥. 利二便. 止咽痛.
陳皮 1	錯綜脾氣之參伍勻調 … 辛能散. 溫能和. 苦能燥能瀉. 爲脾肺氣分之藥.
厚朴 1	苦降能瀉實滿. 辛溫能散濕滿. 入足太陰陽明. 平胃調中. 消痰化食. 行結水.
白荳蔲 1	宣行氣煖胃. 辛熱流行三焦. 溫煖脾胃. 而肺家本藥.
▲人蔘 0.5	補脾和脾 … 甘溫微苦. 大補元氣. 生陰血亦寫虛火. 開心益智. 聰耳明目. 安精神定魂魄.
▲甘草 0.5	固脾立脾 … 味甘. 生用氣平. 補脾胃不足. 而瀉心火. 炙用氣溫. 補三焦元氣. 而散表寒.
木香 0.5	開脾之胃氣. 而消食進食 … 辛苦而溫. 宣行氣. 溫三焦氣分之藥. 能升降諸氣. 泄肺下氣. 疎肝氣. 和脾氣. 治一切氣痛.
砂仁 0.5	定氣定魂 … 辛溫香. 行氣調中. 通行結滯. 治腹痛痞脹.
益智仁 0.5	辛熱本脾藥. 兼入心腎. 主君相二火. 補心氣命門之不足. 能嗇精固氣. 又能開發鬱結. 使氣宣通. 溫中進食. 攝唾涎.
生薑 1	辛溫行陽分而. 去寒發表. 宣肺氣而解鬱. 調中. 暢胃口而開痰下食.
大棗 1	甘溫補中益氣. 滋脾土. 潤心肺. 調營衛.

1) 方 解

此方은 龔信의 香砂六君子湯에서 유래하였고 不思飮食 食不下 食則倒飽에 사용하였다.

여기에 去【茯苓】加【白何烏】하였다. 이는【茯苓】은 甘平하고 淡滲하여 脾胃陽氣의 損傷이 우려되기 때문이다.

대신에【白何烏】는 下焦에 작용하여 溫하고 補肝腎의 힘으로 精氣를 수렴하여 陽氣가 升하게 하는 근본을 만든다. 太陰病 輕症에서는 表氣의 손상(膜海의 손상, 精海의 凝滯)이 심하지 않으므로 오히려 淸越之力(人蔘 5分)보다 溫補之力(白何烏 1錢)이 요구된다.

此方 역시 升陽의 목적을 이루기 위해 解鬱에 중점을 두지만 藿王散과 차별

점이 있다. 藿正散에서는 素病이 輕症의 太陰證이란 조건하에 輕症의 表熱證이 共有한 狀態이지만, 此方은 순수하게 太陰證이 더욱 진행됨에 따라 表氣의 損傷이 시작되는 경우에 사용한다.

太陰證은 胃의 溫氣가 大腸의 寒氣보다 훨씬 우세한 상황이며, 또 그 寒氣가 미약한 상황이므로 상대적으로 表氣의 미약한 損傷을 야기하나, 重證에 이르면 胃의 溫氣도 大腸의 寒氣에 의해 위협을 받게 되고 表氣도 약화되어, 이것들이 升陽을 방해한다. 그러므로

① 上焦에서 下焦에 이르기까지의 寒鬱結을 풀고,

② 升陽의 발판을 만들어야 한다.

그러므로 ①을 위해 ⇒ 藿正散의 경우 解鬱의 단위가【藿香, 蘇葉, 蒼朮】등의 輕浮之劑가 主材가 되어 上焦－中上焦를 가볍게 解鬱하지만, 此方은 中焦이하의 解鬱에 보다 중점을 둔【白荳蔲, 砂仁, 益智仁】과【半夏, 厚朴, 木香, 香附子】등이 역할을 담당한다.

즉【白荳蔲】는 辛熱하여 가장 上部를 治療하여 肺에서 胃까지 滯한 것을 소통하고 冷한 것을 없애(疏滯去冷) 上焦의 寒鬱을 제거한다.

또【益智仁】은 水氣(腎)를 수렴하여 위로 土와 火(脾－心)가 교류하여 行氣調中, 通行結滯하여 治腹痛痞脹 補心氣 命門之不足을 治한다.

【砂仁】은 火와 土(心－脾)의 기운을 水와 교류시켜 水로 돌아가게 하는 작용을 하는 辛熱本脾藥으로서 能嗇精固氣하고 能開發鬱結하여 使氣宣通, 溫中進食한다.

즉【白荳蔲】는 肺와 胃 사이(上焦－中上焦)를 疏通한다. 또【益智仁】은 下焦에서 中上焦로 上升하고【砂仁】은 中上焦에서 下焦로 下降한다 .

또【香附子】는 通行十二經하고【木香】은 溫三焦하여 泄肺下氣 疎肝氣 和脾氣 하여 모두 開脾之胃氣而 消食進食시킨다.

【厚朴】은 氣가 따뜻하므로 下部로 배설하지 않고 脾胃에 작용하여 따뜻하게 發散(溫散)하여 凝結한 氣를 흩어버리고,【半夏】는 除濕化痰 發表開鬱 發散하며 中焦에서 下氣작용이 있다.

이처럼【白荳蔲, 益智仁, 砂仁】등의 上中下焦의 疏通과【香附子, 木香】등의 開脾氣 작용,【厚朴, 半夏】의 發散에 의한 脾胃의 凝結제거로 解鬱을 달성한다.

한편【香附子】는 氣滯로 인하여 血分에도 영향을 미치므로 鬱而不達한 氣를 소통하고 下降하여 上升치 못하는 血을 治療하는 血中之氣藥이다.

이는 能散－能降－能和 하여 脾氣가 絶해지는 亡陽證과 少陰證에는 전혀 사용

치 않았고, 또 아직 正氣가 有餘한 鬱狂初證(川芎桂枝湯), 太陰初證(桂枝半夏生薑湯, 藿香正氣散)과 正氣가 不足한 鬱狂末證 (八物君子湯, 十全大補湯) 등에도 사용치 않았다. 따라서 【香附子】는 正氣가 아직은 有餘하나 곧 소진될 우려가 있는 病證에 氣를 모으고 血을 윤택하게 하여 막혀서 퍼지지 못하는(鬱而不達) 氣를 治療하고, 下降하여 上升하지 못하는 血을 治療한다. 少陰人에 있어 【香附子】는 이와 같은 작용에 의해 【木香】과 함께 開脾之胃氣而 消食進食시킨다.

②를 위해 ⇒ 少陰人의 脆弱點인 胃의 升陽을 위해 溫胃之力이 강조되어야 하므로 【白朮＋白何烏＋甘草】와, 소량이지만 補脾和脾하는 【人蔘 5分】이 가세하여 【人蔘＋白何烏＋白朮＋甘草】의 역할로 升陽의 원동력을 이룬다.

2) 素 證

① 表氣 虛弱者(易感冒 등).
② 太陰證 輕證이 있는 者.

症狀	寒熱	汗出	大便	小便	消化力	飮水	脈
狀態	裏寒證(2.5) 表虛證(2)	無	軟便 혹 冷飮則 泄瀉(2.5)	백색이며 頻數(2)	食滯痞滿 隱隱臍腹痛, 心下痞	口燥하나 不慾冷飮 冷飮則泄	沈遲脈

3) 病 因

表氣虛弱者나 太陰證 輕證인 者가 冷飮이나 豬肉 등의 寒冷氣를 자주 접하여 胃의 溫氣가 점점 소실됨. ⇒ 易 食滯, 倒飽證 발생.

① 前四海에서 胃寒症으로 膏의 형성이 低下되며 液과 膏 사이의 대사가 미흡해진다.
② 後四海에서는 輕度의 膜海損傷이 나타난다.

4) 現 證

太陰證이 있는 상황에서 誤汗 誤下하여 胃溫氣의 손실로 素證과 함께 不思飮食, 食不下, 食後倒飽.

5) 適應症

① 治不思飮食 食不下 食後倒飽(龔信醫鑑書中)
: 神經性 消化不良, 胃炎, 胃下垂症, 幽門狹窄症, 小腸結腸炎, 肝膽道疾患(膽石症, 感染), 膵臟炎. 기타 胃腸의 기능저하에 광범위하게 적용.

4. 香砂養胃湯

由 來 草本卷: 錢氏異功散: 治脾胃虛弱, 飮食鮮少,
人蔘, 白朮, 茯苓, 橘皮, 木香, 甘草 各 1전.
挾滯 加 山査, 神麴, 砂仁, 挾痰 加 半夏, 草果, 靑皮, 虛痢 加 檳榔, 吳茱萸, 桂心, 暑感 加 白扁豆, 香薷, 厚朴.

▲人蔘 1	補脾和脾 … 甘溫微苦. 大補元氣. 生陰血亦寫虛火. 開心益智. 聰耳明目. 安精神定魂魄.
▲白朮 1	健脾直脾 … 甘補脾. 溫和中. 苦燥濕. 補氣生血. 健脾燥濕.
白芍 1	收斂脾元 … 苦酸微寒. 入肝脾血分. 爲手足行經藥. 瀉肝火. 安脾肺. 固腠理.
▲甘草 1	固脾立脾 … 味甘. 生用氣平. 補脾胃不足. 而瀉心火. 炙用氣溫. 補三焦元氣. 而散表寒.
半夏 1	消脾痰 … 辛溫體滑. 性燥能走能散. 和胃健脾. 除濕化痰. 發表開鬱. 下逆氣. 止煩嘔. 又能行水氣而潤腎燥. 利二便. 止咽痛.
香附子 1	開脾之胃氣而消食進食 … 氣香味辛能散. 味苦能降. 味甘能和. 乃血中氣藥. 通行 十二經. 入脈氣分. 主一切氣.
陳皮 1	錯綜脾氣之參伍勻調 … 辛能散. 溫能和. 苦能燥能瀉. 爲脾肺氣分之藥.
乾薑 1	溫肉理 … 辛熱. 逐寒邪而發表溫經. 燥脾濕而定嘔消痰. 同五味而肺氣而治寒咳嗽. 開五臟六腑. 通四肢關節. 宣諸經脈.
山査肉 1	酸甘味溫. 健脾行氣. 消食磨積. 散瘀化痰.
砂仁 1	定氣定魂 … 辛溫. 香竄行氣調中. 通行結滯. 治腹痛痞脹.
白荳蔻 1	宣行氣煖胃. 辛熱流行三焦. 溫煖脾胃. 而肺家本藥.
生薑 1	辛溫行陽分而. 去寒發表. 宣肺氣而解鬱. 調中. 暢胃口而. 開痰下食.
大棗 1	甘溫補中益氣. 滋脾土. 潤心肺. 調營衛.

1) 方 解

此方은 太陰證의 重證(太陰之尤病－大腸怕寒證)에 사용된다. 이는 素病이 裏寒證의 重證을 가짐으로써 表熱證 中證 이상에서 나타나는 血證, 즉 熱入血室症이나 衄血 등의 陽明病이 동시에 수반되는 경우에 사용한다. 그러므로 此方의 응용범위는 이미 藿香正氣散證 또는 香砂六君子湯證보다 더욱 진전된 太陰證에 사용한다.

즉 裏寒證이 더욱 진전되어 寒鬱滯로 인한 上下焦간 氣疏通 障碍로 不思飮食, 食不和, 痞滿, 小腹硬滿 등이 나타나고, 이어 表氣의 損傷이 진행되어 傷血分 症狀이 나타나기도 한다.

① 즉 升陽을 위해 裏寒證을 제거함과 동시에 解鬱의 방법과

② 동시에 적극적으로 正氣(表氣)를 보강하여 溫胃降陰을 달성한다.

①을 위해 ⇒ 더욱이 裏寒證이 더욱 악화되었으므로 【乾薑+白荳蔲】의 辛熱한 기운으로 위로 肺에 도달하고 아래로 大腸으로 통하게 하여 溫肉理 溫煖脾胃하였고,

즉 【乾薑】은 氣를 충분히 받았기 때문에 溫中, 守中하면서 위로 肺에 도달하고 아래로 大腸으로 통하고 밖으로 皮膚까지 미치며(溫肉理) 속에서 끓어오름을 가라앉히고, 반면에 【生薑】은 氣를 덜 받았기 때문에 中焦에서 上焦까지만 작용하여 단지 外感病을 發散하고 嘔吐를 그칠 뿐이다.

【白荳蔲】는 오로지 辛熱하여 上焦(肺－胃사이)에 작용하여 疏滯去冷한다. (반면에 肉荳蔲는 辛하고 苦하므로 中焦에서 下焦인 胃－大腸 사이에 작용하여 疏滯去冷하고, 草荳蔲는 辛하고 약간 甘하여 中焦에 작용하여 疏滯去冷한다.)

이와 같은 조건 외에 解鬱을 위해 行氣之劑인【香附子, 半夏, 山査, 砂仁, 陳皮】가 가세한다. 香砂六君子湯과 마찬가지로 表氣인 血分도 傷하기 시작했으므로 血中氣藥인【香附子】가 가세하여 通行 十二經入脈氣分하여 行表氣뿐 아니라 行裏氣하여 脾胃의 鬱滯를 開하여 消食進食하게 하였다. 또【半夏】의 除濕化痰發表開鬱을 통한 消脾痰과【山査】의 健脾行氣 散瘀化痰과【陳皮】의 脾肺氣分에 작용하여 氣疏通과 平定하는 능력에 의해 中焦의 鬱滯를 제거한다.

이처럼 上焦－中焦之氣(火, 土의 氣)가 막혀서 下部水(下焦)와 교류하지 못하면 氣와 魂의 불안정이 생기는데 이는【砂仁】의 맵고 서늘한 氣味로 수렴하고 肅降의 힘에 의하여 陰陽을 교통하며 氣와 魂를 안정시킨다(定氣定魂).

②를 위해 ⇒【人蔘+白朮+甘草】등으로 補脾和脾, 健脾直脾, 固脾立脾에 의하여 升陽의 원동력인 保命之主를 유지시키는 발판을 만들고,【白芍】의 入肝脾血分하여 補血 瀉肝 斂陰의 작용으로 흩어지려는 脾의 元氣를 收斂한다.

그러므로 이와 같은 구성에 의하여 此方은 裏寒證을 溫胃降陰시키는 동시에 表氣를 補함으로써 升陽을 달성한다.

2) 素 證

장기간 生冷飮 혹은 스트레스, 과로 등에 의하여 太陰證이 이미 형성된 동시에 表氣가 허약해진 者.

症狀	寒熱	汗出	大便	小便	消化力	飮水	脉
狀態	裏寒證(3.5) 表虛證(3)	無	軟便 혹 冷飮則 泄瀉(3.5)	白色이며 頻數(3)	飮食不化, 易腹痛, 倒飽症	口燥하나 不慾冷飮 冷飮則泄	沈遲(無力)

그 외에 頭眩, 舌白苔, 無力感, 易感冒.

3) 現 證

胃溫氣가 약한 者가 感氣 혹 泄瀉 등에 의해 裏寒證이 더 심해지고 表氣, 즉 脾氣도 약화된다.

① 太陰證 狀態의 感冒: 嘔吐 而發熱 心下滿 不痛.

② 太陰證 狀態시 發汗, 泄瀉시켰을 때: 脹滿, 心下痞硬.

4) 適應證

(1) 表裏具傷: 裏寒證(太陰證)을 수반한 表熱證(陽明證)

① 熱入血室症(婦人 傷寒 發熱 經水適來適斷 晝日明瞭 夜則譫語 如見鬼狀)
이는 "여성호르몬(에스테로겐, 프로게스테론)値의 광범위한 변동은 전해질 및 수분의 대사, 情緖 및 慾望에 큰 변화를 일으키고 中樞神經系와 末梢組織에서의 病態生理學的 變化"[7]로 볼 수 있다: 月經異常, 更年期症候群, 甲狀腺機能不全症.

② 衄血(陽明病 口燥 嗽水 不欲嚥 此必衄 不可下).

③ 陽明病 不能食 攻其熱 必噎 傷寒 嘔多 雖有陽明病 不可攻
: 急性 消化器感染症, 肝鬱血性 心臟疾患, 代謝性 및 內分泌疾患.

---

7) 上同書, p. 281.

(2) 太陰證(大腸怕寒): 太陰證 下利清穀, 腸鳴, 心下痞, 脹滿, 不思飮食, 下腹冷痛: 胃炎, 胃下垂, 胃酸過多 및 缺乏, 胃潰瘍, 十二指腸潰瘍, 肝臟疾患, 神經性 消化不良.

5. 赤白何烏寬中湯

由 來 **寬中湯(寬中丸; 醫方類聚)**
蒼朮炒, 烏藥, 香附子 各 2냥, 三稜, 蓬朮 竝醋 煮焙
靑皮, 陳皮, 乾薑炮, 茴香炒, 神穀炒, 麥芽炒 各 1냥

白何烏 1	(雌)苦堅腎. 溫補肝. 甘益陰. 嗇收斂精氣. 强筋益髓. 養血去風.
赤何烏 1	(雄)
良薑 1	辛熱暖胃散寒. 消食醒酒. 治胃脘冷痛.
乾薑 1	溫肉理 … 辛熱. 逐寒邪而發表溫經. 燥脾濕而定嘔消痰. 同五味而肺氣而治寒咳嗽開五臟六腑. 通四肢關節. 宣諸經脈.
靑皮 1	辛苦而溫. 色靑氣烈. 入肝膽氣分. 疏肝瀉肺. 引諸藥厥陰之分. 治肝氣鬱積. 柴胡疎上焦肝氣. 靑皮疎下焦肝氣.
陳皮 1	錯綜脾氣之參伍勻調 … 辛能散. 溫能和. 苦能燥能瀉. 爲脾肺氣分之藥.
香附子 1	開脾之胃氣而消食進食 … 氣香味辛能散. 味苦能降. 味甘能和. 乃血中氣藥. 通行十二經入脈氣分. 主一切氣.
益智仁 1	辛熱本脾藥. 兼入心腎, 主君相二火. 補心氣命門之不足. 能嗇精固氣. 又能開發鬱結, 使. 氣宣通. 溫中進食. 攝唾涎.
大棗 1	甘溫補中益氣. 滋脾土. 潤心肺. 調營衛.

上方 加 (厚朴 枳實 木香 大腹皮) 各 5分 ⇒ 十二味寬中湯

1) 方 解

此方은 古方의 寬中湯(乾薑, 良薑, 靑皮, 陳皮)에서 유래하였다(寬中丸: 『醫方類聚』).

治 四肢倦怠, 小便不快, 陽道不興, 將有浮腫之漸者에 사용한다 하였다.

東武는 痞滿, 黃疸, 浮腫은 동일한 證, 즉 太陰證에서 나오며 단지 그 輕重만 있다고 하였다.

이들은 모두 胃의 溫氣의 不足으로 氣機의 障碍, 즉 氣의 上下昇降의 障碍

(陽道不興)로 나타나며, 다만 胃冷氣의 聚散輕重에 따라 病證이 多變化된다. 그러므로 冷氣의 鬱滯를 제거하는 방법도 輕重이 있기 마련이다.

그러므로 少陰人 裏寒證에서 升陽의 조건이란

첫째, 解鬱 위주에 의하여 升陽의 조건을 得하는 경우가 있고, 또 그 解鬱 위주도 四焦中 어느 곳에 중심을 둘 것인가를 결정하고,

둘째, 그와 같은 解鬱의 조건하에 더하여 특히 中焦 逐寒의 輕重程度를 결정하고,

셋째, 解鬱＋逐寒에 더하여 溫補, 淸越之力 등과 같은 脾陽氣의 생성에 직접 관여하는 根本藥劑의 첨가유무 및 用量을 결정하여 처방을 구성한다.

此方은 셋째의 경우라 할 수 있다. 少陰人의 浮腫은 이미 心下痞證보다 심한 中焦 寒濕氣의 鬱滯로 인한 氣機不暢으로 출현한다. 이러한 狀態는 胃寒氣가 極冷濕함에 비례하여 腎局 ⇔ 脾局間의 交流不能으로 四腑뿐만 아니라 四臟의 機能衰弱으로 나타난다.

(1) 따라서 以前의 藿香正氣散이나 香砂養胃湯보다 中焦의 寒鬱을 제거하기 위한 강력한 溫胃解鬱劑와 동시에 保命之主를 유지하기 위한 방법이 동원되어야 한다.

이를 위해

① 上焦, 中上焦의 氣의 소통은 脾肺氣分之藥인【陳皮】로 調中快膈한다.

② 中上焦의 寒鬱은【良薑】의 辛熱한 기운으로 暖胃散寒하여 직접적으로 胃에 溫氣를 불어 넣어주는 동시에, 二次的으로【乾薑】의 辛熱한 기운으로 寒邪를 내몰아 發表溫經하고 通四肢關節하여 宣諸經脈한다.

③ 中下焦의 氣鬱疏通은【靑皮】로 辛苦溫하고 氣가 맹렬하여 肝膽 氣分으로 들어가 疏肝瀉肺에 의해 이루어진다.

(2) 浮腫에 이를 정도의 胃의 寒濕은 表氣의 升陽(腎陽에서 脾陽으로)에 문제를 일으킬 수 있다. 만약 保命之主의 損傷이 심한 경우에 이를 근본적으로 보충하는 방법은 무엇일까? 이는 직접적으로 生陽의 기틀을 만드는 淸越之力이 상대적으로 우세한【人蔘】에 의하여 이루어지거나, 간접적으로 堅腎補肝收斂精氣 養血去風 등의 溫補之力이 우세한【白何烏】등에 의하여 이루어진다.

【人蔘, 白何烏】는 서로 유사한 작용을 하여 東武 역시【人蔘】代用으로【白何烏】를 사용할 수 있다 하였다.

즉【白何烏】는 下焦에 작용하여 溫하고 補肝腎의 힘으로 精氣를 수렴하여 陽氣가 升하게 하는 근본을 만든다.

(3) 여기에 【益智仁】이 가세하여 水氣를 수렴하여 위로 火와 교류하여 補心氣 命門之不足을 治한다.

앞서 香砂養胃湯에서 언급한 모든 荳蔲(白荳蔲, 草荳蔲, 肉荳蔲)의 疏通시키는 작용과는 달리 【益智仁】은 收斂한다.

또 香砂六君子湯 이하 香砂養胃湯, 寬中湯 등은 氣循行의 輕重은 있으나 氣滯로 인하여 血分에도 영향을 미치므로 鬱而不達한 氣를 소통하고 下降하여 上升치 못하는 血을 治療하는 血中之氣藥인 【香附子】가 가세하였다.

이처럼 古方의 寬中湯은 【乾薑, 良薑, 青皮, 陳皮】로 上中下焦의 氣鬱과 寒鬱을 제거함으로써 癥瘕積聚 胸腹脹痛 등을 治療하였으나, 浮腫의 형성과정은 이미 保命之主의 損傷이 심하여 단순히 寒鬱을 제거하는 것만으로 스스로 升陽의 발판을 마련할 수 없으므로, 東武는 여기에 【赤白何烏, 香附子, 益智仁】을 첨가하여 陽道不興의 缺點을 보강하였다.

(4) 十二味寬中湯은 또 여기에 【厚朴, 枳實, 木香, 大腹皮】가 加하여 通氣脈하는 功力이 강화되어 浮腫이 이루어진 者라도 神效하다 하였다. 浮腫이 이미 이루어진 狀態란 寒濕의 응결로 의한 有形物(水)의 저류를 의미한다.

【厚朴】은 脾胃에 작용하여 降하는 작용으로 能實滿하고 辛溫의 기운으로 散濕滿한다. 【枳實】은 능히 破氣시키고 順則痰行喘止하고 정체한 물을 몰아내고 응결한 實物을 부수며 脹滿을 없앤다. 이처럼 【厚朴】은 처음부터 끝까지 氣分에만 작용하여 虛를 겸하여 治療하고, 【枳實】은 오직 血分에도 겸하여 작용하고 實證만 治療하여 두 藥物의 합력으로 寒濕을 破한다. 【木香】은 三焦氣分之藥으로 능히 升降諸氣하고 泄肺氣 疎肝氣 和脾氣하여 治 一切 氣痛한다. 【大腹皮】는 瀉下氣하고 通行水한다.

(1)－(4)에 이르는 작용으로 此方은 寒鬱로 인한 氣機不暢, 즉 氣의 上下昇降의 障碍(陽道不興)에 逐寒 利氣 行水로 寒實浮腫을 治療한다.

이 밖에 當歸白何烏寬中湯은 上方에 加【當歸】하고 去【赤何烏】하였고, 人蔘白何烏寬中湯은 上方에 加【人蔘】하고 去【赤何烏】하였다.

【赤何烏】를 【當歸】로 바꾼 이유는 무엇일까?

【赤何烏】는 肝經 血分에 들어가 血을 발생하는 根本역할을 한다. 그러나 血의 生成이 아닌 血分의 升陽之力에 중점을 두어야 할 경우에 血中之氣藥인 【當歸】로 바꾸어 사용한다.

또 【赤何首烏】를 【人蔘】으로 바꾼 이유는 寬中湯의 逐寒 溫補之力만으로 生陽의 발판이 이루어지지 않는 경우 부득이 補脾和脾하는 【人蔘】의 힘을 빌릴 수밖에 없기 때문이다.

2) 素 證

太陰證이 極甚하다(香砂養胃湯보다 寒鬱滯가 심함): 香砂養胃湯 참조.

症狀	寒熱	汗出	大便	小便	消化力	飮水	脉
狀態	裏寒證(4) 表虛證(1.5)	無汗	大便 易泄, 혹 乾便1일 數回(4)	小便頻數白色(1.5)	飮食不化易腹痛, 倒飽症	不欲冷飮 冷飮則泄	沈遲無力

頭眩, 舌白苔, 無力感, 易感冒.

3) 現 證

外感, 七情, 誤汗下, 食滯 등으로 胃極冷濕이 鬱滯하여 冷飮則泄, 寒濕으로 인한 浮腫, 體重感 등이 나타나며 前四海 중 膏海의 生成障碍 및 損傷이 나타난다. 또 이는 脾－腎間의 升降不和에 영향을 미치기 시작하여(陽道不興) 表氣의 損傷으로 나타나는 精血分의 損傷 및 口燥, 上熱感 등이 나타난다.

4) 適應證

(1) 治 四肢倦怠 小便不快 陽道不興 將有 浮腫之漸者 用之
 ① 腎機能 障碍(浮腫, 痛風, 電解質代謝 등의 異常)
 ② 浮腫을 수반하는 關節疾患, 류머티즘성 關節炎, 靜脈鬱血性 痺症
 ③ 前立腺肥大, 前立腺炎
 ④ 囊濕症, 冷帶下, 痔疾
 ⑤ 癥瘕, 積聚

(2) 但頭汗出 名曰 水結胸 小半夏湯主之(醫學綱目)
 寒實結胸 無熱證者 宜 三物白散(龔信)
 ① 循環器, 呼吸器系統: 狹心症, 濕性 肋膜炎, 滲出性 中耳炎, 氣胸, 慢性 咳嗽, 痰喘(白色泡沫 喀痰 수반), 橫膈膜疾患, 肺炎, 肺結核
 ② 消化器系統: 食道炎, 肝膽道, 膵臟疾患, 胃酸過多, 腸痙攣, 胃腸炎

(3) 治 腹痛(加 五靈脂, 益智仁)
 腸炎, 腸痙攣, 憩室炎, 膽石症, 盲腸炎

(4) 口乾舌燥 惑 下利靑水 譫語 便閉 宜 小承氣湯(李梴)
太陰證 下利 淸穀者(仲景의 瀉心湯證)
: 水樣性 泄瀉, 寒冷性 泄瀉, 慢性 痢疾, 慢性 大腸炎

6. 白何烏理中湯

由 來 理中湯(傷寒論)
人蔘, 白朮, 乾薑 各 2전, 甘草 1전, 入干三, 棗二

白何烏 2	苦堅腎. 溫補肝. 甘益陰. 嗇收斂精氣. 强筋益髓. 養血去風.
▲白朮 2	健脾直脾 … 甘補脾. 溫和中. 苦燥濕. 補氣生血. 健脾燥濕.
白芍 2	收斂脾元 … 苦酸微寒. 入肝脾血分. 爲手足行經藥. 瀉肝火. 安脾肺. 固腠理.
桂枝 2	辛甘而溫. 氣薄升浮. 輕解肌. 調營衛. 入肺膀胱經.
乾薑(炮) 2	溫肉理 … 辛熱. 逐寒邪而發表溫經. 燥脾濕而定嘔消痰. 同五味而肺氣而治寒咳嗽. 開五臟六腑. 通四肢關節. 宣諸經脈.
陳皮 1	錯綜脾氣之參伍勻調 … 辛能散. 溫能和. 苦能燥能瀉. 爲脾肺氣分之藥.
▲甘草 1	固脾立脾 … 味甘. 生用氣平. 補脾胃不足. 而瀉心火. 炙用氣溫. 補三焦元氣. 而散表寒.

1) 方 解

此方은 仲景의 太陰證에 사용하였던 理中湯(人蔘, 白朮, 乾薑, 甘草)에서 유래하였다. 東武는 太陰證에 사용되는 古方인 理中湯, 四逆湯 등이 藥力이 갖추어져 있지 않으므로 白何烏理中湯, 白何烏附子理中湯 등을 사용한다 하였다. 上記方은 理中湯에 비해 【人蔘】 대신에 【白何烏】가 첨가되고 加【白芍, 桂枝】하였다. 上記 太陰證에 白何烏理中湯이 理中湯보다 어떤 면에서 藥力이 갖추어졌다고 하는 것일까? 古方의 理中湯이 단순히 【人蔘】의 補氣益脾, 【白朮】의 健脾燥濕, 【甘草】의 和中補土, 【乾薑】의 溫胃散寒 등의 작용으로 溫中 및 補中氣에 목적을 두어 胃中虛冷을 보충해 주면 저절로 人體의 生理的 균형을 잡을 수 있다고 하였다면, 此方은 현재 나의 正氣狀態(保命之主)가 어느 수준인가에 따라 病證이 발현되고, 治療도 나의 保命之主가 최대로 발휘할 수 있는 必要充分한 단계는 어떤 조건이 구비되어야 하는가에 따라 달라질 수밖에 없다. 그러므로 나의 升陽 조건을 위해 【人蔘】이 사용될 단계인지, 아니면 오히려 이를 사용하면 升陽에 방해를 입지 않을까 등을 고려하여야 한다. 그러므로 東武는【人蔘】의 淸越之力(肺에 작용)과【白何烏】의 溫胃之力(肝腎에 작용)을 비교하여 어느 요소가 升陽의 조건에 유리한가에 따라 구별하여 사용하였다.

즉 上方의 保命之主(素證)의 狀態인 太陰證의 輕證은 少陰證과는 달리 현재의 胃寒 狀態는 升陽할 陽氣는 있으나 그 陽氣가 陰氣에 鬱滯되어 퍼지지 못한다. 그러나 아직은 胃溫氣가 우세하여 大腸의 寒氣를 몰아낼 수 있는 狀態이다. 그러므로 鬱滯된 陰氣를 驅逐하기 위해서는 단순히 溫中散寒, 補中氣의 과도한 힘을 필요로 하지 않는다. 즉 升陽의 최적의 조건이 무엇인가가 중요하다. 다시 말하면 나의 生理조건이 最大로 발휘될 수 있도록 最小限의 生理的 간섭이 疾病治療의 목표가 된다.

따라서 東武는 理中湯의【人蔘】등에 의한 補氣方法보다는 溫補와 解鬱의 조건이 升陽의 필요충분조건이라 주장하였다.【桂枝】의 사용조건은 자체의 氣不足을 돕는 것이 아니라 升陽의 鬱滯로 氣가 약해지고 그로 인해 血이 停滯되므로 血을 소통하여 氣가 소통되야 鬱滯가 풀린다. 또【芍藥】은 응결한 陰氣를 깨뜨리고 陽氣를 퍼뜨리는 작용을 한다. 그러므로【桂枝＋白芍(收斂脾元)】의 힘으로 陰氣를 부수고(破陰) 陽을 소통시킴(通陽)의 전제조건下에【人蔘】대신 溫補之力이 우수한【白何烏】가 들어가【白何烏(溫補之力)＋白朮(健脾直脾)＋甘草(固脾立脾)】등에 의하여 升陽의 필요조건을 마련하고【乾薑】의 2전으로 충분조건을 마련한다.【乾薑】은 맛이 맵고 氣가 따뜻하므로 외부에서 寒邪가 함부로 들어오지 못하게 하고, 中焦에 작용하여 本性이 지키며 달리지 않으므로 속에서도 감히 나오지 못하게 한다. 또『本經』에서는 "逐風濕痺"라 하였고『別祿』에서는 "皮膚間結氣"라 하였다. 이는 皮毛와 肌肉 사이에서 일어나는 작용으로 東武는 이를 溫肉裏라 하였다.

이처럼 上方은 직접적인 補中－溫中散寒의 단계 이전에 먼저 자체의 生理力을 극대화시켜 解鬱－溫中散寒에 의하여 胃寒濕의 氣化作用을 개선하여 升陽의 목적을 달성한다.

2) 素證, 現證

脾陽氣는 有餘하나 胃溫氣가 過勞, スト레스, 生冷飮食 등의 寒濕氣에 의하여 鬱滯되어 太陰證 輕證으로 나타남.

症狀	寒熱	汗出	大便	小便	消化力	飮水	脉
狀態	裏寒證(4.5) 表虛證(2.5)	無汗	大便易泄或 乾便 1일 數回(4.5)	小便頻數 白色(2.5)	飮食不化易 腹痛, 倒飽症	不欲冷飮 冷飮則泄	沈遲無力

3) 病 因

少陰人이 膏의 대사장애(分解 및 吸收障碍)로 인한 腹痛과 膨滿感, 泄瀉가 유발된다. 膏의 대사를 단백질대사로 추정시 이에 관여하는 호르몬이나 효소의 先-後天的 결핍이나 기능저하에 기인한다. 예를 들면 성장호르몬, testosteron 등이 단백질 동화작용을 촉진하며, 乳糖分解酵素(lactase)의 先後天的 결핍은 腹部膨滿, 放屁, 泄瀉 등을 가져온다.

4) 適應證

此方은 仲景의 太陰證인 腹滿而吐 食不下 自痢益甚 時腹自痛, 혹은 腹痛自利不渴 등에 사용한다.

① 思慮耗氣 每有憂愁 一二日則 必腹痛泄瀉
: 過敏性 胃大腸疾患, 急慢性 胃炎, 神經性 消化不良症, 胃腸官의 가스, 胃下垂.

② 下利靑水
: 腹部臟器의 慢性 炎症 및 腫瘍, 潰瘍性 大腸炎, amemia性 腸炎, 腸管痲痺 혹 狹窄, 限局性 回腸炎, 腸結核

③ 慢性 膵臟炎.

7. 蒜蜜湯

白何烏 1	苦堅腎. 溫補肝. 甘益陰. 嗇收斂精氣. 强筋益髓. 養血去風.
▲白朮 1	健脾直脾 … 甘補脾. 溫和中. 苦燥濕. 補氣生血. 健脾燥濕.
▲白芍 1	收斂脾元 … 苦酸微寒. 入肝脾血分. 爲手足行經藥. 瀉肝火. 安脾肺. 固腠理.
桂枝 1	辛甘而溫. 氣薄升浮. 輕解肌. 調營衛. 入肺膀胱經.
茵蔯 1	苦燥濕. 寒勝熱. 入足太陽經. 發汗利水. 以泄太陰陽明之濕熱.
益母草 1	辛微苦微寒. 入手足厥陰. 消水行血. 去瘀生新. 調經解毒.
赤石脂 1	甘溫酸嗇. 能收濕止血而固下.
罌粟殼 1	澁痢嗽神. 最能劫病亦殺人.
生薑 1	辛溫行陽分而. 去寒發表. 宣肺氣而解鬱. 調中暢胃口而. 開痰下食.
大棗 1	甘溫補中益氣. 滋脾土. 潤心肺. 調營衛.
大蒜 5根	辛熱有毒. 開胃健脾. 消穀化食. 辟穢驅邪. 通五臟. 達諸竅.
淸蜜 半匙	生性凉能淸熱. 熟性溫能補中. 補中潤燥滑腸.

1) 方 解

上方은 少陰人 痢疾에 사용한다.

『類聚』에 "痢疾이란 것은 모두 營衛가 和하지 않고 腸胃가 허약하므로 冷熱의 氣가 虛를 타고 腸胃에 들어가서 泄하고 痢가 된다"고 하였고, 東垣은 "음식을 조절하지 않고 起居가 適宜하지 않아서 胃氣를 損傷하면 胃로 오르는 精微한 氣가 도리어 下降하여 飧泄이 되니 오래되면 太陰이 少陰에 전하여 腸澼이 된다" 하였다.

『丹心』에 "泄瀉는 水穀이 消化되기도 하고 혹은 안 되기도 하는데 오직 困倦할 뿐이다. 痢疾은 轉變하여 혹은 膿이나 血이 나오고 … 속이 급하고 後重이 있다"고 하였다.

少陰人 痢疾의 原因은 脾胃氣가 寒濕한 者가 營衛가 不和한 表虛한 조건에서 外邪, 食傷에 의하여 脾胃의 寒濕이 鬱熱된 狀態이다.

그러므로 寒濕熱을 제거하고 升陽의 기틀을 마련해야 한다.

① 【生薑＋桂枝＋白芍】의 힘으로 營衛를 조절하여 表鬱을 제거하고,

② 寒濕熱을 제거하기 위해 【赤石脂, 罌粟殼】을 이용하여 濕을 제거하고 止血固下하고, 【大蒜】의 辛熱氣로 開胃健脾하여 寒濕을 몰아내며, 【茵蔯】이 가세하여 脾胃의 寒濕熱을 제거한다.

【茵蔯】은 鬱熱을 해소하며 苦寒한 성질은 정체한 濕을 배설한다(降熱利水). 특히 이는 外部에 熱이 있을 때 사용한다.

③ 表鬱과 胃腸의 寒濕을 제거 후【白何烏+白朮+淸蜜】에 의하여 胃溫氣를 도와 升陽의 조건을 완성하여 痢疾을 治한다.

2) 素證 및 現證

表氣(免疫力)가 약한 者가 太陰證이 있는 狀態에서 外邪, 食傷에 의하여 脾濕熱의 鬱滯로 痢疾이 發生한다:
腸熱, 發熱, 惡寒, 嘔吐, 甚泄瀉(水樣便, 粘液便, 膿血泄瀉), 甚腹痛.

3) 適應證

① 細菌性(살모넬라, 시겔라감염 등), 아메바성 痢疾을 포함한 大腸炎, 潰瘍性 結腸炎

② 急滯, 食中毒으로 인한 泄瀉

8. 鷄蔘膏

▲人蔘 1兩	補脾和脾 … 甘溫微苦. 大補元氣. 生陰血亦瀉虛火. 開心益智. 聰耳明目. 安精神定魂魄.
桂皮 1	壯脾而有充足內外之力 … 辛甘大熱. 有小毒. 火燥. 入肝腎血分. 補命門相火之不足.
鷄 首	甘溫. 屬巽屬木. 補虛溫中.

혹 加 胡椒, 淸蜜

【胡椒】 辛大熱有毒. 溫中下氣. 快膈消痰. 治寒痰食積. 腸滑冷痢. 陰毒腹痛胃寒吐水. 必陰氣至足者 方可用.

濃煎服 惑 以胡椒 淸蜜 助滋味妨. 此方 自古有方 治瘧疾痢疾神效. 嘗治久瘧 先用巴豆 通利大便 後數三日連用 鷄蔘膏 快效. 桂皮 或以桂心 代用.

1) 方 解

瘧疾은 발병시간에 따라 短日栖, 三日栖, 間日栖, 三陰栖, 久栖 등으로 나눈다. 現代的 病因에서 이는 말라리아 原蟲의 종류에 따라 발병시간에 차이가 나고 한국의 지배종은 三日熱을 일으킨다 하였다. 말라리아 원충이 적혈구에 침입하여 변화를 일으키고 파괴하는 과정, 그리고 全身 및 局所循環障碍 및 면역기전에 관여한다 하였다. 主症은 惡寒, 發熱, 脾腫大, 貧血, 筋肉痛이 나타난다. 이외 합병증으로 세균성 이질, 콜레라, 화농성 폐염, 결핵, 만성 간비종대 등이 나타난다.

此方의 목적도 久栖와 痢疾에 효능이 있는 것으로 보아 이 症狀들은 瘧疾이 만성화되어 血分을 損傷하고 합병증으로 痢疾이 오래되어 腸胃에서 液이 마르고 정체하여 잘 소통하지 못하여 체액 및 전해질 평형에 異常으로 나타난다. 여기서 이질의 原因은 蒜蜜湯의 단순한 外邪(전염성, 세균성, 아메바성이질), 飮食傷보다는 瘧疾의 合病證으로 사료된다.

少陰人은 久栖로 寒熱往來와 동시에 지속적으로 津液(血分 등)을 消耗하였다. 生理的으로 寒熱往來란 血分의 지속적 파괴에 의해 나타나는 현상이다.

『靈樞·快氣篇』에 津은 水에 해당하므로 陰에 속하지만 外部로 도달하고 上部로 통하므로(外達上通) 陽으로 볼 수도 있다. 그래서 陰中之陽이라 한다. 【人蔘】도 陰中之陽이므로 陰으로 들어가서 補陰할 뿐 아니라 人體의 陰中之氣를 津으로 만들지만 火로 변화시키지는 않는다. 이를 徐溪는 "古方에서 【人蔘】의 사용여부는 邪氣와 正氣가 結合(相合)된 疾患상인가 分離(相離)된 疾患인가에 따라 달라진다" 하였다. "寒熱往來란 惡寒시에는 오직 惡寒만 있고 發熱이 있을 때는 오직 發熱만 나타나는 症狀이다. 이 疾患은 처음에는 邪氣와 正氣가 결합하고 있다가 나중에 分離된 것이다. 【人蔘】은 邪氣가 섞여서 分離되지 않으면 사용치 않는다." 하였다.

이처럼 【人蔘】의 大用量(1兩)은 陰으로 들어가서 소진된 陽氣를 化生시킨다.

【鷄】는 甘溫하고 巽卦에 속하고 木에 속한다. 巽卦는 陰이 점차 자라고 陽이 점차 약해져 가는 특징이 있으므로 陰을 발생시키는 힘이 세므로 津液을 형성하여 補虛溫中한다.

이처럼 大容量의 【人蔘+鷄】에 의하여 소진된 陰中之氣를 津으로 만드나 전제조건으로 少陰人의 胃-大腸의 陰實之氣를 제거하면서 津液을 損傷치 않으면서 損傷된 土氣를 발생시켜야 한다. 이를 위해 【肉桂+胡椒】가 扶脾土

하면서 固冷之氣를 제거한다.【淸蜜】은 液의 손실 및【胡椒】의 大熱을 완화한다.

유잠강은 "【桂枝】는 氣가 薄하고【肉桂】는 氣가 厚하다. 氣가 厚한 것은 下部에 친하므로 안으로 달려서 陰으로 들어간다(走裏而入陰分). 따라서 내부에 정체한 陰과 不足한 陽을 모두 治療한다" 하였다. 이를 東武는 "壯脾而充足內外之力"이라 하였다.【胡椒】는『本經疏證』'蜀椒'에 의하면 椒는 본래 中焦에서 속을 데운다. 火로 나아가서 金을 형성하며 金으로 火를 돌려서 下降하여 火가 돌아가면 안정된다. 土작용을 완성하는 것은 金과 火에 달려 있다. 土에 金火 도움이 결핍하면 결국 木氣에 水氣를 퍼뜨리지 못하고 木이 말라서 갈라지고 뻣뻣하게 되는 狀態이다.【椒】는 下降작용으로 泄瀉를 治療하는 것이 아니라 火는 土를 발생하고 土는 水를 막는다. 腸下痢는 土氣가 中焦를 지키지 못하는 것이고 傷寒溫栖은 土氣가 外部로 운행하지 못하는 것이다.【淸蜜】은 오랫동안 설사하여 腸胃에서 液이 마르고 정체하여 잘 소통하지 못하는 증후와 胡椒의 大熱한 氣를 완화한다. 이처럼 栖疾과 腸의 治療 목표는【巴豆】에 의한 陰實之氣 제거 후 강력한 脾胃火의 발생과 損傷된 陰氣(진액)의 회복에 있다. 즉【巴豆】는 五臟六腑에 작용하여 辛大熱한 기운으로 깊숙한 寒實之氣(去臟腑沈寒)를 제거하여 오로지 소통시킴에 목적이 있다.

2) 素 證

太陰證으로 陰實之氣가 있는 狀態에서 痢疾에 感하여 만성화됨.

3) 現 證

惡寒, 發熱, 脾腫大, 貧血, 筋肉痛.

4) 適應症

瘧疾(만성 말라리아), 以外 합병증으로 細菌性 痢疾, 콜레라, 化膿性 肺炎, 結核, 慢性 肝脾腫大 등이 나타난다.

9. 人蔘陳皮湯

▲人蔘 1兩	補脾和脾 … 甘溫微苦. 大補元氣. 生陰血亦寫虛火. 開心益智. 聰耳明目. 安精神定魂魄.
生薑 1	辛溫行陽分而. 去寒發表. 宣肺氣而解鬱. 調中暢胃口而. 開痰下食.
砂仁 1	定氣定魂 … 辛溫香竄. 行氣調中. 通行結滯. 治腹痛痞脹.
陳皮 1	錯綜脾氣之參伍勻調 … 辛能散. 溫能和. 苦能燥能瀉. 爲脾肺氣分之藥.
大棗 1	甘溫 補中益氣. 滋脾土. 潤心肺. 調營衛.

本方 以炮乾薑, 易生薑, 又加桂皮 一錢則又有溫胃逐冷之力. 以本方, 嘗治未周年 小兒陰毒慢風 連服數日, 病快癒矣, 病愈後, 更不服藥 再發不治.

1) 方 解

此方은 小兒 陰毒慢風에 사용되었다.

腹痛時 下痢가 되면 병이 필히 풀려야 함에도 불구하고, 半解 不解者는 太陰病 陰毒證으로 진행한다. 이는 胃의 溫氣가 大腸의 寒氣를 완전히 밀어내기에 力不足이어서 점차 正氣가 소멸될 상황에 이르는 疾病이다(正邪相傾之病不可不預用藥).

그러므로 【人蔘】을 과량 사용한 것은 陽氣가 거의 소멸 단계에서 生陽의 기틀을 마련하기 위함이고,

【生薑】은 中上焦의 陽氣가 上焦인 肺에까지 도달하도록 하기 위하여 宣肺氣而 解鬱調中한다.

【砂仁】의 형상은 줄기가 모두 높이 올라오지만 뿌리에서 꽃과 열매가 열리는데(蓄縮) 이는 氣를 인도하여 돌려보내는 것이다. 이는 氣를 인도하여 순행하는 다른 豆蔲와 다르다. 그러므로 【砂仁】은 陰毒證과 같은 腎水－脾(土)火의 升降不能과 동시에 腎水의 虛함을 겸한 증후에 火와 土 作用이 도리어 水를 견고하게 보호하고, 辛味의 소통작용이 도리어 水로 돌아가게 하는 것이다(定氣 定魂).

【陳皮】는 흐트러진 脾氣에 의하여 升降이 제대로 이루어지지 않아 停滯된 것을 짝을 맞추어 균형을 유지하는 역할을 한다. 그러므로 【生薑＋陳皮】에 의

하여 【人蔘】의 효능이 제대로 발휘되고, 【陳皮】의 작용에 의해 【砂仁】의 효과가 倍加되어 正氣의 점차적 소멸을 방지한다.

이처럼 【陳皮＋砂仁＋生薑】의 공조로 【人蔘】의 生陽과 升陽이 이루어지는 것이다.

2) 素證

太陰證久病者 兼 表氣虛弱者.

3) 現證 및 適應症

太陰證과 동시에 表氣가 極衰弱한 경우에 과도한 下 혹 發汗으로 脾陽氣가 絶하여 가는 경우.

- ○ 傷寒陰毒之病 面靑 身痛如被杖 五日可治 七日 不治(張仲景)
- ○ 三陰病深 必變爲陰毒 其證 四肢厥冷 吐痢不渴 靜踡而臥 甚則 咽痛鄭聲, 加以 頭痛 頭汗 眼睛內痛 不欲 見光 面脣指甲靑黑 身如被杖, 又此證 面靑 四肢厥冷 多睡(李梴)
- ○ 少陰人 小兒一人 下痢靑水 面色靑黯 氣陷如睡 上服後 數日後 下痢十與行 大汗解(東武)
- ○ 慢驚風

⇒ 結核性 腦膜炎, 小兒肺炎, 腸炎, 泄瀉(감염성), 腦髓膜炎 등에 의한 痙攣

第二節 少陰證

少陰證은 大腸의 寒氣가 胃의 溫氣를 逼迫하여 上升하여 물리쳐 脾氣가 손상된 상태이다.

이미 胃冷氣의 過多로 인해 四腑의 生理力이 소멸되어 가는 狀態로 前四海의 生成(특히 膏)은 물론 이를 바탕으로 한 後四海의 生成(특히 膜) 가능성도 불투명해지므로 表氣損傷으로 인한 身體痛, 骨節痛을 포함한 表裏病證이 모두 나타나게 된다. 그러므로 溫胃만으로는 四腑의 生理力을 찾을 수 없고 胃

를 保衛하는 脾氣을 살림으로써(健脾降陰) 二次的으로 溫胃시켜 前後四海 生成의 문제점이 제거될 수 있다.

1. 白何烏附子理中湯

由 來 理中湯(傷寒論)
人蔘, 白朮, 乾薑, 白朮 各 2전, 甘草(炙) 1전

白何烏 2	苦堅腎. 溫補肝. 甘益陰. 嗇收斂精氣. 强筋益髓. 養血去風.
白朮(炒) 2	健脾直脾 … 甘補脾. 溫和中. 苦燥濕. 補氣生血. 健脾燥濕.
▲白芍 2 (微炒)	收斂脾元 … 苦酸微寒. 入肝脾血分. 爲手足行經藥. 瀉肝火. 安脾肺. 固腠理.
桂枝 2	辛甘而溫. 氣薄升浮. 輕解肌. 調營衛. 入肺膀胱經.
乾薑(炮) 2	溫肉理 … 辛熱. 逐寒邪而發表溫經. 燥脾濕而定嘔消痰. 同五味而肺氣而. 治寒咳嗽. 開五臟六腑. 通四肢關節. 宣諸經脈.
陳皮 1	錯綜脾氣之參伍勻調 … 辛能散. 溫能和. 苦能燥能瀉. 爲脾肺氣分之藥.
▲甘草 1	固脾立脾 … 味甘. 生用氣平. 補脾胃不足. 而瀉心火. 炙用氣溫. 補三焦元氣. 而散表寒.
附子(炮) 1	爲元師之藥而. 不能除外冷. 冷氣侮脾周而凌侵於胃之四圍者 : 辛甘大熱純陽. 能引補氣藥以復散失之元陽. 引補血藥. 以滋不足之眞陰. 引發散藥. 開腠理. 以逐在表之風. 寒. 引溫暖藥. 達下焦. 以去在裏之寒濕.

1) 方 解

太陰證 泄瀉는 胃의 溫氣가 大腸의 寒氣를 몰아내는 증상이나 少陰證 泄瀉는 脾가 冷氣에 의해 업신여겨져 胃溫氣가 冷氣에 의해 침범당하여 大腸의 冷氣가 胃의 溫氣를 몰아내어 上升하여 表裏俱病으로 나타난다.

前述한 太陰證의 白何烏理中湯이 解鬱－溫中－散寒에 의하여 胃寒濕의 氣化作用을 개선하여 升陽의 목적을 달성한다면, 此方의 구성은 白何烏理中湯劑 가운데【白朮】을 炒,【白芍】을 微炒하여 胃溫氣를 더욱 강화하였고, 여기에 加【炮附子】하여 脾胃를 둘러싼 冷氣를 驅逐하여 泄瀉不止한 太陰證重證이나 少陰證이 올 우려가 있을 때 사용한다.

즉 裏寒證은 逐寒시키지만 表氣의 損傷은 아직 初期狀態로서 脾陽의 鬱滯가 원인이 되므로【桂枝＋白芍】으로 表鬱을 풀어서 막힌 陽氣를 상승시킴으로써 脾陽氣를 소통시킨다. 또 胃溫氣는 【白朮, 白芍】을 炮하여 溫中에 힘쓰고 陰長陽消하므로 반드시 【附子】를 사용하여 陽을 일으킨다(振陽).

【乾薑(炮)+附子(炮)】를 같이 쓰면, 【乾薑】은 中焦(中下焦)를 治療하고 【附子】는 下焦를 治療하며 【乾薑】은 주로 지키고(主守), 【附子】는 주로 달린다(主走). 이로써 陰이 흩어져야 陽이 제자리로 되돌아오고, 陽이 돌아오면 병이 바로 그친다.

이처럼 此方은 【乾薑(炮)+附子(炮)】로 中焦, 下焦의 陰을 흩어 버리고, 【桂枝+白芍(微炒)】의 힘으로 陰氣를 부수고(破陰) 陽을 소통시킴(通陽) 등의 전제조건下에 【人蔘】 대신 溫補之力이 우수한 【白何烏】가 들어가 【白何烏+白朮(炒)+甘草(炙)】 등에 의하여 升陽의 필요충분조건을 마련하였다.

2) 素證

太陰證과 表虛證의 輕證인 者(白何烏理中湯證).

症狀	寒熱	汗出	大便	小便	消化力	飮水	脉
狀態	裏寒證(1) 表虛證(0.5)	無汗	自利(1)	白色(0.5)	飮食不化, 易腹痛,	不渴	沈細無力
其他					腹滿		

3) 現證 및 豫後

太陰證과 表虛證의 輕證인 者가 食傷(癨亂關格) 및 七情에 의하여 太陰重證으로 악화됨. 裏寒證(1), 表虛證(0.5)

- 少陰人 十歲兒 思慮耗氣 每有憂愁 一二日則 必腹痛泄瀉 ⇒ 白何烏理中湯二三貼 或 甚則 附子理中湯 一二貼 ⇒ 必愈. 忽一日 此兒心有憂愁氣度不平 數日故 ⇒ 預治次 用白何烏理中湯 二貼則 泄瀉因作 下利淸水 運用六貼 靑水不止. ⇒ 下利靑水者 病因 有癨亂關格而 成次病也. ⇒ 十歲冬十二月 有下利靑水病 又得亡陽病.

4) 適應證(白何烏理中湯 참조)

2. 官桂附子理中湯

▲人蔘 3	補脾和脾 … 甘溫微苦. 大補元氣. 生陰血亦寫虛火. 開心益智. 聰耳明目. 安精神定魂魄.
▲白朮 2	健脾直脾 … 甘補脾. 溫和中. 苦燥濕. 補氣生血. 健脾燥濕.
乾薑 2	溫肉理 … 辛熱. 逐寒邪而發表溫經. 燥脾濕而定嘔消痰. 同五味而肺氣而治寒咳嗽. 開五臟六腑. 通四肢關節. 宣諸經脈.
▲官桂 2	壯脾而有充足內外之力 … 辛甘大熱. 有小毒. 火燥. 入肝腎血分. 補命門相火之不足.
白芍 1	收斂脾元 … 苦酸微寒. 入肝脾血分. 爲手足行經藥. 瀉肝火. 安脾肺. 固腠理.
陳皮 1	錯綜脾氣之參伍勻調 … 辛能散. 溫能和. 苦能燥能瀉. 爲脾肺氣分之藥.
▲甘草 1	固脾立脾 … 味甘. 生用氣平. 補脾胃不足. 而瀉心火. 炙用氣溫. 補三焦元氣. 而散表寒.
附子 1-2	爲元師之藥而. 不能除外冷. 冷氣侮脾周而凌侵於胃之四圍者: 辛甘大熱純陽. 能引補氣藥. 以復散失之元陽. 引補血藥. 以滋不足之眞陰. 引發散藥. 開腠理. 以逐在表之風寒. 引溫暖藥. 達下焦. 以去在裏之寒濕.

1) 方 解

此方은

① 仲景의 四逆湯證(心煩 但慾寐 自利而渴者 小便色白)

② 仲景의 附子湯證(骨節痛 脉沈者)

③ 仲景의 少陰證(下痢 腹脹滿)과 太陽證(身體疼痛)이 竝發하는 病證(溫裏: 四逆湯, 攻表: 桂枝湯)

④ 李梴의 藏厥證(厥而吐利發躁者) ⑤ 成無己, 李梴의 陰盛隔陽證

⑥ 仲景의 少陰病 自痢純青水 心下痛 口乾燥者 宜 大承氣湯 등에 적용된다.

陽虛陰盛 時에 仲景의 六條病證이나 經絡病證에서 少陰과 太陽이 表裏關係란 관점에서 少陰證과 더불어 太陽證의 兩感證이 나타난다 하였다(陽虛陰盛하면 寒濕之氣가 氣化不能으로 凝滯하게 되어 表病證이 竝發한다 하였다).

四象醫學에서는 이를 아래의 表裏升降病證으로 해석한다.

少陰證의 原因은 浪喜하여 脾腎陰氣의 과다로 脾陽氣가 不足하게 되고 膜海에 대한 吸得機能 低下를 일으켜 膩膜血精之海 중 膜海를 이용하는 능력의

低下와 精海의 鬱滯로 스스로 脾를 滋養할 수 없는 病證이다. 따라서 吸得力의 低下는 表氣에까지 損傷을 일으켜 表病證(身體痛, 骨節痛) 등을 일으키고, 胃冷氣의 過多(痼冷積滯)와 胃에 대한 脾의 補益力 低下는 膏의 凝聚에 까지 영향을 주어 裏病證을 유발한다.

此方의 구성은 理中湯(人蔘, 白朮, 乾薑, 甘草)에【官桂, 附子, 陳皮, 白芍】을 加하였다. 왜 少陰證에 理中湯으로 만족하지 못하고 他약재가 더 가해졌으며 그들의 역할은 무엇일까?

胃溫氣에 대한 裏證處方 升陽次序의 필요조건은【甘草 / 甘草＋白朮 / 甘草＋白朮＋官桂 /甘草＋白朮＋官桂＋(白何烏)＋人蔘】등의 구비순서에 의하여 조건이 증강된다.

此方의 구성은 이와 같은 모든 조건을 갖추었을 뿐 아니라 여기에【官桂, 附子, 陳皮, 白芍】이 추가되었다.

少陰證이란 腑의 氣뿐만 아니라 臟의 氣마저 소멸되는 病證이므로 裏寒證과 함께 身體痛, 骨節痛과 같은 表病이 동시에 나타나는 表裏俱病으로 이는 大腸寒氣가 胃中溫氣를 이겨 上升하여(陽虛陰盛) 脾氣運에 영향을 미치기 때문에 表病도 동시에 나타난다.

그러므로 大腸과 胃의 寒氣를 몰아내어 胃의 溫氣를 돕는 동시에 損傷받은 脾氣運에 의한 健脾작용의 활성화가 필요하다.

그러나 理中湯을 사용시 溫中補氣의 약력만으로는 溫中逐寒, 升陽의 기운이 不足하다. 왜냐하면 少陰證은 邪氣(大腸의 寒氣)가 正氣(胃의 溫氣)를 犯하여 冷氣의 聚가 重하므로 마땅히 胃寒氣뿐 아니라 大腸의 寒氣도 구축하는 동시에 陽氣를 배양하고, 도망간 陽氣도 다시 回陽시키려는 노력이 요구되기 때문이다. 따라서 太陰證보다도 강력하게 寒邪를 몰아내는 작용이 요구되므로 上記 약재가 가미되었다.

우선 肝脾(血分)에 작용하여 응결된 陰氣(寒濕)를 부수고 陽氣를 펴지게 하여 收斂脾元하고(白芍), 肝腎(血分)에 작용하여 내부에 정체한 陰과 不足한 陽을 돕고(肉桂), 中焦, 下焦에 작용(乾薑은 中焦에, 附子는 下焦에 작용)하여 陰을 흩어 버리고 陽을 제자리에 오도록 한다.

특히【附子】는 맛이 맵고 뜨겁고 氣가 雄壯하고 튼튼하여 氣로만 작용하여 氣가 寒氣에 꺾여서 陰이 커지고 陽이 없어질(陰長陽消) 때는 반드시【附子】를 사용하여 陽을 일으킨다(振陽).

그러므로 理中湯의 단순한 胃의 溫中補氣의 약력에 더하여 脾肝腎에 溫中逐寒, 升陽의 기운이 첨가하여 官桂附子理中湯이 완성된 것이다.

한편 官桂附子理中湯에 【去 附子 加 人蔘 5전】은 獨蔘官桂理中湯이 된다(出典: 四象新編). 【去 附子 加 人蔘】의 大用은 回陽 振陽보다는 生陽之力의 不足으로 이에 더욱 치중해야 할 경우에 사용한다.

2) 素 證

表裏氣가 모두 약화된 狀態: (白何烏附子理中湯 참조).

① 思慮耗氣 每有憂愁 一二日則 必 腹痛 泄瀉(裏寒)

② 亡陽證의 상태(동시에 裏寒證이 發할 경우)

症狀	寒熱	汗出	大便	小便	消化力	飮水	脈
狀態	裏寒(2) 表虛(1.5)	無汗	自利(2)	小便頻數 白色(1.5)	飮食不化 易腹痛, 倒飽症	口渴欲飮	沈細
其他	身體痛					口中不和	

3) 現 證

裏寒證(少陰證) 또는 表熱證(太陽證)이 동시에 나타남.

① 少陰病 脈微細 但欲寐

② 少陰病 身體痛 手足寒 骨節痛 脈沈者(附子湯主之)

③ 下痢腹脹滿 身體疼痛(溫裏－四逆湯, 攻表－桂枝湯)

4) 適應證

(1) 無暫定而厥者 爲藏厥(朱肱)

傷寒 陰盛格陽 基證 身冷反燥 欲投井中 脣靑面黑 渴欲飮水復吐 大便自利黑水 六脈沈細而疾 或 無脈陰盛隔陽 大虛證也(李梴)

① 特發性(起立性) 低血壓, 不整脈, 大動脈瓣狹窄症 등 心血管系 疾病

② 腦硬塞, 腦出血, 蜘蛛膜下出血, 一過性 腦貧血 등의 腦血管性 疾病

③ 低血糖 등 內分泌 代謝性 疾病

(2) 身體痛 手足寒 骨節痛 脈沈者(仲景)

: 만성화된 류머티즘성 關節炎－多發性 關節炎, 急慢性 骨髓炎, 痛風性

關節炎

(3) 舌乾 口燥 惑 下痢青水 譫語 便閉(李梴)

: 大腸炎, 過敏性 大腸症候群, 痢疾

(4) 脣青 四肢厥冷 指甲青黑(李梴)

① 寒冷한 곳에 노출

② 쇼크, 鬱血性 心不全, 末梢血管疾患, 多血證(赤血球增加: 嘔吐의 반복, 심한 泄瀉, 多量의 發汗, acidosis에 의해 유발)

3. 吳茱萸附子理中湯

▲人蔘 2	補脾和脾 … 甘溫微苦. 大補元氣. 生陰血亦寫虛火. 開心益智. 聰耳明目. 安精神定魂魄.
▲白朮 2	健脾直脾 … 甘補脾. 溫和中. 苦燥濕. 補氣生血. 健脾燥濕.
乾薑 2	溫肉理 … 辛熱. 逐寒邪而發表溫經. 燥脾濕而定嘔消痰. 同五味而肺氣而治寒咳嗽. 開五臟六腑. 通四肢關節. 宣諸經脈.
▲官桂 2	壯脾而有充足內外之力 … 辛甘大熱. 有小毒. 火燥. 入肝腎血分. 補命門相火之不足.
▲白芍 1	收斂脾元 … 苦酸微寒. 入肝脾血分. 爲手足行經藥. 瀉肝火. 安脾肺. 固腠理.
陳皮 1	錯綜脾期之參伍匀調 … 辛能散. 溫能和. 苦能燥能瀉. 爲脾肺氣分之藥.
▲甘草 1	固脾立脾 … 味甘. 生用氣平. 補脾胃不足. 而瀉心火. 炙用氣溫. 補三焦元氣. 而散表寒.
吳茱萸 1	辛苦大熱. 有小毒. 散風寒. 疏肝燥脾. 溫中下氣. 除濕解鬱.
小茴香 1	辛平. 理氣開胃. 治寒疝
破古紙 1	辛苦大溫. 入心包命門. 補相火. 以通君火. 緩丹田. 壯元陽. 縮小便.
附子 1-2	爲元帥之藥而. 不能除外冷. 冷氣侮脾周而凌侵於胃之四圍者: 辛甘大熱純陽. 能引補氣藥以復散失之元陽. 引補血藥. 以滋不足之眞陰. 引發散藥. 開腠理. 以逐在表之風寒. 引溫暖藥. 達下焦. 以去在裏之寒濕.

1) 方 解

此方은 藏厥과 陰盛隔陽證에 사용한다. 官桂附子理中湯에 【人蔘】이 2전으로 減量되고 【吳茱萸, 茴香, 破古紙】 등이 加味되었다.

【吳茱萸】는 濕이 脾를 막으면 취할 것이 없어지고, 氣가 血痺로 변하여 脾가 작용하지 못하여 막힐 때 溫中한다. 【附子】는 氣에서 작용하여 굳이 어디 배속할 필요도 없이 陽이 없는 곳에 陽을 발생시키지만 【吳茱萸】는 맛으로 작용한다. 따라서 단지 가려진 陰을 열어서 陽을 저절로 퍼뜨리고 陰을 저절로 모이게 할 뿐이다. 『本經』에서는 土가 막히면 木이 펴지지 못하여 병이 되고

土氣를 소통하면 木이 펴져서 병이 낫는다. 이처럼 脾를 治療하지만 실제는 肝이 나으므로 【吳茱萸】를 肝藥이라 하였다. 【茴香】은 氣가 平하고 향기가 있으며 매운 맛 뒤에 단맛이 있어 본래 있던 陽을 퍼뜨리고 가려진 氣를 열어 下部로 간다. 즉 胃를 열고 氣를 下降하여 모든 氣가 저절로 잘 퍼지고 升降이 이루어지도록 한다.

【破古紙】는 寒氣를 매운 맛으로 소통하고 따뜻한 기운으로 전환 순행하여 寒에 의해서 骨髓와 腎精이 損傷 받은 것을 治療한다.

첨가된 【吳茱萸】와 【茴香】 모두 胃氣의 소통작용인 溫中, 除濕, 解鬱과 開胃에 의하여 모두 下氣작용이 있으나, 【破古紙】는 骨髓, 腎의 寒氣를 溫氣로 전환 순행하여 壯元陽한다.

이와 같이 官桂附子理中湯證은 升陽障碍가 脾氣가 거의 絶한 狀態이므로 【人蔘 3錢】으로 生陽에 치중하였으나, 此方은 升陽의 근본장애가 生陽不足보다는 下焦陰氣(肝腎)의 凝滯로 인하여 陽氣循環의 凝滯로 인한 陰盛格陽證이므로 【吳茱萸, 茴香, 破古紙】가 추가된 것이다.

2) 素證 및 適應證: 裏寒證(2.5), 表虛證(2)

官桂附子理中湯에 準함.

4. 桂附藿陳理中湯(出典: 四象新編)

▲人蔘 3	補脾和脾 … 甘溫微苦. 大補元氣. 生陰血亦寫虛火. 開心益智. 聰耳明目. 安精神定魂魄.
▲白朮 2	健脾直脾 … 甘補脾. 溫和中. 苦燥濕. 補氣生血. 健脾燥濕.
乾薑 2	溫肉理 … 辛熱. 逐寒邪而發表溫經. 燥脾濕而定嘔消痰. 同五味而肺氣而治寒咳嗽. 開五臟六腑. 通四肢關節. 宣諸經脈.
▲官桂 2	壯脾而有充足內外之力 … 辛甘大熱. 有小毒. 火燥. 入肝腎血分. 補命門相火之不足.
▲白芍 1	收斂脾元 … 苦酸微寒. 入肝脾血分. 爲手足行經藥. 瀉肝火. 安脾肺. 固腠理.
陳皮 1	錯綜脾氣之參伍勻調 … 能散. 溫能和. 苦能燥能瀉. 爲脾肺氣分之藥.
藿香 1	定氣定魂 … 辛甘微溫. 入手足太陰脾肺. 快氣和中. 開胃止嘔. 去惡氣. 進飮食..
砂仁 1	定氣定魂 … 辛溫香竄. 行氣調中. 通行結滯. 治腹痛痞脹
▲甘草 1	固脾立脾 … 味甘. 生用氣平. 補脾胃不足. 而瀉心火. 炙用氣溫. 補三焦元氣. 而散表寒.
附子 1-2	爲元師之藥而. 不能除外冷. 冷氣侮脾周而凌侵於胃之四圍者: 辛甘大熱純陽. 能引補氣藥以復散失之元陽. 引補血藥. 以滋不足之眞陰. 引發散藥. 開腠理. 以逐在表之風寒. 引溫暖藥. 達下焦. 以去在裏之寒濕.
大棗 1	甘溫 補中益氣. 滋脾土. 潤心肺. 調營衛.

1) 方 解

此方은 官桂附子理中湯에 增【白芍 2錢】加【藿香, 砂仁, 大棗 各 1錢】으로 구성되었고, 霍亂關格病의 易泄瀉(仍下淸水)者, 下痢後淸水者의 全腹浮腫에 사용한다.

上記症은 少陰－太陰證의 危症으로 나타나므로,【白芍 2전】으로 응결된 陰氣(寒濕)를 부수고 陽氣를 펴지게 하여 收斂脾元에 치중하고, 快氣和中, 快氣調中하여 霍亂吐瀉를 제거하는【藿香 + 砂仁】에 의하여 定氣定魂시킨다.

또【大棗】는 吐 혹 泄하여 精神이 없을 때 津液을 외부로 달리지 못하게 한다(主 心腹邪氣 安中養脾 助十二經).

이로써 官桂附子理中湯이 극성한 大腸의 寒氣(痼冷積滯)를 제거하여 胃溫氣를 보호함과 동시에 脾氣의 손실을 治한다면 此方은 上記證이 急性으로 발생시【藿香＋砂仁】과【白芍＋大棗】에 의해 氣를 安定시키고 津液의 훼손 방지에 더욱 치중하였다.

2) 素 證

表裏氣가 모두 극히 약화된 狀態(官桂附子理中湯 참조).

3) 現證 및 適應症

① 癨亂關格(下痢淸水 → 便閉 → (巴豆如意丹 後) → 人中汗出, 下痢一二度 → 淸水下痢數十行 一身皆冷): 급성 설사로 急性 腸機能障碍로 感染에 의한 것, 毒素, 化學物質 등에 의한다. 食後 2－3일 이내에 발생했다면 살모넬라 感染症을 의심케 한다. 또 보통 急性 泄瀉는 바이러스 感染에 의하며 이 중 비브리오콜레라는 단시간에 걸친 水樣性 泄瀉를 야기한다.[8]

② 少陰人 一人 日下痢數次而 仍下淸水 全腹浮腫
脂肪과 脂溶性 비타민 같은 물질의 흡수장애나, 腸內 乳糖分解酵素 缺乏 등으로 腹部膨脹, 浮腫, 肝 혹 下腹部 疼痛이 있음.[9] 또는 영양부족이나 肝疾患이 있거나 소변이나 胃腸管으로 단백질이 소실되거나 重症의 異化作用

---

8) 上同書, p. 111.
9) 李駿商 編譯, 건강진단법, 고려의학, 1994, p. 81.

亢進으로 hypoalbuminemia가 초래되는 증상으로 유추됨.[10]

※ 霍亂關格에 대한 下記症狀은 다음과 같이 추정된다.

- ○ 青或白 如彈丸圈 四五點成團: 薔薇疹(rose spots)
- ○ 臍下全腹 硬堅如石: 肝脾腫大
- ○ 胸腹上中脘熱氣勳騰 炙手可熱: 腸熱. 膽囊疾患(담석증, 담낭염)

5. 芎歸蔥蘇理中湯(出典: 四象新編)

▲人蔘 3	補脾和脾 … 甘溫微苦. 大補元氣. 生陰血亦寫虛火. 開心益智. 聰耳明目. 安精神定魂魄.
▲白朮 2	健脾直脾 … 甘補脾. 溫和中. 苦燥濕. 補氣生血. 健脾燥濕.
乾薑 2	溫肉理 … 辛熱. 逐寒邪而發表溫經. 燥脾濕而定嘔消痰. 同五味而肺氣而治寒咳嗽. 開五臟六腑. 通四肢關節. 宣諸經脈.
▲官桂 2	壯脾而有充足內外之力 … 辛甘大熱. 有小毒. 火燥. 入肝腎血分. 補命門相火之不足.
▲白芍 1	收斂脾元 … 苦酸微寒. 入肝脾血分. 爲手足行經藥. 瀉肝火. 安脾肺. 固腠理.
陳皮 1	錯綜脾氣之參伍勻調 … 辛能散. 溫能和. 苦能燥能瀉. 爲脾肺氣分之藥.
▲當歸 1	壯脾而內守之力 … 甘溫和血. 辛溫散內寒. 苦溫助. 心散寒. 入心肝脾. 爲血中氣藥.
▲川芎 1	壯脾而有外攘之勢 … 辛溫升浮. 爲足少陽引經. 入手足厥陰. 乃血中氣藥. 升淸陽而開解鬱.
蘇葉 1	解肌之表邪 … 味辛入氣分. 利肺下氣. 色紫兼入血分. 和血止痛. 性溫發汗解肌.
▲甘草 1	固脾立脾 … 味甘. 生用氣平. 補脾胃不足. 而瀉心火. 炙用氣溫. 補三焦元氣. 而散表寒.
附子 1−2	爲元師之藥而. 不能除外冷. 冷氣侮脾周而凌侵於胃之四圍者: 辛甘大熱純陽. 能引補氣藥以復散失之元陽. 引補血藥. 以滋不足之眞陰. 引發散藥. 開腠理. 以逐在表之風寒 引溫暖藥. 達下焦. 以去在裏之寒濕.
蔥白 5 莖	解肌之表邪 … 輕發表和裏. 宣通陽活血. 辛散而平. 發汗解肌. 通上下陽氣.
生薑 1	辛溫行陽分而. 去寒發表. 宣肺氣而解鬱. 調中暢胃口而. 開痰下食.
大棗 1	甘溫補中益氣. 滋脾土. 潤心肺. 調營衛.

1) 方 解

此方의 구성은 官桂附子理中湯에 加【川芎, 當歸, 陳皮, 蘇葉】各 1錢과【蔥, 大棗】로 구성되며 太陰, 少陰之危證인 食消, 浮腫 등에 사용한다.

---

10) 이문호 外 編著, 內科學, 금강출판사, 1979, p. 63

浮腫의 原因은 內傷(食傷)에 의한 裏寒證(太陰, 少陰證)의 桂附藿陳理中湯證과 外感에 의한 表熱+裏寒證의 芎歸葱蘇理中湯證으로 구분된다.

前者는 少陰證에 사용되나 後者에 加味된 약재는 특히 少陰人 解表之藥中 가장 輕한 【蘇葉, 葱白】을 비롯하여 【當歸, 川芎】 등은 모두 表熱證에 사용되는 藥物들이다.

즉 평소 裏寒證과 表氣弱者가 外感時에 表熱證과 裏寒證이 동시에 나타난다(少陰證－表裏俱病). 表氣의 손상은 【人蔘＋白朮＋當歸＋川芎＋肉桂＋甘草】에 의해 保命之主의 모든 조건을 구비하고 【蘇葉+葱白】에 의해 解鬱시킨다.

동시에 【肉桂＋乾薑＋白朮】에 이어 【附子】에 의해 裏寒證을 제거한다.

2) 素證 및 現證

裏寒證과 表氣弱者가 外感後 表熱證과 裏寒證이 동시에 나타나고 飮食倍常 口味甚甘하여 不過一月 其人 浮腫而死한다.

3) 適應證

① 食消則浮腫之屬而 危證也 不可不急治.
- ○ 急慢性 絲毬體腎炎(발열과 권태를 동반하는 咽頭炎, 부종)
- ○ 糖尿病性 腎症(diabetic nephropathy: 단백뇨 부종, 고혈압)

第五章 少陰人 藥物分析

■ 少陰人 藥物은 溫性 또는 熱性을 가지며 既存 本草의 효능을 少陰人 體質病證이란 조건하에서 재구성하였다. 다시 말하면 少陰人의 脆弱點인 "脾胃陽氣를 升하기 위해 어떤 조건으로 작용을 하는가?"라는 觀點에서 本草의 효능을 설정하였다.

1. 【甘草】(固脾立脾)

(1) 사용 예

少陰人 表證의 모든 處方에 사용되며, 裏證에서는 太陰證의 寬中湯類와 人蔘이 重用(1量)된 人蔘陳皮湯, 人蔘桂皮湯, 人蔘吳茱萸湯을 제외한 모든 處方에 사용되었다.

(2) 사용조건(少陰病藥)

즉 升陽의 목적을 달성하기 위해 사용되었으나, 太陰證의 重證인 上方의 경우는 단지 冷氣의 해소에 중점을 두어, 그것이 除去되면 升陽은 저절로 이루어진다. 그러나 少陰人 表證(鬱狂證과 亡陽證)에서는 升陽의 조건을 만들어 주어야 하고, 少陰人 裏證의 少陰證에서도 단지 冷氣의 해소뿐만 아니라 升陽의 조건을 마련하여야 한다. 그러므로 甘草는 升陽의 조건이 필요한 모든 證에 가장 基本的인 要素로 中焦에서 土를 보존하고 안정시키는 保泰定功(固脾立脾)으로 脾기운을 견고히 하고 바로 세운다.

2. 【川芎】(壯脾而外攘之力)

(1) 사용 예

少陰人 表證의 모든 鬱狂證 處方에만 사용되고, 亡陽證과 少陰人 裏證의 太陰證과 少陰證에 전혀 사용되지 않았다.

(2) 사용조건

血中氣藥으로서 이는 肝血分中 陽氣를 끌어올리며 升淸陽而開解鬱하는 능력으로서 脾陽氣를 밖으로 끌어올리는 역할을 한다(壯脾而有外攘之勢). 血속陽을 순행하는 곳은 肝이며 川芎은 肝氣를 순행한다. 그러나 陰實之氣가 없고, 陽氣가 비교적 有餘한 狀態의 升陽에만 사용되는 藥이다. 만약 陽氣가 부족한 上記의 조건에서 사용한다면 강제로 損陽에 이를 것이다.

3. 【當歸】(壯脾而內守之力)

(1) 사용 예

少陰人 表證의 鬱狂證 중 가장 初證인 川芎桂枝湯을 제외한 鬱狂證과 亡陽證의 모든 處方에 사용되며, 단지 少陰人 裏證의 當歸白何烏寬中湯을 제외한 모든 太陰證 處方과 모든 少陰證 處方에는 사용되지 않는다.

(2) 사용조건

血分이 凝滯되기 시작하는 病證(鬱狂中證 以上)으로 진입시 이를 解하는 血中之氣藥이다. 川芎桂枝湯의 경우 當歸가 관여하지 않아도 解鬱의 조건만으로도 升陽이 되므로 이를 사용하지 않았고(왜냐하면 血分의 작용이 왕성한 상태이므로), 少陰人 裏證의 경우 거의 이를 不用한 것은 溫胃, 健脾降陰만으로도 升陽이 이루어지기 때문이라고 생각한다. 그러므로 當歸白何烏寬中湯의 경우도 오로지 降陰의 목표보다는 升陽을 더 생각한 경우가 아닌가 생각한다.

4. 【肉桂】(壯脾而內外充足之力)

(1) 사용 예

少陰人 表證의 鬱狂證의 中, 末證(十全大補湯), 亡陽證(升陽益氣湯, 升陽益氣附子湯, 人蔘官桂附子湯)과 裏證의 少陰證(理中湯類)에 사용되었다.

(2) 사용조건(陽明病藥)

이는 기본적으로 胃寒證을 갖는 경우에 사용되며 表氣의 損傷도 나타난다. 內部에 정체한 陰(腎陰)과 不足한 陽(腎陽)을 모두 治療하여 凝滯된 腎困熱을 다스리기 때문이다. 즉, 入肝腎血分 補命門相火之不足하여 東武는 이를 壯脾而內外充足之力으로 표현하였다.

그러므로 강력한 升陽의 效果를 발휘하는 人蔘 혹은 當歸, 甘草와 裏證에서는 白朮이 함께 사용되었다.

▣ 東武 藥性에 의하면 壯脾而 －外攘之力(川芎), －內守之力(當歸), －充

足內外之力(肉桂)의 구분은 保命之主가 어떤 상황에 처하느냐에 따라 구별된다. 즉 川芎이 오직 升陽하여야 할 病證에서만 적용되는 藥이라면, 當歸는 川芎보다 升陽의 여건이 불리한 鬱狂證과 亡陽證까지 적용되는 약이고, 肉桂는 더욱 불리한 升陽의 여건이라 여겨지며, 升陽之力의 순서는 肉桂가 가장 크고, 當歸, 川芎의 순서라 생각하며 한가지 속성 (壯脾…)으로 이해된다.

5. 【白朮】(健脾直脾)

(1) 사용 예

少陰人 表證인 鬱狂證의 中證以上과 裏證인 太陰證(寬中湯類 제외)과 少陰證에 사용되며, 亡陽證(補中益氣湯 제외)에는 사용되지 않는다.

(2) 사용조건(太陰病藥)

補脾・和中・燥濕에 의하여 脾胃의 溫氣에 치중하여 강력한 健脾直脾가 요구된다.

健脾直脾란 人蔘의 補脾和脾의 次元을 제외하고는 적극적인 升陽의 개념이다. 그러므로 鬱狂證－中證의 八物湯 개념(升陽과 溫胃)과 太陰初－中證(陰實之氣가 輕證이므로 溫胃降陰에 의해서도 升陽이 이루어짐)의 香砂養胃湯 개념, 또 太陽證이 함께 나타나는 少陰證(脾陽氣가 거의 消盡될 상황이므로 健脾降陰의 적극적 방법이 동원되는바, 이는 升陽의 개념이 포함된 의미로 생각된다.)에 사용된다.

즉, 太陰證의 中, 末證의 寬中湯類 혹은 太陰陰毒證의 人蔘陳皮湯類는 적극적인 升陽의 개념보다는 우선 陰實之氣를 어떻게 해결하는가가 우선 목표이다. 만약 이런 證에 白朮을 사용하면 陰實之氣가 解消되지 않은 상황에서 升陽은 기대할 수 없고 오히려 虛陽을 조장할 것으로 생각된다.

6. 【人蔘】(補脾和脾)

(1) 사용 예

少陰人의 일부 表, 裏證을 막론하고 모두 사용된다.

(2) 사용조건(陽明病－少陰病藥)

그러나 단지 解鬱 위주로 升陽이 이루어지는 證(桂枝, 藿香, 蘇葉, 蒼朮 등의 鬱狂初－亡陽初證)과, 단지 陰實之氣 解消에 用하는 寬中湯類에는 사용되지 않는다. 즉 表邪가 너무 심하거나 裏寒證이 심할 경우에는 解鬱이나 逐寒에 치중하나 表裏證을 막론하고 病證이 경과하면 陽氣의 직접적 손실을 야기하게 되어 적극적 升陽을 위한 生陽의 방법이 요구된다. 즉 保命之主의 최후 보루라 할 수 있다.

▣ 앞의 6가지 藥物은 위에서 언급한 바와 같이 保命之主에 직접 관여하는 藥物들로, 그 以外의 藥物들은 이를 補佐하는 藥物로 생각된다.

7. 【黃芪】

(1) 사용 예

升陽과 固表의 相互作用에 의하여 表證의 鬱狂證 中－末證과 亡陽證 初－中－末證에 사용된다. 단지 解鬱만으로도 升陽이 되는 表證의 鬱狂證 初證(川芎桂枝湯證, 芎歸香蘇散證)과 裏證의 太陰證과 少陰證엔 사용되지 않는다.

(2) 사용조건(陽明病－太陽病藥)

따라서 黃芪를 쓸 조건은 陰實之氣가 없는 表證의 初－中證狀態에서 積極的인 升陽이 필요할 때 사용한다. 즉 少陰人 太陽病, 陽明病에 固中實表之力을 발휘하여 升陽을 이룬다.

8. 【白芍】(收斂 脾元)

(1) 사용 예

가장 강력한 解鬱之劑(桂枝를 사용하는 鬱狂初證의 川芎桂枝湯)가 사용된 경우나 陰氣(營分)의 장기간 凝滯에 의한 鬱狂中－末證과 太陰證－少陰證에 사용한다. 그러나 血分이 凝滯되기 시작하는 鬱狂初證인 芎歸香蘇散, 陰氣의 凝結이긴 하나 濕痺와 水氣의 凝結인 太陰證의 寬中湯엔 불용하고, 升陽의 不升원인이 凝滯한 血分이 아닌 益氣의 부족에 기인하는 補中益氣湯을 제외한 亡陽證의 전부에 사용한다.

(2) 사용조건(陽明病－少陰病藥)

凝結된 陰氣로 升陽의 餘力이 不足할 때(鬱狂證 中－末證, 太陰證 初證, 少陰證) 他藥劑(桂枝, 甘草 등)와 배합하여 凝結된 陰氣를 부수면서(破陰) 陽을 퍼뜨리는 작용(通陽)으로 脾의 元氣를 收斂하여 保命之主의 損傷을 예방한다.

9. 【白何烏】

(1) 사용 예

鬱狂中－末證의 白何烏君子湯, 十全大補湯, 香附子八物湯 등과 亡陽證의 升陽益氣湯, 黃芪桂枝湯, 升陽益氣附子湯 등과 太陰證의 寬中湯類, 少陰證의 白何烏理中湯, 白何烏附子理中湯 등에 사용된다.

(2) 사용조건

表裏證을 막론하고 胃寒證이 있으면서 氣血이 凝結하거나 弱하여 刑器가 손상되는 경우 補益肝腎, 收斂精氣한다(溫補之力의 强化).

10. 【陳皮】(錯綜脾氣之參伍勻調)

(1) 사용 예

少陰人表證의 亡陽證(太陽病 厥陰症 포함)을 제외하고, 鬱狂證과 裏證의 太陰證과 少陰證에 모두 사용된다. 단 亡陽證의 補中益氣湯證은 陳皮를 사용한다.

(2) 사용조건

錯綜脾氣(脾氣가 서로 섞여 엉클어짐)란 적어도 陽氣가 아직은 有餘한 狀態(鬱狂證)이거나, 寒濕을 겸한 亡陽證일 경우, 또는 補中과 益氣가 요구될 경우에 【白朮】과 함께 사용된다.

補中益氣湯에는 亡陽證의 모든 處方에 사용치 않았던 【陳皮, 白朮】이 사용되었다. 유일하게 이를 함께 사용한다. 이는 胃에 寒濕이 우세하게 되고 脾氣 역시 약화되어 寒濕을 조절할 수 없으므로 健脾燥濕이 요구되고, 이에 따라 흩어진 脾氣를 조정해야 하기 때문이다.

11. 【藿香】(定氣定魂)

(1) 사용 예

亡陽證 初證의 補中益氣湯과 太陰證 初證의 藿香正氣散, 少陰證의 桂附藿陳理中湯 등에 사용되었다.

(2) 사용조건

定氣 定魂이란 무엇일까?

이들은 胃의 寒濕 또는 癨亂 등에 의하여 中焦之氣가 매우 불안할 때 나타난다. 藿香은 무성하게 퍼지는 火氣와 두터운 土氣를 얻어 中焦의 위태로운 氣를 바로잡는다.

東武는 「臟腑論」에서 前四海(津膏油液)에는 意慮操志가 감추어져 있고(藏), 後四海(膩膜血精)에는 神靈魂魄이 藏되어 있고, 또 神氣血精이란 前四海가

耳目鼻口의 聽視臭味之力에 의하여 上, 中上, 下, 中下焦에 充滿하게 되어 이루어지는 것이라 하였다.

少陰人의 性情은 喜情 樂性이다. 性은 表氣(耳目鼻口－頭肩腰臀之氣)를 損傷하고 情은 裏氣(肺脾肝腎－頷臆臍腹之氣)를 損傷한다.

그러므로 樂性이 深擴하면 神靈魂魄 中에 神이 傷하고, 喜情이 深擴하면 意慮操志 中에 慮가 傷하며 또 神氣血精 중에 氣가 傷하기 쉽다. 그러므로 傷氣와 함께 表證에 用한다면 定神 혹은 裏證에 用한다면 定慮가 타당하다고 생각된다. 이는 少陰人의 【藿香】에 해당하는 藥들인 少陽人의 【拘己子(安精, 定志)】, 太陰人의 【元肉, 山棗仁(安神, 安意)】 등이고, 이들은 위에서 언급한 性情의 이론들과 일치가 되나 少陰人에 있어서 定魂은 이해되지 않는다.

12. 【蘇葉】(解肌之表邪)

(1) 사용 예

少陰人의 血分에 작용하는 解鬱之劑 중 가장 輕하여 少陰人 鬱狂初證의 芎歸香蘇散, 亡陽初證의 補中益氣湯, 太陰初證의 藿香正氣散 등에 解肌之表邪에 사용한다.

(2) 사용조건

그러므로 血分의 凝滯가 심한 鬱狂中證 이상에서는 不用한다.

13. 【桂枝】

(1) 사용 예

『本草從新』에 輕解肌 調營衛라 하였으나, 少陰人에 있어서는 强力한 解肌之劑로 작용하여 保命之主가 비교적 有餘한 鬱狂初證(川芎桂枝湯證)에 收斂脾元하는 【白芍】과 作用하여 升陽의 목적을 돕는다(桂枝＋白芍).

(2) 사용조건

그러나 保命之主가 더욱 損傷된 鬱狂證 末證에 이르면【桂枝+白芍】대신 補氣固表하는【黃芪】를 사용하여【黃芪+白芍】의 作用으로 升陽을 돕고, 亡陽證에 이르러서는 대개【桂枝+黃芪+白芍】의 작용으로 素證의 改善과 그로 인한 亡陽의 저지로 升陽의 작용을 돕는다.

14.【香附子】(開脾之胃氣而消食進食)

(1) 사용 예

【蘇葉, 葱白】등의 鬱狂初證(川芎桂枝湯)이나 太陰初證(桂枝半夏生薑湯) 등에 比하면【香附子】는 氣血의 鬱結이 보다 진행되어 血分이 損傷되기 시작할 때 사용한다. 그러나 津液 損傷이 심할 때의 鬱狂末證(八物君子湯, 十全大補湯)이나 亡陽證과 少陰證에는 사용치 않고 鬱狂初-中證과 太陰中證에 사용되었다.

(2) 사용조건

만약 津液의 損傷이 심할 때 사용하면 鬱滯된 氣와 血을 損傷시키게 된다. 즉 이는 胸中의 鬱熱을 열어서(啓發) 氣를 外部에 퍼뜨리고 血이 氣를 따라가게 하여 胸部熱을 下降시킨다. 즉 鬱而不達한 氣를 治療하고 下降하여 上升못하는 血을 治療한다.

15.【半夏】(消脾痰)

(1) 사용 예

太陰證에 사용되는 處方 중 桂枝半夏生薑湯, 藿香正氣散, 香砂六君子湯, 香砂養胃湯 등에 사용되었다.

(2) 사용조건

이들 病證의 공통점은 輕重의 차이는 있으나 表裏氣가 모두 胃寒證에 영향받아 생기는 病證이다. 즉 陰陽의 소통에 障碍를 초래하므로 半夏는 발산하는 약은 아니지만 陰이 陽을 막지 못하는 것을 화합하여 氣를 퍼뜨리는 역할을 한다. 대개【生薑】의 예리한 氣로 橫散하는 힘과【半夏】의 부드러운 기운으로 치밀어 오르는 것을 내리는(降逆) 작용의 合으로 신속히 分散하고 부드럽게 내려 보낸다.

16.【乾薑】(溫肉理)

(1) 사용 예

太陰證(藿香正氣散, 香砂養胃湯, 寬中湯, 白何烏理中湯)과 少陰證(官桂附子理中湯, 吳茱萸附子理中湯, 白何烏附子理中湯, 桂附藿陳理中湯, 獨蔘官桂理中湯, 芎歸葱蘇理中湯)에 寒을 驅逐하여 溫中(主守)한다.

(2) 사용조건

이미 寒邪가 中焦以下에 미치는 證에 寒을 驅逐하여 溫中(主守)한다. 寒邪의 鬱滯가 심할수록 분량을 증대(2錢)하여 陽을 돌려 陰을 몰아낸다(回陽逐陰).

17.【附子】

(1) 사용 예

亡陽危病證과 少陰證에 사용한다.

(2) 사용조건

亡陽證의 重證以上(危病證)이나 少陰證은 表裏氣가 동시에 極衰弱한 病證이다. 이는 冷氣가 脾 주위를 업신여겨 胃熱(裏熱)을 지탱하는 힘이 약해져 동시에 그 冷氣로 인한 피해가 胃 주변으로 침범하여 表裏氣가 동시에 損傷받는다. 다른 약으로는 이 冷氣를 구축할 수 없을 때 表證에서 陽을 일으켜서(振陽) 風寒을 저절로 물러나게 하거나 裏證에서 眞陽을 補하여 逐陰한다(爲元師之藥而 不能除外冷 冷氣侮脾周而凌侵於胃之四圍者).

■ 單味劑의 활용

1) 陽明病 雖單: 黃芪, 桂枝, 人蔘, 芍藥 亦可用
2) 少陰病 雖單: 附子, 芍藥, 人蔘, 甘草 亦可用
3) 太陽病 雖單: 蘇葉, 蔥白, 黃芪, 桂枝 亦可用
4) 太陰病 雖單: 白朮, 乾薑, 陳皮, 藿香 亦可用

第六章　少陰人 處方의 背景處方

1. 張仲景 傷寒論中(少陰人病 經驗設方 二十三方)

桂枝湯	桂枝 3錢, 白芍藥 2錢, 甘草 1錢, 生薑 3片, 大棗 2枚
理中湯	人蔘, 白朮, 乾薑 各 2錢, 甘草炙 1錢
薑附湯	炮乾薑 1兩, 炮附子 1枚, 剉取 5錢 水煎服 附子生用, 名曰 白通湯
四順理中湯	人蔘, 白朮, 乾薑, 炙甘草 各 2錢
人蔘桂枝湯	炙甘草, 桂枝 各 1錢 8分, 白朮, 人蔘, 乾薑 各 1錢 5分
四逆湯	炙甘草 6錢, 炮乾薑 5錢, 生附子 1枚, 剉分二貼 水煎服
厚朴半夏湯	厚朴 3錢, 人蔘, 半夏 各 1錢 5分, 甘草 7分 5厘, 生薑 7片
半夏散	製半夏, 炙甘草, 桂枝 各 2錢
赤石脂禹餘粮湯	赤石脂, 禹餘粮 各 2錢 5分
附子湯	白朮 4錢, 白芍藥, 白茯苓 各 3錢, 附子炮, 人蔘 各 2錢
麻黃附子細辛湯	麻黃, 細辛 各 2錢, 炮附子 1錢
麻黃附子甘草湯	麻黃, 甘草 各 3錢, 炮附子 1錢
當歸四逆湯	白芍藥, 當歸 各 2錢, 桂枝 1錢 5分, 細辛, 通草, 甘草 各 1錢
半夏瀉心湯	製半夏 2錢, 人蔘, 甘草, 黃芩 各 1錢 5分, 乾薑 1錢, 黃連 5分, 生薑 3片, 大棗 2枚
生薑瀉心湯	生薑, 半夏 各 2錢, 人蔘, 乾薑 各 1錢 5分, 黃連, 甘草 各 1錢, 黃芩 5分 大棗 3枚
甘草瀉心湯	甘草 2錢, 乾薑, 黃芩 各 1錢 5分, 製半夏, 人蔘 各 1錢, 大棗 3枚

茵蔯蒿湯	茵蔯 1兩, 大黃 5錢, 梔子 2錢, 先煎茵蔯 減半 納二味煎 又減半 服日二 小便當利 色正赤 腹漸減 黃從小便去也
抵 當 湯	水蛭炒, 虻蟲炒去足翅, 桃仁留尖 各 10枚, 大黃蒸 3錢
桃仁承氣湯	大黃 3錢, 桂心, 芒硝 各 2錢, 甘草 1錢, 桃仁留尖 10枚
麻 仁 丸	大黃蒸 4兩, 枳實, 厚朴, 赤芍藥 各 2兩, 麻子仁 1兩 5錢 杏仁 1兩 2錢 5分, 爲末蜜丸 梧子大 空心 溫湯下 50丸
蜜 導 法	老人虛人 不可用藥者 用蜜熬 入皂角末少許 捻作錠子 納肛門卽通
大承氣湯	大黃 4錢, 厚朴, 枳實, 芒硝 各 2錢 水二大盞 先煎枳朴 至一盞 乃下大黃煎至 7分 去滓入芒硝 再一沸溫服
小承氣湯	大黃 4錢, 厚朴, 枳實 各 1錢 5分 剉作一貼 水煎服

2. 宋元明 三代醫家 著述中(少陰人病 經驗行用要藥 十三方과 巴豆藥 六方)

■ 十全大補湯

人蔘, 白朮, 白芍藥, 炙甘草, 黃芪, 肉桂, 當歸, 川芎, 白茯苓, 熟地黃 各 1錢 生薑 3片, 大棗 2枚

○ 此方 出於王好古海藏書中 治虛勞

▷ 今考更定 此方 當去白茯苓, 熟地黃, 當用砂仁, 陳皮

■ 補中益氣湯

黃芪 1錢 5分, 甘草炙, 人蔘, 白朮, 各 1錢, 當歸, 陳皮 各 7分, 升麻, 柴胡 各 3分 生薑 3片, 大棗 2枚

○ 此方 出於李杲東垣書中 治勞倦虛弱 身熱而煩 自汗倦怠

▷ 今考更定 此方 黃芪 當用 3錢而 當去升麻, 柴胡, 當用 藿香, 紫蘇葉

■ 香砂六君子湯

香附子, 白朮, 白茯苓, 半夏, 陳皮, 厚朴, 白豆蔻 各 1錢, 人蔘, 甘草, 木香, 縮砂, 益智仁 各 5分, 生薑 3片, 大棗 2枚

○ 此方 出於龔信醫鑑書中 治不思飮食 食不下 食後倒飽

▷ 今考更定 此方 當去白茯苓 當用白何烏

■ 木香順氣散

烏藥, 香附子, 靑皮, 陳皮, 厚朴, 枳殼, 半夏, 各 1錢, 木香, 縮砂, 各 5分

桂皮, 乾薑, 炙甘草 各 3分, 生薑 3片, 大棗 2枚

○ 此方 出於龔信萬病回春書中 治中氣病 中氣者 與人相爭 暴怒氣逆 而暈倒也 先以薑湯救之 甦後用此藥

■ 蘇合香元

白朮, 木香, 沈香, 麝香, 丁香, 安息香, 白檀香, 訶子皮, 香附子, 蓽撥, 犀角, 朱砂 各 2兩 (朱砂半爲衣 蘇合油 入安息香膏內) 乳香, 龍腦 各 1兩 右細末 用安息香膏竝煉蜜 搜和千搗 每一兩 分作 40丸 每取 2-3丸 井華水 或溫水下

○ 此方 出於局方 治一切氣疾 中氣 上氣 氣逆 氣鬱 氣痛

○ 許叔微本事方曰 凡人 暴喜傷陽 暴怒傷陰 憂愁怫意 氣多厥逆 當用 此藥 若 槪作中風治 多致殺人

○ 危亦林得效方曰 中風 脈浮身溫 口多痰涎 中氣 脈沈身凉 口無痰涎

▷ 今考更定 此方 當去 麝香, 犀角, 朱砂, 龍腦, 乳香, 當用, 藿香, 茴香, 桂皮, 五靈脂, 玄胡索

■ 藿香正氣散

藿香 1錢 5分, 紫蘇葉 1錢, 厚朴, 大腹皮, 白朮, 陳皮, 半夏, 甘草, 桔梗, 白芷, 白茯苓 各 5分 生薑 3片 大棗 2枚

○ 此方 出於龔信醫鑑書中 治傷寒

▷ 今考更定 此方 當去 桔梗, 白芷, 白茯苓 當用 桂皮, 乾薑, 益智仁

■ 香蘇散

香附子 3錢, 紫蘇葉 2錢 5分, 陳皮 1錢 5分, 蒼朮, 甘草 各 1錢, 生薑 3片, 蔥白 2莖

○ 此方 出於危亦林得效方書中 治四時瘟疫

○ 局方曰 昔有一老人 授此方 與一人 令其合施 城中大疫 服此皆愈

■ 桂枝附子湯

炮附子, 桂枝 各 3錢, 白芍藥 2錢, 炙甘草 1錢, 生薑 3片, 大棗 2枚

○ 此方 出於李梴醫學入門書中 治汗漏不止 四肢拘急 難以屈(伸)

■ 茵蔯四逆湯

茵蔯 1兩, 炮附子, 炮乾薑, 炙甘草 各 1錢

○ 治陰黃病 冷汗不止

■ 茵蔯附子湯

茵蔯 1兩, 炮附子, 炙甘草 各 1錢

○ 治陰黃病 身冷

■ 茵蔯橘皮湯

茵蔯 1兩, 陳皮, 白朮, 半夏, 生薑 各 1錢

○ 治陰黃病 喘嘔不渴

※ 右三方 出於朱肱活人書中

■ 三味蔘萸湯

吳茱萸 3錢, 人蔘 2錢, 生薑 4片, 大棗 2枚

○ 治厥陰證 嘔吐涎沫 少陰證 厥冷煩躁 陽明證 食穀欲嘔 皆妙

■ 霹靂散

附子 1箇 炮過 以冷灰 培半時取出 切半箇 細剉 入臘茶 1錢

水一盞 煎至六分 去渣 入熟蜜半匙 放冷服之 須臾躁止 得睡 汗出 差

○ 治陰盛隔陽證

※ 右二方 出於李梴醫學入門書中

■ 溫白元

川烏炮 2兩 5錢, 吳茱萸, 桔梗, 柴胡, 石菖蒲, 紫菀, 黃連, 乾薑炮, 肉桂, 川椒炒, 赤茯苓, 皂角炙, 厚朴, 人蔘, 巴豆霜 各 5錢

右爲末 煉蜜和丸 梧子大 薑湯下 3丸 或 5丸 至 7丸

○ 此方 出於局方 治積聚 癥癖 黃疸 鼓脹 十種水氣 九種心痛 八種痞塞 五種淋疾 遠年瘧疾

○ 龔信醫鑑曰 婦人 腹中積聚 有似懷孕 羸瘦困弊 或歌哭如邪祟 服此藥自愈 久病服之則 皆瀉出蟲蛇 惡膿之物

■ 瘴疸丸

茵蔯, 梔子, 大黃, 芒硝 各 1兩, 杏仁 6錢, 常山, 鱉甲, 巴豆霜 各 4錢, 豆豉 2錢 右爲末 蒸餠和丸 梧子大 每 3丸 或 5丸 溫水送下

○ 此方 出於危亦林得效方書中 一名 茵蔯丸
治時行瘟疫 及 瘴瘧 黃疸 濕熱病

■ 三稜消積丸

三稜, 蓬朮, 神麴 各 7錢, 巴豆和皮入米同炒黑去米 靑皮, 陳皮, 茴香 各 5錢 丁香皮, 益智仁 各 3錢

右爲末 醋糊和丸 梧子大 薑湯下 30~40丸

○ 此方 出於李杲東垣書中 治生冷物不消滿悶

■ 秘方化滯丸

三稜, 蓬朮竝煨 各 4錢 8分, 半夏麴, 木香, 丁香, 靑皮, 陳皮竝去白 黃連 各 2錢 5分, 巴豆肉醋浸一宿熬乾 6錢

右爲末 以烏梅末 入麵少許 煮作糊和丸 黍米大
每服 5－7丸 至 10丸 欲通利則 以熱湯下 欲磨積則 陳皮湯下 欲止泄則 飮冷水

○ 此方 出於朱震亨丹溪心法書中 理一切氣 化一切積 久堅沈痼 磨之自消 暴積乍留 導之立去 奪造化 有通塞之功 調陰陽 有補瀉之妙

■ 三物白散

桔梗, 貝母 各 3錢 巴豆去皮心熬研如脂 1錢 右爲末 和匀白湯 和服半錢 弱人減半 或吐 或利 不利 進熱粥一碗 利不止 進冷粥一碗

■ 如意丹

川烏炮 8錢, 檳榔, 人蔘, 柴胡, 吳茱萸, 川椒, 白茯苓, 白薑, 黃連, 紫菀, 厚朴, 肉桂, 當歸, 桔梗, 皂角, 石菖蒲 各 5錢, 巴豆霜 2錢 5分
右爲末 煉蜜和丸 梧子大 朱砂爲衣 每 5丸 或 7丸 溫水下

○ 專治瘟疫 及 一切鬼祟

※ 右二方 出於李梴醫學入門書中

▷ 論曰 右巴豆六方 卽 古人之各自置方 各自經驗而
此六方 同是一巴豆之力則 所用 亦無異而 同歸於一也
蓋 巴豆 少陰人病之 必不可不用而 又不可輕用 必不可浪用而 又不可疑用之藥
故 聯錄六方 備述經驗 昭明其理者 欲其用之必中而 不敢輕忽也

3. 新定 少陰人病 應用要藥(二十四方)

■ 黃芪桂枝附子湯

桂枝, 黃芪 各 3錢, 白芍藥 2錢, 炙甘草 當歸 各 1錢, 炮附子 1錢 或 2錢, 生薑 3片, 大棗 2枚

■ 人蔘桂枝附子湯

人蔘 4錢, 桂枝 3錢, 白芍藥, 黃芪 各 2錢, 當歸, 炙甘草 各 1錢, 炮附子 1錢 或 2錢, 生薑 3片, 大棗 2枚

■ 升陽益氣附子湯

人蔘, 桂枝, 白芍藥, 黃芪 各 2錢, 白何烏, 官桂, 當歸, 炙甘草 各 1錢, 炮附子 1錢 或 2錢, 生薑 3片, 大棗 2枚

■ 人蔘官桂附子湯

人蔘 5錢 或一兩, 官桂, 黃芪 各 3錢, 白芍藥 2錢, 當歸 炙甘草 各 1錢, 炮附子 2錢 或 2錢 5分, 生薑 3片, 大棗 2枚

▷ 右四方 皆亡陽危病藥也

亡陽病人 小便白而多 危有餘地則 用附子 1錢 日再服

小便赤而少 危無餘地則 用附子 2錢 日二三服

病在將危用 1錢 病在免危用 1錢 病在調理亦 1錢 日再服

■ 升陽益氣湯

人蔘, 桂枝, 黃芪, 白芍藥 各 2錢, 白何烏, 官桂, 當歸, 炙甘草 各 1錢, 生薑 3片, 大棗 2枚

■ 補中益氣湯

人蔘, 黃芪 各 3錢, 炙甘草, 白朮, 當歸, 陳皮 各 1錢, 藿香, 蘇葉 各,3分 或各 5分, 生薑 3片, 大棗 2枚

■ 黃芪桂枝湯

桂枝 3錢, 白芍藥, 黃芪 各 2錢, 白何烏, 當歸, 炙甘草 各 1錢, 生薑 3片, 大棗 2枚

■ 川芎桂枝湯

桂枝 3錢, 白芍藥 2錢, 川芎, 蒼朮, 陳皮, 炙甘草 各 1錢, 生薑 3片, 大棗 2枚

■ 芎歸香蘇散

香附子 2錢, 紫蘇葉, 川芎, 當歸, 蒼朮, 陳皮, 炙甘草 各 1錢, 葱白 5莖, 生薑 3片, 大棗 2枚

■ 藿香正氣散

藿香 1錢 5分, 紫蘇葉 1錢, 蒼朮, 白朮, 半夏, 陳皮, 青皮, 大腹皮, 桂皮, 乾薑, 益智仁, 炙甘草 各 5分, 生薑 3片, 大棗 2枚

■ 八物君子湯

人蔘 2錢, 黃芪, 白朮, 白芍藥, 當歸, 川芎, 陳皮, 炙甘草 各 1錢, 生薑 3片, 大棗 2枚

▷ 本方 以白何烏 易人蔘則 名曰 白何烏君子湯

本方 用蔘芪 各 1錢 加白何烏, 官桂 各 1錢則 名曰 十全大補湯

本方 用人蔘 1兩, 黃芪 1錢則 名曰 獨蔘八物湯

■ 香附子八物湯

香附子, 當歸, 白芍藥 各 2錢, 白朮, 白何烏, 川芎, 陳皮, 炙甘草 各 1錢, 生薑 3片, 大棗 2枚

※ 嘗治 婦人 思慮傷脾 咽乾舌燥 隱隱有頭痛 神效

■ 桂枝半夏生薑湯

生薑 3錢, 桂枝, 半夏 各 2錢, 白芍藥, 白朮, 陳皮, 炙甘草 各 1錢

治虛寒嘔吐 水結胸等證

■ 香砂養胃湯

人蔘, 白朮, 白芍藥, 甘草灸, 半夏, 香附子, 陳皮, 乾薑, 山査肉, 砂仁, 白豆蔻 各 1錢, 生薑 3片, 大棗 2枚

■ 赤白何烏寬中湯

白何烏, 赤何首烏, 良薑, 乾薑, 靑皮, 陳皮, 香附子, 益智仁 各 1錢, 大棗 2枚

○ 治四體倦怠 小便不快 陽道不興 將有浮腫之漸者 用之

本方 加 厚朴, 枳實, 木香, 大腹皮 各 5分則 又有通氣脈之功力(十二味寬中湯)

雖浮腫已成者 安心靜慮一百日而 日再服則 自無不效之理

本方 以人蔘 易赤何首烏則 名曰 人蔘白何烏寬中湯

以當歸 易赤何首烏則 名曰 當歸白何烏寬中湯

○ 古方 有乾薑, 良薑, 靑皮, 陳皮 等分 作湯丸 名曰 寬中湯

嘗治 少陰人 小便不快 陽道不興 四體倦怠 無力者 用之 必效 百發百中

又 寬中丸 本方 加 五靈脂, 益智仁 各 1錢則 治腹痛 神效

■ 蒜蜜湯

白何烏, 白朮, 白芍藥, 桂枝, 茵蔯, 益母草, 赤石脂, 罌粟殼 各 1錢 生薑 3片, 大棗 2枚, 大蒜 5根, 淸蜜半匙

○ 治痢疾

■ 鷄蔘膏

人蔘 1兩, 桂皮 1錢, 鷄 1首

濃煎服 或以胡椒 淸蜜 助滋味 無妨

○ 此方 自古有方 治瘧疾・痢疾 神效 嘗治久瘧 先用 巴豆 通利大便 後數三日連用 鷄蔘膏 快效

桂皮 或以桂心 代用

■ 巴豆丹

巴豆 1粒

去殼取粒 溫水呑下 全粒 或半粒 仍煎湯藥

○ 以煎藥時刻 巴豆 獨行腹胃間 太半用力 然後 服湯藥則 湯藥 可以與巴豆同行 通快腹胃 升提其氣也 再煎湯藥 大便通後 又連服之

巴豆 全粒 下利 半粒 化積

■ 人蔘陳皮湯

人蔘 1兩, 生薑, 砂仁, 陳皮 各 1錢, 大棗 2枚

○ 本方 以炮乾薑 易生薑 又加桂皮 1錢則 尤有溫胃逐冷之力

以本方嘗治未周年小兒 陰毒慢風 連服數日 病快癒矣 病愈後 更不服藥 再發不治

■ 人蔘吳茱萸湯

人蔘 1兩, 吳茱萸, 生薑 各 3錢, 白芍藥, 當歸, 官桂, 各 1錢

■ 官桂附子理中湯

人蔘 3錢, 白朮, 炮乾薑, 官桂 各 2錢, 白芍藥, 陳皮, 炙甘草 各 1錢, 炮附子 1錢 或 2錢

■ 吳茱萸附子理中湯

人蔘, 白朮, 炮乾薑, 官桂 各 2錢, 白芍藥, 陳皮, 炙甘草, 吳茱萸, 小茴香, 破故紙 各 1錢, 炮附子 1錢 或 2錢

■ 白何烏附子理中湯

白何烏, 白朮炒, 白芍藥微炒, 桂枝, 乾薑炮 各 2錢, 陳皮, 甘草炙, 附子炮 各 1錢

■ 白何烏理中湯

白何烏, 白朮, 白芍藥, 桂枝, 炮乾薑 各 2錢, 陳皮, 炙甘草 各 1錢

○ 有人蔘則 用人蔘 無人蔘則 用白何烏

白何烏 與 人蔘 性味相近而 清越之力 不及 溫補之力 過之 不無異同之處

險病 危證 人蔘二錢以上 不可全恃 白何烏代用 古方 經驗不多 藥材生疎 故也

然 此一味 必不可遺棄於補藥中而 古方 何人飮 用白何烏五錢 治瘧病

▷ 右 少陰人藥 諸種

附子 炮用 甘草 炙用 乾薑 炮用 或 生用 黃芪 炙用 或 生用

▷ 窮港僻村 病起倉卒 雖單方 猶百勝於束手無策

陽明病 雖單黃芪 桂皮 人蔘 芍藥 亦可用

少陰病 雖單附子 芍藥 人蔘 甘草 亦可用

太陽病 雖單蘇葉 葱白 黃芪 桂枝 亦可用

太陰病 雖單白朮 乾薑 陳皮 藿香 亦可用

爲先用單方而 一邊求得全方則 必無救病失機之理

然 當用 全方中 所有之藥 不當用 全方中 所無之藥

4. 草本卷 少陰藥方(13方)

■ 藿香正氣散: 治外感通用. 本方減蘇葉, 大腹皮, 名曰 不換金正氣散. 更加人蔘, 草果, 名曰 人蔘養胃湯. 治大同小異.

藿香, 蘇葉, 大腹皮, 蒼朮, 陳皮, 厚朴, 半夏, 甘草 各 1錢. 入薑三 棗二同煎, 以下少陰人藥方, 皆加薑棗.

■ 香蘇散: 治四時運氣. 加香薷, 白扁豆 名曰 二香散. 治泄瀉. 霍亂.

香附子, 蘇葉, 川芎, 蒼朮, 陳皮, 甘草 各 1錢.

■ 四君子湯: 治脾元虛弱. 本方 加當歸, 桂皮 休瘧病. 本方 加訶子, 肉豆蔲, 炮附子, 治氣虛泄痢.

人蔘, 白朮, 炙甘草, 白何烏 各 1錢.

■ 四物湯: 治脾元損傷. 本方 加蘇葉, 陳皮 名曰安胎飮, 治孕婦病. 加小茴香, 川楝子, 五靈脂, 治裏急疝氣.

■ 四君子合四物湯 名曰 八珍湯, 加桂皮, 黃芪 名曰十全大補湯. 俱治少陰人虛勞.

■ 錢氏異功散: 治脾胃虛弱, 飮食鮮少

挾滯: 加山楂, 神麯, 砂仁, 挾瘧: 加半夏, 草果, 靑皮. 虛痢: 加檳榔, 吳茱萸, 桂心. 暑感: 加白扁豆, 香薷, 厚朴.

■ 補中益氣湯: 治內傷頭痛, 眩暈, 憎寒, 壯熱, 不知食味, 四體無力. 黃芪蜜炙三錢, 人蔘, 炙甘草各一錢, 白朮, 當歸, 各 7分, 陳皮 5分.

■ 蘇合香元: 治一切氣病疾. 白朮, 木香, 丁香, 沈香, 訶子, 華撥, 香附子, 蘇合油, 安息香 各 等分.

■ 枳朮丸: 治噯氣呑酸. 枳殼, 白朮, 作丸.

■ 川當湯: 治孕婦産前産後病. 當歸三錢, 川芎 2錢.

■ 導痰湯: 治風痰. 半夏, 白朮 各 2錢, 陳皮, 炙甘草, 南星, 枳殼各 1錢, 入生薑 5片, 大棗 2枚.

■ 香丹白元子: 治大人風痰小兒慢驚風. 沈香, 南星, 半夏, 白附子作丸.

■ 半薑湯:

治胸隔痰飮, 催吐涎沫, 半夏, 生薑 各 3錢.

■ 기타

◦茵陳: 黃疸治. ◦苦楝皮: 治蛔蟲. ◦益母草: 治虛勞者. ◦蘇木, 紅花: 治

瘀血. ◦玄胡索, 海粉: 治積塊. ◦甘薯(土豆), 鹽液: 治浮腫. ◦糯米, 甘薯糖液: 治浮腫. ◦米糖: 治眩暈. ◦鐵液水: 治 四肢不仁. ◦項赤蛇, 金蛇酒: 治口臭燥渴. ◦狗肉湯: 治瘟疫.

B. 少陽人

第一章 少陽人 病證, 處方 要約

少陽人은 脾大腎小하다. 少陽人의 保命之主는 陰淸之氣이며 이것이 유지되면 表(臟)에서 降陰이 이루어지고 裏(腑)에서 淸陽이 上升하게 된다.

陰淸之氣 損傷에 따라 表病에서 降陰의 障碍는 傷風證과 亡陰證으로 구분되며, 裏病에서 胃熱證에 의한 胸膈熱證과 淸陽不升으로 인한 消證과 陰虛午熱證으로 구분된다. 그러므로 현재의 保命之主가 어느 狀態인가에 따라 病證의 表裏輕重이 결정되며 治療의 목표도 이를 어느 정도 유지하여야 되는가에 달려 있다.

또 性情의 調律이란 면에서 보면 少陽人(怒性 哀情)이 추구하는 中庸으로 가기 위한 바람직한 자세는 少陽人의 怒性(少陽次元)이 ⇒ 少陰人의 樂性(少陰次元)으로, 少陽人의 哀情(太陽次元)이 ⇒ 太陰人의 樂情(少陰次元)으로 발전하여야 한다.

1. 表病(脾受寒 表寒病)

(1) 太陽病, 少陽病(少陽傷風證)

大靑龍湯證, 小柴胡湯證(以上 仲景) ⇒ 荊防敗毒散, 荊防瀉白散, 荊防導赤散

(2) 表邪深結證

凡 發汗 腰以上 雖淋漓而 腰以下至足 微潤則 病終不解也(朱肱)

⇒ 無論 初痛再痛三痛 用 荊防敗毒散, 荊防瀉白散, 荊防導赤散

(3) 結胸病

十棗湯證, 大陷胸湯證, 五苓散證(以上 仲景)
大陷胸湯證, 小陷胸湯證(以上 龔信)
以上 ⇒ 少陽人 傷寒病 心下結胸之證 表氣陰陽虛弱 正邪相爭累日不快之中 裏氣亦秘 澁不和變生此證也.

① 先用 甘遂 仍煎 荊防導赤散 以壓之
② 乾嘔 短氣而藥不還吐者 ⇒ 不用甘遂 但用 荊防導赤散 加 白茯苓, 澤瀉 各 1錢
③ 燥渴 譫語者 尤極險證也 ⇒ 急用甘遂 仍煎 地黃白虎湯

(4) 亡陰證

傷寒自利 當觀陰陽證 不可例服 溫煖 及止瀉藥(李子建)
⇒ ① 身熱頭痛泄瀉: 猪苓車前子湯, 荊防瀉白散
② 身寒腹痛泄瀉: 滑石苦蔘湯, 荊防地黃湯

(5) 表證時의 兼病(發狂 譫語證)

① 寒多熱少之病(喘促短氣 → 舌卷動風 口噤不語): 先自表寒病得病後有大便秘閉而 發此證矣
② 熱多寒少之病(陽毒發斑)
③ 頭痛身熱 表寒病後의 發狂 譫語 動風
以上 ⇒ 地黃白虎湯

(6) 素證(悖氣 食滯腹痛) 狀態에서 現證(泄瀉 引飮 間有 譫語證)

⇒ 荊防地黃湯 藥力 十倍於 知母白虎湯

(7) 其他의 表病(泛論)

① 浮腫 初發: 木通大安湯 或 荊防地黃湯 加 木通 日再服則 六七日內浮腫必解
② 浮腫 解後 百日內: 荊防地黃湯 加 木通 二三錢, 每日 一二貼用之

③ 傷寒喘促: 宜用 靈砂一分 溫水調下, 因煎 荊芥・防風・瓜蔞用之
④ 痢疾: 黃連淸腸湯
⑤ 瘧病: 瘧不發日 用獨活地黃湯 二貼 朝暮服, 瘧發日預煎 荊防敗毒散 二貼 待惡寒發熱作時 二貼連服

2. 裏病(胃受熱 裏熱病)

(1) 胸膈熱證

① 太陽病 熱多寒少症(桂麻各半湯, 桂婢各半湯)
⇒ 大便不過 一晝夜而通者: 荊防瀉白散
大便過 一晝夜而不通者: 地黃白虎湯
② 陽明證 小便不利(猪苓湯), 三陽合病(白虎湯) ⇒ 地黃白虎湯
③ 陽厥證(白虎湯) ⇒ 地黃白虎湯

(2) 消證

① 王好古의 消渴, 消中, 消腎
② 朱震亨의 上消(白虎湯), 中消(黃連猪肚丸), 下消(六味地黃湯)
以上 ⇒ 上消: 凉膈散火湯, 中消: 忍冬藤地骨皮湯, 下消: 熟地黃苦蔘湯

(3) 陰虛午熱證(龔信, 孫思邈, 醫方類聚)

⇒ 表裏陰陽俱虛損證: 獨活地黃湯, 十二味地黃湯

(4) 其他의 裏病(泛論)

① 纏喉風, 脣瘇: 輕者 凉膈散火湯, 陽毒白虎湯, 重者 水銀熏鼻方
② 小兒 多食肌瘦: 蘆薈肥兒丸, 忍冬藤地骨皮湯
③ 毒瘇: 火熬香油灌瘡, 腦疽: 河豚卵 作末傅之, 蛇頭瘡: 河豚卵傅之, 磨刀之末 傅之
④ 少陽人 六十老人 中風一臂不遂病: 輕粉五里
少陽人 二十歲 少年 一脚 微不仁痺風: 輕粉甘遂龍虎丹

少陽人 七十歲老人 大便四五日不通 或 六七日不通 飮食如常 兩脚膝寒無力: 輕粉甘遂龍虎丹

⑤ 咽喉 水醬不入 大便不通三日 病至危境: 甘遂天一丸

第二章 少陽人 處方의 次序

1. 表病(太陽病, 少陽病, 結胸證 等)

脾陰氣가 腎局으로 降하는 정도에 따라 病證은 다변화된다. 즉 輕證인 경우는 단지 解鬱에 의하여 쉽게 降陰이 되지만 或降, 未降 또는 不降에 따라 점차 重證으로 나타난다. 그러므로 降陰을 방해하는 원인에 따라 어느 부위(四焦中)를 어느 정도 解鬱과 淸熱, 補陰해야 할 것인가? 등을 결정한다.

表病(太陽病, 少陽病, 結胸證)의 降陰단계는 다음과 같다.

① 表病 중 가장 輕한 症狀으로 解鬱의 조건만으로도 降陰이 이르어진다. 즉 羌活 獨活 荊芥 防風 등으로 中上焦, 下焦의 鬱結을 해소함으로써 降陰을 통한 補陰의 조건을 마련한다(荊防敗毒散).

: 赤茯苓 … 柴胡, 前胡, 羌活, 獨活, 荊芥, 防風, 生地黃(1), 地骨皮, 車前子

② 荊防敗毒散이 어느 정도 脾腎陰이 있는 狀態에서 解鬱 위주에 의하여 脾陰氣가 降陰되었다면, 胸膈熱에 의해 脾陰氣의 實質的 損傷과 더불어 降陰의 障碍가 심화되기 시작하여 血分의 化生에 장애를 가져온다(荊防導赤散).

: 木通(2) … 生地黃(3), 玄蔘, 瓜蔞仁, 前胡, 羌活, 獨活, 荊芥, 防風

③ 結胸의 輕證에 胸膈熱만 풀어서 降陰이 되는 荊防導赤散의 경우와, 여기에 加【茯苓, 澤瀉】에 의하여 固腎立腎, 壯腎而外攘之力에 의하여 2차적으로 降陰之力을 강화시킨다(導赤降氣湯).

: 茯苓(2)＋木通(2)＋澤瀉(2) … 生地黃(3), 玄蔘, 瓜蔞仁, 前胡, 羌活, 獨活, 荊芥, 防風

④ 腎陰의 不足이나 鬱滯가 原因이 아니라 脾局의 과도한 陽熱之氣의 過亢으로 인하여 降陰이 안 될 경우에 생기는 것(黃連淸腸湯).

: 茯苓(2)＋木通(2)＋澤瀉(2) … 生地黃(4), 黃連, 豬苓, 車前子, 羌活, 防風

⑤ 上焦, 中上焦의 鬱熱로 인한 降陰之力이 무척 약화된 狀態에서 脾局과 腎局의 連接不能(氣化作用 不能)으로 온 浮腫이다(木通大安湯).
: 赤茯苓(2)＋木通(5)＋澤瀉(1) … 生地黃(5), 黃連, 車前子, 羌活, 荊芥, 防風

2. 表病(亡陰證)

亡陰證의 原因은 陰氣가 下降치 못해서 오히려 背膂로 逆上하여 온다. 이는

(1) 中上－上焦의 裏熱極盛.

中上焦(肺, 脾)에서 陽盛(裏熱)에 의한 降陰障碍(荊防瀉白散).
: 茯苓(2)＋澤瀉(2)＋知母(1) … 生地黃(3), 石膏(1), 羌獨荊防

(2) 脾腎陰의 毁損.

더욱 消盡된 脾腎陰이 下焦(腎)의 陽盛(裏濕熱)에 의해 서로 連接치 못하는 降陰障碍(猪苓車前子湯).
: 茯苓(2)＋澤瀉(2)＋知母(1) … 豬苓, 車前子, 石膏(1), 羌獨荊防

(3) 表氣虛에 의한 脾腎陰의 消盡이 極에 달하여 오는 降陰障碍.

: 澤瀉(2)＋山茱萸(2)＋熟地黃(2) … 車前子, 羌獨荊防(荊防地黃湯)
: 白茯苓(1.5)＋澤瀉(1)＋知母(1)＋山茱萸(2)＋熟地黃(4) … 黃柏, 苦蔘(熟地黃苦蔘湯)

3. 裏病(胸膈熱證, 消渴證, 陰虛午熱證 等)

1) 胸膈熱證

少陽人의 陽明 裏熱證의 輕重에 따라 降陰이 방해된다.

① 먼저 極盛한 胃熱을 제거하고, 이에 損傷받은 陰氣를 지탱하고, 생산된 陰氣를 解鬱을 통해 脾腎 사이를 소통시킨다(地黃白虎湯).

: 知母(2) … 石膏(5～10), 生地黃(4), 防風, 獨活

② 少陽人에게 陽毒發斑의 발생은 胃熱이 脾局뿐 아니라 肺局인 피부에 鬱熱을 일으켜 發斑이 된다. 熱邪가 血分까지 침투하였으므로 脾腎陰의 連接을 위해 胸膈熱과 동시에 血分熱을 풀어야 하고 損傷될 腎陰을 거두어야 한다(陽毒白虎湯).

: 知母(2) … 石膏(5～10), 生地黃(4), 防風, 荊芥, 牛蒡子

2) 消渴證과 陰虛午熱證

淸陽의 上升之力의 차이로 大腸局의 淸陽이 小腸局에서 ⇒ 胃局에서 ⇒ 頭面四肢로 上升치 못하는 정도에 따라 輕重으로 구분하였다. 淸陽上升 原動力의 大小는 脾腎陰氣의 有餘 不足에 따른다.

①下消 및 陰虛午熱證은 大腸局의 淸陽 자체가 消盡하거나 또는 이로 인해 전혀 上升치 못할 때(獨活地黃湯, 十二味地黃湯).

: 白茯笭(1.5)＋澤瀉(1.5)＋山茱萸(2)＋熟地黃(4) … 牧丹皮, 防風, 獨活
白茯笭(1,5)＋澤瀉(1.5)＋山茱萸(2)＋熟地黃(4) … 牧丹皮, 防風, 荊芥, 地骨皮, 玄蔘, 拘杞子, 覆盆子, 車前子

② 中消는 大腸局의 淸陽上升이 胃局에까지 충분치 못할 때(忍冬藤地骨皮湯)

: 知母(1)＋山茱萸(2) … 生地黃(1), 防風, 荊芥, 忍冬, 黃栢, 苦蔘, 拘杞子, 覆盆子, 金銀花, 梔子, 地骨皮, 黃連, 玄蔘

③ 上消는 胃局 淸陽의 上升之氣가 頭面四肢에 충족치 못할 때(凉膈散火湯)

: 知母(1) … 石膏(1), 生地黃(2), 防風, 荊芥, 忍冬, 連翹, 梔子, 薄荷

第三章 少陽人 脾受寒 表寒病

少陽人은 脾大腎小하다. 이는 脾(胃)－腎(大腸)의 陽氣는 過亢하고 상대적으로 陰氣는 不足하다. 脾陰이 腎陰 쪽으로 下降하여야 하나 脾陽이 극성하여 생긴 熱邪가 脾陰의 下降을 막음으로써 脾氣가 陰邪에 영향 받음을 脾受寒이라 하고, 脾陰氣의 降 혹 不降은 表寒證으로 나타난다.

生理的 관점에서 四腑에서 형성된 津膏油液之海는 耳目鼻口의 機能에 의해 전신 기능인 神氣血精과 頭肩腰臀에서 膩膜血精之海를 형성시킨다. 이 때 흡수된 영양소인 津膏油液之海가 神氣血精 및 膩膜血精之海로 轉化하는 과정(특히 膏와 液이 ⇒ 膜과 精으로)이 원활하지 못할 때 나타나는 증후를 表病이라 한다. 즉 膏海와 膜海의 過剩으로 인한 過剩凝滯와 液海와 精海의 不足으로 인한 상호간의 代謝不利는 升降障碍로 나타난다.

第一節 表寒證(太陽病, 少陽病, 結胸證)

少陽人의 表病은 脾陰이 腎陰과의 연접상태, 즉 降陰의 능력에 따라 病證의 輕重으로 나눈다.

少陽人의 가장 輕證은 仲景의 太陽病證인 大靑龍湯證(脈浮緊 發熱 惡寒 身痛 不汗出而 煩燥者)이며 欲降未降 或降 등의 降陰조건에 따라 太陽病 ⇒ 少陽病 ⇒ 表邪深結證 ⇒ 結胸證의 順으로 악화된다.

▣ 少陽人 表寒證의 現代病理的 接近

少陽人 表寒證의 輕重(同出一屬 自有輕重)은 寒熱往來, 痢疾, 結胸, 喘促, 浮腫 등으로 구분한다. 이들 病因의 상호간에는 매우 긴밀한 관계가 있음을 의미한다. 이는 한 가지 근본적 病因에 의한 輕重이 질병의 輕重으로 나타난다는 의미이다.

上記 증세가 서로 독립적이지 않다는 전제하에 몇 가지 病證으로 유추할 수 있다.

예를 들면 ① 우심방압의 상승으로 인한 좌심실부전 등이 흉부의 압박감-심근경색증(結胸으로 유추됨; 心下硬痛 등), 호흡곤란-肺浮腫(喘促), 浮腫 등을 유발된다. 그러나 이로 인한 영향이 寒熱往來나 痢疾을 동반하지는 않는다. ② 한편으로 우심부전이나 수축성 심낭염 등에 의해 간정맥폐쇄를 야기하여 脅下痛, 發熱, 四肢浮腫을 동반하기도 한다.[11]

③ 장티푸스는 처음에 惡寒發熱, 頭痛, 四肢關節痛, 便秘 혹 泄瀉, 咽喉發赤의 호흡기증세, 肝(脾)종대 및 압통(心下痞硬滿, 引脅下痛, 乾嘔, 短氣)의

---

11) 전국의과교수 譯, 오늘의 진단 및 치료, 한우리출판사, 2000, p. 371.

전형적 증세 외에 균의 침입으로 폐렴(喘促), 신장염(浮腫), 복막염(腹水) 등을 동반한다.[12]

1. 荊防敗毒散

由 來　草本卷 : 敗毒散 : 少陽外感.

羌活, 獨活, 柴胡, 前胡, 車前子, 木通, 生地, 赤茯苓, 防風 2전, 荊芥 5分, 甘草 3分.

羌活 1	解腎氣之表邪而羌活尤力 … 新苦性溫. 氣雄而散. 味薄上升. 入足太陽膀胱. 以理遊風. 兼入足少陰厥陰氣分. 瀉肝氣. 搜肝風. 治風濕相搏. 本經頭痛. 督脈爲病.
獨活 1	辛苦微溫. 氣緩善搜. 入足少陰氣分. 以理伏風. 治本經傷風頭痛.
柴胡 1	苦微寒. 味薄氣升爲陽. 主陽氣 下陷. 能引清氣上行. 而平少陽厥陰之邪. 宜暢氣血. 散結調經. 爲足少陽膽經表藥.
前胡 1	辛以暢肺解風寒. 甘以入脾理胸腹. 苦泄厥陰之熱. 寒散太陽之邪. 性陰而降. 火降而痰消.
荊芥 1	辛苦而溫. 芳香而散. 入肝經氣分. 兼行血分. 其性升浮. 能發汗. 散風濕.
防風 1	解腎氣之表邪 … 辛甘微溫. 升浮爲陽. 搜肝瀉肺. 散頭目滯氣. 經絡留濕. 主上部見血. 上焦風邪. 太陽經症.
▲赤茯苓 1	通利濕熱. 白者入肺膀胱氣分. 赤者入心少陽氣分. 益心脾白勝. 利濕熱赤勝.
生地黃 1	開腎之胃氣而消食進食 … 味苦微甘. 大寒入心腎. 瀉丙火. 清燥金. 平諸血逆. 消瘀通經.
地骨皮 1	開腎之胃氣而消食進食 … 甘淡而寒. 降肺中伏火. 除肝腎虛熱.
車前子 1	甘寒淸肺肝風熱. 滲膀胱濕熱. 開水竅而固精竅. 令人有子.

1) 方 解

① 太陽病의 大青龍湯證

(發熱 惡寒 脈浮緊 身痛 不汗出而 煩燥者 卽 少陽人 脾受寒 表寒病也)

② 少陽病의 小柴胡湯證(口苦 咽乾 目眩 耳聾 胸脅滿 惑 寒熱往來而嘔)

東武는 仲景의 大青龍湯證은 곧 少陽人에게만 나타나는 荊防敗毒散證이라 규정하였다.

12) 이문호 外 編著, 內科學, 금강출판사, 1979, p. 522.

大靑龍湯證은 麻黃湯의 變方이다. 이는 太陽傷寒證에 陽氣가 체내에 鬱滯하여 內熱한 증세가 합쳐진 表寒兼內鬱의 證이다.

왜 이런 증세는 少陽人에게만 생기며 치법은 大靑龍湯이 아닌 荊防敗毒散일까?

少陽人은 脾大腎小하다. 이는 脾腎陽은 過多하고 脾腎陰이 不足한 體質이다. 人體의 升降작용상 上焦의 脾陰은 下焦의 腎陰 쪽으로 下降하여야 되나 脾陽에 의하여 下降할 脾陰은 포위(囚滯)되어 表寒證뿐 아니라 內熱이 생긴다(煩燥症).

만약 大靑龍湯의【麻黃, 桂枝】등을 사용시 오히려 陽氣를 퍼뜨리는 작용을 하여 亢陽이 되어 陰氣의 손실과 함께 降陰을 방해한다. 대신에【荊芥, 防風, 羌活, 獨活, 柴胡】등에 의하여 鬱滯된 陽氣를 푸는 동시에 陰氣를 돕고 퍼뜨리는 작용이 요구된다.

上方은 少陰人 鬱狂初證에 사용하는 川芎桂枝湯 개념(평소에 陽氣가 비교적 有餘한 狀態에서 傷寒時 表邪만 解하여도 升陽이 되는 狀態)과 상반되게 陰氣가 有餘한 狀態에서 上中下焦에 鬱滯된 表邪를 解함으로써 降陰이 되는 狀態이다.

즉 少陽人의 保命之主인 陰淸之氣에 직접 관여하는【熟地黃, 茯苓, 澤瀉, 山茱萸 等】을 굳이 보충하지 않더라도 단순히 解鬱에 의하여 降陰이 되는 狀態에 사용한다.

즉, 解鬱시키는【柴胡, 前胡, 荊, 防, 羌, 獨】등은 少陰人 川芎桂枝湯의【桂枝, 川芎, 蒼朮】의 역할과 유사하며 上中下焦를 解鬱함으로써 降陰(脾陰)을 달성한다.

①【柴胡】는 陰氣가 풀어지지 못하여 陽氣가 퍼지지 않는 症狀에 淸氣上行을 목적으로 사용하는 足少陽膽經表藥으로 中下焦(肝, 膽)를 解鬱한다. 이것이 下部가 막힌 症狀을 治療한다면【前胡】는 火降而痰消하여 上部가 막힌 症狀(痰滿胸脅中痞)을 治療한다. 下部에 이상이 있으면 上升하지 못하고 上部에 이상이 있으면 下降하지 못한다.

②【荊, 防】은 中上焦의 鬱結을 解하여 大淸胸膈散風한다.

③【羌, 獨】은 下焦의 鬱結을 解하여 大補膀胱眞陰한다.

【荊芥】는 맛은 맵지만 서늘하게 전환하고, 氣는 따뜻하지만 심하지 않고 잘 퍼진다. 그래서 갇힌 陰氣(鬱陰)를 퍼뜨리고 지나치게 亢進된 陽(亢陽)을 내려서 변화하여 血로 들어온 風을 몰아내고 濕痺를 제거한다.

【防風】은 上部에서 全身으로 퍼지고,【獨活】은 下部에서 全身으로 퍼진다.【防

風】이 火로 氣를 화창하게 하여 응결한 陽(陽에 근본한 濕)을 흩어버린다면, 【獨活】은 水로 氣를 보내어 응결한 陰(陰에 근본한 風)을 흩어버린다.

즉 【荊, 防, 羌, 獨】의 합으로 中上, 下焦의 解鬱(風濕)을 달성하는 동시에, 이는 降陰의 효과로 補陰劑로서 작용한다.

④ 여기에 【生地黃, 地骨皮】가 加味되어 開腎之胃氣한다. '腎의 胃氣를 연다' 함은 腎陰氣의 구축에 의하여 2차적으로 胃陰氣가 보강되어 消食進食함을 말한다.

이는 【柴, 前, 荊, 防, 羌, 獨】에 의하여 表邪에 대한 解鬱의 조건은 마련하였더라도 궁극적으로 少陽人의 脆弱點인 腎의 기운을 소통시켜 胃氣를 살아나게 하여야 한다.

즉 逆으로 腎을 開함으로써 목적을 달성한다 함은 이는 腎脾陰氣가 아직은 有餘한 狀態를 의미하며 胃熱을 解함으로써 胃氣를 살린다. 이는 少陰人의 【香附子】(調氣解鬱)의 역할과 유사하다고 보여진다.

【生地黃】은 血에 작용한다. 이는 陰이 陽을 구제하지 못하고 陽氣가 血에 작용하지 못할 때 퍼뜨리는 작용(宣劑)을 한다. 胸臆間에 鬱滯된 火의 기운을 瀉함으로써 胃의 鬱熱이 제거되어 消食進食됨을 말하며(胸膈間의 血逆을 和함), 또 【地骨皮】는 肝腎虛熱을 제거함으로써 肝腎의 淸陽이 胃의 鬱熱을 제거하여 消食進食시킨다.

그러므로 【生地黃+地骨皮】는 胃鬱熱을 제거함으로써 淸陽을 上升시킨다.

⑤ 【赤茯苓, 車前子】 등도 少陰人 川芎桂枝湯의 【蒼朮】의 용도와 같이 上中下焦의 울결로 인한 心, 小腸, 肺, 腎, 膀胱의 濕熱을 제거함으로써 간접적으로 其他 藥物의 解鬱에 전제조건으로 사용한다. 【車前子】는 氣와 水가 서로 막고 凝結하여 제대로 흐르지 못하거나 血과 水가 어울려 함부로 흐를 때 이를 順行시킨다. 즉 水의 순행에 따라 氣가 순행하면 下部의 精을 補하고, 血이 끓을 때 水가 순행시 上部의 火를 기른다. 【赤茯苓】의 升淸降濁하는 氣化作用은 이미 氣化한 물을 내려보낸다.

이와 같은 ①-⑤의 작용으로써 脾陰氣가 熱邪에 막혀 腎局으르 下降치 못하여 생기는 膂間의 囚滯之病을 해결한다.

2) 素證

평상시 表氣弱한 狀態.

症狀	寒熱	大便	小便	消化力	飮水
狀態	表虛(1) 裏熱(0.5)	正常 或滑(0.5)	淸白 頻數(1)	正常	不欲冷飮
其他	惡寒發熱				

3) 現 證

表氣가 약화된 狀態에서 감기, 스트레스 등 內外的 刺戟에 의하여 表氣가 損傷되면서 邪氣에 대해 正氣가 완강하게 대응하는 太陽病證, 少陽病證의 輕證이 출현함.

① 太陽病의 大靑龍湯證
　脉浮緊 發熱 惡寒 身痛 不汗出而煩燥者
② 少陽病의 小柴胡湯證
　口苦 咽乾 目眩 耳聾 胸脅滿 或 寒熱往來

4) 適應證

① 口苦 咽乾 目眩 耳聾 胸脅滿 혹 寒熱往來(肝陽上亢症)
　: 스트레스성 疾病群(不眠症, 憂鬱症, 화병), 甲狀腺機能亢進症, 更年期症狀, 肝脾腫大 등 肝膽道疾患, 自律神經失調症, 림프절結核(慢性림프절炎), 內耳道疾患(中耳炎, 內耳炎 등)
② 脉浮緊 發熱 惡寒 身痛 不汗出而煩燥者
　: 感氣, 扁桃腺炎, 咽喉炎, 身體痛(皮膚 또는 筋肉痛), 項强症, 肩臂痛
③ 風寒頭痛(急慢性 鼻炎, 三叉神經痛, 扁桃炎, 感氣)
　: 頭重, 身體重感
④ 表邪深結證(頭痛 腦强 寒熱往來 耳聾 胸滿 尤甚之證)
　: 感氣의 長期化로 인한 合倂症(慢性 氣管支炎, 中耳炎, 關節痛 등), 帶狀疱疹, 腦髓膜炎, 三叉神經痛, 腦血液循環障碍
⑤ 그 외에 四肢痺症, 알레르기鼻炎

2. 荊防導赤散

由 來　　草本卷: ① 千金導赤散
生地黃 4전, 木通, 黃連, 柴胡, 山茱萸, 覆盆子 各 2전.
② 柴胡瓜蔞湯 (加減千金導赤散 ⇒ 荊方導赤散)
生地黃 4전, 木通, 瓜蔞仁 各 2전, 山茱萸, 覆盆子, 黃連, 苦蔘, 柴胡, 前胡, 獨活 各 1전.

生地黃 3	開腎之胃氣而消食進食 … 味苦微甘. 大寒入心腎. 瀉丙火. 淸燥金. 平諸血逆. 消瘀通經.
▲木通 2	壯腎而有充足內外之力 … 辛甘淡平. 輕虛上通心包. 降心火. 淸肺熱 .化津液. 下通大小腸膀胱. 導諸濕熱由小便出.
玄蔘 1.5	苦鹹微寒. 入肺腎二經. 諸煩止渴. 降火滋陰.
瓜蔞仁 1.5	豁胸痰. 甘補肺. 苦寒. 潤下. 能淸上焦之火. 使痰氣下降.
前胡 1	辛以暢肺解風寒. 甘以入脾理胸腹. 苦泄厥陰之熱. 寒散太陽之邪. 性陰而降. 火降而痰消.
羌活 1	解腎氣之表邪而姜活尤力 … 辛苦性溫. 氣雄而散. 味薄上升. 入足太陽膀胱. 以理遊風. 兼入足少陰厥陰氣分. 瀉肝氣. 搜肝風. 治風濕相搏. 本經頭痛. 督脈爲病.
獨活 1	辛苦微溫. 氣緩善搜. 入足少陰氣分. 以理伏風. 治本經傷風頭痛
荊芥 1	辛苦而溫. 芳香而散. 入肝經氣分. 兼行血分. 其性升浮. 能發汗. 散風濕
防風 1	解腎氣之表邪 … 辛甘微溫. 升浮爲陽. 搜肝寫肺. 散頭目滯氣. 經絡留濕. 主上部見血. 上焦風邪. 太陽經症

1) 方 解

此方의 범위는 荊防敗毒散證보다 表寒證이 더욱 진행되어 脾局에서 腎局으로의 降陰이 障碍를 받아 結胸에 이르게 될 때까지 사용한다.

仲景의 少陽病證은 왜 少陽人에게만 나타날까? 그 형성조건은 무엇일까?

仲景의 "少陽之爲病 口苦咽乾目眩也"고 하였는바, 이는 足厥陰의 經絡循行을 근본으로 하고 正邪氣가 陰陽表裏 中間에서 항쟁하는 형상을 의미한다.

그러나 東武는 이를 脾腎陰의 升降이란 관점에서 보았다. 즉 少陽人의 腎局陰氣가 熱邪에 둘러싸이고 脾局陰氣는 熱邪에 막혀서 腎局방향으로 下降하지 못하고 등성마루에 凝聚된 病이라 규정하였다. 즉 이 병의 선행조건은 脾大腎小란 生理的 조건에 의한 升降障碍를 가진 者만의 病證이라 할 수 있다.

또 結胸의 輕症은 仲景의 五苓散症이나 十棗湯症으로 나타나고 重症은 大

陷胸湯症으로 나타난다. 荊防導赤散의 범위는 前者의 경우에 사용되고, 後者는 地黃白虎湯을 사용한다.

荊防－敗毒散, －導赤散, －瀉白散 등은 脾腎局 陰氣 狀態의 大小로 볼 때 荊防敗毒散(大) > 導赤散 > 瀉白散(小)으로 볼 수 있다. 그러므로 處方의 선택은 降陰의 狀態가 어느 정도의 解鬱, 혹은 補陰단계에 의하여 이루어질 것인가에 의해 결정된다.

즉 荊防敗毒散이 어느 정도 脾腎陰이 있는 狀態에서 解鬱 위주에 의하여 脾陰氣가 降陰되었다면, 본방은 脾陰氣의 實質的 損傷과 더불어 降陰의 障碍가 더욱 심화된 경우에 사용된다. 이와 같은 降陰의 개념은 少陰人 芎歸香蘇散의 升陽槪念, 太陰人의 麻黃定喘湯, 調理肺元湯 등의 呼散槪念과 거의 같은 수준이라 볼 수 있다.

예를 들면 頭痛의 양상도 현재 陰氣의 有餘, 不足에 따라 수반되는 양상이 相異하다.

荊防敗毒散의 경우는 脾局의 陰氣가 欲降未降, 或降故로 寒熱往來를 수반하는 頭痛이고, 荊防導赤散의 頭痛은 이보다 陰氣가 囚滯膂間하여 欲降未降(혹 降하지 않음)한 狀態로 胸膈煩熱證이 수반되고, 荊防瀉白散, 豬苓車前子湯의 두통은 降陰不能이 지속되어 腎-膀胱陰氣까지도 消耗시키는 狀態로 발전한다.

그러므로 荊防導赤散의 경우는 上中下焦의 鬱滯가 더욱 盛하여짐에 따라 이미 脾陰의 損傷이 시작되고 脾陰은 腎陰과 連接이 완전치 못하게 된다.

따라서 荊防敗毒散의 【羌, 獨, 荊, 防】의 上中下焦 解鬱에 의한 降陰에서 벗어나 보다 적극적인 降陰의 조건을 마련한다.

그러므로

① 강력한 上中焦의 解鬱이 요구됨과

② 동시에 脾腎陰을 돕지 않으면 안 된다.

①에서 ⇒ 이미 荊防導赤散에 이르면 비록 外邪에 의한 損傷이라도 내부의 鬱熱로 인하여 內因으로 발전하게 된다. 즉 痰이 형성되기 시작한다.

痰이란 陽이 陰에 둘러싸이고 陰이 陽을 따라 정체한 것이다.

따라서 上中焦의 鬱熱은 痰의 형성과 함께 脾陰의 消耗를 야기하므로 대량의 【生地黃(3전)】을 사용하여 胸臆間에 鬱滯된 火의 기운을 瀉하는 데 주력함으로써(宣劑; 開腎의 의미) 胃의 鬱熱이 제거되어 消食進食시키고(胸膈間의 血逆을 和함), 또 去痰하는 데 있어서 【前胡】와 【瓜蔞仁】으로 火降而痰消하여 上部가 막힌 症狀(痰滿胸脅中痞)을 治療한다.

【前胡】는 熾盛한 陽으로부터 陰이 困窮해지는 현상을 막아 陰이 下降하지 않을 때 막힘을 열고 鬱結을 푼다.

【瓜蔞仁】으로 能淸上焦之火하여 火와 痰이 陽에 응결한 것을 모두 싸서 내려 보낸다(痰氣下降).

그러므로 이 때의 鬱滯는【石膏】를 사용해서는 안 되고【生地黃】을 重用(3錢)하게 되고【生地黃＋前胡＋瓜蔞仁】등이 가세하여 上中焦의 壅滯된 鬱滯(痰의 개념)를 풀어 준다.

②에서 ⇒ 또 이미 脾腎陰의 損傷이 시작되므로 이를 막기 위하여【木通＋玄蔘】이 가세되었다.

【木通】은 肺와 胃 사이의 흐름을 이어서 氣化作用을 소통하고 血을 잘 만든다. 즉 이는 心과 血을 化生하는 包絡과 합하며 降心火, 淸肺熱함으로써 胃－小腸－膀胱으로 氣化作用이 순행하여 血을 화생하여 淸者는 上升하고 濁者는 下降시킨다. 결국 壯腎하게 하여 充足內外之力하게 한다.

【玄蔘】은 쓰고 짜고 微寒하다. 쓴맛은 氣를 일으키고 짠맛은 氣를 배설한다. 微寒은 가볍게 흩날리는 寒氣작용으로 갇혀서 잠복한 火氣를 일으켜 변화하고, 산만하게 흩어진 火氣를 배설하여 변화한다. 즉 淸肺金하여(降火) 滋陰하게 한다. 이는 腎氣의 작용을 補하는 것이지 腎이 저장한 形質을 補하는 것이 아니다. 또【生地黃】은 陽氣가 血에 작용하지 못할 때 퍼뜨리는 작용(宣劑)을 한다.

그러므로【木通】은 胸臆간의 鬱滯된 火를 소통하고 血을 化生하여 腎陰을 간접적으로 補陰하게 하여 降陰의 필요조건을 마련하고,【生地黃＋木通＋玄蔘】과 함께 심한 鬱滯에 의한 脾腎陰의 損傷(血에 관여)을 간접 보충한다.

위의 方解에서 알 수 있듯이 '痰'의 生成原因은 上中下焦의 鬱滯가 깊어(表邪深結證) 少陽人의 脾腎之陰의 損傷에 의한 병리적 현상임을 알 수 있다.

(少陰人에서 太陰證 初期에 寒邪의 鬱滯로 升陽之力 低下시 생기는 生薑 3전, 半夏의 용도와 같다.)

※ 荊防導赤散 加 茯苓 澤瀉

乾嘔 短氣而藥不還吐者 不用 甘遂 但用 荊防導赤散 加 茯苓 澤瀉.

【甘遂】의 苦味는 下降하고 寒氣는 水와 같으므로 腎經을 瀉하여 水氣가 凝結된 곳에 직접 도달하여 풀어낸다. 東武는 이를 少陽人 表寒病에 破水結之藥이라 규정하였다.

【甘遂】와 荊防導赤散 加【茯苓, 澤瀉】의 용도 차이는 같은 結胸이라도 藥還吐者와 不還吐者의 차이, 곧 結胸이 險證이지만 그 輕重의 차이를 의미한다.

輕證은 아직 腎陰이 완전히 秘澁하지 않은 단계이므로 荊防導赤散만을 사용하나 重證에서는 降陰之力이 더욱 요구되는 상황에서는【茯苓】의 固腎立腎,【澤瀉】의 壯腎而 外攘之力에 의하여 補陰을 유지하면서 降陰에 치중한다.

2) 素 證

아직 裏熱證(胃熱證)은 아직 不甚하므로 便秘狀態까지 이르지 않고, 表氣의 損傷은 荊防敗毒散보다 더욱 진행된 경우.

症狀	寒熱	汗出	大便	小便	飲水
狀態	表虛(2) 裏熱(1)	無汗	硬(1)	淸利(2)	咽乾
其他	手足寒冷				不欲冷飮

3) 現 證

荊防敗毒散證보다 降陰(表陰)이 안 되는 狀態로 太陽病證보다 少陽病證이 多發함.

飲水 水入則吐 心下硬滿 乾嘔 短氣(五苓散證, 十棗湯證)

① 大靑龍湯證(發熱 惡寒 脈浮緊 身痛 不汗出而 煩燥者)

② 五苓散證(渴欲飮水 水入則吐 名曰水逆: 脈浮緊)

③ 十棗湯證(痰與燥氣 壅於中焦故 頭痛 乾嘔 汗出 痰隔也: 脈沈弦)

④ 그 외에 背熱感, 喘息, 喀痰

症狀	寒熱	汗出	大便	小便	飲水	脉
狀態	寒熱往來	無汗, 或 出	滑 → 硬	淸利 → 澁	咽乾	浮緊, 沈弦
其他		煩燥				

4) 適應證

(1) 風熱, 風濕性, 痰厥 頭痛

: 血管性 頭痛, 神經性 頭痛, 肺炎, 鼻炎이나 副鼻腔炎으로 인한 頭痛.

(2) 喘息, 哮喘

: 肺原性－心臟性 呼吸困難, 肺氣腫, 肺水腫, 急慢性 氣管支炎, 急性 鼻炎.

(3) 結胸

: 肺鬱血, 狹心症, 心筋炎, 心筋梗塞, 心不全, 肋膜炎, 氣胸, 膿胸, 肺炎, 肺結核, 食道 및 胸膜疾病, 肝膽道 疾病.

(4)-1 結胸 心下滿而硬痛

: 急慢性 胃炎, 胃 및 十二指腸潰瘍, 膽石症, 胃神經症, 胃癌, 膵臟炎.

(4)-2 胸脅滿,

: 肝腫大, 脾臟腫大 및 腫瘍, 神經性 脅下鬱滯痛.

(4)-3 脅下痛

: 急慢性 肝炎 및 膽囊炎, 肋膜炎, 肋間神經痛.

(5) 水逆(渴欲飮水 水入則吐)

: 腦內壓亢進의 中樞神經系疾患의 噴出性 嘔吐(炎症, 酸素缺乏, 急性 腦水腫, 腦腫脹)이나 肝, 腎臟系 疾患으로 추정됨.

(6) 그 외 류머티즘성 關節炎, 痺症, 過敏性 不眠症 등의 神經症.

3. 荊防瀉白散

生地黃 3	開腎之胃氣而消食進食 … 味苦微甘. 大寒入心腎. 瀉丙火. 淸燥金. 平諸血逆. 消瘀通經.
▲茯苓 2	固腎立腎 … 甘平益脾甯心. 淡滲利竅除濕. 色白入肺寫熱. 而下通膀胱.
▲澤瀉 2	壯腎而有外攘之力 … 甘鹹微寒. 入膀胱而小便去濕熱. 瀉腎經之火邪 功顓利濕行水.
▲知母 1	壯腎而有內守之力 … 辛苦寒滑. 寫腎家有餘之火. 因而上淸肺金. 入二經氣分. 瀉火補水 潤燥滑腸.
石膏 1	爲腎元師之藥. 能驅逐腎元氣弱而不能除外熱. 熱氣侮腎周一廻凌浸於胃之四圍府 … 甘辛而淡. 體重而降. 足陽明經. 大寒之藥. 色白入肺. 兼入三焦. 諸經氣分. 寒能淸熱降火. 辛能發汗解肌. 甘能緩脾. 生津止渴.
羌活 1	解腎氣之表邪而姜活尤力 … 辛苦性溫. 氣雄而散. 味薄上升. 入足太陽膀胱. 以理遊風. 兼入足少陰厥陰氣分. 瀉肝氣. 搜肝風. 治風濕相搏. 本經頭痛. 督脈爲病.
獨活 1	辛苦微溫. 氣緩善搜. 入足少陰氣分. 以理伏風. 治本經傷風頭痛.
荊芥 1	辛苦而溫. 芳香而散. 入肝經氣分. 兼行血分. 其性升浮. 能發汗. 散風濕.
防風 1	解腎氣之表邪 … 辛甘微溫. 升浮爲陽. 搜肝寫肺. 散頭目滯氣. 經絡留濕. 主上部見血. 上焦風邪. 太陽經症.

1) 方 解

荊防敗毒散, 荊防導赤散, 荊防瀉白散 등은 모두 脾受寒 表寒病에 사용하나 表裏氣의 狀態에 따라 處方의 선택이 달라진다. 즉 荊防敗毒散은 裏氣가 충실한 狀態에서 病因으로 인한 表氣의 損傷이 진행될 때 사용되고, 荊防導赤散은 表氣의 損傷이 더욱 진행되어 이로 인해 裏氣마저 損傷될 위기에 사용한다(結胸의 險證). 荊防瀉白散은 表氣가 허약한 狀態(表寒多)에서 正邪相爭이 장기화되어 裏氣 역시 秘澁不和(裏熱少)하여 생기는 病證에 사용한다(結胸의 尤極險證). 이는 寒多熱少證으로 나타난다.

荊防導赤散이 降陰의 障碍가 脾陰의 損傷에 의한 熱邪+痰飮에 기인한다면 荊防瀉白散은 病邪가 더 깊어 보다 근본적인 腎陰에까지 損傷을 주어 강력한 腎陰의 운동성을 부여하지 않고선 脾陰이 下降하여 連接할 腎陰마저 消耗된다.

즉 脾腎陰이 消耗된 상황에서 裏氣 역시 秘澁해지면서 裏熱證이 극심해지면서 便秘 또는 泄瀉 등을 동반한다. 이 때 表氣인 脾腎陰의 損傷은 荊防導赤散의 表氣때보다 더욱 심하다. 그러므로 단순한 解鬱을 위한 藥物로는 脾腎陰을 살리기에 力不足이다. 왜냐하면 이미 腎元氣가 損傷되기 시작하는 狀態이기 때문이다. 즉 腎元氣는 裏熱에 의하여 그 주위를 싸는 外熱을 쫓아내지 못하고 2차적으로 그 熱氣가 제멋대로 돌면서 胃氣를 침범하게 된다.

그러므로

① 우선 胃敗熱을 제거하여 胃氣를 살리는 동시에

② 表氣弱한 狀態에서 더욱 악화된 腎元氣를 살려야 한다.

이 때 胃敗熱의 제거와 동시에 腎元氣를 살리기 위해 【石膏】가 사용되고, 損傷된 脾腎陰을 돕기 위해 【茯苓】에 의해 固腎立腎하고, 腎陽에 의한 腎陰의 不升을 직접 瀉腎하는 【澤瀉, 知母】로 壯腎에 주력하여 腎陰의 자생력을 도왔다.

그런데 壯腎의 효과에 荊防導赤散에서는 【木通】을 사용하고, 荊防瀉白散에서는 【澤瀉, 知母】를 사용하는 이유는 무엇일까?

荊防導赤散의 목표는 上焦, 中上焦의 鬱熱(頭痛, 胸膈煩熱)을 풀어 降陰하는 데 목표를 둔다. 【木通】이 降心火, 淸肺熱하여 化津液하는 목적으로 降陰의 소극적 자세로 사용되었다면, 같은 頭痛이라도 荊防瀉白散은 荊防導赤散에서 한발 더 나아가 上中焦의 鬱熱 【生地黃 3전】뿐 아니라 직접 表氣의 損傷

이 더욱 진행되어 腎膀胱陰氣가 축소되어(煢躁: 외로워 조바심이 남) 나타날 때 사용한다. 즉 處方名에서 의미하듯 직접 瀉腎肺하여 壯腎而外攘之力하는 【澤瀉】와 內守之力하는 【知母】에 의하여 적극적인 降陰이 시도되었다.

『本經』에서 【知母】는 陰을 보익하여 熱을 식혀서 갈증을 없애는 역할과 『本從』에서 腎肺二經氣分하여 瀉火補水潤燥滑腸을 하므로 東武의 입장에서 이를 壯腎而 內守之力이라 유추할 수 있다. 마찬가지로 【木通】의 효능을

○ 肺와 胃사이의 흐름을 이어서 氣化作用을 소통하고

○ 血을 잘 만든다고 하였는데

이 두 가지 작용을 壯腎而充足內外之力이라 할 수 있다.

장은암은 【澤瀉】를 肺에서 腎으로 가는 약이라 하였고, 추주는 【澤瀉】가 아주 높은 곳까지 上行한다고 하였다. 氣化작용을 거치지 않은 停滯된 心下支飮을 반드시 먼저 上部로 올렸다가 내려보내는 작용을 한다. 그러그로 東武는 이와 같은 효능을 壯腎而 外攘之力으로 규정하였다고 사료된다. 이처럼 【茯苓】의 色白入肺寫熱, 而下通膀胱, 【知母】의 寫腎家有餘之火, 因而上淸肺金, 入二經氣分, 【澤瀉】의 腎에서 肺로 上升시키는 작용 등은 곧 瀉肺熱하여 降陰시키는 작용을 한다.

만약 이를 방치하면 陽盛格陰이 되어 腎으로 내려갈 脾陰이 오히려 上逆하여 背膂로 올라가 가슴 쪽으로 內循하는 까닭에 腸胃가 寒氣에 휩싸여 泄瀉하게 되는 亡陰證이 된다.

그러므로 본방은 裏熱은 盛하고 脾腎陰은 거의 소진될 狀態에 있으므로 亡陰이 될 우려가 있거나 이미 亡陰證이 된 경우에 사용한다.

(이는 少陰人에 있어 亡陽證 우려가 있거나 亡陽證의 初期에 사용하는 黃芪桂枝湯의 개념과 유사하다.)

2) 素證

寒多熱少之病; 表氣의 損傷이 荊防導赤散보다 더욱 진행되는 동시에 輕度의 裏熱證이 나타나기 시작함.

症狀	寒熱	汗出	大便	小便	飮水
狀態	表虛(3) 裏熱(2.5)	無汗	秘(2.5)	黃澁	咽乾, 喜冷飮
其他	胸熱感				

① 肺腎虛症, 肺脾虛症, 陰虛肺燥, 肺熱症 등

: 急慢性 肺結核, 急慢性 氣管支疾患, 氣管支喘息.

② 肝腎虛症

: 貧血, 月經不順, 腦動脈硬化, 高血壓, 子宮附屬器炎症 및 帶下出血, 內分泌障碍, 慢性 腎炎, 前立腺炎, 腎虛腰痛, 産後症.

③ 心虛症

: 心因性 心悸亢進, 貧血, 自律神經失調症.

3) 現 證

表寒病(表氣의 損傷)이 더욱 심해져 小柴胡湯證이나 亡陰證 泄瀉(身熱頭痛泄瀉)로 되든지 裏熱證(胃熱證)으로 변하여 便秘 狀態에까지 이름(그러나 大便不過一晝夜而通者).

症狀	寒熱	汗出	大便	小便	飮水	脈
狀態	寒熱往來 或但寒無熱	無汗	自痢(便秘)	黃赤	煩渴引飮	浮數

① 小柴胡湯證(張仲景)

: 口苦 咽乾 目眩 耳聾 胸脅滿 혹 寒熱往來(或 但寒無熱 至於 耳聾也).

② 柴苓湯證(朱震亨)

: 身熱脈數 煩渴引飮 大便自利者 ⇒ 少陽人 身熱 頭痛 泄瀉者 名謂之亡陰病.

③ 桂麻各半湯, 桂婢各半湯證(張仲景)

: 太陽病 八九日 如瘧狀 發熱惡寒 熱多寒少 脈微而惡寒者…
大便不過一晝夜而通者.

4) 適應證

① 泄瀉수반 時(亡陰病)

身熱 頭痛 泄瀉者 名謂之 亡陰病.

: 急性 小腸結腸炎, 細菌性 食中毒, 急性 腸炎, 세균성－아메바성 痢疾을 포함한 大腸炎, 바이러스성 腸炎, 肝膽道疾病.

② 便秘수반 時: 小柴胡湯證과 유사
- ○ 胸脅滿: 肝腫大, 脾臟腫大 및 腫瘍
- ○ 脅下痛: 急慢性 肝炎 및 膽囊炎, 肋膜炎, 肋間神經痛
- ○ 熱秘: 肺炎, 腦震蕩, 腦炎, 急性 腎炎
- ○ 便秘(自律神經, 中樞神經 및 內分泌系疾病에 의한 結腸 直腸便秘)

4. 黃連淸腸湯

由 來 草本卷: 單黃連湯: 治痢疾 黃連一兩水煎服.

生地黃 4	開腎之胃氣而消食進食 … 味苦微甘. 大寒入心腎. 瀉丙火. 淸燥金. 平諸血逆. 消瘀通經.
▲木通 2	壯腎而有充足內外之力 … 辛甘淡平. 輕虛上通心包. 降心火. 淸肺熱. 化津液. 下通大小腸膀胱. 導諸濕熱由小便出.
▲茯苓 2	固腎立腎 … 甘平益脾甯心. 淡滲利竅除濕. 色白入肺寫熱. 而下通膀胱.
▲澤瀉 2	壯腎而有外攘之力 … 甘鹹微寒. 入膀胱而小便去濕熱. 瀉腎經之火邪. 功顓利濕行水.
猪苓 1	滌腎之穢氣 … 甘苦淡平. 泄滯利竅. 入膀胱腎經. 升而能降. 開腠發汗利濕行水.
車前子 1	甘寒淸肺肝風熱. 滲膀胱濕熱. 開水竅而固精竅. 令人有子.
川黃連 1	醒腎之眞氣 … 瀉火燥濕. 大苦大寒. 入心瀉火. 鎭肝凉血. 燥濕開鬱. 解渴除煩.
羌活 1	解腎氣之表邪而姜活尤力 … 辛苦性溫. 氣雄而散. 味薄上升. 入足太陽膀胱. 以理遊風. 兼入足少陰厥陰氣分. 瀉肝氣. 搜肝風. 治風濕相搏. 本經頭痛. 督脈爲病.
防風 1	解腎氣之表邪 … 辛甘微溫. 升浮爲陽. 搜肝寫肺. 散頭目滯氣. 經絡留濕. 主上部見血. 上焦風邪. 太陽經症.

(去 木通 2전 하고 加 荊芥 1전 하면 淋疾者 宜用)

1) 方 解

少陽人 痢疾(淋疾)에 사용한다.

痢疾의 종류는 일반적으로 원인 및 양상에 따라 赤痢, 白痢, 赤白痢, 水穀痢, 膿血痢, 噤口痢, 休息痢, 風痢, 寒痢, 濕痢, 熱痢, 氣痢, 虛痢, 滑痢, 積痢, 久痢, 疫痢, 五色痢 등으로 나눈다.

이들 중 少陽人의 痢疾의 原因은 熱性 痢疾(赤痢, 白痢, 赤白痢, 膿血痢, 濕痢, 熱痢, 滑痢, 積痢, 疫痢 등)에 近似하며, 古方의 熱痢 原因은 太陽과 少

陽의 合病으로 太陽表證과 少陽半表半裏證이 동시에 나타나는 症狀으로 柴胡桂枝湯證이나 黃芩湯證에 해당된다.

少陽人에서 亡陰泄瀉와 痢疾은 그 原因이 다르다. 亡陰泄은 脾局陰氣가 熱邪에 막혀 下降치 못하고, 오히려 上升하여 內循하여 腸胃畏寒하여 泄하는 것이다. 즉 陰氣가 점점 고갈되는 狀態에서의 降陰 障碍에 의한 泄瀉로 그 치법은 補陰을 위주로 한다. 그러나 痢疾은 亡陰에 이르지 않고 表氣의 약간 損傷이 있는 상황에서 급작스럽고 심한 太陽寒邪에 의하여 脾局 熱邪所壅에 의한 降陰障碍이므로 직접적 補陰보다 淸熱에 의한 降陰이 主가 된다.

此方의 구조는 오히려 浮腫에 사용하는 木通大安湯과 비슷한 방제구조를 갖는다. 즉 少陽人의 痢疾과 浮腫의 차이는 中上焦의 脾腎陰의 有餘不足과 熱邪所壅의 輕重에 의한 降陰障碍이므로 同出一屬而 自有輕重이라 하였다.

그러므로 앞서 木通大安湯에서 論한 바와 같이 【生地黃＋木通】으로 胸膈間의 血逆을 和하는 大用量의 【生地黃】과 【木通】의 氣化作用에 의한 生血과 和血에 치중하였다.

또 【赤茯苓】 대신 【茯苓＋車前子＋澤瀉＋黃連】도 上中下焦의 鬱結로 인한 心, 小腸, 肺, 腎, 膀胱의 濕熱을 제거함으로써 간접적으로 其他 藥物의 解鬱에 전제조건으로 사용한다.

다만 【生地黃, 木通】의 量이 줄고(5전→4전), 【澤瀉】의 增量(1전→2전)과 【猪苓】이 첨가되고 【荊芥】가 빠지고 【羌活, 防風】만 들어 있다.

이는 濕熱 및 血分의 損傷(生血 및 和血의 작용)이 浮腫에 비하여 심하지 않으므로 【木通】이 반감되고, 【赤茯苓】 대신 【白茯苓】이 대치되고, 【生地黃】이 감량되고 【荊芥】가 제거된다. 즉 血分에 적용되는 藥力이 반감되었다.

반면 【澤瀉】의 增量은 旣存에 있는 腎水氣를 上部로 끌어올려 脾陰을 보충한다. 결과적으로 【木通】(壯腎而充足內外之力)＋茯苓(固腎立腎)＋澤瀉(壯腎而外攘之力)】에 의한 少陽人 保命之主인 腎陰을 보강하고, 【生地黃】에 의해 開腎하여 消食進食시키고, 【羌活, 防風】에 의한 解腎之表邪 작용으로 解鬱시킨다. 【防風】(火로 氣를 보내어 凝結한 陽을 흩어버림)과 【羌活】은 太陽表邪를 제거한다.

此方이 【羌, 獨, 荊, 防】 중 【獨活, 荊芥】가 不用인 이유는 痢疾의 原因이 腎陰의 不足이나 鬱滯가 原因이 아니라 脾局의 과도한 陽熱之氣의 過亢으로 인하여 降陰이 안 될 경우에 생기는 것으로 직접 腎氣分에 들어가는 【獨活】(腎水에 작용하여 凝結한 陰을 흩어버림)과 入肝經氣分하는 【荊芥】는 사용치 않았다.

그러나 淋疾의 경우 去【木通 2전】하고 加【荊芥 1전】하였다. 淋疾의 일반적 原因은 "腎虛로 인한 膀胱熱症에 기인한다. 또는 心腎에 氣鬱하면 下焦에 축적된다(直指)."

"氣를 補하면 더욱 벅차고 血을 補하면 더욱 澁하여 …(直指)". "淋疾은 대개 熱에 속하는데 或 冷症도 있는 症은 心腎의 氣鬱로 小腸과 膀胱이 不利하고, 혹은 忿怒 房勞, 酒肉, 濕熱로 肝經에 유입하지 못하여 陰孔이 울결하여 熱痳, 血淋이 된다(入門)" 하였다.

【木通】은 肺와 胃 사이의 흐름을 이어서 氣化作用을 소통하고 血을 잘 만든다. 즉 이는 降心火, 淸肺熱함으로써 胃－小腸－膀胱으로 氣化作用이 순행하여 血을 화생하여 淸者는 上升하고 濁者는 下降시킨다. 결국 壯腎하게 하여 充足內外之力하게 한다. 이는 결과적으로 補血하는 작용으로 나타나게 되어 水道가 澁하게 된다. 그러나 淋疾은 肝經의 血熱에 의하므로 去【木通】하고 대신에 加【荊芥】하여 陰을 풀어 퍼뜨리며 지나치게 항진된 陽을 하강하여 변화한다(入肝經氣分, 兼行血分, 其性升浮, 能發汗, 散風濕).

※ 참고 (浮腫＞ 喘促＞ 結胸＞ 痢疾＞ 寒熱往來＞ 胸脅滿)

東武는 이들 관계를 痢疾 다음에 浮腫을 언급한 것으로 보아(同出一屬而自有輕重) 장기간의 세균성 泄瀉가 지속이 되면 저단백혈증을 이루어 浮腫을 이루게 된다.

이런 의미로 보게 되면 黃連淸腸湯의 痢疾의 단계를 지나 木通大安湯의 浮腫단계가 오게 된다.

2) 素證 및 現證

表寒者의 外感 혹 飮食傷에 의한 痢疾로 食慾不振, 發熱, 倦怠, 後重 수반.

3) 適應證

① 痢疾: 세균성 이질, 아메바성 이질
② 急滯로 인한 腹痛, 泄瀉
③ 淋疾者 宜用(去 木通 2전 하고 加 荊芥 1전)

5. 木通大安湯

由 來 草本卷: 少陽利水湯: 治水腫 本方加黑丑 下水之力尤大. 風寒外襲者爲重則 羌活爲主藥: 水半固結爲者重則 黑丑爲主藥.
羌活, 防風, 猪苓, 澤瀉, 赤茯苓, 木通, 黃柏 各 3전.

▲木通	壯腎而有充足內外之力 … 辛甘淡平. 輕虛上通心包. 降心火. 淸肺熱. 化津液. 下通大小腸膀胱. 導諸濕熱由小便出.
生地黃 5	開腎之胃氣而消食進食 … 味苦微甘. 大寒入心腎. 瀉丙火. 淸燥金. 平諸血逆. 消瘀通經
▲赤茯苓 2	赤者入心, 小腸氣分, 通利濕熱: 益心脾白勝. 利濕熱赤勝.
▲澤瀉 1	壯腎而有外攘之力 … 甘鹹微寒. 入膀胱而小便去濕熱. 瀉腎經之火邪. 功顯利濕行水.
車前子 1	甘寒淸肺肝風熱. 滲膀胱濕熱. 開水竅而固精竅. 令人有子.
川黃連 1	醒腎之眞氣 … 瀉火燥濕. 大苦大寒. 入心瀉火. 鎭肝凉血. 燥濕開鬱. 解渴除煩.
羌活 1	解腎氣之表邪而姜活尤力 … 辛苦性溫. 氣雄而散. 味薄上升. 入足太陽膀胱. 以理遊風. 兼入足少陰厥陰氣分. 瀉肝氣. 搜肝風. 治風濕相搏. 本經頭痛. 督脈爲病.
防風 1	解腎氣之表邪 … 辛甘微溫. 升浮爲陽. 搜肝寫肺. 散頭目滯氣. 經絡留濕. 主上部見血. 上焦風邪. 太陽經症.
荊芥 1	辛苦而溫. 芳香而散. 入肝經氣分. 兼行血分. 其性升浮. 能發汗. 散風濕.

(治 浮腫者 宜用 當至百餘貼 黃連 澤瀉 爲貴材則 貧者 惑去連澤)

1) 方 解

此方은 導赤降氣湯(荊防導赤散 加 白茯苓, 澤瀉 1전)에 去【玄蔘】하고,【瓜蔞仁, 前胡】대신에【車前子, 黃連】을 加하고,【羌, 獨, 荊, 防】대신에【獨活】만을 제거하였다.

본방은 浮腫을 治한다. 이 原因을『內經』에 "三陰이 맺히는 症을 水라 하고 이는 脾와 肺의 脉이 寒結한 症이니 脾가 寒하고 肺가 結하면 氣가 化하여 水가 된다" 하였다.

또 "肺의 本은 腎이고 腎은 胃의 關이니 關이 닫히면 利하지 못하는 故로 물이 모여서 皮膚에 넘쳐 浮腫이 된다" 하였다.

東武는 浮腫> 喘促> 結胸> 痢疾> 寒熱往來> 胸脅滿 등은 동일 계통인 少陽人 表病의 疾病群이며 降陰의 정도에 따른 輕重이 있을 뿐이라고 하였다.

上記證은 少陽人病의 重한 순서로 나열한 것이고, 痢疾이 喘促, 結胸 등에 비해 급박치 않으므로 順證이라 하였지만, 痢疾을 重證이라 함은 더욱 陰氣가 消耗시 浮腫에 이르기 때문이다. 그러므로 浮腫은 表病의 疾病群에서 가장 降陰이 안 되어 脾局과 腎局의 連接不能 狀態로 발생한다. 이 때 少陽人의 升降作用을 不能하게 하는 요소는 2가지로 볼 수 있다.

① 脾局의 과도한 陽熱之氣의 過亢으로 인하여 降陰이 안 될 경우: 傷風證의 末證에서 출현.

② 脾腎局의 陰氣不足으로 降陰이 안 될 때로 구분할 수 있다: 亡陰證의 末證에서 출현.

따라서 ①의 경우는 上焦, 中上焦의 鬱熱로 인한 降陰之力이 무척 약화된 狀態에서 脾局과 腎局의 連接不能(氣化作用 不能)으로 온 浮腫이다.

즉 胸膈熱證이 더욱 심하여 脾胃의 降陰작용에 지장(運化不能)을 주어 腎의 水道를 閉塞(出放之氣 障碍)하게 되어 浮腫에 이르게 되고 이 때 氣의 窒塞은 '血의 損傷'을 야기하게 된다(生地黃, 木通, 赤茯苓, 黃連 등은 특히 血熱을 제거한다). 그러나 아직 腎陰, 즉 精의 損傷은 완전 소멸된 상황은 아니다.

그러므로 降心火, 淸肺熱에 주력하기 위해【木通 5錢】에 의해 血을 잘 만들어 순행하게 하고(壯腎而 充足內外之力), 이는 少陰人에 있어【肉桂】와 같은 역할을 하게 된다. 또 胸膈間의 血逆을 和하는 大用의【生地黃 5錢】과【木通 5錢】의 氣化作用에 의한 生血과 和血에 치중하였다(心臟性 浮腫으로 추정).

또 여기에 앞서 荊防敗毒散에서 언급한 바와 같이【赤茯苓(入心, 小腸氣分, 通利濕熱)＋車前子(淸肺肝風熱, 滲膀胱濕熱, 開水竅而固精竅)＋澤瀉(通利水, 瀉膀胱火, 去濕熱, 除則淸氣上行)＋黃連(入心瀉火, 鎭肝凉血, 燥濕開鬱－醒腎之眞氣)】등도 上中下焦의 鬱結로 인한 心, 小腸, 肺, 腎, 膀胱의 濕熱을 제거함으로써 간접적으로 其他 藥物의 解鬱에 전제조건으로 사용한다.

【車前子】에 의해 水의 순행에 따라 氣가 순행하면 下部 精을 補하고 血이 弱을 때 水가 순행시 上部의 火를 기른다.

此方이【羌, 獨, 荊, 防】중【獨活】과【玄蔘】이 不用인 이유는 浮腫의 原因이 腎陰氣의 不足이나 鬱滯가 原因이 아니라 脾局의 과도한 陽熱之氣의 過亢으로 인하여 降陰이 안 될 경우에 생기는 것으로 직접 腎氣分에 들어가는【獨活】이나, 淸肺金하여 (降火)滋陰하는【玄蔘】을 사용치 않았다.

그러나 ②의 경우는 脾腎陰氣의 不足으로 인한 脾腎局의 連接不能으로 인한 浮腫에는 荊防地黃湯 加【木通】으로 脾腎陰氣를 도와 降陰을 이룬다(腎臟性 浮腫, 低蛋白性 浮腫으로 추정).

浮腫은 結胸證보다 더욱 降陰의 障碍가 심한 病證이다.

즉 앞서 結胸의 輕證에 胸膈熱만 풀어서 降陰이 되는 荊防導赤散의 경우와, 여기에 加【茯苓, 澤瀉】에 의하여 固腎立腎, 壯腎而外攘之力에 의하여 2차적으로 降陰之力을 강화시키는 導赤降氣湯을 사용하는 경우가 있다.

또 荊防地黃湯의 浮腫인 경우는 腎陰의 근본에 주력할 상황이므로【羌, 獨, 荊, 防】의 약재가 들어간다.

東武는 少陽人의 浮腫은 증세가 완만하여 빨리 死할 것 같지 않으나 이는 위급하여 4－5일 이내에 다스려야 하고 열흘을 넘겨서는 안 된다고 하였다. 그 好轉反應은 小便이 淸해야 하고 浮腫이 풀렸을 때 시장기를 참아야 재발을 방지한다 하였다.

2) 素 證

表證 寒多者(荊防導赤散 참조): 아직 裏熱證(胃熱證)은 不甚하여 便秘狀態까지 이르지 않고, 表氣의 損傷이 荊防敗毒散, 荊防導赤散보다 더욱 진행된 경우.

症狀	寒熱	汗出	大便	小便	消化力	飮水
狀態	表虛(5) 裏熱(1.5)	無汗	硬(1.5)	淸利(5)	正常	咽乾

3) 現 證

浮腫, 呼吸困難(結胸－肺鬱血), 心臟性 喘息.

症狀	寒熱	汗出	大便	小便	消化力	飮水	脉
狀態	惡寒, 但寒無熱	無汗	硬	赤澁	正常	咽乾	浮數

(※ 現代醫學的으로 浮腫의 原因은 局限性과 非局限性으로 나누며, 非局限性 浮腫은 心臟性, 腎臟性, 肝臟性, 營養性, 內分泌性 및 本態性 低蛋白血症性으로 구분한다.)

4) 適應證

① 肺水腫, 滲出性 肋膜炎, ② 心臟性 浮腫(鬱血性 心不全), ③ 腎臟性 浮腫(腎症候群, 急性 絲毬體腎炎), ④ 肝性 浮腫

6. 朱砂益元散

由 來 草本卷: ① 益元散: 治暑氣 腹痛.
滑石末 2.5전, 甘草末 5分, 朱砂末 1分.
② 朱砂安神湯: 治驚悸, 健忘.
黃連, 朱砂, 拘杞子, 白茯笭 各 等分作丸.

滑石 2	滌腎之穢氣 … 淡滲濕. 滑二竅. 寒瀉熱. 色白入肺. 清其化源. 而下走膀胱. 以利水通六腑九竅津液. 爲足太陽經本藥.
▲澤瀉 1	壯腎而有外攘之力 … 甘鹹微寒. 入膀胱而小便去濕熱. 瀉腎經之火邪. 功顓利濕行水.
甘遂 5分	通腎之結胸 … 苦寒能寫腎經. 及隧道水濕. 直達水氣. 所結之處. 以功結爲用. 爲下水之聖藥. 主十二腫水. 大腹腫滿.
朱砂 1分	甘凉. 體陽性陰. 色赤屬火. 寫心經邪熱. 爲末溫水. 或井華水. 調服. 夏月滌暑宜用.

1) 方 解

此方의 구성은 『入門』의 辰砂益元散(滑石, 甘草, 朱砂: 傷寒治後 發熱 狂言症이나 中暑로 精神昏冒, 驚悸, 妄言에 井水調下 用)과 유사하다.

暑病은 夏至日이 지난 후 熱로 인한 病症으로 身熱, 自汗, 口渴, 面垢가 특징이라 하였다. 특별히 中暑症 處方을 제시한 것은 少陽人의 脾胃陽多란 특징으로 더욱 暑病에 민감하기 때문일 것이다. 이는 주로 表寒者가 暑熱의 極盛에 의해 體內에 영향을 주어 胸廓부위에 水飮+熱邪에 의해 濕熱이 저체되면서 곧 神氣를 損傷하여 精神昏冒 등에 이르게 된다. 그러므로 濕熱을 제거하는 동시에 脾腎陰의 회복을 통해 神氣損傷을 막아야 한다. 그러나 此方의 적용자는 保命之主(脾腎陰)는 비교적 크게 損傷받지 않았으나 외부의 邪氣(熱邪)에 의한 내부의 濕熱에 의해 表陰의 降下가 鬱滯된 상황이라 할 수 있다. 따라서 保命之主를 유지하는 최소조건을 【澤瀉】에 의하며 유지되며 降陰을 방해하는 濕熱은 【甘遂+滑石】에 의해 제거되며 濕熱에 의한 神氣損傷은 【朱

砂】의 寫心經邪熱하여 養精神 安魂魄 益氣明目에 의해 제거된다.

『本經』에 【朱砂】는 陽이 陰을 싸고(陽抱陰) 陰이 陽을 적시는(陰涵陽) 작용에 의해 血脈을 소통시키고 氣血의 不充足은 精神, 魂魄의 불안정하게 된다 하였다. 【甘遂】는 直達水氣 所結之處하는 힘으로 破飮(胸膈下水則 甘遂爲君)시키고 少陽人 表寒病의 破水結之藥으로 表病에만 사용되고 裏病에는 사용할 수 없다. 여기에 【澤瀉】는 淸氣를 上行시켜 上部水를 소통하여 내려 보낸다(이는 腎陰을 上行시키는 것으로 東武는 壯腎而 外攘之力이라 하였다). 【滑石】은 胃中의 濕熱을 제거하여 脾胃氣를 조화시킨다(上下를 열어서 돌아다니며 津液을 열어서 疏通하고 더러운 것을 없애서 신선한 것을 지키는 작용을 하여 腎의 더러운 기운을 씻어내는 역할로 보았다).

2) 素 證

表虛寒者.

3) 現 證

表虛寒者가 외부의 熱邪 혹 瘟疫 등에 의해 暑病으로 발현: 身熱, 自汗, 口渴, 面垢, 精神障碍가 특징이라 하였다.

4) 適應證

急性 熱性 炎症性 疾病(流行性 感氣, 流行性 腦脊髓膜炎, 日本腦炎), 熱射病 등

7. 甘遂天一丸

由 來 **草本卷: 甘遂天一丸: 治上焦咽喉, 中焦暑病, 下焦痢疾, 小兒驚風, 大人胸痞, 凡大便不快者, 皆可用之. 甘遂 1錢, 朱砂, 輕粉 各 1分, 分作 八丸**

甘遂 1錢	通腎之結胸 … 苦寒能寫腎經. 及隧道水濕. 直達水氣. 所結之處. 以功結爲用. 爲下水之聖藥. 主十二腫水. 大腹腫滿.
輕粉 1分	除腎之久病 … 辛冷而燥有毒. 殺蟲治瘡. 劫痰消積.

和勻糊丸 10丸 朱砂爲衣

治結胸 水入還吐

●甘遂龍虎丹(甘遂 1錢 輕粉 5分 分作 10丸), ●輕粉甘遂雌雄丹(輕粉 甘遂 各等分 作 10丸), ●乳香沒藥輕粉丸(輕粉 1錢 乳香 沒藥 甘遂 各 5分 分作 30丸)

輕粉發汗 甘遂下水 輕粉藥力 1分則 快足 5厘則 無不及 甘遂藥力 1分 5厘則 快足 7-8厘 則 無不及 輕粉 甘遂 自是毒藥 俱不可輕易適一分用之 斟酌輕重 病欲頭腦滌火則 輕粉爲君 病欲胸膈下水則 甘遂爲君.

少陽人藥 諸種 不可 炮, 炙, 炒, 煨.

1) 方 解

此方은 治 結胸 水入還吐 한다.

【甘遂】는 直達水氣 所結之處하는 힘으로 破飮(胸膈下水則 甘遂爲君)시키고 少陽人 表寒病의 破水結之藥으로 表病에만 사용한다(그러므로 裏證인 半身不隨 口眼喎斜에는 절대 사용할 수 없다 하였다). 또【輕粉】은 辛冷而燥하여 劫痰消積하므로 大便不通을 소통한다. 이는 腦腫脹, 腦血管發作이나 鬱血性 心不全 등으로 인한 嘔吐나 便秘, 不仁 등과 유사하다.

2) 素 證

表虛寒者.

3) 現 證

① 咽喉 水醬不入 大便不通 三日 病至危境 甘遂天一丸 卽效
② 二十歲少年 一脚微不仁痺風 用輕粉甘遂龍虎丹 二三次 用之 得效
③ 七十老人 大便四五日不通 或 六七日 不通 飮食如常 兩脚膝寒無力 用輕粉甘遂龍虎丹

4) 適應症

水醬不入 大便不通, 一脚微不仁痺風, 兩脚膝寒無力.

① 腦內壓亢進(噴出性 嘔吐), 腦腫脹(炎症, 산소 결핍, 急性 腦水腫, 惡性 新生物 등에 의함), 腦血管發作.

② 心臟疾患: 鬱血性 心不全, 急性 心筋硬塞症 등으로 인한 運動神經痲痺.

第二節 表寒證(亡陰證)

1. 猪苓車前子湯

由 來	草本卷: 五苓散: 治運氣, 熱結膀胱, 夏月腹痛泄瀉. 澤瀉 3전, 赤茯笭, 豬苓 各 2전, 滑石, 柴胡 各 1전.
▲澤瀉 2	壯腎而有外攘之力 … 甘鹹微寒. 入膀胱而小便去濕熱. 瀉腎經之火邪. 功顓利濕行水.
▲茯笭 2	固腎立腎 … 甘平益脾甯心. 淡滲利竅除濕. 色白入肺寫熱. 而下通膀胱.
猪笭 1.5	滌腎之穢氣 … 甘苦淡平. 泄滯利竅. 入膀胱腎經. 升而能降. 開腠發汗利濕行水
車前子1.5	甘寒淸肺肝風熱. 滲膀胱濕熱. 開水竅而固精竅. 令人有子.
▲知母 1	壯腎而有內守之力 … 辛苦寒滑. 寫腎家有餘之火. 因而上淸肺金. 入二經氣分. 瀉火補水. 潤燥滑腸.
石膏 1	爲腎元師之藥. 能驅逐腎元氣弱而不能除外熱. 熱氣侮腎周一廻凌浸於胃之四圍府 … 甘辛而淡.體重而降. 足陽明經. 大寒之藥. 色白入肺. 兼入三焦.諸經氣分. 寒能淸熱降火. 辛能發汗解肌. 甘能緩脾. 生津止渴.
羌活 1	解腎氣之表邪而姜活尤力 … 辛苦性溫. 氣雄而散. 味薄上升. 入足太陽膀胱. 以理遊風. 兼入足少陰厥陰氣分. 瀉肝氣. 搜肝風. 治風濕相搏. 本經頭痛. 督脈爲病.
獨活 1	辛苦微溫. 氣緩善搜. 入足少陰氣分. 以理伏風. 治本經傷風頭痛.
荊芥 1	辛苦而溫. 芳香而散. 入肝經氣分. 兼行血分. 其性升浮. 能發汗. 散風濕.
防風 1	解腎氣之表邪 … 辛甘微溫. 升浮爲陽. 搜肝寫肺. 散頭目滯氣. 經絡留濕. 主上部見血. 上焦風邪. 太陽經症.

1) 方 解

此方은 治頭腹痛 有泄瀉者와 陽明證者(熱無寒之爲也, 小便不利 脉浮而渴)에 宜用한다.

此方의 유래는 『傷寒論』의 少陰病 熱症에 사용되는 猪苓湯에서 유래한다. 이는 【猪笭, 茯笭, 澤瀉, 阿膠(滋陰潤燥), 滑石】으로 구성되었다.

少陰病 熱證은 陰虛火旺이 原因이 되어 心煩 不得眠하고 水氣가 渟滀되어 津液이 不升하고 氣化하지 못한 水는 熱과 화합하여 咳逆(肺), 嘔逆(胃), 下痢(大腸), 小便不利(腎)하게 되고 猪笭湯을 이용하여 滋陰淸熱利水한다. 東武의 滋陰의 개념은 仲景의 【阿膠】를 사용하는 것과 같은 직접적인 개념과는 다르다. 少陽人(脾大腎小) 體質조건의 불균형에 의한 병리현상은 升降의 균형에 의해 조절되며, 현재의 상황에서 본인이 갖는 保命之主를 이용한 원활한 升降의 최소조건을 마련함이 곧 治療의 최적조건이라 할 수 있다. 그러므로 升降의 최소조건이란 경우에 따라 직접적인 補陰대신에 散火, 解熱, 解鬱, 利水 등의 간접작용에 의해 달성된다.

따라서 猪笭湯에 去【阿膠, 滑石】하고 加【羌, 獨】으로 大補膀胱眞陰하고, 【荊, 防】으로 大淸胸膈散風하고, 胃敗熱의 제거와 동시에 腎元氣를 살리기 위해【石膏】가 사용되고, 損傷된 脾腎陰을 돕기 위해【茯笭】에 의해 固腎立腎하고, 腎陽의 鬱縮에 의한 腎陰의 不升을 직접 瀉腎, 즉 滌腎之穢氣하는【猪笭, 澤瀉, 知母】로 壯腎에 주력하여 腎陰의 자생력을 도왔다.

此方은 治頭腹痛 有泄瀉者와 陽明證者(熱無寒之爲也, 小便不利 脉浮而渴)에 宜用한다. 東武는 亡陰證 中 身熱, 頭痛, 泄瀉者는 當用 荊防瀉白散과 猪苓車前子湯한다 하였다.

이 두 處方간의 차이점은 무엇일까?

猪苓車前子湯의 구성은 荊防瀉白散에 去【生地黃】하고 加【猪笭, 車前子】하였다.

먼저 亡陰의 原因은 陰氣가 下降치 못해서 오히려 背膂로 逆上하여 온다. 이는

① 中上焦(肺, 脾)에서 陽盛(裏熱)에 의한 降陰障碍,

② 더욱 消盡된 脾腎陰이 下焦(腎)의 陽盛(裏濕熱)에 의해 서로 連接치 못하는 降陰障碍, ③ 表氣虛에 의한 脾腎陰의 消盡이 極에 달하여 오는 降陰障碍 등으로 逆上하여 나타나는 亡陰證 등으로 분류할 수 있다.

①의 경우가【生地黃】의 開腎之力 등에 의해 中上焦에 鬱滯된 陽을 퍼뜨려 降陰 시킨다면(荊防瀉白散證),

②의 경우는 下焦의 裏濕熱證이 심해짐에 따라 脾腎陰의 消耗가 점점 심하여져 降陰障碍가 나타난다(이 때 生地黃의 開腎之力을 이용하면 脾腎陰의 消

耗가 더 된다: 猪苓車前子湯證).

③의 경우는 裏熱證이 없는 狀態, 즉 邪氣에 대항할 正氣인 脾腎陰의 消耗가 極에 이르러 身寒, 腹痛, 泄瀉가 동반된다(荊防地黃湯證).

此方은 荊防瀉白散證보다 補陰에 더욱 신경을 썼다.

亡陰의 初期症狀(身熱, 頭痛, 泄瀉)으로 陰氣가 도망가는 정도가 荊防瀉白散證보다 심하므로 補陰에 주력하였고(茯苓, 澤瀉, 車前子, 知母), 邪氣를 이길 正氣가 不足한 狀態이므로 함부로【生地黃】을 써서 胸膈의 鬱火를 제거할 정도의 狀態는 아니다. 이와 같이 荊防瀉白散과 猪苓車前子湯은 모두 亡陰에 사용되고 공통점은【茯苓, 澤瀉, 知母, 石膏】가 有한 것으로, 즉 胃熱에 대한 제거와 상대적 補陰에 주력하였다. 그 차이점은 곧【生地黃】과【猪苓＋車前子】와의 차이점으로 요약될 수 있다.

환언하면 '胸膈熱' 제거 對 '下焦의 濕熱' 제거를 통한 間接補陰의 차이점이다. 그러므로 荊防瀉白散은 上焦의 解熱에 의한 補陰이 主가 되고, 猪苓車前子湯은 下焦의 去濕熱에 의한 補陰이 강조되어 降陰시키는 계기를 만든다.

※ 참고

<本經>에 曰 嘔吐, 口渴, 悸, 眩에 쓰는 藥物은【茯苓, 猪苓, 澤瀉】가 있다. 熟水(이미 精華를 걸러내고 水質만 남아있는 물: 위축된 물이라 하여 怯水)에 작용하여 土에서 氣化를 얻은【茯苓】과【猪苓】으로 治療한다. 모두 利水道하여 濕氣를 生氣로 변화시키지만【茯苓】은 陽에 속하여 고인 물(停蓄之水)이 陽化하지 못하는 症狀을 治療하고,【猪苓】은 陰에 속하여 출렁되는 물(鼓蕩之水)이 陰化하지 못하는 症狀을 治療한다. 즉【猪苓】은 水氣가 陽에 핍박받아 陰에서 調和를 받지 못하는 狀態이므로 陰氣를 일으켜 陽을 조화하고 물을 변화한다.

生水(脾로 갔다가 肺로 들어가는 과정을 겪은 물: 사나운 물이라 하여 猛水)는【澤瀉】의 機能, 즉 生氣를 내보내며 上部에서 만났다가 다시 根本으로 돌아가는 작용으로 다스릴 수 있다.

2) 素 證

荊防瀉白散 참조.

3) 現 證

① 柴苓湯證(朱震亨): 身熱脈數 煩渴引飮 大便自利者
⇒ 少陽人 身熱 頭痛 泄瀉者 名謂之 亡陰病.

② 猪苓湯證(仲景): 陽明證者(熱無寒之爲也, 小便不利 脉浮而渴)

4) 適應證

① 熱性感染症, 傳染病疾患(泄瀉 수반 時: 亡陰病)
身熱 頭痛 泄瀉者 名謂之 亡陰病.
: 急性 小腸結腸炎, 細菌性 食中毒, 急性 腸炎, 細菌性-아메바성 痢疾을 포함한 大腸炎. 바이러스성 腸炎, 結核性 腸炎, 肝膽道疾病, 急性 腎盂腎炎.

② 陽明證者 熱無寒之爲也, 小便不利 脉浮而渴
: 慢性 腎炎, 腎盂腎炎, 腎結核

2. 滑石苦蔘湯

▲澤瀉 2	壯腎而有外攘之力 … 甘鹹微寒. 入膀胱而小便去濕熱. 瀉腎經之火邪. 功顓利濕行水
▲茯苓 2	固腎立腎 … 甘平益脾甯心. 淡滲利竅除濕. 色白入肺寫熱. 而下通膀胱.
滑石 2	滌腎之穢氣 … 淡滲濕.滑二竅. 寒瀉熱. 色白入肺. 淸其化源. 而下走膀胱. 以利水通六腑九竅津液. 爲足太陽經本藥.
苦蔘 2	大苦燥濕. 大寒勝熱. 沈降入腎. 消癰解毒. 明目止淚.
川黃連 1	醒腎之眞氣 … 入心瀉火. 鎭肝凉血.
黃柏 1	斂腎元 … 苦寒微辛. 沈陰下降. 瀉相火燥濕淸熱. 瀉膀胱相火. 足太陽經引經藥. 除濕淸熱. 療下焦虛.
羌活 1	解腎氣之表邪而姜活尤力 … 辛苦性溫. 氣雄而散. 味薄上升. 入足太陽膀胱. 以理遊風. 兼入足少陰厥陰氣分. 瀉肝氣. 搜肝風. 治風濕相摶. 本經頭痛. 督脈爲病.
獨活 1	辛苦微溫. 氣緩善搜. 入足少陰氣分. 以理伏風. 治本經傷風頭痛.
荊芥 1	辛苦而溫. 芳香而散. 入肝經氣分. 兼行血分. 其性升浮. 能發汗. 散風濕.
防風 1	解腎氣之表邪 … 辛甘微溫. 升浮爲陽. 搜肝寫肺. 散頭目滯氣. 經絡留濕. 主上部見血. 上焦風邪. 太陽經症.

1) 方 解

此方은 哀怒氣가 極發하여 肝腎이 傷하여 身寒腹痛泄瀉의 亡陰證이나 神

經性腹痛에 사용한다.

少陽人 亡陰에 身熱, 頭痛, 泄瀉와 身寒, 腹痛, 泄瀉의 2가지 亡陰證이 있다.

亡陰證이란 脾腎局의 陰氣가 陽氣에 의하여 壅滯되어 脾局陰氣가 腎局으로 下降치 못하고 반대로 上升하여 背膂로 올라가 가슴 쪽으로 내려오면서 腸胃에 寒邪를 받아 泄瀉하는 현상이다.

亡陰證의 전제조건은 表裏氣 損傷에서 유래하지만

① 身熱, 頭痛, 泄瀉는 胃熱에 의한 직접적인 脾陰의 損傷이 되어 不降의 原因이 되고

② 身寒, 腹痛, 泄瀉는 신경성으로 장기적인 肝腎陰의 不足이 야기되고 이로 인해 損傷된 脾陰이 逆上하여 亡陰이 이루어진 것이다(腎泄).

즉, 正氣와 邪氣의 대항능력의 過, 不足에 따라 身熱과 身寒으로 나타난다.

前者(猪苓車前子湯, 荊防瀉白散)와 後者(滑石苦蔘湯, 荊防地黃湯)의 차이는【石膏】와【滑石】및【熟地黃】의 용도와 관계 깊다. 즉, 前者는 用【石膏】하여 직접 解裏熱이 主가 되어 亡陰이 스스로 그침을 유도하나, 後者는 利水 혹은 補陰을 통해 간접적으로 損傷된 脾腎陰을 生成하도록 유도하는 것이 主가 된다.

즉, 身寒, 腹痛, 泄瀉症은 內熱이 장기화되어 表氣(脾腎陰)을 損傷하여 厥證으로 나타나는 證이며, 이는 平心靜慮치 못하여 哀怒之氣를 경계하지 못하여 水氣가 火에 鬱滯되어 발생하므로【黃連】으로 入心瀉火 鎭肝涼血 燥濕開鬱하여 腎의 眞氣를 覺醒하게 하고【滑石】,【苦蔘】,【黃柏】(腎의 根本을 收斂하게 함)을 사용하여 胃濕熱을 제거함으로써 腎의 元氣를 收斂케 하여 腎陰氣를 배양하는 데 힘을 기울였다.

【黃連】은 熱熾盛이 만성화되어 급히 上中下焦에 濕病이 발생시에 苦味로 去濕하고 寒性으로 熱을 없앤다.

【滑石】은 胃中의 濕熱을 제거하여 脾胃氣를 조화시킨다.『本經』에서 上下를 열어서 돌아다니며 津液을 열어서 疏通하고 더러운 것을 없애서 신선한 것을 지키는 작용을 한다.

東武는 이를 少陰人의【三稜】,【蓬朮】(滌脾之穢氣…入肝經하여 行氣 破血消積)과 같은 약으로 보아 腎의 더러운 기운을 씻어내는 역할로 보았으며, 荊防敗毒散證의【柴胡, 前胡】, 또는 荊防瀉白散證의【生地黃】, 猪苓車前子湯證의【猪苓】과 비슷한 역할로 下焦의 鬱滯를 解한다.

【苦蔘】의 용도는 脾氣가 응결하여 이것의 水氣가 火의 영향을 받게 되어 癥

痂(血＋火), 積聚(津＋火), 癰腫(液＋火), 黃疸(濕＋火)이 된 것을 肝으 疏通之力을 빌려 凝滯된 脾氣에 작용하여 水(血, 津, 液, 濕)와 火의 凝滯를 다스린다.

【黃柏】의 용도에 대해 유잠강은 "腎陰氣가 不足하면 胃에서 熱이 저절로 뭉친다. 胃가 소통치 못하고 熱이 뭉치면 濕土의 陰氣가 작용하지 못하고 다시 濕으로 疾病이 생긴다. 그러므로 【黃柏】은 반드시 虛하면서 濕을 수반한 熱證이 적응증이다"라고 하였다.

이는 滑石苦蔘湯(亡陰證)과 忍冬藤地骨皮湯(中消證), 熟地黃苦蔘湯(下消證)에 사용되었고, 거의 【黃柏, 苦蔘】은 동시에 사용되었다.

이처럼 【苦蔘】에 의한 水와 火의 凝滯와 【滑石】에 의한 滌腎之穢氣하고, 모두 陰氣가 심하게 損傷된 狀態에서 오는 胃(濕)熱證을 제거하여 【黃柏】에 의해 陰氣의 취합을 도모하고(收斂腎元), 또 여기에 【荊, 防, 羌, 獨】에 의해 上下를 疏通시킴으로써 【茯苓】의 固腎立腎과 【澤瀉】의 壯腎而外攘之力이 발휘할 수 있는 최적조건을 완비하여 滋陰하여 胃(濕)熱로 인한 腹痛이나 身寒, 腹痛, 泄瀉를 治療한다.

2) 素證(平心靜慮 恒戒 哀心怒心－感情의 障碍)

평상시 마음이 안정치 못하고 哀心怒心이 빈번하고 만성화되어 특히 表氣의 허약에 이름(甲狀腺機能亢進症, 結核, 淋巴肉腫 등의 全身性 疾患이 장기화로 → 腸에 영향을 미침으로 추정함).

症狀	寒熱	汗出	大便	小便	飮水
狀態	表虛(5) 裏熱(1)	無汗	滑 或 堅(1)	黃澁 或 頻數(5)	咽乾, 不慾冷飮
其他	惡寒感, 手足冷				

3) 現 證

少陽人 神經過敏時의 腹痛症狀.

○ 身寒腹痛泄瀉 或 2－3晝夜間 腹痛 無泄瀉이거나 艱辛 1차 泄瀉者.

○ 少陽人 十餘年 腹痛患 若一次起痛則 五六個月 或 三四個月 一二個月叫苦者.

4) 適應證

① 過敏性 大腸症候群
② 慢性 炎症性 腸疾患(潰瘍性 大腸炎)
③ 神經性 胃炎, 胃痙攣, 慢性 膵臟炎, 膽囊炎, 膽道炎

3. 荊防地黃湯

由 來

草本卷: ① 腰將軍湯: 治氣喘消痰 (⇒ 荊防地黃湯 合 荊防導赤散)
熟地黃 7전, 山藥, 白茯苓, 澤瀉, 玄蔘, 瓜蔞仁 各 2전, 牧丹皮, 防風, 獨活, 貝母, 前胡, 車前子, 羌活, 荊芥, 苦蔘 各 1전.
② 蔘瓜湯: 治口渴用 (⇒ 荊防地黃湯 合 荊防導赤散)
熟地黃 4전, 山茱萸, 玄蔘, 瓜蔞仁, 茯苓, 澤瀉 各 1전, 車前子, 羌活, 獨活, 荊芥, 防風, 地骨皮, 石膏 各 1전.
③ 黃柏地黃湯 (⇒ 十二味地黃湯,⇒ 熟地黃苦蔘湯
또는 ⇒ 荊防地黃湯 合 荊防導赤散):
此方 虛弱時 每服 30貼, 忌哀心 怒心, 鷄雉及醋蒜辛物等.
熟地黃 4전, 山茱萸, 赤茯苓, 澤瀉 各 2전, 黃柏, 玄蔘 各 1.5전, 車前子, 瓜蔞仁, 羌活, 防風, 荊芥, 前胡, 獨活 各 1전.

▲熟地黃 2	補腎和腎 … 甘而微溫. 入足三陰經. 滋腎水. 封塡骨髓. 利血脈補益眞陰. 聰耳明目.
▲山茱萸 2	健腎直腎 … 酸濇微溫. 固精秘氣. 補腎溫肝. 强陰助陽. 安五臟通九竅. 能發汗. 暖腰膝縮小便. 治風寒濕痺. 鼻塞目黃. 耳鳴耳聾.
▲茯苓 2	固腎立腎 … 甘平益脾甯心. 淡滲利竅除濕. 色白入肺瀉熱. 而下通膀胱.
▲澤瀉 2	壯腎而有外攘之力 … 甘鹹微寒. 入膀胱而小便去濕熱. 瀉腎經之火邪. 功顓利濕行水.
車前子 1	甘寒淸肺肝風熱. 滲膀胱濕熱. 開水竅而固精竅. 令人有子.
羌活 1	解腎氣之表邪而姜活尤力 … 辛苦性溫. 氣雄而散. 味薄上升. 入足太陽膀胱. 以理遊風. 兼入足少陰厥陰氣分. 瀉肝氣. 搜肝風. 治風濕相搏. 本經頭痛. 督脈爲病.
獨活 1	辛苦微溫. 氣緩善搜. 入足少陰氣分. 以理伏風. 治本經傷風頭痛.
荊芥 1	辛苦而溫. 芳香而散. 入肝經氣分. 兼行血分. 其性升浮. 能發汗. 散風濕.
防風 1	解腎氣之表邪 … 辛甘微溫. 升浮爲陽. 搜肝瀉肺. 散頭目滯氣. 經絡留濕. 主上部見血. 上焦風邪. 太陽經症.

1) 方 解

此方의 구성은 본래 『正傳』의 六味地黃丸(治 肝腎不足 眞陰虧損 精血枯渴) 에서 유래한다.

東武는 여기에 去【山藥】,【牧丹皮】하고 加【荊, 防, 羌, 獨】과【車前子】로 하여금 少陽人의 脆弱點인 脾腎陰氣 不足을 채워 降陰을 목적으로 處方되었다.

① 東武는【山藥】이 肺藥이므로 去한다 하였다.

만약 이를 사용시 기운이 따뜻하고 평이하고 胃津을 脾로 보내어 脾胃를 화합하므로 少陽人의 脾陽의 過亢를 더욱 조장할 우려가 있기 때문이다.

② 또【牧丹皮】가 빠진 이유는 무엇일까?

【牧丹皮】의 매운 맛은 열고 쓴맛은 下降한다. 氣가 차서 血脉 속에 응결한 熱氣를 뚫는다. 즉 이는 胃腸의 火를 순행하도록 돕는 것이 아니라, 火가 울결하여 움직이지 않는 疾患을 열어서 내려 보낸다. 그러므로 邪氣에 대항할 正氣(陰淸之氣)가 없는 表寒證인 亡陰證의 狀態에서 이를 用할 경우 正氣를 損傷할 우려가 있다. 이는 少陰人의【陳皮】가 亡陽證에 거의 사용치 않는 이유와 동일하다(그러나 亡陽의 末證이 올 우려가 있는 者의 血證에는 이를 加하였다. 즉 이 경우는 아직 陰氣가 완전히 고갈된 狀態가 아닌 경우라 할 수 있다).

此方은 少陽人의 亡陰證의 原因 중 陽氣熾盛(敗陽)이나 濕熱에 의한 것이 아닌 脾腎陰의 不足과 淸陽의 消耗로 야기되는 亡陰證이다.

즉, 이미 上中下焦의 鬱火 및 濕熱를 직접적으로 제거하는【生地黃, 石膏, 滑石, 苦蔘】등의 약을 사용하여 陰氣가 自生할 기회를 놓친 狀態이다.

다시 말하면 이 病證은 脾腎陰氣를 생산할 모든 조건이 不足한 狀態에서 유발된 亡陰의 末證 狀態이다. 그러므로 이미 表裏氣의 消耗가 極에 달한 狀態이므로 脾腎陰氣를 보충할 적극적인 방법이 동원되어야 한다.

따라서【羌, 獨, 荊, 防】의 바탕 위에【熟地黃＋山茱萸＋茯苓＋澤瀉】에【車前子】가 가세하였다.【茯苓＋澤瀉】는 少陽人의 거의 모든 處方에 동시 사용되었다(朱砂益元散은 예외－澤瀉만 사용).

이들은 陰氣(陰淸之氣) 및 陽氣(淸陽之氣)의 소멸이 시작되는 증후군에 사용된다.【茯苓】은 淸陰을 일으켜 陽을 따르게 하고, 陽을 퍼뜨려 陰을 변화케 한다. 즉 敗熱로부터 淸陰의 消耗를 방지하고 또 陰寒으로부터 淸陽이 억압받지 않게 한다.【澤瀉】역시 腎水(精)를 끌어올려 五臟에 고루 보내고 肺에까지 上行한다. 그러나 【茯苓＋澤瀉】로 氣를 水로 변화하여 소통만 하려고 한다면 虛한 狀態를 더욱 虛하게 한다. 그러므로 不足된 陰의 생산과 消耗를 막는 작용이 요구된다.

따라서 【車前子】는 氣와 水가 서로 막고 응결하여 제대로 흐르지 못할 때 精이 消耗되고, 血과 水가 함부로 흐를 때 火가 생기므로 보낼 것은 보내고 순행할 것은 순행케 하여 淸火하고 降陰益精하게 한다.

또 亡陰末證은 陰虛로 火가 떠오르고 淸陽이 損傷되어 下部의 水氣가 고갈되므로 이는 少陰人의 生陽之劑인 人蔘과 같은 역할을 하는 少陽人의 生陰之劑(補腎和腎)인 【熟地黃】이 가세하고, 【山茱萸】의 온화하고 윤택한 기운으로 속을 가라앉히고 신맛으로 陰氣를 수렴하여 精을 견고하게 하며 陰氣를 끌어올려 火亢을 막는다. 이는 少陰人 【白朮】이 아래로 처진 脾氣를 들어 올려 精을 흩어서 肺로 보내는 작용(健脾直脾)과 유사하므로 '健腎直腎'으로 표현하였다. 이로써 亡陰證은 【熟地黃＋山茱萸＋茯苓＋澤瀉】에 【車前子】가 가세한 脾腎陰氣의 적극적 補陰과 【羌, 獨, 荊, 防】이란 解鬱의 최소한 조건으로 少陽人의 降陰이 최대로 발휘될 수 있게 한다.

한편 壯腎의 개념약 중 【知母】(內守之力: 腎肺二經氣分하여 瀉火補水潤燥滑腸)와 【木通】(充足內外之力: 降心火. 淸肺熱하여 肺와 胃사이의 氣化作用을 소통하고 血을 잘 만든다)은 此方에서 왜 포함되지 않았을까? 이는 亡陰證의 重證이므로 肺와 胃에 이미 瀉熱할 熱조차 없는 狀態로 氣化작용의 소통에 의해서 損傷된 陰을 회복할 수 없기 때문이다.

(그러나 浮腫의 初發이나 解後에는 이단계에 이르기 전이나 지난 후이므로 加 木通하였다.)

※ 荊防地黃湯의 加減 例

- 咳嗽에 加 前胡, ● 血證에 加 玄蔘 牧丹皮, ● 偏頭痛에 加 黃連 牛蒡子,
- 食滯痞滿者는 加 牧丹皮, ● 有火者는 加 石膏, 加 石膏者 去 山茱萸니라.
- 頭痛煩熱與 血證者는 用 生地黃. ● 荊防羌獨은 俱是補陰藥이니, 荊防은 大淸胸膈散風하고, 羌獨은 大補膀胱眞陰하나니
- 無論 頭腹痛, 痞滿, 泄瀉하고 凡虛弱者는 數百貼用之하면 無不必效니 屢試累驗이니라

東武의 荊防地黃湯 加減例는 咳嗽, 血證, 偏頭痛, 食滯痞滿, 頭痛煩熱與血證, 浮腫 등으로 되어 있다.

이 중 表病證은 咳嗽, 血證, 偏頭痛, 頭痛煩熱與血證 등이고, 裏病證은 食滯痞滿 등이다.

이들 사실로 보아 앞에서 언급했듯이 荊防地黃湯의 응용범위는 表氣뿐 아니라 裏氣도 어느 정도 損傷된 狀態에서 오는 病證임을 알 수 있고, 물론 이들 表裏病證은 아직 陰氣의 여력이 있는 狀態에서의 咳嗽, 血證 등이 아니라 素證이 表裏氣의 衰弱으로 亡陰證이 오려고 하거나 왔을 때의 兼病인 경우에 荊防地黃湯의 加減例라 할 수 있다.

2) 素證(間有 悖氣 食滯腹痛)

表裏俱虛證이 있는 狀態.

症狀	寒熱	大便	小便	消化力	飮水	脉
狀態	表虛(6) 裏熱(0.5)	滑	赤澁 頻數	易滯氣	咽乾, 不慾冷飮	沈細無力
其他	惡寒感, 手足冷感					

3) 現 證

① 身寒, 腹痛, 大便軟 혹 泄瀉, 小便赤澁, 無力感
② 口乾, 惑 身體痛, 易血管性 頭痛, 背腹冷, 手足冷甚.
　咳嗽, 血證, 偏頭痛, 食滯痞滿, 頭痛煩熱與血證, 浮腫

4) 適應證

表裏氣虛(脾腎陰虛)을 동반하는 만성 질환

(1) 浮腫－주로 全身性 浮腫의 개념
　① 腎症候群의 浮腫: 絲毬體腎炎, 糖尿病性 絲毬體硬化症, 腎靜脈血栓症(→ 低蛋白血症. 高콜레스테롤血症)
　② 肝性 浮腫: 肝硬變症(→ 低알부민혈증)
　③ 營養障碍에 의한 浮腫: 糖尿病, 低蛋白性 浮腫, 虛로 인한 血證(皆歸於虛也)을 동반하는 疾患

(2) 血病

① 吐血 및 衄血: 胃－十二指腸潰瘍, 胃－食道의 陽性－惡性腫瘍, 肝硬變症, 肝膽道疾患, 再生不良性 貧血

② 喀血: 氣管支疾病(慢性 氣管支炎, 氣管支擴張症, 氣管支結核), 肺疾患(肺結核, 肺炎, 肺膿瘍, 肺癌), 出血性 紫斑病

(3) 脾腎陰虛로 인한 慢性咳嗽

① 慢性 氣管支炎, 氣管支擴張症, 老人性 咳嗽

② 子宮結核 및 後屈, 腎臟炎 등의 迷走神經興奮으로 인한 咳嗽

③ 心臟性 喘息, 心囊水腫으로 인한 咳嗽

(4) 脾腎陰虛로 인한 食滯痞滿

慢性 胃炎, 胃下垂, 胃潰瘍, 胃神經症

(5) 身寒腹痛泄瀉

① 神經性 胃炎, 慢性 膵臟炎, 膽囊炎, 膽道炎

② 慢性 炎症性 腸疾患(潰瘍性 大腸炎)

③ 過敏性 大腸症候群

(6) 頭痛煩熱 與 血證者

① 動脉硬化症, 神經症, 高血壓性 頭痛

② 血管性 頭痛

③ 前立腺炎, 睾丸炎, 子宮內膜炎, 子宮癌, 産後症, 神經衰弱性 頭痛

(7) 膝冷痛, 手足冷, 身體痛

(8) 表裏氣虛로 인한 內分泌 및 代謝機能障碍

① 月經障碍, 子宮發育不全, 不姙症

② 經行障碍(經行－衄血, 吐血, 泄瀉, 發熱, 嘔吐, 浮腫, 腹痛, 身痛)

第四章 少陽人 胃受熱 裏熱病

少陽人은 脾大腎小하다. 脾胃에 陽氣가 과다하고 陰氣는 過少하여 늘 陰淸之氣가 不足하다.

이는 四腑에서 津膏油液海의 生成이 脾胃陽氣의 熾盛으로 膏海의 흡수는 過剩亢進되고 상대적으로 腎大腸의 陰氣는 약화되어 液海의 흡수가 低下되어 나타나는 소화,

흡수, 배설 및 生理機能의 病證으로 胸膈熱證(中上焦熱證)과 消渴證 및 陰虛午熱證(腎陰虛損)으로 나타난다. 이를 胃受熱 裏熱病이라 한다.

따라서 胃熱證의 過多정도와 그로 인한 脾局－腎局陰간의 連接不能 정도가 裏病證의 大綱이 된다.

▣ 少陽人 裏病證(太陽病－熱多寒少證, 陽明證, 三陽合病－但熱無寒證, 陽厥證, 消渴證, 陰虛午熱證)의 現代病理的 接近.

생리적으로 怒性의 대사항진(宏抱)에 의하여 脾氣가 항진(脾益盛)되고, 哀情(肺氣)의 대사항진(促急)에 의하여 腎氣의 기능저하(腎益削)가 일어난다.

肺氣작용의 항진은 膩海(피부를 형성하는 대사물질의 생성과 呼散之氣인 호흡조절, 가스교환에 관여)를 이용하는 능력의 과잉으로 나타나며, 이것의 항진과 비례하여 腎氣의 저하는 精海(骨의 형성과 出放之氣인 산-염기 등의 항상성유지에 관여)의 대사저하를 유발한다. 그러므로 少陽人 裏病證의 初-中期(陽明證, 上消, 中消)에는 膜海의 과다와 脾氣의 흡득지력 과잉으로 인하여 膜海가 脾氣와 胃氣에 과잉간섭으로 발생되는 질병군으로 나타나며, 또 이는 四腑 중 膏海의 과다흡수와 비례하는 液海의 흡수저하로 유발되는 질환을 포함한다, 裏病證의 末期(下消, 陰虛午熱證)에는 膜海의 過多와 비례하여 精海의 消失과 대사가 억제됨으로써 유발되는 질환이 나타난다.[13)]

① 太陽病(如瘧狀, 發熱惡寒, 熱多寒少)의 증세는 현재의 菌血症(慢性 髓膜球菌, 菌血症, 살모넬라균), 化膿性 感染症(특히 右上腹部), 淋巴肉腫, 粟粒性結核 등에서 나타나는 증세와 유사하다.

② 陽明證의 小便不利(배뇨곤란—dysuria)는 中樞性(다발성 경화증, 脊髓癆 등)과 末梢性(당뇨병성 신경질환) 질환 등이 방광의 신경지배를 압박하던지 또는 방광, 전립선요도의 염증성 병변 등에서 나타나는 증세와 유사하다.

③ 三陽合病은 腹痛, 身重과 遺尿 및 發熱, 譫語를 동반하는바, 이는 뇌혈관장애나 당뇨병, 사구체신염, 신우신염 등에서 나타나는 증세와 유사하고,[14)]

④ 陽厥證은 發熱과 厥證 그리고 昏憒 등을 동반하며 이는 체온조절과정의

13) 膩膜血精之海가 구체적으로 어떤 대사물질이며 어떻게? 어느 부위에? 어떤 목적으로 관여하느냐? 등에 대한 확고한 답은 아직도 제시할 수 없다. 그러나 이들이 각각 탄수화물, 단백질, 지방, 무기염류 등에 관여하는 대사물질이라 가정할 수는 있다. 만약 우리가 섭취하는 에너지원과 이를 구체적 대사물질로 전환시키는 뇌의 기능(天機), 그리고 이들을 이용, 활동하게 하는 어떤 기능(자율신경계 및 이에 영향받는 대사물질로 추정—人事) 등에 대한 상호관련이 풀린다면 사상체질의 객관적 지표가 가능할 것이다.

14) 上同書, p. 269, 319, 322.

이상으로 보이며 중추신경계 질환인 대뇌출혈, 뇌종양 등과 심장성 질환(감염성 심내막염으로 인한 합병증) 등에서 나타나는 증세와 유사하다.[15)]

⑤ 消渴證(上中下消)의 多渴, 多食, 多尿 등은 당뇨병(Diabetes Mellitus)의 전형적 증상이다. 만성화된 후기 임상증은 대소혈관과 중추 및 말초신경, 피부와 수정체를 침범하여 고혈압, 신부전, 失明, 자율신경 및 말초신경병증, 심근경색증, 뇌혈관 질환을 일으킨다. 즉 中消의 眼病(당뇨병성 망막증), 癰疽(피부와 점막의 합병증), 下消의 尿膏油(미세단백뇨의 증가)와 陰虛午熱證(糖尿病性腎症)으로 발전한다.[16)]

한편 少陽人 裏熱證 가운데 食滯痞滿, 腹痛, 嘔吐, 吐血, 中風 등은 同出一屬 自有輕重으로 구별된다. 이들 病因의 상호간에는 매우 긴밀한 관계가 있음을 의미하며, 이는 한 가지 근본적 病因에 의한 불균형상태의 輕重이 질병의 輕重으로 나타난다는 의미이다. 즉 식체비만, 복통의 원인도 다양하고(위, 십이지장, 담도, 췌장질환 등이나 혈관장애 등), 구토와 토혈의 원인도 다양하나(중추신경계 및 심혈관계 등) 이들은 모두 심장성 질환(혈관계, 울혈성 심부전)이나 중풍(CVA)의 전조증 등에서 나타나는 증세와 유사하다.[17)]

第一節 裏熱證(胸膈熱證)

1. 地黃白虎湯

由 來 草本卷: ① 白虎湯: 治譫語症(⇒ 地黃白虎湯, 陽毒白虎湯)
生地黃, 石膏 各 4전, 知母 2전, 加山茱萸, 覆盆子 尤妙.
② 渡海白虎湯: 治譫語症(⇒ 地黃白虎湯－陽毒白虎湯 合 忍冬藤地骨皮湯)
石膏, 生地黃, 知母, 覆盆子, 山茱萸, 肉蓯蓉 各 2전, 苦蔘, 拘杞子 各 1전
③ 猪苓白虎湯: 治大小便不通症(⇒地黃白虎湯－陽毒白虎湯 合 猪苓車前子湯) 石膏, 生地黃 各 4전, 知母 2전, 黃柏, 澤瀉, 猪苓, 赤茯苓 各 1전

15) 전국의과대학교수 譯, 오늘의 진단 및 치료, 한우리출판사, 2000, p. 28, 395.
16) 上同書, pp. 1275-1279.
17) 이문호 外 編著, 內科學, 금강출판사, 1979, p. 26, 88, 102, 106.

④ **陽毒白虎湯: (⇒ 地黃白虎湯－陽毒白虎湯 合 凉膈散火湯)**
石膏, 生地黃 各 4전, 荊芥, 牛蒡子, 羌活 各 1전, 獨活, 玄蔘, 柴胡, 梔子, 忍冬, 薄荷 各 5분.

石膏 5-10	爲腎元師之藥. 能驅逐腎元氣弱而不能除外熱. 熱氣侮腎周一廻凌浸於胃之四圍府 … 甘辛而淡. 體重而降. 足陽明經. 大寒之藥. 色白入肺. 兼入三焦. 諸經氣分. 寒能清熱降火. 辛能發汗解肌. 甘能緩脾. 生津止渴.
生地黃 4	開腎之胃氣而消食進食 … 味苦微甘. 大寒入心腎. 瀉丙火. 清燥金. 平諸血逆. 消瘀通經.
▲知母 2	壯腎而有內守之力 … 辛苦寒滑. 寫腎家有餘之火. 因而上清肺金. 入二經氣分. 瀉火補水. 潤燥滑腸.
防風 1	解腎氣之表邪 … 辛甘微溫. 升浮爲陽. 搜肝寫肺. 散頭目滯氣. 經絡留濕. 主上部見血. 上焦風邪. 太陽經症.
獨活 1	辛苦微溫. 氣緩善搜. 入足少陰氣分. 以理伏風. 治本經傷風頭痛.

1) 方 解

(1) 歷代醫家의 類似病證 使用例

① 心下硬痛 手不可近 燥渴譫語 大便實 脉沈實有力 爲大結胸病: 水陰＋熱邪(大陷胸湯證)

② 太陽病如瘧狀 惡寒發熱 熱多寒少 脉微而惡寒者 此陰陽俱虛: 表邪鬱滯＋內熱(桂麻各半湯證)

③ 陽明病 小便不利 脉浮而渴者: 陰虛陽亢(猪苓湯證)

④ 三陽合病 頭痛面垢 譫語遺尿 中外俱熱: 陽明氣分熱(白虎湯證)

⇒ 陽明證 小便不利者 兼 大便秘燥 則 當用(地黃白虎湯)

此方은 仲景의 白虎湯(石膏, 知母, 甘草, 粳米)에서 유래하였다.

白虎湯에 去【甘草, 粳米】하고 加【生地黃, 防風, 獨活】하였다.

白虎湯證은 便秘를 동반치 않는 陽明裏熱證에 清熱生津에 목적을 두나, 地黃白虎湯은 太陽病證의 장기화, 또는 陽明病證, 三陽病證의 장기화로 인한 津液消耗(氣血俱虛)란 선행조건에 大便泌燥일 때 사용된다.

仲景의 例에서 桂麻各半湯證 자체는 太陽病이 長期化되면서 邪氣는 아직 太陽表에 머무르고, 少陽이나 陽明으로 轉入하지는 않았지만 氣血이 俱虛한 狀態로 변하게 된다. 그러나 裏病證이 더욱 진전되면 脾腎陰의 消耗와 함께 熱多寒少 혹 但熱無寒의 陽明證으로 전입되면서 大便不通證이란 새로운 病證으로 나타난다. 이 때 비로소 地黃白虎湯을 사용한다.

古方 白虎湯證의 적응증은 陽明熱證이 심해지면 火降하지 않아 上焦(肺, 胃)의 津液뿐 아니라 下焦(腎)의 陰氣도 消爍하게 된다. 그러므로【石膏】에 의한

陽明氣分의 熱을 淸熱降火 發汗解肌하고, 胃淸熱로 인한 脾胃陰 不足을【粳米】의 和胃補中淸肺와【甘草】의 補脾胃 瀉心火 生陰血로 보충하고【知母】로 上淸肺金과 동시에 下焦의 腎家有餘之火를 瀉하여 潤腎滋陰한다.

그러나 東武는 仲景의 이러한 立方 의도가 少陽人의 陽明熱證과 그로 인한 陰氣의 손실을 해결하는데 무엇이 不足하다고 하였을까? 白虎湯의【粳米】의 和胃補中과【甘草】의 補脾胃는 胃熱證으로 인한 陰液 보충을 위해 사용되었으나 少陽人에 있어 이들 효과는 胃熱을 조장하는 역할을 한다.

그러므로 이들은 제거되고 胃熱과 동시에 이로 인한 陰氣의 손실을 방지하고 降陰시키도록 하여야 한다.

환언하면 少陽人의 陽明 裏熱證이 극성할 때 降陰을 위한 조건은 무엇일까?

① 먼저 極盛한 胃熱을 제거하고

② 이에 損傷받은 陰氣를 지탱하고

③ 생산된 陰氣를 解鬱을 통해 脾腎 사이를 소통시킨다.

①을 위해 직접적으로 淸熱降火하는【石膏】와 이를 돕기 위해 中焦의 극성한 陽氣를 陰氣의 조절(攝劑, 宣劑)에 의해 下降토록 하는【生地黃】을 사용함으로써 大腸의 맑은 陽氣(淸陽)가 胃로 上升하는 기틀을 마련하였다.

②를 위해 腎의 機能을 壯하게 하여 陰氣의 補益과 동시에 淸熱의 효과를 갖는【知母】를 사용하였다.

③을 위해 또【知母】의 壯腎而內守之力의 효과를 극대화하기 위해【防風+獨活】이 사용되었다.

陰氣의 생산조건은【熟地黃, 山茱萸】에 의한 직접적 補陰과【茯苓, 知母, 澤瀉, 木通】등과 같이 利水, 淸熱 등에 의한 간접적 補陰, 또【羌, 獨, 荊, 防】의 解鬱劑 등을 통한 보조역할로서의 補陰 등이 있다. 그러나 上證의 경우 脾腎陰氣가 殘存하므로【熟地黃】등의 직접적 補陰을 하지 않더라도 간접적 補陰에 의하여 降陰이 될 수 있는 狀態이다.

【知母】는 胃陽氣가 盛하여 陰氣가 고갈되면서 발생하는 敗熱을 陰을 補益함으로써 淸熱하여 止渴작용으로 陰氣을 가두어 壯腎而內守之力한다.

東武는【荊芥, 防風】은 大淸胸膈散風하고,【羌活, 獨活】은 大補膀胱眞陰이라 하여 少陽人 表病證에【荊芥+防風+羌活+獨活】에 의하여 上, 下焦의 鬱滯된 陽氣를 푸는 동시에 陰氣를 돕고 퍼뜨리는 작용을 한다.

陽明裏熱證이 극성하여 온 경우 降陰을 위한 解鬱의 방법 중【荊芥, 羌活】은 不用한다.

왜 【防風＋獨活】만 사용되었을까? 少陽人 發表藥中 輕則 【防風】이오, 重則 【羌活】, 【荊芥】, 【柴胡】, 【牛蒡子】를 사용한다 하였다.

그러므로 陽明裏熱證은 降陰을 위한 解鬱 목적이므로 太陽表證의 강력한 發表劑인 【羌活, 荊芥】는 不用한다.

※ 참고

【獨活】은 (濕에서 생겨서) 陰에 근본을 둔 風을 治療하고(入足少陰氣分 以理伏風), 【防風】은 (風에서 생겨서) 陽에 근본한 濕을 治療한다(搜肝瀉肺 散頭目滯氣 經絡有濕). 달리 표현하면 【獨活】은 水(下焦－腎)로 氣를 보내어 응결한 陰을 흩어 버리고 【防風】은 火(上焦, 中上焦－肺, 脾)로 氣를 화창하게 만들어 응결된 陽을 흩어 버린다. 【獨活】은 濕을 흩어서 風을 변하게 하며 때로 【防風】과 合하여 風을 흩어 버리며, 【防風】은 風을 제거하여 濕을 움직이며 때로 【獨活】과 협조하여 濕을 없앤다. 즉 【獨活】은 陰을 왕성하게 하여 陽으로 보내고(暢陰), 陽을 흩어서 陰을 기르기 위해(畜陰) 【獨活＋防風】이 사용되었다.

少陽人 裏病證에 사용되는 處方 중 陽毒白虎湯, 凉膈散火湯, 忍冬藤地骨皮湯, 十二味地黃湯 등은 解鬱劑로서 【荊芥＋防風】을 사용하였다. 이는 鬱陽時 응결된 陽을 흩어지게 함으로써 大淸胸膈散風하여 淸陽을 上升하게 한다.

【荊芥】는 肝經 氣分에 入하고 血分에 行하여 太陽病 時에 風寒으로 陽이 갇혔을 때(鬱陽)나 少陽病 時에 七情으로 血分이 정체하여 陽이 마를 때(涸陽) 陰을 풀어서 퍼뜨리는 작용을 한다. 【羌活】 역시 氣雄而散하여 入足太陽經 兼 足少陰, 厥陰氣分하여 肝氣를 瀉하고 搜肝風하므로 중초의 極한 裏熱證에 사용할 수 없다.

少陽人 處方 중 【生地黃＋石膏】의 竝用 例에서 【生地黃】은 단독으로도 사용되나, 【石膏】는 반드시 【生地黃】과 병용하여 사용한다.

왜냐하면 胃熱이 熾盛 時 【石膏】만 사용하면 오로지 熱만 泄하기 때문에 陰의 消耗와 이로 인한 陽의 견제작용이 안 되어 降陰障碍를 일으킨다. 그러므로 仲景의 【石膏】에 의한 淸熱만이 목적이 아니라 그에 더하여 降陰이란 목적을 달성하여야 한다.

【石膏】는 寒能하여 淸熱降火하고 辛能하여 發汗解肌한다. 그러므로 갑자기 우세해진 陽을 변화하여 胃에 모인 熱邪를 해소하여 氣를 저절로 下降시킨다.

【生地黃】은 陰이 陽을 이기지 못하고 陽이 血을 핍박하여 陰이 약해지는 경우에 陰을 거두어들이는 攝劑로서, 또 陰이 극성한 陽氣를 구제하지 못하여

陽氣가 血에 작용하지 못할 때 퍼뜨리는 宣劑로서 작용한다.

따라서 【石膏＋生地黃】에 의하여 淸熱을 제거하는 동시에 그로 인한 陰氣의 不足 및 降陰之力을 돕는다. 이처럼 地黃白虎湯은 陽明裏熱의 극성으로 인하여 脾腎陰의 고갈로 야기되는 降陰障碍를 治療한다.

2) 素 證

陰氣(津液)의 枯渴狀態 지속.

① 長期間의 感冒(表寒證) 등으로 表邪가 不解하여 內熱이 鬱滯된 狀態로 陰陽俱虛인 者(表虛: 0.5, 裏熱: 3)[18]

② 陰虛陽亢 狀態

3) 現 證

① 仲景의 太陽病의 長期化로 陰陽俱虛일 때

症狀	寒熱	汗出	大便	小便	飮水	脈	面色
狀態	熱多寒少, 或 惡寒	無汗	秘燥, 不通	赤澁	咽乾, 慾冷飮	微弱	熱色(瘙痒證)

② 三陽合病 時의 陰氣 消耗일 때

症狀	寒熱	汗出	大便	小便	飮水	脈
狀態	中外俱熱	或自汗出	秘燥	膀胱失約(遺尿)	煩渴甚, 咽乾, 欲冷飮	浮

③ 陽厥證일 때

- 初得病 身熱頭痛 外有陽證 至4－5日 方發厥
- 飮水, 煩燥, 不眠, 大便秘, 小便赤

4) 適應證

① 陰陽俱虛, 또는 陰虛陽亢일 때의 大便不通

18) 素證의 상태는 表氣는 輕度의 손상만을, 반면에 裏熱은 重한 상태를 의미한다.

- ○ 過敏性 大腸症候群
- ○ 甲狀腺機能低下症
- ○ 結核

② 三陽合病 時의 譫語, 遺尿, 大便不通, 陽厥證 時의 大便不通

- ○ 中風, 腦血管障碍 發作, 一過性 腦貧血
- ○ 腎性 疝痛(renal colic): 小便不利, 大便秘燥
- ○ 急性 腸間膜 循環不全
- ○ 鬱血性 心不全, 大動脈 狹窄症

2. 陽毒白虎湯

由 來 草本卷: ① 陽毒白虎湯:
石膏, 生地黃 各 4전, 荊芥, 牛蒡子, 羌活 各 1전, 獨活, 玄蔘, 柴胡, 梔子, 忍冬藤, 薄荷 各 5분.
② 白虎湯: 治譫語症
生地, 石膏 各 4전, 知母 2전, 加 山茱萸, 覆盆子 尤妙
③ 防風通聖散: 治發熱陽毒症
滑石, 生地黃 各 2전, 防風, 石膏 各 1전, 羌活, 獨活, 前胡, 薄荷, 牛蒡子, 梔子 各 1전 반

石膏 5−10	爲腎元師之藥. 能驅逐腎元氣弱而不能除外熱. 熱氣侮腎周一廻凌浸於胃之四圍府 … 甘辛而淡. 體重而降. 足陽明經. 大寒之藥. 色白入肺. 兼入三焦. 詣經氣分. 寒能清熱降火. 辛能發汗解肌. 甘能緩脾. 生津止渴.
生地黃 4	開腎之胃氣而消食進食 … 味苦微甘. 大寒入心腎. 瀉丙火. 清燥金. 平諸血逆. 消瘀通經.
▲知母 2	壯腎而有內守之力 … 辛苦寒滑. 寫腎家有餘之火. 因而上清肺金. 入二經氣分. 瀉火補水. 潤燥滑腸.
荊芥 1	辛苦而溫. 芳香而散. 入肝經氣分. 兼行血分. 其性升浮. 能發汗. 散風濕.
防風 1	解腎氣之表邪 … 辛甘微溫. 升浮爲陽. 搜肝寫肺. 散頭目滯氣. 經絡留濕. 主上部見血. 上焦風邪. 太陽經症.
牛蒡子 1	辛苦而寒. 寫熱散結. 除風宣肺氣. 清咽喉. 理痰嗽.

1) 方 解

治 陽毒發斑 便秘者 宜用.

方劑構成上 地黃白虎湯과 거의 유사하나【防風, 獨活】대신에【防風, 荊芥, 牛蒡子】로 대치되었다.

地黃白虎湯의 경우에는 胃熱이 극성하여 胸膈熱證과 더불어 便秘에 사용하

나 陽毒白虎湯은 여기에 陽毒發斑, 動風이 추가된다. 이는 便秘가 3－4일 過한 후 險病임에 비하여 陽毒發斑은 流注丹毒, 黃疸과 더불어 受病之日에 이미 險證이라 하였다.

이는 胃鬱熱이 地黃白虎湯보다 급속하게 中上焦, 上焦를 刺戟하여 일으킨다(神, 氣, 血分을 損傷시킴).

『丹心』에 陽毒發斑의 原因은 傷寒에 胃熱이 극성하여 手少陰의 火를 도와서 手太陰肺에 들어가 皮毛 사이에 나타나는 發斑을 말한다.

少陽人에게 陽毒發斑의 발생은 胃熱이 脾局 뿐 아니라 肺局인 피부에 鬱熱을 일으켜 發斑이 된다.

熱邪가 血分까지 침투하였으므로 脾腎陰의 連接을 위해 胸膈熱과 동시에 血分熱을 풀어야 하고 損傷될 腎陰을 거두어야 한다.

그러므로 【石膏+生地黃】으로 胸膈熱을 강하하고, 【荊芥＋防風＋牛蒡子】와 동시에 【知母】로 腎陰을 거둔다(壯腎而內守之力).

【獨活】은 凝結한 腎陰을 전신으로 펴지게 하는 작용이 있다. 이를 不用한 것은 陽明裏熱證이 극심함에도 【荊芥+防風】의 大淸胸膈散風에 의해 아직 腎氣를 上行시킬 수 있는 여력이 있기 때문이다(陰陽俱虛한 狀態는 아님).

또 精의 기운을 들어 올려 극심한 上焦, 中上焦의 鬱熱을 제거하기에는 병세가 너무 급하다고도 할 수 있다.

여기에 이미 胃熱이 극성하여 血分까지 침투하였으므로 肝氣分－血分을 行하는 【荊芥＋牛蒡子(性冷하고 滑하므로 血熱, 便閉者에만 用)】을 사용하였다.

【荊芥】는 血分에 熱이 생겨서 陽을 압박할 때도 補陰하여 和平하게 한다.

『本經』에 【牛蒡子】는 肝氣의 升發之性을 刺戟하여 血을 上升시켜 中焦를 補益한다 함이나 『本從』에 瀉熱散結. 除風宣肺氣함은 모두 肝鬱滯를 풀어 脾陰을 돕는 동시에 이에 鬱滯된 肌肉之熱인 陽毒發斑도 제거한다는 뜻이다.

2) 素 證

地黃白虎湯에 준함.

3) 現 證

① 熱多寒少病에 꿩고기(雉肉) 등 辛熱性 음식복용 후의 陽毒發斑

② 動風 후의 昏憒, 耳聾, 譫語, 舌上白苔, 便閉, 牙關緊急, 言語不分明

4) 適應證

① 陽毒發斑: 飮食이나 藥物, 精神的 요소에 의한 알레르기성 두드러기(蕁麻疹)
② 動風: 腦出血, 腦血栓, 腦塞栓, 蜘蛛膜下 出血, 中毒性 昏睡, 頭蓋內 炎症性 疾病, 中毒性 痙攣, 熱性 感染性(傳染性) 疾病, 精神神經病, 癲癎

第二節 裏熱證(陰虛午熱證, 消渴證)

1. 凉膈散火湯

由 來 草本卷: ① 消毒散火湯: 治小兒痘疹, 癮疹
玄蔘, 地骨皮, 連翹, 黃蓮, 梔子, 防風, 荊芥, 牛蒡子 各 1전
② 防風通聖散: 治發熱陽毒症
滑石, 生地黃 各 2전, 防風, 石膏 各 1전, 羌活, 獨活, 前胡, 薄荷, 牛蒡子, 梔子 各 1전 반

生地黃 2	開腎之胃氣而消食進食 … 味苦微甘. 大寒入心腎. 瀉丙火. 淸燥金. 平諸血逆. 消瘀通經.
忍冬藤 2	甘寒. 外感初熱痢熱渴竝癰疽.
連翹 2	苦微寒. 入心包,心. 三焦,膽. 大腸. 散諸經血凝氣聚. 利水通經.
山梔子 1	醒腎之眞氣 … 苦寒. 輕飄象肺. 瀉心肺三焦之火.
薄荷 1	辛能散. 凉能淸. 升浮能發汗. 搜肝氣而抑肺氣.
▲知母 1	壯腎而有內守之力 … 辛苦寒滑. 瀉腎家有餘之火. 因而上淸肺金. 入二經氣分. 瀉火補水. 潤燥滑腸.
石膏 1	爲腎元師之藥. 能驅逐腎元氣弱而不能除外熱. 熱氣侮腎周一廻凌浸於胃之四圍府 … 甘辛而淡. 體重而降. 足陽明經. 大寒之藥. 色白入肺. 兼入三焦. 諸經氣分. 寒能淸熱降火. 辛能發汗解肌. 甘能緩脾. 生津止渴.
防風 1	解腎氣之表邪 … 辛甘微溫. 升浮爲陽. 搜肝寫肺. 散頭目滯氣. 經絡留濕. 主上部見血. 上焦風邪. 太陽經症.
荊芥 1	辛苦而溫. 芳香而散. 入肝經氣分. 兼行血分. 其性升浮. 能發汗. 散風濕.

1) 方 解

上方의 구성은 處方名과 藥物構成으로 보아『局方』의 涼膈散(治 積熱煩燥 口舌生瘡 目赤頭昏)에【大黃, 甘草, 黃芩, 芒硝】를 去하고 加【生地黃, 忍冬藤, 知 母, 石膏, 荊芥, 防風】하여 그에 영향받은 면이 없지 않다. 그러나 東武 處方의 升降緩束의 次序라는 입장에서 보면 新定方의 陽毒白虎湯에【石膏, 生地黃, 知母】를 減量하고 去【牛蒡子】대신에 加【忍冬藤, 連翹, 梔子, 薄荷】등으로 구성되었다고 볼 수 있다.

사용 예는 上, 中, 下消渴者 중 上消와 盜汗證, 纏喉風의 輕證과 脣瘇의 輕證 등에 사용하였다.

앞서 地黃－陽毒白虎湯類는 胸膈裏熱證이 極盛하여 胃局淸陽(胃陰氣)이 소멸되어 나타나는 症狀이므로 胃의 裏熱證을 淸熱시켜 降陰시키는 데 중점을 두었다.

淸陽이란 맑은 陽氣란 의미로 敗熱(過剩 亢進된 非生理的 熱)의 상대적 의미이다. 少陽人은 脾－胃, 腎－大腸의 陰氣가 不足하다. 만약 이와 같은 陰氣가 不足하다면 四腑의 陽氣의 極盛은 敗熱로 작용하고 淸陽에 反하여 耗陽이라 한다. 그러나 有餘해 진다면 四腑의 陽氣는 맑은 陽氣로 살아나게 된다. 이를 淸陽이요, 元氣가 된다.

그러나 消渴의 原因은 淸陽의 上升之力의 차이로 大腸局의 淸陽이 小腸局에서 ⇒ 胃局에서 ⇒ 頭面四肢로 上升치 못하는 정도에 따라 輕重으로 구분하였다. 淸陽上升 원동력의 大小는 脾腎陰氣의 有餘, 不足에 따른다.

즉

① 下消는 大腸局의 淸陽 자체가 消盡하여 전혀 上升치 못할 때,

② 中消는 大腸局의 淸陽上升이 胃局에까지 충분치 못할 때,

③ 上消는 胃局 淸陽의 上升之氣가 頭面四肢에 충족치 못할 때 나타난다.

上消와 中消는 淸陽의 上升이 비록 虛損하더라도 降表陰은 아직 유지되는 狀態이다. 그러나 下消는 表裏陰陽이 모두 虛損된 狀態이다. 즉 淸陽의 上升之力과 降表陰之力 모두가 虛損된 狀態를 말한다.

그러므로 上消의 治療는 胃局 淸陽의 上升之氣가 충분히 頭面四肢에 이르도록 하여야 한다. 즉, 현재의 脾腎陰은 비록 허손은 되었으나 淸陽이 大腸局을 거쳐 胃局에까지 충분히 上升한 狀態이다. 그러나 무엇 때문에 頭面四肢까

지 도달하기에 力不足인가? 이는 근본적으로 脾腎陰의 不足으로 인한 淸陽不升이 아니다. 그러므로 직접적 補陰劑인 熟地黃이 아닌 壯腎而內守之力하는 【知母】에 의하여 충분히 補陰의 餘力이 살아날 수 있는 生理狀態이다.

이와 같은 조건에서 胃 속에 熱이 응결되었으나 아직 實하지 않은 狀態로 淸陽의 上升을 막기 때문이다.

즉 심하게 울결된 胃熱 狀態가 아니므로 이를 下部로 직접 배설하는 것이 아니라 胃熱을

① 직접 혹 간접적으로 瀉하는 동시에

② 식혀서 퍼뜨려야 淸陽이 上升할 것이다.

③ 이 때 부수적으로 瘀熱로 인한 氣血의 鬱滯를 풀어야 한다.

이것이 '凉膈-散火'의 충분조건이다.

따라서

①을 위해 ⇒ 직접적인 瀉胃熱을 위해 陽毒白虎湯의 약재들 중 【石膏】가 減量이 되고, 간접적인 補陰에 의한 瀉胃熱을 위해 【生地黃, 知母】 등이 감량(實熱이 아니므로)되고 【荊芥, 防風】이 응용된다.

②를 위해 ⇒ 【山梔子】의 淸肅 暢達하는 힘으로 上焦(心, 肺)의 鬱火를 解하고, 【薄荷】의 辛能散 凉能淸하는 힘으로 정체한 鬱氣가 외부에 영향을 미칠 때(外部의 症狀이 內部에 근거할 때) 【荊芥】와 더불어 열어서 흩어 버린다(開散).

③을 위해 ⇒ 이 때 胃熱이 잔존하고 鬱滯가 지속되면 이로 인해 당연히 熱結(瘀熱)로 인한 諸經血凝一氣聚로 血熱 症狀이 나타나기 시작한다. 이를 위해 【連翹, 忍冬藤】이 가세한다.

【山梔子】는 胃 속에 熱이 凝結되었으나 實하지 않은 狀態를 식히고(淸肅) 위로 퍼뜨려서(暢達) 쉽게 분해한다.

【連翹】는 苦平 혹 微寒하고 散諸經血凝氣聚하여 내부의 瘀熱을 治療하고 가을처럼 평정하는 기운(金氣)으로 외부로 피부에 미친다.

【薄荷】는 寬中, 利氣, 消導, 順降의 작용으로 안에서의 응결(搜肝氣而抑肺氣)과 외부체표로 발산작용(升浮能發汗)으로 表裏에 모두 작용한다.

【忍冬藤】은 寒熱 身腫(癰疽, 血脈의 熱)에 生氣를 모아 病氣를 生氣로 변화한다.

2) 素 證

脾受寒(表陰損傷) 또는 胃受熱로 表裏陰氣가 消耗되고 이로 인해 四腑의 淸陽不足 狀態를 만든 경우.

○ 평상시 自己中心的이며(偏私之心) 성격이 급하고 고집이 세며 신경과민자(不能寬遠闊達而 陋固膠少 所見者 淺 所欲者 速 計策鶻突 意思艱乏)

○ 淸陽의 上升을 약화시키는 表虛寒者 또는 裏熱證(實熱 또는 虛熱)의 장기화로 表裏陰氣가 약화된 狀態

① 脾受寒에 의한 淸陽의 消耗 狀態

症狀	寒熱	汗出	大便	小便	飮水	脈
狀態	惡寒	無	滑	淸利	渴而不慾冷飮	沈細

② 胃受熱에 의한 淸陽의 消耗 狀態

症狀	寒熱	汗出	大便	小便	飮水
狀態	表虛(1) 裏熱(2)	無	燥(2)	黃而澁	慾冷飮
其他	不惡寒 反惡熱				

3) 現 證

大腸의 淸陽이 胃局까지는 上升하나 胃局에서 頭面四肢까지 올라가기가 충분치 않을 때(不快足於頭面四肢).

○ 胸中煩燥 舌赤脣紅 此渴 引飮常多 小便數而少(王好古)

○ 舌上赤裂 大渴引飮(朱震亨)

症狀	寒熱	汗出	大便	小便	飮水	脈
狀態	胸中煩燥, 手足掌熱	自汗	燥	數而少	引飮常多	浮緊

4) 適應證

① 上消, 盜汗
: 糖尿病 初期, 自律神經失調症, 神經衰弱症, 肺結核, 甲狀腺機能亢進症.
② 纏喉風(內發咽喉 外腫 項頰者)
: 디프테리아, 急慢性－咽喉炎, 扁桃腺炎, 流行性 耳下腺炎, 甲狀腺腫, 頸部림프절염.
③ 脣瘇
: 口脣炎, 口脣血管神經性 浮腫.
④ 口蓋疾患
: 舌上赤裂, 舌赤脣紅, 口臭, 舌苔而發, 口蓋炎, 齒牙齒槽膿瘍, 舌炎(舌下膿瘍, 舌潰瘍, 舌下腺炎), 舌龜裂.
⑤ 胃腸疾患
: 神經性 胃炎, 胃酸過多, 胃潰瘍.
⑥ 潰瘍神經性 및 皮膚疾患
: 여드름, 아토피성 피부질환, 皮膚瘙痒症, 食中毒, 面熱感, 面瘡而發.
⑦ 婦人科 疾患
: 子宮頸部炎(冷帶下), 生理不順.

2. 忍冬藤地骨皮湯

由 來 草本卷: ① 加味旣濟湯(⇒ 忍冬藤地骨皮湯 合 荊防導赤散)
生地黃 4전, 忍冬藤 3전, 柴胡, 玄蔘 各 2전, 前胡, 瓜蔞仁, 金銀花牛蒡子, 知母, 黃柏, 羌活, 荊芥, 防風 各 1전, 加石膏 5전, 滑石 2전 尤妙.
② 淸陽散火湯(⇒ 忍冬藤地骨皮湯 合 荊防地黃湯)
忍冬藤, 赤茯苓, 澤瀉, 山茱萸, 生地黃, 瓜蔞仁 各 2전, 知母, 覆盆子, 車前子, 羌活, 獨活, 荊芥, 防風 各 1전
③ 澤瀉湯(⇒ 忍冬藤地骨皮湯): 治大人中風, 小兒急驚風.
玄蔘, 山梔子, 黃連, 龍膽草, 羌活, 防風 各 1전.

忍冬藤 4	甘寒. 外感初熱痢熱渴疸癰疽.
▲山茱萸 2	健腎直腎 … 酸嗇微溫. 固精秘氣. 補腎溫肝. 强陰助陽. 安五臟通九竅. 能發汗. 暖腰膝縮小便. 治風寒濕痺. 鼻塞目黃. 耳鳴耳聾.
地骨皮 2	開腎之胃氣而消食進食 … 甘淡而寒. 降肺中伏火. 除肝腎虛熱.
川黃蓮 1	醒腎之眞氣 … 入心瀉火. 鎭肝凉血.
黃柏 1	收斂腎元 … 瀉膀胱相火. 除濕淸熱.
玄蔘 1	苦鹹微寒. 入肺腎二經. 除煩止渴. 降火滋陰. 明目. 解毒利咽喉. 通二便.
苦蔘 1	大苦燥濕. 大寒勝熱. 沈降入腎. 瀉濕熱去風. 消癰解毒. 明目止褸.
生地黃 1	開腎之胃氣而消食進食 … 味苦微甘. 大寒入心腎. 寫丙火. 淸燥金. 平諸血逆. 消瘀通經.
▲知母 1	壯腎而有內守之力 … 辛苦寒滑. 瀉腎家有餘之火. 因而上淸肺金. 入二經氣分. 瀉火補水潤燥滑腸.
山梔子 1	醒腎之眞氣 … 苦寒輕飄象肺. 瀉心肺三焦之火.
拘杞子 1	安精定志 … 甘微溫. 滋肝益腎. 生精助陽. 補虛勞. 强筋骨. 營養除煩. 去風明目. 利大小腸.
覆盆子 1	甘酸而溫. 益腎臟而固精. 補肝虛而明目. 起陽委. 縮小便.
荊芥 1	辛苦而溫. 芳香而散. 入肝經氣分. 兼行血分. 其性升浮. 能發汗. 散風濕.
防風 1	解腎氣之表邪 … 辛甘微溫. 升浮爲陽. 搜肝寫肺. 散頭目滯氣. 經絡留濕. 主上部見血. 上焦風邪. 太陽經症.
金銀花 1	甘平除熱. 解毒補虛. 療風養血止渴.

1) 方 解

此方은 東武의 獨創方으로 中消에 사용되었고 構成藥物(15種)은 다음과 같다.

① 上消의 涼膈散火湯의 9種 약재 중 6種(生地黃, 忍冬藤, 梔子, 知母, 荊芥, 防風)과

② 陰虛惡熱證(表裏陰陽俱虛)의 十二味地黃湯(12種) 중 7種(山茱萸, 地骨皮, 玄蔘, 拘杞子, 覆盆子, 荊芥, 防風)

③ 滑石苦蔘湯(10種) 중 胃濕熱을 제거함으로써 腎陰氣를 배양하는 목적으로 사용된 5種(苦蔘, 黃連, 黃柏, 荊芥, 防風)으로 구성되었다.

中消란 大腸局의 淸陽上升之氣가 胃局에 충족하게 다다르지 못하는 症狀이다. 그 不上升의 原因은 무엇일까?

이는 涼膈散火湯證보다 腎陰氣가 더 훼손되어 虛熱이 발생하게 된다. 또 胃에서 熱이 완만하게 저절로 뭉치게 되고, 그 熱이 뭉치면 濕土의 陰氣가 작용

하지 못하여 濕으로 疾病이 생긴다.

이처럼 陰氣가 涼膈散보다 損傷된 狀態에서 오는 虛熱과 濕熱의 相合이 淸陽을 胃局 이상으로 上升하는 것을 방해하였다.

損傷된 陰氣를 복원(제대로 淸陽를 上升)하기 위한 기본적 요소는 涼膈散火湯의 경우는【知母】를 중심으로 其他 보조요소가 가미되었다면, 본방은【知母+山茱萸】를 중심으로 補陰에 더욱 치중하고 그 외 보조요소가 가미되었다.

즉, 淸陽上升의 단계는 胸膈熱證의 단계를 지나 上中下消의 단계로 나타나는데 上消에 비해 淸陽의 上升 정도가 미흡하고, 이는 陰氣 자체의 不足과 이것의 上升을 유도하는 힘의 不足이므로 上消의【石膏, 連翹, 薄荷】가 제거되고 陰氣를 구축하는【山茱萸, 拘杞子, 覆盆子】등이 사용되었다. 즉 陰氣 聚合의 필요성을 느끼나 陰氣가 완전히 소멸된 단계는 아니므로 下消에 사용되는【熟地黃】을 사용할 단계에는 이르지 않았다.

그러므로

① 陰虛에 의한 虛熱은 직접적으로 瀉胃熱하는【石膏】는 사용치 않고 瀉虛熱에 의한 間接補陰(腎과의 관련성)인【生地黃(心肺↔腎)】.【地骨皮(肝↔腎)】와【知母 (肺↔腎)】,【玄蔘(肺↔腎)】이 사용된다.

【生地黃】은 血에 작용한다. 이는 陰이 陽을 구제하지 못하고 陽氣가 血에 작용하지 못할 때 퍼뜨리는 작용(宣劑)을 한다. 胸臆間에 鬱滯된 火의 기운을 瀉함으로써 胃의 鬱熱이 제거되어 消食進食됨을 말하며(胸膈間의 血逆을 和함),

【地骨皮】는 肝腎虛熱을 제거함으로써 肝腎의 淸陽이 胃의 鬱熱을 제거함으로써 消食進食 시킨다.

【生地黃+地骨皮】가 加味되어 開腎之胃氣한다. '腎의 胃氣를 연다' 함은 腎陰氣 구축에 의하여 2차적으로 胃陰氣가 보강되어 消食進食함을 말한다.

즉 '腎을 開함으로써 淸陽上升의 목적을 달성한다' 함은 이는 腎脾陰氣가 아직 완전 枯渴狀態가 아니므로 胃熱을 解함으로써 胃氣를 살린다.

그러므로【生地黃+地骨皮】는 胃鬱熱을 제거함으로써 淸陽上升에 일조한다.

【玄蔘】은 微寒하여 잠복한 火氣를 일으켜(가볍게 흩날리는 작용) 변화하고 산만하게 흩어진 火氣를 배설하여 변화한다. 肺金을 淸하게 하여 腎水가 自生하도록 하므로 腎氣작용을 補하는 것이지 腎이 저장하는 形質을 補하는 것이 아니다.

【知母】는 陰을 補益하여 熱을 식혀서 갈증을 없애는 역할과(陽明火가 太陰을 태워서 熱이 많이 오르고 渴症時),『本從』에서 腎肺二經氣分하여 瀉火補水 潤燥滑腸을 하므로 東武의 입장에서 이를 壯腎而內守之力이라 유추할 수

있고 上中下消 모두에 사용되었다.

② 식혀서 퍼뜨리는 약재 중【薄荷(能發汗 搜肝氣而抑肺氣)】는 表裏에 사용되므로 不用하고【梔子(瀉心肺三焦之火)】가 사용된다.【黃連(入心瀉火 鎭肝凉血)】과【梔子(瀉心肺三焦之邪熱)】는 瀉心을 통하여 開鬱시켜 腎之眞氣을 일깨워 잔존한 腎陰이 上升토록 刺戟한다.

③ 胃熱이 濕熱로 轉化하는 단계는 만성적이므로 이를 제거하기 위해 胃濕熱을 제거함과 동시에 陰氣의 취합을 도모하기 위해【忍冬藤, 金銀花, 黃連, 黃柏, 苦蔘】이 사용된다.

【黃柏과 苦蔘】은 동시에 사용되었다. 滑石苦蔘湯(亡陰證)과 忍冬藤地骨皮湯(中消證), 熟地黃苦蔘湯(下消證)에 사용되었고,

이처럼 모두 陰氣가 심하게 損傷된 狀態에서 오는 胃濕熱證을 제거하여 陰氣의 취합을 도모한다.

【忍冬藤】은 血脈이 熱로 인하여 腫氣, 고름이 발생시 病巢에 生氣를 모아 病氣를 生氣로 변화한다. 이는 胃熱로 인한 血分之熱을 제거하여 淸陽에 의해 病氣를 제거한다.

【黃連】은 水와 火가 서로 혼란 狀態의 지속으로 인하여 완만한 熱로 濕이 형성되고 이로 인한 濕熱(上中下焦)을 燥濕하며 淸熱한다.

【黃柏】은 반드시 虛하면서 濕을 수반한 熱證이 적응증이다.

【苦蔘】은 水(血, 津, 液, 濕)에 붙은 火를 소통하는 肝膽氣를 빌려 脾土로 다스린다.

④ 損傷된 腎陰은【山茱萸】의 補肝腎澁精氣,【枸杞子】의 滋肝益腎, 生精助陽,【覆盆子】의 益腎臟而固精, 補肝虛 등이 사용되었다.

그러나 직접적으로 補腎和腎하는【熟地黃】이 동원될 단계는 아니다.

【山茱萸】는 陰을 화합하여 陽이 넘치지 못하게 하고, 陽을 잘 지켜서 陰을 消耗하지 못하게 한다(健腎直腎－荊防地黃湯 참조).

2) 素 證

上消로 인하여 脾腎陰氣가 훼손된 狀態(表虛: 2, 裏熱: 1)-凉膈散火湯 참조.

3) 現 證

ㅇ 善食而瘦 自汗 大便硬 小便數(朱震亨) ㅇ 消穀善飢(醫學綱目)
ㅇ 癰疽 眼病 皆中消之變證也(東武) ㅇ 少陽人 小兒多食肌瘦(東武)

症狀	寒熱	汗出	大便	小便	飮水	脉	面色	身
狀態	胸中煩燥	自汗	燥	數而少	引飮常多	浮緊	鬱熱於頭面四肢, 癰疽, 眼病	多食而瘦

4) 適應證

慢性 糖尿病과 合病證.

① 善食而瘦, 消穀善飢
 ㅇ 인슐린 결핍으로 → 小便으로 포도당 배설 → 탄수화물 고갈 → 지방질, 단백질 분해
 ㅇ 小兒糖尿(小兒多食肌瘦)

② 自汗 大便硬
 : 自律神經病證－消化器: 糖尿病性 泄瀉 및 便秘, 體溫 및 血管調節 → 發汗 증가 및 감소

③ 眼病
 : 糖尿病性 網膜病證(이외에 結膜炎, 白內障, 綠內障, 眼筋痲痺)

④ 癰疽
 : 糖尿病性 皮膚感染症(糖尿病性 黃色症, 壞疽, 糖尿病性-類脂肪性 壞死), 動脉硬化症(高脂蛋白質 血症)

⑤ 小便數
 : 糖尿病性 腎症

3. 熟地黃苦蔘湯

由 來 草本卷: ① 七味苦蔘湯: 治吐血,嘔吐, 腸病, 痞滿症(⇒ 熟地黃苦蔘湯, 十二味地黃湯, 或 忍冬藤地骨皮湯)
生地黃 4전, 苦蔘, 知母, 山茱萸, 覆盆子 各 2전, 赤茯苓, 澤瀉 各 1전, 右方 加 木通, 牧丹皮 名曰 八味苦蔘湯
⇒ 七味猪笭湯과 유사
生地黃 4전, 山茱萸, 覆盆子, 澤瀉, 赤茯苓 各 2전, 猪笭, 黃柏 各 1전, 加牧丹皮 最妙.
② 水火旣濟湯: 治腹痛 ,嘔吐, 痞滿(⇒ 熟地黃苦蔘湯 或 十二味地黃湯)
生地黃, 熟地黃, 知母, 黃柏, 山茱萸, 覆盆子, 苦蔘, 柴胡, 赤茯苓, 澤瀉, 肉蓯蓉, 拘杞子 各 1전)

▲熟地黃 4	補腎和腎 … 甘而微溫. 入足三陰經. 滋腎水. 封塡骨髓. 利血脈. 補益眞陰. 聰耳明目.
▲山茱萸 2	健腎直腎 … 酸嗇微溫. 固精秘氣. 補腎溫肝. 强陰助陽. 安五臟通九竅. 能發汗. 暖腰膝縮小便. 治風寒濕痺. 鼻塞目黃. 耳鳴耳聾.
▲茯笭 1.5	固腎立腎 … 甘平益脾甯心. 淡滲利竅除濕. 色白入肺瀉熱. 而下通膀胱.
▲澤瀉 1	壯腎而有外攘之力 … 甘鹹微寒. 入膀胱而小便去濕熱. 瀉腎經之火邪. 功顓利濕行水.
▲知母 1	壯腎而有內守之力 … 辛苦寒滑. 瀉腎家有餘之火. 因而上淸肺金. 入二經氣分. 瀉火補水. 潤燥滑腸.
黃柏 1	收斂腎元 … 苦寒微辛. 沈陰下降. 瀉相火燥濕淸熱. 瀉膀胱相火. 足太陽經引經藥. 除濕淸熱. 療下焦虛.
苦蔘 1	大苦燥濕. 大寒勝熱. 沈降入腎. 消癰解毒. 明目止淚.

1) 方 解

此方은 下消에 사용한다. 下消란 大腸局 淸陽의 上升之力이 胃局으로의 上升은 고사하고 腎陰이 거의 소멸로 淸陽의 형성도 불투명한 狀態를 말한다.

그러므로 腎陰의 형성이 필수적이다. 이는 ① 凉膈散火湯의 上焦散火에 의한 腎陰의 형성과 上升(知母에 의한 壯腎而內守之力이 필요조건), ② 忍冬藤地骨皮湯의 去中焦濕熱(黃連, 忍冬藤), 下焦濕熱(黃柏, 苦蔘)에 의한 腎陰의 형성과 上升(山茱萸의 健腎直腎＋知母가 필요조건)으로 구분할 수 있다.

그러나 ③ 下消의 腎陰 형성은 上中消보다 직접적이고 적극적인 방법이 요구되므로 【山茱萸＋知母】에 더하여 大量(4錢)의 【熟地黃(補腎和腎)】에 【茯笭

(固腎立腎)＋澤瀉(壯腎而外攘之力)】가 첨가되고 陰虛가 장기화되어 생기는 下焦의 濕熱을 제거하기 위해【黃柏＋苦蔘】이 추가되었다.【黃柏】은 膀胱, 腸胃가 반드시 虛하면서 濕을 동반한 熱證에 쓰인다.【苦蔘】은 人體의 水(血, 津, 液, 濕)에 붙은 火를 攝水의 효능에 의해 沈降入腎하여 瀉濕熱去風한다.
이처럼 濕熱의 제거와 脾腎陰氣의 구축을 통해 淸陽의 上升을 유도한다.

2) 素 證

上消 或 中消者, 表裏俱虛者(表虛: 3, 裏熱: 0.5).

3) 現 證

治下消

- ○ 熱伏於下 腿膝枯細 骨節痠痛 飮水不多 隨卽尿下 小便多而濁 病屬下焦 謂之消腎(王好古)
- ○ 渴而尿數 有膏油 爲下消(醫學綱目)
- ○ 陽强興盛 不交精泄 三消之中 最爲難治(危亦林)

症狀	寒熱	汗出	大便	小便	飮水	脈	面色	身
狀態	午熱, 背寒	自汗	燥	多而濁隨則尿下	不多	沈濇 <脈經>	鬱熱於頭面, 四技,	腿膝枯細, 癱疽

4) 適應證

① 尿－膏油

: 腎機能障碍, 熱性 消耗性 傳染病, 結核 등으로 인한 蛋白尿의 증가

② 腿膝枯細 骨節痠痛

: 糖尿病性 神經病證(多發性 神經病證, 單發性 神經病證, 糖尿病性 筋痿縮症, 脊髓神經筋病證)

③ 陽强興盛 不交精泄

: 糖尿病性 自律神經病證(膀胱無力, 임포텐스)

4. 獨活地黃湯

由 來　　草本卷: ① 瓜蔞仁地黃湯 (⇒ 獨活地黃湯－加玄蔘, 瓜蔞仁): 金鳳夏 自幼時至五六十歲時, 痼疾藥也, 用藥千餘貼得效.
熟地黃 4전, 山茱萸, 赤茯苓 各 2전, 澤瀉, 瓜蔞仁 各 1.5전, 牧丹皮, 玄蔘, 獨活 各 1전.
② 獨活防風湯 (⇒ 荊防地黃湯, 獨活地黃湯): 大便秘則換生地黃, 不然則石膏尤妙, 藥五十後有喝. 有脚氣症, 五臟入膽用.
忍冬藤, 熟地黃 各 4전, 山茱萸, 黃柏, 獨活 各 2전, 牛膝, 車前子, 羌活, 荊芥, 防風 各 1전.

▲熟地黃 4	補腎和腎 … 甘而微溫. 入足三陰經. 滋腎水. 封塡 骨髓. 利血脈補益眞陰. 聰耳明目.
▲山茱萸 2	健腎直腎 … 酸嗇微溫. 固精秘氣. 補腎溫肝. 强陰助陽. 安五臟通九竅. 能發汗. 暖腰膝縮小便. 治風寒濕痺. 鼻塞目黃. 耳鳴耳聾.
▲茯苓 1.5	固腎立腎 … 甘平益脾甯心. 淡滲利竅除濕. 色白入肺寫熱. 而下通膀胱.
▲澤瀉 1	壯腎而有外攘之力 … 甘鹹微寒. 入膀胱利小便. 去濕熱. 瀉腎經之火邪. 功顓利濕行水.
牧丹皮 1	錯綜腎氣之參伍勻調 … 辛苦微寒. 入手足少陰厥陰. 瀉血中伏火. 和血凉血而生血. 破積血. 通經脈. 止吐衄.
獨活 1	辛苦微溫. 氣緩善搜. 入足少陰氣分. 以理伏風. 治本經傷風頭痛.
防風 1	解腎氣之表邪 … 辛甘微溫. 升浮爲陽. 搜肝寫肺. 散頭目滯氣. 經絡留濕. 主上部見血. 上焦風邪. 太陽經症.

1) 方 解

此方의 구성은 六味地黃湯에서 유래하였다. 여기에 去 山藥하고 加 獨活, 防風하였다.

용도는 治 食滯痞滿, 中風, 嘔吐, 勞瘧, 陰虛午熱, 飮水背寒而嘔, 恒有滯症, 痞滿, 間有腹痛, 腰痛, 又有 口眼喎斜 등에 사용하였다.

東武는 中風, 吐血, 嘔吐, 腹痛, 食滯痞滿의 五證은 하나의 病證에서 유래하고 다만 그 輕重이 있을 뿐(五證同出一屬 自有輕重)이라 하였다.

즉 裏證의 五證은 淸陽上升의 정도에 따라 결정되며, 이는 上升를 방해하는 原因(邪氣)의 種類와 輕重에 따라 다르다.

此方의 경우는 少陽人의 脆弱點인 脾腎陰虛가 長期化되어 上下焦의 濕으로 淸陽이 不升으로 나타나는 病證이다. 濕의 鬱滯는 經脈을 損傷시켜 血病

을 만들고, 또 風을 유발한다.

그러므로 위에 언급한 적응증은 만성적인 脾腎陰虛狀態에서 濕의 鬱滯로 나타난 濕病, 血分之病, 風病證으로 나타난다.

① 脾腎陰虛를 돕기 위해【熟地黃＋山茱萸＋茯苓＋澤瀉】에 의해 腎陰氣를 구축할 필요조건을 갖추었다.

淸陽上升의 필요조건은 地黃白虎湯, 陽毒白虎湯, 凉膈散火湯 등은【知母】가 중요역할을 한다면, 忍冬藤地骨皮湯의 조건은【山茱萸＋知母】라고 할 수 있다.

그러나 濕鬱과 血分이 損傷될 정도의 少陽人 환자의 正氣 조건은【熟地黃＋山茱萸＋茯苓＋澤瀉】에 의한 필요조건을 갖추지 않고는 淸陽의 上升을 이룰 수가 없다.

물론 필요충분조건은 그 이외의 藥物과의 合力에 의해 달성된다.

② 上下部의 濕을 제거함과 동시에 陰을 펼치고(暢陰), 비축하기(畜陰) 위해【獨活＋防風】이 사용되었다.

【獨活】은 濕에서 생겨서 陰에 근본을 둔 風을 治療하고(入足少陰氣分 以理伏風),【防風】은 風에서 생겨서 陽에 근본한 濕을 治療한다(搜肝瀉肺 散頭目滯氣 經絡有濕).【獨活】은 濕을 흩어서 風을 변하게 하며 때로【防風】과 합하여 風을 흩어 버리며,【防風】은 風을 제거하여 濕을 움직이며 때로【獨活】과 협조하여 濕을 없앤다.

③ 濕의 鬱滯는 經脈을 損傷시켜 血病을 만들고, 또 風을 유발한다.【牧丹皮】는 맵고 차다. 매운 맛은 뚫고 찬 맛은 下降한다. 그러므로 血脈 속의 凝結한 熱氣를 뚫는다.

이처럼 강력한 補脾腎陰虛와 함께 鬱滯된 風濕熱을 제거하여 淸陽 上升을 이룬다.

2) 素證 및 現證

脾腎陰虛症

症狀	寒熱	汗出	大便	小便	飮水	脈
狀態	表虛(4) 裏熱(0.5)	自汗	燥	赤澁	口燥 數飮水	浮虛數

素證과 함께 治食滯痞滿, 中風, 嘔吐, 勞瘧, 陰虛午熱, 飮水背寒而嘔, 恒有

滯症, 痞滿, 間有腹痛, 腰痛, 又有 口眼喎斜 初證 등에 사용.

3) 適應證

脾腎陰虛와 함께 鬱滯된 風濕熱로 인한 疾病群.

(1) 消化器 疾患
  ① 食滯痞滿: 胃炎, 胃下垂, 胃潰瘍, 胃神經症, 十二指腸－膽道疾患, 膵臟疾患, 心血管系疾患(鬱血性 心不全 等)
  ② 恒有滯症, 痞滿, 間有腹痛, 腰痛
  胃－十二指腸潰瘍, 慢性 膽囊炎, 慢性 膵臟炎 및 그로 인한 放散痛

(2) 關節 疾患
  ① 風痹: 多發性 關節炎, 류마티즘성 關節炎
  ② 濕熱痺痛: 多發性 神經炎, 浮腫과 熱을 수반하는 膝痛, 腰痛, 肩臂痛 등의 各種關節疾患

(3) 中樞神經系 疾患: 中風, 嘔吐, 口眼喎斜

(4) ○ 陰虛午熱 飮水背寒而嘔者 表裏陰陽俱虛損: 發熱 消耗性 疾患
  ○ 夫渴者 數飮水 其人 必頭面眩 背寒而嘔 因虛故也
  ① 內分泌系 및 代謝疾患(甲狀腺－副甲狀腺機能障碍, 저칼륨－저나트륨 혈증)
  ② 免疫系 疾患
  ③ 血管障碍性 疾患(鬱血性 心不全, 心筋, 肺 및 大腦硬塞症)

5. 十二味地黃湯

由 來　草本卷: 黃柏地黃湯 ⇒ 十二味地黃湯 合 熟地黃苦蔘湯
또는 ⇒ 荊防地黃湯 合 荊防導赤散: 此方虛弱時 每服 30貼, 忌哀心 怒心, 鷄雉及醋蒜辛物等
熟地黃 4전, 山茱萸, 赤茯苓, 澤瀉 각 2전, 黃柏, 玄蔘 各 1.5전, 車前子, 瓜蔞仁, 羌活, 防風, 荊芥, 前胡, 獨活 各 1전.

▲熟地黃 4	補腎和腎 … 甘而微溫. 入足三陰經. 滋腎水. 封塡骨髓. 利血脈. 補益眞陰. 聰耳明目.
▲山茱萸 2	健腎直腎 … 酸濇微溫. 固精秘氣. 補腎溫肝. 强陰助陽. 安五臟通九竅. 能發汗. 暖腰膝縮小便. 治風寒濕痺. 鼻塞目黃. 耳鳴耳聾.
▲茯苓 1.5	固腎立腎 … 甘平益脾甯心. 淡滲利竅除濕. 色白入肺寫熱. 而下通膀胱.
▲澤瀉 1.5	壯腎而有外攘之力 … 甘鹹微寒. 入膀胱利小便去濕熱. 瀉腎經之火邪. 功顓利濕行水.
牧丹皮 1	錯綜腎氣之參伍勻調 … 辛苦微寒. 入手足少陰. 厥陰. 寫血中伏火. 和血凉血而生血. 破積血. 通經脈. 止吐衄.
地骨皮 1	開腎之胃氣而消食進食 … 甘淡而寒. 降肺中伏火. 除肝腎虛熱.
玄蔘 1	苦鹹微寒. 入肺腎二經. 諸煩止渴. 降火滋陰.
拘杞子 1	安精定志 … 甘微溫. 滋肝益腎. 生精助陽. 補虛勞.强筋骨. 營養除煩. 去風明目. 利大小腸.
覆盆子 1	甘酸而溫. 益腎臟而固精. 補肝虛而明目. 起陽委. 縮小便.
車前子 1	甘寒淸肺肝風熱. 滲膀胱濕熱. 開水竅. 以固精竅. 令人有子.
荊芥 1	辛苦而溫. 芳香而散. 入肝經氣分. 兼行血分. 其性升浮. 能發汗. 散風濕.
防風 1	解腎氣之表邪 … 辛甘微溫. 升浮爲陽. 搜肝寫肺. 散頭目滯氣. 經絡留濕. 主上部見血. 上焦風邪. 太陽經症.

1) 方 解

此方의 구성 역시 獨活地黃湯과 마찬가지로 六味地黃湯에 의거한다. 構成은 獨活地黃湯劑(7種)中【獨活＋防風】대신에【荊芥＋防風】으로 대치되었을 뿐 그 용량마저 同一하다. 다만 여기에【地骨皮＋玄蔘＋拘杞子＋覆盆子＋車前子】가 추가되었다. 그러므로 此方의 精神은 獨活地黃湯에 근거함을 알 수 있으나 여기에 추가된 藥物구성은 어떤 의미를 갖는가?

앞서 獨活地黃湯의 적응증은 만성적인 脾腎陰虛란 조건에서 表裏陰陽이 모두 損傷되어 濕의 鬱滯로 나타난 濕病, 血分之病, 風病證으로 나타난다.

그러므로 脾腎陰虛를 도우면서 濕鬱滯를 제거하여 등시에 陰을 펼치고(暢陰－獨活), 비축하기(畜陰－防風) 위해【獨活＋防風】이 사용되었다.

그러나 十二味地黃湯은 우선 脾腎陰의 過不足으로 表裏陰陽이 損傷되어 虛熱의 鬱滯가 극심하여 淸陽을 胃局 이상으로 上升하는 것을 방해하는 데 사용된다. 따라서 腎陰을 펼칠 근본이 損傷된 狀態이므로 暢陰시키는【獨活】은 不用하고 대신에 강력한 腎陰을 생산하고 보충하는 데 주력하면서【荊芥＋防風】으로 大淸胸膈散風하여 腎陰(淸陽)을 上升시킨다.

이를 위하여

① 【熟地黃＋山茱萸＋茯笭＋澤瀉】 등으로 脾腎陰을 보충하는 동시에,

② 損傷된 陰氣의 근본을 저장하여 發生의 기틀을 만들기 위해 【車前子＋覆盆子＋拘杞子】 등의 열매가 가세한다. 【車前子】는 氣와 濕의 凝滯로 응결함을 下部로 氣를 순행하게 하여 腎精을 補하고, 【覆盆子】 역시 氣를 끌고 하행하여 益腎臟而固精, 補肝虛하고 이는 腎陰 발생의 터전을 만든다. 또 【拘杞子】는 滋肝益腎, 生精助陽하여 精을 안정시키고 志를 편안케 한다.

③ 이처럼 腎陰虛가 極에 到達하였으므로 氣가 熱로 변하여 虛熱이 생기고 熱 때문에 응결한 氣를 淸하게 하여 下降하여 正氣(陰氣)를 補하여야 하므로 【地骨皮(降肺中伏火, 除肝腎虛熱)】＋【玄蔘(淸肺則自生腎水)】＋【牧丹皮(入腎, 心, 肝, 心包－瀉血中伏火)】이 가세하였다. 【牧丹皮】는 少陽人 處方 중 十二味地黃湯과 獨活地黃湯, 그리고 荊防地黃湯의 血證과 食滯痞滿證에 加味藥으로 사용되었다.

이들 方證은 이미 胃熱證이 血脈 속에 응결하였으므로 【牧丹皮】로써 熱氣를 뚫어 火가 응결하여 움직이지 않는 疾患을 열어서 내려 보낸다.

2) 素證 및 現證

- 素證(表虛: 5, 裏熱: 0.5)
- 表裏俱虛者, 陰虛午熱 飮水背寒而嘔, 吐血

3) 適應證

① 陰虛午熱 飮水背寒而嘔者 表裏陰陽俱虛損: (獨活地黃湯과 同一)

○ 夫渴者 數飮水 其人 必頭面眩 背寒而嘔 因虛故也.

⇒ 內分泌系 및 代謝疾患(甲狀腺－副甲狀腺機能障碍, 저칼륨저나트륨혈증), 免疫系 疾患, 여러 단계의 血管障碍(鬱血性 心不全, 心筋, 肺 및 大腦硬塞症).

② 吐血: 陰虛로 인한 虛熱의 극성으로 발생(血熱證).

胃 및 十二指腸潰瘍, 胃腫瘍, 食道腫瘍, 肝膽道疾病(肝硬變症, 膽囊炎), 膵臟疾患, 再生不良性 貧血.

第五章 少陽人 藥物分析

少陽人 藥物은 대개 涼性, 寒性을 가지며 既存 本草의 효능을 少陽人 體質 病證이란 조건하에서 재구성하였다. 다시 말하면 少陽人의 脆弱點인 "腎大腸의 陰氣을 降陰시키기 위해 어떤 요소로 작용을 하는가?"라는 觀點에서 本草의 효능을 설정하였다.

1. 【熟地黃】(補腎和腎)

(1) 사용 예

荊防地黃湯(亡陰證), 熟地黃苦蔘湯(下消), 獨活地黃湯(食滯, 痞滿), 十二味地黃湯(陰虛午熱).

(2) 사용조건

① 【熟地黃】이 사용된 處方에는 【山茱萸, 茯苓, 澤瀉】 등이 동시에 사용된다. 즉 陰氣를 마련할 최대한 요소를 다 갖춘 狀態로 少陰人의 【人蔘】과 같은 역할을 한다(補腎和腎).

② 陽氣가 熾盛함에 따라 陰氣가 거의 고갈되어 있는 狀態에 사용된다. 즉 陰氣가 아직 有餘한 傷風證이나 【生地黃】이나 【石膏】를 사용함으로써 清熱에 의해 陰氣가 下降하는 경우에는 사용되지 않는다.

2. 【山茱萸】(健腎直腎)

(1) 사용 예

荊防地黃湯, 熟地黃苦蔘湯, 獨活地黃湯, 十二味地黃湯, 忍冬藤地骨皮湯(中消證).

(2) 사용조건

① 陰氣가 거의 枯渴된 狀態에【熟地, 茯笭, 澤瀉】등과 같이 사용되었으나 忍冬藤地骨皮湯에서는 이 원칙이 적용되지 않았다. 이는 下消의 十二味地黃湯의 전단계에 사용되는 狀態로【熟地, 茯笭, 澤瀉】등의 補陰조건의 전단계로【拘杞子, 覆盆子, 玄蔘】대신에【知母＋山茱萸】의 세력에 의하여 中消證狀態에서 淸陽을 上升시킨다.

② 그러므로【山茱萸】는【熟地黃】같이 陰氣生成의 마지막 보루는 아니지만 陰氣를 生成할 수 있는 초소한의 여력이 있는 상황에서 이를 활성화시킨다.

(3) 加減例

荊防地黃湯의 응용 예에서 有火者 加【石膏】하고, 이 때는 去【山茱萸】한다 하였다.

3.【茯笭】(固腎立腎)

(1) 사용 예

① 表病: 거의 모든 表病證에 사용됨.

荊防敗毒散(赤茯苓), 導赤降氣湯(荊防導赤散 加 茯笭, 澤瀉), 木通大安湯(赤茯苓), 黃連淸腸湯, 滑石苦蔘湯, 荊防瀉白散, 猪笭車前子湯, 荊防地黃湯.

② 裏病: 陰虛午熱證(下消의 熟地黃苦蔘湯, 獨活地黃湯, 十二味地黃湯)에 사용되었으나 胸膈熱證(上消의 凉膈散火湯, 中消의 忍冬藤地骨皮湯, 裏熱便閉證의 地黃白虎湯, 陽毒白虎湯)에는 사용되지 않았다.

(2) 사용조건

① 거의 모든 少陽人 表病證에 사용되었다. 少陰人의【甘草】와 같은 개념약이다. 즉 陰實之氣의 제거에 주력한 寬中湯(甘草 없음) 精神과 동일한 개념인 少陽人 胸膈熱證의 裏熱便閉證과 上中消에는 不用하였다. 즉 少陽人 表證의 목표는 降陰의 조건을 만들어 주어야 하고, 裏證의 胸膈熱證에서는 우선 降陰의 기본적 조건이 마련되어 있는 狀態이므로 이를 사용할 필요가 없이【石膏】등으로 淸熱하면 저절로 淸陽의 上升을 유도한다. 그러나 下消 등의 陰虛午熱證

에 이르면 表裏氣가 俱虛하므로 기본조건을 유지하여야 한다.

② 表氣란 人體의 선천적인 神氣血精의 가장 근본적 역할을 수행하는 바탕이 되며 固一立이란 이를 수행하는 가장 기본적인 요소로 작용한다. 그러므로【茯苓】의 固腎立腎이란 少陽人의 腎陰氣를 근본적으로 보충하는 요소 중 가장 기본적인 요소이기에 少陽人의 表證에 사용하고 裏證 중 陰氣가 거의 소멸되는 陰虛午熱證에 해당하는 下消를 지탱하는 보루로 사용한다.

4.【知母】(壯腎而內守之力)

(1) 사용 예

① 少陽人 表病의 傷風證엔 不用한다.

② 亡陰證 中 身寒, 腹痛, 泄瀉者에 사용하는 滑石苦蔘湯, 荊防地黃湯에는 不用하나

③ 亡陰證 中 身熱, 頭痛, 泄瀉者에 사용하는 荊防瀉白散, 猪苓車前子湯에는 사용.

④ 少陽人 裏病의 胸膈熱證(地黃白虎湯, 陽毒白虎湯)과 上消와 中消(凉膈散火湯, 忍冬藤地骨皮湯)에는 사용되나 下消(獨活地黃湯, 十二味地黃湯)에는 不用한다. 그러나 身寒, 腹痛, 泄瀉의 亡陰이나 下消證의 熟地黃苦蔘湯證에는 사용되었다.

(2) 사용조건

【知母】는 대개【石膏】와 병행되며 혹은【生地黃】이나【黃柏】등과 함께 사용된다. 즉 腎家의 有餘之火와 上淸肺金하여 瀉火補水 潤燥滑腸하는 능력은 곧 壯腎하여 腎陰氣를 안에서 지키는 효과로 亡陰證이나 裏病의 白虎湯證 혹은 上消 中消에 사용된다. 즉 아직은 陰氣를 壯腎하여 內守하는 작용만으로도 降陰의 효과를 낼 수 있는 단계까지 사용된다. 그러나 熱證이 없다는 것은 곧 陰氣의 소멸을 말하며 이 때【知母】를 사용한다면 陰氣의 고갈을 초래하게 되므로 亡陰證의 重證인 荊防地黃湯證과 裏證의 下消證에는 사용치 않았다.

5. 【澤瀉】(壯腎而外攘之力)

(1) 사용 예

少陽人 表病의 傷風證(導赤降氣湯, 木通大安湯, 黃連淸腸湯)과 亡陰證 모두에 사용되고 少陽人 裏病의 胸膈熱證(地黃白虎湯, 陽毒白虎湯)과 上中消(凉膈散火湯, 忍冬藤地骨皮湯) 등에 不用하고, 下消證(獨活地黃湯, 十二味地黃湯, 熟地黃苦蔘湯)에 모두 사용된다.

(2) 사용조건

腎의 기운을 健壯하게 하여 외부로 陰氣가 작동하게 하는 역할로 表病에서 降陰의 조건을 강화시키거나, 裏病에서 陰氣의 소멸과정에서 補陰劑 함께 陰氣를 상행시키는 역할을 한다.

6. 【木通】(壯腎而充足內外之力)

(1) 사용 예

少陽人 表病의 荊防敗毒散을 제외한 모든 傷風證(荊防導赤散, 導赤降氣湯, 木通大安湯, 黃連淸腸湯)에만 사용되었고 亡陰證이나 少陽人 裏病證에는 不用한다.

(2) 사용조건

단순히 解鬱의 단계(荊防敗毒散)로 降陰의 목적을 이룰 경우는 이를 사용치 않는다. 그러나 降心火 淸肺熱하여 化津液하게 하여 少陽人의 中上焦의 鬱熱을 淸熱함으로써 降陰하게 하여 결과적으로 腎의 기운을 健壯하게 하고 안팎을 충족하게 한다(따라서 【石膏】 등의 裏熱證 中 亡陰證이나 胸膈熱證, 혹은 이미 陰氣가 고갈되어 생기는 【山茱萸, 熟地黃】 등의 亡陰證이나 陰虛午熱證에는 사용치 않는다).

(3) 加減例

水와 血을 동시에 다스리는 작용으로 表氣가 손상된 傷風證 등의 血鬱滯性 질환(上焦, 中上焦)에 氣化作用을 소통하고 血의 순행을 돕는다. 즉 소양인의 表氣가 비교적 유여한 者의 血鬱滯로 인한 痺症, 浮腫, 小便不利 등에 사용한다.

7. 【生地黃】(開腎之胃氣而消食進食)

(1) 사용 예

少陽人 表病의 傷風證 모두에 사용되고 亡陰初證의 荊防瀉白散에 사용되며, 裏病의 胸膈熱證 모두와 陰虛午熱證의 上中消에 사용된다. 그러나 亡陰證의 重末證과 陰虛午熱證과 下消證에는 사용치 않는다.

(2) 사용조건

性은 大寒하고 入心腎 瀉炳火 淸燥金 平諸血逆의 작용은 少陽人에 있어 胸部의 熱證을 降陰시킴으로써 腎의 기운을 소통시켜 胃氣를 도와 消食進食하게 한다. 그러므로 陰氣가 거의 枯渴狀態인 경우 胸部의 熱證을 동반치 않으므로 사용치 않는다.

(3) 加減例

頭痛, 煩熱 與 血證者

8. 【黃柏】(收斂腎元)

(1) 사용 예

少陽人 表病의 傷風證과 裏病의 胸膈熱證에는 사용치 않고, 亡陰初證의 滑石苦蔘湯과 中消證의 忍冬藤地骨皮湯, 下消證의 熟地黃苦蔘湯에 사용되었다.

(2) 사용조건

대개 【苦蔘(黃連)】과 함께 사용된다. 中上焦의 鬱熱이나 亡陰으로 腎의 元

氣가 消耗되기 시작하는 亡陰初證과 中消와 下消에 이를 收斂하기 위해 사용된다.

9. 【牧丹皮】(錯綜腎氣之參伍勻調)

(1) 사용 예

少陽人 表病證에는 사용치 않고 裏病證 중 下消의 獨活地黃湯과 十二味地黃湯에만 사용되었다.

(2) 사용조건

下消와 食滯, 痞滿에 사용되는 獨活地黃湯과 十二味地黃湯은 이미 表裏陰陽이 모두 虛損된 상황이다.

(3) 加減例

食滯痞滿者.

10. 【石膏】

(1) 사용 예

少陽人 傷風證에는 사용치 않았고 亡陰初證의 荊防瀉白散, 猪苓車前子湯과 裏證의 胸膈熱證의 陽毒白虎湯과 地黃白虎湯, 上消證의 涼膈散火湯에 사용되었다.

(2) 사용조건

少陽人의 表病의 亡陰證 역시 表寒證으로 나타나지만 아직 陰氣의 저항으로 身熱을 포함하는 亡陰證이나, 단순히 熱證을 解함으로써 降陰을 이루는 白虎湯證, 胃局의 淸陽이 上升하였으나 頭面四肢에 충족치 못할 때의 上消證 등은 表裏證을 막론하고 모두 裏熱證을 구비한다. 즉 熱證이 존재함은 아직은 亡陰의 重症이나 陰氣가 거의 허손된 단계는 아니다. 그러므로 【石膏】가 사용되는 경우는 비교적 陰氣가 잔존할 時에 사용한다. 즉 腎元氣(陰氣)가 不足하여 外熱을 쫓아내지 못한 상황에서 胃腑까지 침범할 때 사용한다. 그러므로 表病의 亡陰證에서 脾陰不足의 단계를 넘어 胃熱證까지 이른 身熱, 頭痛, 泄瀉에 사용되고, 裏證의 脾腎陰氣가 아직은 남아 있는 胃熱證의 白虎湯證에 사용된다(爲腎元師之藥而 能驅逐腎元氣弱而 不能除外熱 熱氣侮腎周一廻凌侵於胃之四圍府).

11.【荊芥, 防風, 羌活, 獨活】

□ 表證

(1) 荊, 防, 羌, 獨이 모두 사용 예

浮腫, 痢疾의 木通大安湯과 黃連淸腸湯을 제외한 表證(傷風證, 亡陰證) 모두에 사용된다.

① 傷風證: 荊防敗毒散, 荊防導赤散(導赤降氣湯)

② 亡陰證: 滑石苦蔘湯, 荊防瀉白散, 猪苓車前子湯, 荊防地黃湯

(2) 荊, 防, 羌의 사용 예

木通大安湯(浮腫).

(3) 羌, 防의 사용 예

黃連淸腸湯(痢疾).

□ 裏證

(1) 獨, 防의 사용 예

地黃白虎湯, 獨活地黃湯.

(2) 荊, 防의 사용 예

陽毒白虎湯, 凉膈散火湯, 忍冬藤地骨皮湯, 十二味地黃湯.

(3) 荊, 防, 羌, 獨이 모두 사용되지 않는 예

熟地黃苦蔘湯(下消, 身寒 腹痛 泄瀉).

12. 【荊芥】(大淸胸膈散風)

(1) 사용 예

少陽人 表病의 傷風證에 모두 사용되고(荊防敗毒散, 荊防導赤散, 導赤降氣湯, 木通大安湯), 亡陰證에 黃連淸腸湯, 熟地黃苦蔘湯을 제외하고 모두 사용된다(滑石苦蔘湯, 荊防瀉白散, 猪苓車前子湯, 荊防地黃湯).

裏病의 陽毒白虎湯과 消渴證(上, 中, 下消)에 이용된다. 그러나 地黃白虎湯과 獨活地黃湯과 亡陰證이나 下消에 사용되는 熟地黃苦蔘湯은 사용치 않았다.

(2) 사용조건

荊芥는 肝經氣分과 血分에 入하여 能發汗하고 散風濕한다. 그러므로 傷風證에서는 당연히 【防風】과 함께 上焦의 風濕을 제거한다. 脾陰氣가 下降하지 못하는 亡陰證에서도 이를 사용하여 降陰을 유도한다. 한편 浮腫의 木通大安湯의 경우는 【荊芥】가 있으나 痢疾의 黃連淸腸湯의 경우는 빠져 있다. 이는 浮腫은 肝氣分血分에까지 간섭하여 散風濕하여 해결되는 病證이라면, 痢疾은 【防風】을 사용하여 搜肝瀉肺하고 脾胃經의 風濕을 제거하는 힘을 빌린다. 즉 【荊芥】가 肝經氣血分까지 작용하는 힘에 의해 上焦의 風濕을 제거한다면 【防風】은 이보다 얕은 범위인 搜肝瀉肺하여 脾胃의 去濕에 의한 上焦의 風濕을 제거한다.

裏證의 陽毒白虎湯은 治陽毒, 發斑, 便秘者에 사용하므로 이미 陽熱이 과항하여 上焦(皮膚)에 울결된 狀態이므로 이를 사용하나 腎의 伏中火를 제거하는 【獨活】을 쓸 단계의 여유는 없다.

13. 【防風】(解腎氣之表邪: 大淸胸膈散風)

(1) 사용 예

少陽人 表病의 傷風證에 모두 사용되고 亡陰證에 모두 사용되었다.
裏病의 胸膈熱證과 上中下消에 모두 사용되었다. (단 熟地黃苦蔘湯 제외)

(2) 사용조건

搜肝瀉肺하여 散頭目滯氣하고 脾胃經 去風濕의 작용으로 少陽人의 腎氣之表邪를 제거한다.

表病의 降陰의 목적을 달성키 위해, 胸膈熱證의 上焦熱證을 제거하기 위해, 또 消渴證의 淸陽을 上升토록 하기 위해서는 【荊芥】보다도 우선 【防風】이 필수적이다. 그러나 熟地黃苦蔘湯은 이미 陰氣가 枯渴狀態에 있으므로 上焦(荊, 防), 下焦(羌, 獨)의 鬱熱을 해소할 겨를이 없으므로 이들을 사용치 않았다.

14. 【羌活】(解腎氣之表邪而羌活尤力: 大補膀胱眞陰)

(1) 사용 예

少陽人 表病의 傷風證과 亡陰證에 모두 사용되었으나(단 亡陰證의 熟地黃苦蔘湯은 제외) 裏病證은 모두 사용치 않았다.

(2) 사용조건

入足太陽膀胱하고 겸하여 肝腎氣分에 入한다. 督脈病(脊强而厥)에 사용되는 작용으로 【防風】보다 腎氣之表邪를 제거함이 더욱 강하다.

裏病의 胸膈熱證, 陰虛午熱證에 전혀 사용치 않았다. 만약 胸膈熱證을 제거하거나 혹은 淸陽을 上升시키는 데 강력한 腎氣之表邪를 제거한다면 陰氣의 損傷을 유도하지 않을까? 少陽人의 表病의 降表陰은 【羌, (獨) 荊, 防】의 협조에 의하여 이루어지나 裏病의 경우는 病證의 조건에 따라 【獨, 防】 또는 【荊, 防】 등이 사용된다.

15. 【獨活】(大補膀胱眞陰)

(1) 사용 예

少陽人 表病 중 木通大安湯과 黃連淸腸湯은 제외하고 모두 사용되고 亡陰證中 熟地黃苦蔘湯은 제외되었다.

裏病中 胸膈熱證의 地黃白虎湯과 獨活地黃湯만 사용되었고 消渴證(上中下

消)에 不用하였다.

(2) 사용조건

表病中 傷風證은 평상시에 陰氣가 有餘한 狀態에서 降陰이 안되는 경우며, 이것이 重證으로 나타나면 痢疾, 浮腫으로 나타난다.

腎氣分에 入하여 理伏風하는 세력은 腎陰氣가 有餘할 때 사용되나 痢疾, 浮腫, 消渴證 등은 이미 腎陰氣의 근본이 損傷된 狀態이므로 獨活을 사용치 않았다. 그러므로 陰氣가 아직 有餘한 狀態에서의 病證인 傷風證과 胸膈熱證(地黃白虎湯), 食滯痞滿(獨活地黃湯)에 사용되었다. 즉 四象方은 病證이 심할수록 保命之主를 적극적으로 보호하려는 방향으로 處方構成이 이루어진다. 환언하면 病證의 진행과 保命之主의 구비관계는 비례한다고 볼 수 있다.

第六章 少陽人 處方의 背景處方

1. 張仲景 傷寒論中(少陽人病 經驗設方十方)

白虎湯	石膏 5錢, 知母 2錢, 甘草 7分, 粳米 半合
猪苓湯	猪苓, 赤茯苓, 澤瀉, 滑石, 阿膠 各 1錢
五苓散	澤瀉 2錢 5分, 赤茯苓, 猪苓, 白朮 各 1錢 5分, 肉桂 5分
小柴胡湯	柴胡 3錢, 黃芩 2錢, 人蔘, 半夏 各 1錢 5分, 甘草 5分
大靑龍湯	石膏 4錢, 麻黃 3錢, 桂枝 2錢, 杏仁 1錢 5分, 甘草 1錢, 生薑 3片, 大棗 2枚
桂婢各半湯	石膏 2錢, 麻黃, 桂枝, 白芍藥 各 1錢, 甘草 3分, 生薑 3片, 大棗 2枚
小陷胸湯	半夏製 5錢, 黃連 2錢 5分, 瓜蔞 大者 4分의 1
大陷胸湯	大黃 3錢, 芒硝 2錢 ,甘遂末 5分
十棗湯	芫花微炒, 甘遂, 大戟炒 等分爲末 別取大棗十枚 水一盞 煎至半盞 去棗 調藥末 强人一錢 弱人半錢服 大便利下水 以粥補之
腎氣丸	六味地黃湯 加 五味子一味

2. 元明二代醫家著述中(少陽人病 經驗行用要藥 九方)

■ 凉膈散
連翹 2錢, 大黃, 芒硝, 甘草 各 1錢, 薄荷, 黃芩, 梔子 各 5分
○ 此方 出於局方 治積熱煩躁 口舌生瘡 目赤頭昏
♧ 今考更定 此方 當去 大黃, 甘草, 黃芩
■ 黃連猪肚丸
雄猪肚 1個, 黃連, 小麥炒 各 5兩, 天花粉, 白茯神 各 4兩, 麥門冬 2兩
右爲末 入猪肚中 封口 安甑中蒸 爛搗 作丸 梧子大
○ 此方 出於危亦林得效方書中 治强中證
♧ 今考更定 此方中 麥門冬一味 肺藥也
肺與腎 一升一降 上下貫通 腎藥五味中 肺藥一味 雖爲贅材 亦自無妨 不必苛論
■ 六味地黃湯
熟地黃 4錢, 山藥, 山茱萸 各 2錢, 澤瀉, 牧丹皮, 白茯苓 各 1錢 5分
○ 此方 出於虞博醫學正傳書中 治虛勞
♧ 今考更定 此方中 山藥一味 肺藥也
■ 生熟地黃丸
生乾地黃, 熟地黃, 玄參, 石膏 各 1兩, 糊丸 梧子大 空心 茶淸下 50~70丸
○ 此方 出於李梴醫學入門書中 治眼昏
■ 導赤散
木通, 滑石, 黃柏, 赤茯苓, 生地黃, 山梔子, 甘草梢 各 1錢, 枳殼, 白朮 各 5分
○ 此方 出於龔信萬病回春書中 治尿如米泔色 不過二服 愈
♧ 今考更定 此方 當去 枳殼, 白朮, 甘草
■ 荊防敗毒散
羌活, 獨活, 柴胡, 前胡, 赤茯苓, 荊芥穗, 防風, 枳殼, 桔梗, 川芎, 人蔘, 甘草 各 1錢, 薄荷少許
○ 此方 出於醫鑑書中 治傷寒 時氣發熱 頭痛項强 肢體煩疼
♧ 今考更定 此方 當去 枳殼, 桔梗, 川芎, 人蔘, 甘草
■ 肥兒丸
胡黃連 5錢 使君子肉 4錢 5分, 人蔘, 黃連, 神麯, 麥芽, 山査肉 各 3錢 5分,

白茯苓, 白朮, 灸甘草 各 3錢, 蘆薈煆 2錢 5分
右爲末 黃米糊丸 綠豆大 米飮下 20～30丸
○ 此方 出於醫鑑書中 治小兒疳積
♧ 今考更定 此方 當去 人蔘, 白朮, 山査肉, 甘草而 使君子一味 未能經驗的知藥性故 不敢輕論
■ 消毒飮
牛蒡子 2錢, 荊芥穗 1錢, 生甘草, 防風 各 5分
○ 此方 出於醫鑑書中 治痘不快出 及 胸前稠密 急用三四服 快透 解毒神效
♧ 今考更定 此方 當去 甘草
■ 水銀熏鼻方
黑鉛, 水銀 各 1錢, 朱砂, 乳香, 沒藥 各 5分, 血竭, 雄黃, 沈香 各 3分
右爲末 和勻 捲作紙撚七條 用香油點燈 放床上 令病人 放兩脚包住 上用單被
通身蓋之 口噤凉水 頻換則 不損口 初日 用三條 後日 每用一條 熏鼻
○ 此方 出於朱震亨丹溪心法書中 治楊梅天疱瘡 甚奇
▷ 論曰 水銀 破積熱 淸頭目 制陽回陰於下焦 爲少陽人抑陽扶陰藥中 無敵之藥而
祗可用之於當日救急之用 不可用之於連日補陰之用者 以其拔山扛鼎之力 一擧而
直擣大敵之巢穴 再擧則 敵已解散 反有倒戈之患故也 纏喉風 必用之藥
▷ 少陽人 一脚不遂 兩脚不遂者 輕粉末 五厘 或一分 連三日服
無論病之瘥不瘥 必不過三日服 又不過日服 五厘 或一分 謹風冷 愼禁忌
一臂不遂 半身不遂 口眼喎斜 不可用 用之必危
▷ 急病 可以急治 緩病 不可以急治 輕粉 劫藥 不可銳意用之 以望速效
緩病 緩愈然後 可謂眞愈 緩病 速效則 終必更病 難治
有連三日用之者 有間一二三日連服 連三次用之者
♧ 嘗見 少陽人 咽喉病 眼鼻病 脚痺病 用水銀 連三四日 或熏鼻 或內服 病愈者
病愈後 一月之內 必不可 內處冷 外觸風 尤不可 任意洗手洗面 更着新衣梳頭也
犯此禁者 必死 又不可冷室 冷室則 觸冷而猝死 又不可燠室 燠室則 煩熱開牖觸風
而亦猝死 此皆目擊者也 一人 病愈十餘日 更着新衣而猝死 一人 病愈二

十日後
梳頭而猝死 一人 咽喉病 熏鼻 初日二條 翌日一條 當夜 燠室觸風而猝死
時俗 服水銀者 忌鹽醬者 以醬中 有豆豉 能解水銀毒故也
然 毒藥解毒 容或無妨則 不必苛忌鹽醬

3. 新定 少陽人病 應用要藥(十七方)

■ 荊防敗毒散
羌活, 獨活, 柴胡, 前胡, 荊芥, 防風, 赤茯苓, 生地黃 地骨皮, 車前子 各 1錢
○ 右方 治頭痛 寒熱往來者 宜用
■ 荊防導赤散
生地黃 3錢, 木通 2錢, 玄參, 瓜蔞仁 各 1錢 5分, 前胡, 羌活, 獨活, 荊芥, 防風 各 1錢
○ 右方 治頭痛 胸膈煩熱者 宜用
■ 荊防瀉白散
生地黃 3錢, 茯笭, 澤瀉 各 2錢, 石膏, 知母, 羌活, 獨活, 荊芥, 防風 各 1錢
○ 右方 治頭痛 膀胱癸躁者 宜用
■ 猪笭車前子湯
澤瀉 茯苓 各 2錢, 猪笭, 車前子 各 1錢 5分, 知母, 石膏, 羌活, 獨活, 荊芥, 防風 各 1錢
○ 右方 治頭腹痛 有泄瀉者 宜用
■ 滑石苦蔘湯
澤瀉, 茯苓, 滑石, 苦蔘 各 2錢, 川黃連, 黃柏, 羌活, 獨活, 荊芥, 防風 各 1錢
○ 右方 治腹痛 無泄瀉者 宜用
■ 獨活地黃湯
熟地黃 4錢, 山茱萸 2錢, 茯苓, 澤瀉 各 1錢 5分, 牧丹皮, 獨活, 防風 各 1錢
○ 右方 治食滯痞滿者 宜用
■ 荊防地黃湯
熟地黃, 山茱萸, 茯苓, 澤瀉 各 2錢, 車前子, 羌活, 獨活, 荊芥, 防風 各 1錢

· 咳嗽 加前胡, 血證 加玄參, 牧丹皮
· 偏頭痛 加黃連, 牛蒡子
· 有火者 加石膏, 加石膏者 去山茱萸
· 食滯痞滿者 加牧丹皮
· 頭痛煩熱 與 血證者 用生地黃

▷ 荊芥 防風 羌活 獨活 俱是補陰藥
荊防 大淸胸膈散風
羌獨 大補膀胱眞陰

○ 無論 頭腹痛 痞滿 泄瀉 凡虛弱者 數百貼用之 無不必效 屢試屢驗

■ 十二味地黃湯
熟地黃 4錢, 山茱萸 2錢, 白茯苓, 澤瀉 各 1錢 5分, 牧丹皮, 地骨皮, 玄參, 枸杞子, 覆盆子, 車前子, 荊芥, 防風 各 1錢

■ 地黃白虎湯
石膏 5錢, 或 1兩, 生地黃 4錢, 知母 2錢, 防風, 獨活 各 1錢

■ 陽毒白虎湯
石膏 5錢 或 1兩, 生地黃 4錢, 知母 2錢, 荊芥, 防風, 牛蒡子 各 1錢

○ 右方 治陽毒發斑 便秘者 宜用

■ 凉膈散火湯
生地黃, 忍冬藤, 連翹 各 2錢, 山梔子, 薄荷, 知母, 石膏, 防風, 荊芥 各 1錢

○ 右方 治上消者 宜用

■ 忍冬藤地骨皮湯
忍冬藤 4錢, 山茱萸, 地骨皮 各 2錢, 川黃連, 黃栢, 玄蔘, 苦蔘, 生地黃, 知母, 山梔子, 枸杞子, 覆盆子, 荊芥, 防風, 金銀花 各 1錢

○ 右方 治中消者 宜用

■ 熟地黃苦蔘湯
熟地黃 4錢, 山茱萸 2錢, 白茯苓, 澤瀉 各 1錢半, 知母, 黃栢, 苦蔘 各 1錢

○ 右方 治下消者 宜用

■ 木通大安湯
木通, 生地黃 各 5錢, 赤茯苓 2錢, 澤瀉, 車前子, 川黃連, 羌活, 防風, 荊芥 各 1錢

○ 右方 治浮腫者 宜用
險病 始終用藥 當至百餘貼
黃連 澤瀉 爲貴材則 貧者 或去連澤

■ 黃連淸腸湯

生地黃 4錢, 木通, 茯苓 澤瀉 各 2錢, 猪苓, 車前子, 川黃連, 羌活, 防風 各 1錢

○ 右方 治痢疾者 宜用

去木通二錢, 加荊芥一錢 淋疾者 宜用

■ 朱砂益元散

滑石 2錢, 澤瀉 1錢, 甘遂 5分, 朱砂 1分

○ 右方 爲末 溫水 或 井華水 調服

夏月滌暑 宜用

■ 甘遂天一丸

甘遂末 1錢 輕粉末 1分

(和匀糊丸 分作 10丸 朱砂爲衣)

○ 作丸乾久則 堅硬難和 每用時 以紙二三疊包裹 以杵搗碎 作麤末

三四五片 口含末 因飮井華水和下 候三四辰刻內 不下利則 再用二丸

下利三度 爲適中 六度 爲快過 預煎米飮 下利二三度 因進米飮

否則 氣陷而 難堪耐

○ 治結胸 水入還吐

※ 甘遂一錢 輕粉五分 分作十丸則 名曰 輕粉甘遂龍虎丹

※ 輕粉 甘遂 各等分 作十丸則 名曰 輕粉甘遂雌雄丹

※ 輕粉一錢 乳香 沒藥 甘遂 各五分 分作三十丸則 名曰 乳香沒藥輕粉丸

○ 輕粉 發汗, 甘遂 下水

輕粉藥力 一分則 快足 五厘則 無不及

甘遂藥力 一分五厘則 快足 七八厘則 無不及

輕粉 甘遂 自是毒藥 俱不可輕易過一分用之 斟酌輕重

病欲頭腦滌火則 輕粉 爲君

病欲胸膈下水則 甘遂 爲君

▷ 少陽人藥 諸種 不可炮 灸 炒 煨用

4. 草本卷 少陽藥方 - 1

■ 敗毒散: 少陽外感. 本方 加石膏二錢 名曰石膏敗毒散, 治運氣瘧疾, 熱多寒少之證. 加柴胡一錢 名曰柴胡敗毒散. 治上同. 加猪苓一錢 益加木通

一錢 名曰木通敗毒散, 治浮腫. 加玄參一錢 名曰玄參敗毒散, 治咽喉. 合因三貼藥, 置釜中鼎中, 用水三大碗, 煮成一大碗. 分三次服, 或一次頓吸, 分三次服者, 予煎藥, 惡寒欲發未發之時一次服. 間日食頃惡寒大發時又一次服. 又間食頃又一次服. 若煮藥未及而惡寒已發頃, 大發時 一次恒服. 天行時氣之病, 張仲景盡補, 傷寒病今俗補運氣從俗無妨, 故病名異補. 羌活, 獨活, 柴胡, 前胡, 車前子, 木通, 生地, 赤茯苓, 防風 各二錢, 荊芥 5分, 甘草 3分

■ 六味地黃湯: 治內傷虛勞虛損. 本方 加地骨皮, 貝母 各一錢, 名曰地骨皮地黃湯. 治盜汗咳嗽. 加黃柏, 知母 各二錢, 名曰知柏地黃湯. 治陰虛便血. 加牛膝, 車前子各一錢, 治水腫. 加竹瀝, 生地黃, 治吐血. 虛損者15日三十貼服之. 虛勞者百五十三日, 三百貼服之. 用水三瓢, 煮成一瓢, 炭火濃煎. 熟地黃四錢, 山茱萸, 枸杞子各三錢, 白朮, 茯苓, 澤瀉 各二錢, 牧丹及一錢.

■ 消毒散火湯: 治小兒痘疹, 癮疹. 本方 加石膏, 生地黃 清火之力尤大. 治小兒異於大人, 用藥不可太峻, 用藥時可以誘導不可却抑.
玄參, 地骨皮, 連翹, 黃連, 山梔子, 防風, 荊芥, 牛蒡子 各一錢

■ 三黃石膏湯: 治三焦積熱, 紅系丹毒, 走脛肢體或以痘疹毒, 遍滿胸壁二症俱是重症 不可不急治, 此主之. 本方 加羌活, 防風, 荊芥, 牛蒡子 解毒尤大. 石膏, 生地黃, 小梔子, 黃連, 黃柏 各二錢.

■ 澤瀉湯: 治大人中風, 小兒急驚風, 玄參, 山梔子, 黃連, 龍膽, 羌活, 防風 各一錢

■ 少陽利水湯: 治水腫. 本方 加黑丑, 下水之力尤大. 風寒外濕者爲重則, 羌活爲主藥; 水牢固結爲重則, 黑丑爲主藥. 羌活, 防風, 猪苓, 澤瀉, 赤茯苓, 木通, 黃柏 各三錢, 滑石, 柴胡 各一錢.

■ 五苓散: 治運氣, 熱結膀胱, 夏月腹痛泄瀉. 澤瀉三錢, 赤茯苓, 猪苓各二錢, 滑石, 柴胡 各一錢.

■ 益元散: 治暑氣腹痛. 滑石末二錢半, 甘草末五分, 朱砂末 1分.

■ 導赤散: 治外感內熱俱症, 目赤, 頭痛, 小便赤澀. 生地黃三錢, 木通二錢.

■ 白虎湯: 治運氣, 熱煩, 發狂, 熱煩過時則發狂, 發狂過時則危, 先用敗毒散後用此方, 少陰人發狂, 承氣湯主之. 少陽人發狂, 此方主之, 熱煩二三貼連服, 發狂六七貼連服. 石膏四錢, 知母二錢, 粳米少許.

■ 陷胸湯: 治運氣, 結胸, 水逆, 結胸過時則水逆, 水逆過時則僞. 先用五苓散, 後用此方, 煮湯三分之一先服, 二時刻無應, 然後再服三分之二, 泄下

一二次爲適中, 三四次爲過度. 黃連三錢, 芒硝二錢. 甘遂一錢.

- 朱砂安神湯: 治驚悸, 健忘, 黃連, 朱砂, 枸杞子, 白茯苓, 各等分作丸.
- 單黃連湯: 治痢病. 黃連一兩水煎服.
- 肥兒丸: 治小兒疳病. 川黃連二兩, 胡黃連, 使君子, 麥芽, 白茯苓 各五錢, 蘆薈煆二錢半.
- 芫花鱉甲湯: 治小兒症疾, 大人依方服, 小兒減半服, 芫花, 鱉甲等分.
- 甘遂天一丸: 治上焦咽喉, 中焦書證, 下焦痢疾, 小兒驚風. 大人胸痞, 凡大便不快者, 皆可用之. 攝磁溫水或冷水調服. 先用一丸, 頃二時刻無應然後再用二丸, 泄下三四次爲適中, 一二次爲不及, 五六次過度. 甘遂一錢, 朱砂, 輕粉各一分, 分作八丸.
- 輕粉丸: 治痺病, 足下遂則堪用, 手不仁者堪用. 恐有到戈之, 患咽喉腫痛, 眼病, 鼻塞, 胸腹痞悶, 痰, 火注之症皆可用之, 或重之, 或服之, 連用之者, 一二月間扱憒調攝, 禁忌: 不可任意冒風觸冷. 易衣梳頭, 恐食, 鷄, 狗, 酒, 麵, 生, 冷物, 犯忌必死. 命脈虛弱者不堪用, 若不得已用之, 小嘗誠之以占其堪用, 服輕粉水銀熏者, 鷄鳴用藥, 日中進食, 若藥氣與含其相爭則發吐.
- 乳香, 沒藥各二錢, 寒水石, 石雄黃 各二錢, 輕粉一錢, 甘遂五分或一錢用作丸. 古方肥兒丸材輕粉一錢, 同作丸, 苦參治龜胸, 咳嗽. 磁石治眼病. 金銀花治癰疽. 黃丹治泄瀉. 瓜蔞仁治乳疽. 竹瀝治痰燥. 麥芽消復滯. 猪肝, 淸眼精. 覆盆子滋陰元.

5. 草本卷 少陽藥方 - 2

- 腰將軍湯: 治氣喘消痰.
  熟地黃七錢, 山藥, 白茯苓, 澤瀉, 玄參, 瓜蔞仁 各二錢, 丹皮, 防風, 獨活, 貝母, 柴胡, 車前子, 羌活, 荊芥, 苦參 各一錢.
- 參瓜湯: 治口渴用,
  熟地黃四錢, 山茱萸, 玄參, 瓜蔞仁, 茯苓, 澤瀉 各一錢, 車前子, 羌活, 獨活, 荊芥, 防風, 地骨皮, 石膏 各一錢.
- 加味旣濟湯:
  生地黃四錢, 忍冬藤三錢, 柴胡, 玄參 各二錢, 前胡, 瓜蔞仁, 金銀花, 牛蒡子, 知母, 黃柏, 羌活, 荊芥, 防風 各一錢. 加石膏五錢. 滑石二錢尤妙.

■ 淸腸散火湯:

忍冬藤, 赤茯苓, 澤瀉, 山茱萸, 生地黃, 瓜蔞仁 各二錢, 知母, 覆盆子, 車前子, 羌活, 獨活, 防風, 荊芥 各一錢.

■ 苦參敗毒散:

苦參, 赤茯苓 各二錢, 猪苓, 澤瀉, 羌活, 獨活, 前胡, 柴胡, 防風, 車前子 各一錢半, 荊芥一錢. 此方 金匱五胸腹痛藥也. 此疾幾數十年, 間間昏死, 云痛時用 三貼, 又再痛時又 用三貼, 三痛時又用四貼, 則快愈.

■ 瓜蔞仁地黃湯:

熟地黃四錢, 山茱萸, 赤茯苓 各二錢, 澤瀉, 瓜蔞仁 各一錢半, 牡丹皮, 玄參, 獨活各一錢. 金風忧自幼時至五六十歲時. 癎疾藥也. 用藥千餘貼得效.

■ 黃柏地黃湯:

熟地黃四錢, 山茱萸, 赤茯苓, 澤瀉 各二錢, 黃柏, 玄參 各一錢半, 車前子, 瓜蔞仁, 羌活, 防風, 荊芥, 前胡, 獨活 各一錢, 此方 虛弱時每服三十貼. 忌哀心, 怒心, 鷄雉及醋 蒜辛物等.

■ 防風通聖散: 治發熱陽毒證. 滑石, 生地黃 各二錢, 防風, 石膏 各一錢, 羌活, 獨活, 前胡, 薄荷, 荊芥, 牛蒡子, 梔子 各一錢半.

■ 千金導赤散: 生地黃四錢, 木通, 黃連, 柴胡, 山茱萸, 覆盆子 各二錢.

■ 柴胡瓜蔞湯: 生地黃四錢, 木通, 瓜蔞仁 各二錢, 山茱萸, 覆盆子, 黃連, 苦參, 柴胡, 前胡, 獨活 各一錢.

■ 白虎湯: 治譫語症. 生地, 石膏 各四錢, 知母二錢. 加山茱萸, 覆盆子尤妙.

■ 渡海白虎湯: 治譫語症. 石膏, 生地黃, 知母, 覆盆子, 山茱萸, 肉蓯蓉 各二錢, 苦參, 枸杞子 各一錢.

■ 茯苓白虎湯: 治大小便不通症. 石膏, 生地四錢, 知母二錢, 黃柏, 澤瀉, 猪苓, 赤茯苓一錢.

■ 陽毒白虎湯: 石膏, 生地黃 各四錢, 荊芥, 牛蒡子, 羌活 各一錢, 獨活, 玄參, 柴胡, 山梔子, 忍冬藤, 薄荷 各五分.

■ 七味苦參湯: 生地黃四錢, 苦參, 知母, 山茱萸, 覆盆子 各二錢, 赤茯苓, 澤瀉 各一錢. 牛蒡 加木通, 丹皮則 名曰八味苦參湯. 治吐血, 嘔吐, 腸病, 痞滿症.

■ 水火旣濟湯: 治腹痛, 嘔吐, 痞滿. 生地黃, 熟地黃, 知母, 黃柏, 山茱萸, 覆盆子, 苦參, 柴胡, 赤茯苓, 澤瀉, 肉蓯蓉, 枸杞子 各一錢.

■ 七味猪苓湯: 生地黃四錢, 山茱萸, 覆盆子, 澤瀉, 赤茯苓 各二錢. 猪苓, 黃柏 各一錢, 加 牧丹皮最好.

- 參苓湯: 苦參, 赤茯苓 各二錢, 猪苓, 澤瀉, 車前子, 瓜蔞仁, 羌活, 獨活, 前胡, 柴胡, 荊芥, 防風 各一錢, 裏症第一神效方.
- 忍冬藤茯苓湯: 忍冬藤四錢, 生地黃, 赤茯苓, 澤瀉 各二錢, 車前子, 羌活, 獨活, 荊芥, 防風 各一錢, 治人中近處小腫, 脣腫.
- 獨活防風湯: 忍冬藤, 熟地黃各四錢, 山茱萸, 黃栢, 獨活 各二錢, 牛膝, 車前子, 羌活, 荊芥, 防風 各二錢. 大便秘則換生地黃, 不然則石膏尤妙. 藥五十後有喝. 有脚氣症, 五臟入膽用.
- 加味破瘀湯: 產後血塊腹痛用, 每貼沒藥末一錢加入爲好.

C. 太陰人

第一章 太陰人 病證, 處方要約

太陰人의 保命之主는 呼散之氣이므로 胃脘受寒 表寒病은 呼散之氣의 上升有餘에 따라 太陽寒厥證과 肺燥寒證으로 구분되며 肝受熱 裏熱病은 吸聚之氣의 鬱滯에 의한 熱證으로 肝燥熱證과 燥澁便閉證으로 구븐된다. 太陽寒厥證은 肺, 胃脘의 呼散之氣가 寒邪의 침입으로 升 혹은 降하는 正邪의 항쟁으로 寒熱이 교대되는 증세이며, 이것이 더욱 진행되어 呼散之氣의 損傷을 입게 되면 肺燥寒證이 나타나게 되어 食滯痞滿, 腰脚無力, 咳嗽證 등이 생긴다.

또 性情의 調律이란 면에서 보면 太陰人(喜性 樂情)이 추구하는 中庸으로 가기 위한 바람직한 자세는 太陰人의 喜性(太陰次元)이 ⇒ 太陽人의 哀性(太陽次元)으로, 太陰人의 樂情(少陰次元)이 ⇒ 少陽人의 哀情(太陽次元)으로 발전하여야 한다.

1. 表病(胃脘受寒 表寒病)

(1) 太陰人 背顀表病輕證: 麻黃湯證 ⇒ 麻黃發表湯證

(2) 寒厥證: 太陰人 傷寒表證(輕證, 重證, 死證)

(原因) 胃脘衰弱而 表局虛薄 不勝寒而 外被寒邪所圍 正邪相爭之形勢 客勝主弱

① 長感病(四十日痛 또는 無汗乾病) ⇒ 熊膽散, 寒多熱少湯 加減

(3) 瘟病(素病을 兼했을 때)

① 素病이 胃脘寒證 時의 瘟病 ⇒ 太陰調胃湯 加減

② 素病이 肝熱證 時의 瘟病 ⇒ 葛根承氣湯

③ 胃脘寒證과 肝熱證이 兼病時의 瘟病

以上 ⇒ 初用 寒多熱少湯 病解後 調理肺元湯

(4) 其他의 表病(泛論)

① 食滯痞滿 腰脚無力病

⇒ (拱辰黑元丹), 鹿茸大補湯, 太陰調胃湯, 調胃升淸湯

② 表寒證 泄瀉 ⇒ 太陰調胃湯, 表熱證 泄瀉 ⇒ 葛根蘿葍子湯

③ 咳嗽病 ⇒ 太陰調胃湯, (拱辰黑元丹), 鹿茸大補湯

④ 哮喘病 ⇒ 重證也. 麻黃定喘湯

⑤ 胸腹痛病 ⇒ 危證也. 麻黃定痛湯

⑥ 泄瀉十餘次無度者 ⇒ 必發 慢驚風, 補肺元湯

⑦ 腹脹 浮腫 ⇒ 乾栗蠐螬湯

⑧ 中風 ⇒ 牛黃淸心丸

⑨ 夢泄病(1月內 3－4發者 虛勞重證):

便秘則 熱多湯 加 大黃,

不秘則 加 龍骨 減 大黃 或用 鹿茸大補湯, (拱辰黑元丹)

2. 裏病(肝受熱 裏熱病)

(1) 肝熱證

① 陽毒證, 陽明肌肉間의 鬱熱證(朱肱) ⇒ 葛根解肌湯, 黑奴丸

② 陽明病 表證 ⇒ 葛根解肌湯,

陽明病腑實證 ⇒ 調胃承氣湯(李梴)

③ 三陽病 深證(龔信)

以上 ⇒ 四象方 葛根解肌湯, 黑奴丸

④ 瘟病時의 症狀, 혹 素病이 肝熱證 狀態에서 瘟病이 올 때(王叔和, 靈樞, 龔信): 二聖救苦丸 ⇒ 皂角大黃湯, 葛根承氣湯

** 體熱 腹滿 自痢者(熱勝則 裏證－葛根解肌湯, 寒勝則表證而 太重也. 太陰調胃湯 加 升麻, 黃芩)

(2) 肝熱 肺燥證(燥熱證)

① 枯涸皺揭 皆屬於燥(內經): 手指焦黑癍瘡病
⇒ 熱多寒少湯 加 藁本 2錢, 大黃 1錢

② 消 或 消渴病(靈樞, 難經, 仲景) ⇒ 熱多寒少湯 加減(加 藁本 2錢, 大黃 1錢)

(3) 虛勞證

① 陰血耗竭 稟賦虛弱(危亦林)－黑元丹 ⇒ 拱辰黑元丹, (鹿茸大補湯)

(4) 其他의 裏病(泛論)

① 食滯痞滿, 腰脚無力病 ⇒ 拱辰黑元丹, (鹿茸大補湯, 太陰調胃湯, 調胃升淸湯)

② 咳嗽病 ⇒ 拱辰黑元丹, (太陰調胃湯, 鹿茸大補湯)

③ 夢泄病(1月內 3－4發者 虛勞重證):
便秘則 熱多湯 加 大黃
不秘則 加 龍骨 減 大黃 或 用 拱辰黑元丹, (鹿茸大補湯)

第二章 太陰人 處方의 次序

四象處方은 몇 가지 藥物의 加減으로 그 용도가 변화된다.

(1) 表病 處方의 次序

邪氣의 종류와 呼散之氣의 능력에 따라 분류할 수 있다.

① 麻黃發表湯, 麻黃定喘湯

② 寒多熱少湯, 調理肺元湯

③ 麻黃定痛湯, 太陰調胃湯, 調胃升淸湯

④ 補肺元湯, 鹿茸大補湯으로 나누어진다.

(2) 裏病 處方의 次序

肝熱이 肺燥에 미치는 상황에 따라 분류된다.

① 肝裏熱證의 初期證으로 大腸과 肌肉의 鬱熱을 푸는; 葛根解肌湯

② 素病이 肝裏熱證인 狀態에서 발생한 急性 瘟病證에 大腸과 肌肉의

鬱熱을 푸는; 葛根承氣湯, 皂角大黃湯

③ 素病이 表寒證이 있는 狀態에서 肝熱證이 發할 때 潤燥爲主의 방법으로; 淸心蓮子湯

④ 肝裏熱證의 中末證에 大腸과 肌肉의 熱을 푸는; 熱多寒少湯

⑤ 肝熱證이 더욱 심화되어 肺燥를 유발; 熱多寒少湯 加 大黃의 淸肺瀉肝湯

⑥ 表裏氣가 허손되어 肝肺陰을 돕는; 拱辰黑元丹으로 분류할 수 있다.

1. 表病(背傾表病의 輕證 · 重證 等)

(1) 麻黃發表湯: 桔梗(3)＋麥門冬(1) … 麻黃(1.5), 黃芩(1), 杏仁

(2) 麻黃定喘湯: 桔梗(1)＋麥門冬(1) … 麻黃(3), 黃芩(1), 杏仁, 蘿葍子, 桑白皮, 款冬花, 白果

(3) 寒多熱少湯: 桔梗(1)＋麥門冬(1) … 麻黃(1), 黃芩(1), 杏仁, 薏苡仁(3), 乾栗(3), 蘿葍子

(4) 調理肺元湯: 桔梗(2)＋麥門冬(2) … 麻黃(1), 黃芩(1), 薏苡仁(2), 蘿葍子

(5) 葛根蘿葍子湯: 桔梗(1)＋麥門冬(1.5)＋五味子 … 麻黃(1), 黃芩(1), 薏苡仁(3), 蘿葍子, 石菖蒲, 葛根(3)

(6) 麻黃定痛湯: 桔梗(1)＋麥門冬(1)＋五味子(1) … 麻黃(2), 杏仁, 薏苡仁(3), 乾栗(3), 蘿葍子, 石菖蒲, 元肉, 柏子仁, 使君子

(7) 太陰調胃湯: 桔梗(1)＋麥門冬(1)＋五味子(1) … 麻黃(1), 薏苡仁(3), 乾栗(3), 蘿葍子(2), 石菖蒲

(8) 調胃升淸湯: 桔梗(1)＋麥門冬(1)＋五味子(1) … 麻黃(1), 薏苡仁(3), 乾栗(3), 蘿葍子(1.5), 石菖蒲, 元肉, 遠志, 天門冬, 酸棗仁

(9) 補肺元湯: 桔梗(2)＋麥門冬(3)＋五味子(1) … (或 加 山藥, 薏苡仁, 蘿葍子 各 1)

(10) 鹿茸大補湯: 山藥(1)＋麥門冬(1.5)＋五味子(1) … 麻黃(1), 杏仁, 薏苡仁(1.5), 天門冬, 鹿茸(2～4)

2. 裏病(肝熱證, 肝熱肺燥證, 陰血耗竭證 等)

(1) 葛根解肌湯: 桔梗(1) … 葛根(3), 黃芩(1.5), 藁本(1.5), 升麻, 白芷
(2) 熱多寒少湯: 桔梗(1) … 葛根(4), 黃芩(2), 藁本(2), 升麻, 白芷, 蘿葍子
(3) 淸心連子湯: 山藥(2)+麥門冬(1) … 蓮肉, 柏子仁, 黃芩(1), 蘿葍子
石菖蒲, 元肉, 遠志, 天門冬, 酸棗仁
(4) 皂角大黃湯: 葛根(3), 升麻(3), 皂角, 大黃
(5) 葛根承氣湯: 桔梗(1) … 葛根(4), 黃芩(2), 升麻, 白芷, 大黃
(6) 淸肺瀉肝湯: 桔梗(1) … 葛根(4), 黃芩(2), 藁本(2), 升麻, 白芷, 蘿葍子, 大黃
(7) 拱辰黑元丹: 山藥(4兩) … 天門冬(2兩), 鹿茸(4~6兩), 蠐螬(1~2兩), 麝香

第三章 太陰人 胃脘受寒 表寒病

太陰人 表病은 麻黃發表湯證(仲景의 麻黃湯證)의 傷寒背顀表病 輕證(頭痛, 發熱, 身疼腰痛, 骨節皆痛, 惡寒, 無汗而喘)에서 시작되어 重證으로 접어들면 腑인 胃脘까지 衰弱하게 되고 表局이 虛薄하게 되어 寒을 이기지 못하게 된다. 이 때 寒邪가 겉에서 胃脘의 正氣를 포위하여 寒厥證과 동시에 發熱(혹 不發熱) 등이 나타나는데 이를 胃脘受寒 表寒病이라 한다. 이처럼 重證에 이르러 終局에 呼散之氣의 上升障碍인 胃脘受寒으로 나타나는 表寒病을 表病의 대표적 제목으로 삼은 것으로 사료된다.

(胃脘의 해부학적 부위는 '通於口鼻'로 유추하면 기관지로도 유추 가능하고, '水穀者 胃脘而入于胃'로 유추하면 구강과 식도로 유추가 가능하나 上焦란 개념으로 이들 모두를 포괄하여 설명한다)

疾病治療의 목표는 損傷된 保命之主를 어떻게 회복시키느냐에 달려 있다.

少陰人의 保命之主는 陽煖之氣, 少陽人은 陰淸之氣, 太陰人은 呼散之氣, 太陽人은 吸聚之氣이다. 保命之主의 회복을 방해하는 요소는 少陰人은 脾-胃, 腎-大腸 陰氣의 過亢으로 인한 升陽障碍, 少陽人은 脾-胃, 腎-大腸 熱氣의 과항으로 인한 降陰障碍, 太陰人은 肝-小腸의 吸聚之氣 과항으로 인한 肺-胃脘의 呼散之氣 不足, 太陽人은 肺-胃脘의 呼散之氣 과항으로 인한 吸聚之氣의 不足으로 볼 수 있다.

즉 少陰人과 少陽人은 脾(胃)와 腎(大腸)간에 陰氣 ↔ 陽氣의 相互升降으로 表裏病證을 설명하였다. 그러나 太陰人 表病은 肺(胃脘)의 呼散之氣의 强弱으로 裏病은 肝(小腸)의 吸聚之氣의 强弱으로 病證을 설명한다.

1. 麻黃發表湯

由 來	草本卷: 太陰麻黃湯: 麻黃 3, 杏仁, 黃芩 各 2전. 治外感俱證 無汗惡寒 嘔逆 或嘔吐涎沫.
▲桔梗 3	壯肺而有外攘之力 … 苦辛平. 色白屬金. 入肺氣分寫熱. 兼入手少陰心. 足陽明胃經. 宣通氣血. 瀉火散寒. 載藥上浮. 開提氣血. 表散寒邪. 淸利頭目咽喉. 開胸膈滯氣.
麻黃 1.5	解肺之表邪 … 辛苦而溫. 輕發汗. 入足太陽. 兼手少陰陽明. 而肺家專藥. 能發汗解表. 去營中寒邪. 疏通氣血. 九竅. 開皮毛.
▲麥門冬 1	補肺和肺 … 味甘微苦微寒. 潤肺淸心. 瀉熱除煩. 化痰行水. 生津止咳嗽.
黃芩 1	收斂肺元 … 苦入心. 寒勝熱. 瀉中焦實火. 除脾家濕熱. 酒炒卽上行. 瀉肺火. 利胸中氣.
杏仁 1	潤肺痰 … 辛苦甘溫而利. 有小毒. 瀉肺降氣行痰解肌. 除風散寒. 利胸膈氣逆. 通大腸氣秘.

2. 麻黃定喘湯

由 來	草本卷: 太陰麻黃湯: 麻黃 3, 杏仁, 黃芩 各 2전. 治外感俱證 無汗惡寒 嘔逆 或嘔吐涎沫.
麻黃 3	解肺之表邪 … 辛苦而溫. 輕發汗. 入足太陽. 兼手少陰陽明. 而肺家專藥. 能發汗解表. 去營中寒邪. 疏通氣血. 而九竅. 開皮毛.
杏仁 1.5	潤肺痰 … 辛苦甘溫而利. 有小毒. 瀉肺降氣行痰解肌. 除風散寒. 利胸膈氣逆. 通大腸氣秘.
黃芩 1	收斂肺元 … 苦入心. 寒勝熱. 瀉中焦實火. 除脾家濕熱. 酒炒卽上行. 瀉肺火. 利胸中氣.
蘿葍子 1	宣破氣除痰消食: 辛溫長於利氣.
桑白皮 1	潤肺痰 … 甘辛而寒.瀉肺火. 利二便. 散瘀血. 下氣行水. 止嗽淸痰.
▲桔梗 1	壯肺而有外攘之力 … 苦辛平. 色白屬金. 入肺氣分寫熱. 兼入手少陰心. 足陽明胃經. 宣通氣血. 寫火散寒. 載藥上浮. 開提氣血. 表散寒邪. 淸利頭目咽喉. 開胸膈滯氣.
▲麥門冬 1	補肺和肺 … 味甘微苦微寒. 潤肺淸心. 瀉熱除煩. 化痰行水. 生津止咳嗽.
款冬花 1	解肺之表邪 … 辛溫潤肺. 消痰除煩. 定驚明目.
白果 1	開肺之胃氣而消食進食 … 甘苦收澁. 澁斂肺去濁痰. 熟食溫肺益氣.

1) 方 解

太陰人 表病의 분류는 背顀表病(麻黃發表湯), 寒厥證(長感病), 瘟病 등으로 나뉜다.

仲景의 麻黃湯證(太陽傷寒 頭痛發熱 身疼腰痛 骨節皆痛 惡寒無汗而喘 麻黃湯主之)을 東武는 背顀表病의 輕證이라 하였고 麻黃發表湯을 사용한다 하였다.

太陰人의 生理的 속성은 肝大肺小하므로 肺, 胃脘의 宣發作用이 취약하므로(胃脘衰弱 表局虛薄) 만약 傷寒을 비롯한 表氣의 損傷시 寒邪에 포위되어 正邪間의 相爭之勢인 麻黃湯證으로 나타난다.

즉 麻黃湯證은 寒邪로 肺氣의 宣發作用의 沮礙와 그로 인한 肅降作用의 失調로 營衛之氣의 凝澁으로 表實證이 나타난다.

또 麻黃定喘湯은 哮喘病에 用하며 이는 重證이라 하였다.

한편 肺氣의 宣發作用의 방법을 현재 환자의 正氣상황(保命之主)에 더하여 扶正에 중점을 두는가 혹은 去邪에 중점을 두는가에 따라 藥物의 종류와 용량이 달라진다.

두 處方의 구성은【桔梗, 麥門冬, 麻黃, 黃芩, 杏仁】이 공통적으로 들어 있고 여기에 加【蘿葍子, 桑白皮, 款冬花, 白果】한 것이 麻黃定喘湯이다.

또 用量의 차이를 보면 麻發湯은【桔梗 3, 麻黃 1.5】인 반면 麻定湯은【桔梗1, 麻黃 3】이다.

이 原因은 太陽傷寒의 輕證(新病)에 속하는 것은 내부의 正氣를 이용하여【桔梗】의 開肺之力(壯肺而外攘之力)에 의해 肺氣의 上升이 이룩된다면, 哮喘(重證, 久病)은 이미 病勢가 만성화되어 上焦의 鬱熱이 극심하여【麻黃】의 能發汗解表(解肺之表邪)에 주력하여 肺氣의 上升을 이룬다.

麻發湯은 太陽病의 輕證에 쓰이므로【麻黃】으로서 表散寒邪하고 營中의 寒邪를 제거하여 肺氣의 呼散을 升提시켜 肺의 表邪를 해결하는 역할과, 동시에【杏仁】으로 瀉肺降氣하여 行痰解肌하고, 風寒을 제거하여 利胸膈하게 하여 肺升提를 방해하는 痰을 去하여 潤肺의 조건을 마련하게 한다. 즉【麻黃】은 열어서 흩어버리며(開散)【杏仁】의 도움으로 血絡 속으로 氣를 퍼뜨려 外部에 도달하게 한다(이들 동반 관계는 少陰人의【桂枝+白芍】의 관계와 같다).

또【黃芩】으로서 正邪의 항쟁이 심하여 肺氣分之熱을 瀉하여 肺의 元氣를 수렴한다.

즉【麻黃＋黃芩＋杏仁】의 작용으로 肺氣의 上升을 방해하는 요소들을 肌肉을 열고 胸部의 實熱을 제거하고 去痰 등에 의하여 升提의 조건을 마련하였으나 만약 肺氣를 上升시키는 근본 힘이 구비되지 않는다면 去邪할 수 없다.

이는 麻發湯의 경우【桔梗 3＋麥門冬 1】의 역할에 의해 肺氣 升提의 필요조건을 마련한다.

【桔梗】은 肺氣分을 瀉熱함과 동시에 心, 胃經에 入하여 氣血을 소통시키고 瀉火散寒과 동시에 載藥 上浮하고 氣血을 開堤(氣血의 活路를 마련하여 그 소통을 원활히 함)하는 역할 등을 한다(壯肺而外攘之力). 그러므로【桔梗】의 大容量(3錢)은 肺鬱된 熱, 飮을 풀어 開肺에 주력함으로써 肺氣를 소통시켜 튼튼하게 하면서 이를 上部로 끌어올린다(이는 마치 少陰人의 川芎桂枝湯의【川芎】과 같은 역할과 같다).

또【麥門冬】은 太陰人의 약점인 肺燥로 인해 亢進된 陽을 안정시키고 陰氣를 회복시켜 潤燥시킨다. 즉 潤肺淸心 化痰行水 生津하는 작용으로 補肺和肺하여 太陰人의 脆弱點인 肺燥를 마무리한다.

한편 麻定湯은 위에서 언급한 바와 같이 麻發湯에【桔梗】3전을 1전으로 減量하고 대신에【麻黃】을 1.5전에서 3전으로 增量하면서 加【蘿菖子, 桑白皮, 款冬花, 白果】하였다.【桔梗】과【麻黃】의 관계는 病證을 물리치는 시각이 正氣를, 혹은 邪氣를 이용할 것인가에 따라 달라진다.

【麻黃 3전】으로 肺의 表邪를 제거함에 치중하였으므로【杏仁】의 潤肺痰하는 작용만으로는 肺燥를 막을 수 없기에 消痰과 潤肺를 동시에 수행하는 약재가 필요하다.

즉【蘿菖子】의 利氣散風寒의 힘으로 消痰潤肺,【杏仁】과【桑白皮】의 瀉肺火 下氣에 의한 潤肺痰, 또 潤肺消痰의 작용으로 肺의 表邪를 제거하는【款冬花】, 斂肺濁痰으로 肺氣를 열어 消食進食시키는【白果】등이 사용되었다. 즉 痰으로 인한 肺의 火와 熱을 제거하고 더불어 利氣, 潤肺, 斂肺의 방법 등이 동원되어 哮喘을 다스린다.

2) 素 證

(1) 麻黃發表湯: 輕證의 表虛寒者

症狀	表虛	裏寒濕			汗出	大便	小便
		上焦	中上焦	中下焦 下焦			
狀態	1	2	0	0	無汗	正	淸白 頻數

(2) 麻黃定喘湯: 表虛寒證의 長期化
① 外因性의 吸入알레르겐에 대한 알러지
② 呼吸器 感染의 惡化
③ 스트레스에 대한 心因性-生理反應(喘)

症狀	表虛 寒證	裏寒濕			汗出	大便	小便	飮水
		上焦	中上焦	中下焦 下焦				
狀態	2	3	0.5	0	無汗	正或滑	淸白 頻數	不欲冷飮

3) 現證 및 適應症

表虛寒者의 과로, 스트레스, 감기 등으로 발병.
(1) 麻黃發表湯: 太陽傷寒 頭痛發熱 身疼腰痛 骨節皆痛 惡寒無汗而喘
① 感氣初期(傷寒表實證), 알레르기鼻炎, 蓄膿症
② 四肢關節痛, 筋肉痛, 痺證初期, 肩臂痛, 産後痛
③ 裏證을 수반하지 않는 上焦의 鬱熱性 神經性疾患의 初期단계: 神經性 不眠症, 울화병, 頭痛, 耳鳴

症狀	寒熱	汗出	大便	小便	飮水	脈
狀態	惡寒發熱	無汗	正	赤澁	欲冷飮	浮緊
其他	惡風頭痛					

(2) 麻黃定喘湯: 哮喘
① 氣管支喘息, 氣管支炎, 肋膜炎, 알레르기鼻炎
② 肺炎, 肺氣腫, 肺水腫, 心臟疾患

3. 寒多熱少湯

由來　草本卷: ① 麥龍湯: 治大下血(⇒ 寒多湯 合 調胃升淸湯)
麥門冬, 杏仁 各 2전, 麻黃, 桔梗, 元肉, 遠志, 石菖蒲, 天門冬, 黃芩, 五味子, 蘿菖子 各 1전
② 葛根二黃湯: (⇒ 寒多湯 合 葛根解肌湯)
葛根, 薏苡仁 各 1.5전, 麥門冬, 蘿菖子, 桔梗 各 1전, 白芷, 麻黃, 黃芩, 升麻, 杏仁 各 7分
③ 升淸解鬱湯: 治痰鬱症用(⇒ 寒多湯 或 鹿茸大補湯 合 葛根解肌湯)
天門冬, 葛根, 黃芩, 蘿菖子 各 2전, 升麻, 五味子, 麥門冬, 酸棗仁, 桔梗, 杏仁, 麻黃, 大黃 各 1전

薏苡仁 3	開肺之胃氣而消食進食 … 甘淡微寒而屬土. 陽明藥也. 補脾肺通行水.
蘿菖子 2	辛溫長於利氣. 宣破氣除痰消食. 生用能吐風痰. 散風寒. 發瘡疹, 熟能定咳嗽痰喘. 調下利後重.
▲麥門冬 1	補肺和肺 … 味甘微苦微寒. 潤肺淸心. 瀉熱除煩. 化痰行水. 生津止咳嗽.
▲桔梗 1	壯肺而有外攘之力 … 苦辛平. 色白屬金. 入肺氣分寫熱. 兼入手少陰心. 足陽明胃經. 宣通氣血. 瀉火散寒 載藥上浮. 開提氣血. 表散寒邪. 淸利頭目咽喉. 開胸膈滯氣.
黃芩 1	收斂肺元 … 苦入心. 寒勝熱. 瀉中焦實火. 除脾家濕熱. 酒炒卽上行. 瀉肺火. 利胸中氣.
杏仁 1	潤肺痰 … 辛苦甘溫而利. 有小毒. 瀉肺降氣行痰解肌. 除風散寒 利胸膈氣逆. 通大腸氣秘.
麻黃 1	解肺之表邪 … 辛苦而溫. 輕發汗. 入足太陽. 兼手少陰陽明. 而肺家專藥. 能發汗解表. 去營中寒邪. 疏通氣血. 利九竅. 開皮毛.
乾栗 7個	開肺之胃氣而消食進食 … 鹹溫厚腸胃. 補腎氣.

1) 方 解

此方은 長感病에 사용한다.

寒厥이 6－7일이 되고 發熱이 없고 不汗出則死라 하였고, 寒厥이 2－3일이 되고 發熱汗出則 輕證이라 하였다. 그러나 寒多湯은 이미 厥이 4－5일 지속된 重證에 쓰이는 處方이다(寒厥 4－5일 無汗者 重證 險證).

太陰人이 寒厥이 되는 이유는 勞心焦思後 胃脘이 衰弱하여 太陰人의 肺, 胃脘의 氣運, 즉 表局이 虛薄하여 寒을 이길 수 없어 正邪相爭의 형세가 客勝主弱이 되어 그 결과 寒邪에 포위되어 上, 中上焦의 鬱火가 생기고 胃脘의 呼散이 일어나지 못하게 되어 寒厥, 즉 寒多熱少證으로 나타난다.

앞서 논한 麻發湯이 太陰人 背顀表病－輕證에 쓰이는 處方으로 正强邪弱의 상황이었다면, 寒多湯은 病證이 더욱 진행되어 正弱邪强의 형세로 되었다.

따라서 麻發湯은 내재된 上焦鬱火와 肺燥를 瀉火潤燥하여 升提시키는 쪽으로 구성되었다면, 寒多湯은 여기에 正氣의 損傷으로 나타나는 濕이 체내에 머물고 이는 熱로 化한다(⇒痰 발생). 따라서 肺氣가 塞하게 되어 無汗하게 되고 胃氣 또한 약화되어 포위한 寒邪와 鬱滯된 濕熱을 제거하여 胃氣와 肺氣를 구한다. 즉 이를 위해 麻發湯에서 언급한【麻黃, 黃芩, 杏仁】의 작용(前 處方 참조)과 더불어【薏苡仁, 乾栗, 蘿菖子】가 첨가되었다.

【薏苡仁】은 脾를 강화하여 脾肺腎의 氣를 왕성하게 만들어 濕이 체내에 머무르지 못하게 한다. 이렇게 濕을 제거하면 熱이 식는다.

【乾栗】은 **厚腸胃**하고 **【蘿菖子】**는 **辛溫**하여 **宜破氣除痰消食**시킨다.

즉【薏苡仁+乾栗】은 肺氣를 열어 消食進食시키고,【蘿菖子】는 破氣除痰消食 작용으로 肺氣의 鬱滯로 인한 胃氣의 손실을 막는다.

2) 素 證

(1) 表虛寒證(肺燥寒證의 輕證)

症狀	表虛 寒證	裏寒濕			汗出	大便	小便	飮水	消化力
		上焦	中上焦	中下焦 下焦					
狀態	2	1.5	2.5	0	無汗	滑	淸白 頻數	不欲冷飮	心下痞

(2) 表裏俱病(素病之太重者)

- 咽嗌乾燥者 肝熱也, 面色淸白 表寒或泄者 胃脘寒也

3) 現 證

(1) 表虛寒證

- 表虛寒證이 더 심해지면서 裏熱證 初證이 나타남
- 寒厥 4－5日(發熱) 無汗者 重證 險證(長感病 혹 無汗 乾病)
- 大便滑者 必用 乾栗, 薏苡仁 等屬
- 大便燥者 必用 葛根, 大黃 等屬

(2) 表裏俱病

- 大便初滑 中泄 末乾 每日二三四次 無日不通
- 此病始發 大便 或滑 或泄而 六七日內 有腋汗 眉稜汗 觀骨汗 飮食起居 有時如常

4) 適應症

① 寒厥 4－5日(發熱) 無汗者 重證 險證: 말라리아(malaria)와 類似症
반드시 말라리아가 아니더라도 傷寒(感染症)에 의한 腦, 肺, 胃, 肝, 腎疾患에 응용할 수 있다고 사료된다.
⇒ 肺循環障碍(咳嗽, 血喀痰), 內臟毛細血管 閉鎖證(嘔吐, 腹痛, 泄瀉, 血便), 或黃疸, 有痛性 肝肥大, 急性 腎不全 등이 출현하고, 실제로 胃腸症狀의 경우 피부가 冷하며, 汗出, 低血壓, 극도의 衰弱, 意識喪失의 반복 같은 症狀이 나타나므로 冷型 말라리아(algid malaria)라고도 부른다.

② 濕鬱로 인한 四肢關節 疼痛, 循環障碍(痺症, 痲木), 류머티즘성－關節炎, 末梢神經炎, 痛風性－關節炎 등으로 응용됨.

③ 慢性 氣管支炎, 알레르기鼻炎 등으로 응용됨.

④ 表裏俱病時의 語訥, 耳聾,. 痰涎壅喉 口不能喀; 腦出血, 腦塞栓.

4. 調理肺元湯

▲麥門冬 2	補肺和肺 … 味甘微苦微寒. 潤肺淸心. 瀉熱除煩. 化痰行水. 生津止咳嗽.
▲桔梗 2	壯肺而有外攘之力 … 苦辛平. 色白屬金. 入肺氣分瀉熱. 兼入手少陰心. 足陽明胃經. 宜通氣血. 瀉火散寒. 載藥上浮. 開提氣血. 表散寒邪. 淸利頭目咽喉. 開胸隔滯氣.
薏苡仁 2	開肺之胃氣而消食進食 … 甘淡微寒而屬土. 陽明藥也. 補脾肺通行水.
黃芩 1	收斂肺元 … 苦入心. 寒勝熱. 瀉中焦實火. 除脾家濕熱. 酒炒卽上行. 寫肺火. 利胸中氣.
蘿葍子 1	辛溫長於利氣. 宜破氣除痰消食. 生用能吐風痰. 散風寒. 發瘡疹. 熱能定咳嗽痰喘. 調下利後重.
麻黃 1	解肺之表邪 … 辛苦而溫. 輕發汗. 入足太陽. 兼手少陰陽明. 而肺家專藥. 能發汗解表. 去營中寒邪. 疏通氣血. 利九竅. 開皮毛.

1) 方 解

東武는 素病의 중요성에 대해 素病이 寒證을 갖는 者가 瘟病을 得하면 역시 寒證을 나타낼 것이고, 素病이 熱證을 갖는 者가 瘟病을 得하면 역시 熱證을 갖는다 하였다.

此證은 胃脘表寒病의 長期化로 津의 生成障碍 → 膩의 生成障碍 → 肺燥로 진행함에 따라 滋肺元할 수 없을 뿐 아니라 胃脘을 保衛할 수 없게 되고,

그 결과 津膏油液中에 津을 엉겨 모이게 하기가 어렵다.

此方은 이와 같이 素病인 表裏證이 모두 있는 太重한 者가 또 表病證이 왔을 때 表病藥(寒多湯)으로 풀린 후에도 調理藥으로 此方을 사용하였고 그 조건은 다음과 같다.

(1) 素證인 表裏病證으로 인하여 表裏氣가 이미 약해진 狀態이나

(2) 그와 같은 바탕하에 寒多湯을 사용하여 치유될 정도의 保命之主를 유지한 자의 調理劑로 사용되었다.

즉, 表裏氣가 俱虛한 狀態에서 새로이 表邪(瘟病)가 침범한 경우라 할 수 있다.

寒多湯에 비해【麻黃, 黃芩】은 동일하고, 增【桔梗(2錢), 麥門冬(2錢)】, 減【薏苡仁(2錢), 蘿葍子(1錢)】, 去【乾栗, 杏仁】으로 구성되었다.

寒多湯은 正氣의 損傷으로 나타나는 濕이 체내에 머물고 이는 熱로 化하여 肺氣가 塞하게 되어 無汗하게 되고 胃氣 또한 약화되어 포위한 寒邪와 鬱滯된 濕熱을 제거하여 胃氣, 肺氣를 구한다.

그런데 表裏氣가 損傷된 狀態에서 또 表邪에 침범당해 비록 邪氣가 물러가 正常化되었다 하더라도 이를 調理하기 위해서는 殘存한 寒邪와 濕熱을 제거하는 동시에 損傷된 肺氣를 증강시켜야 한다.

그러므로【麥門冬, 桔梗】의 증가로 補肺和肺, 壯肺而外攘之力에 더욱 주력하여 太陰人 肺小로 인한 근본적 弱點을 더욱 보완하였다.

또【薏苡仁】의 益土所以生金, 扶土抑木과【蘿葍子】의 破氣, 除痰, 消食의 작용 등은 寒多湯에 비하면 그 작용은 완화되었다. 대개【薏苡仁】의 사용 예에서 麻發湯이나 麻黃定喘湯 등은 우선 邪氣를 치기 위한 發表 위주의 處方이므로 이것이 들어 있지 않으나, 正氣의 損傷으로 인하여 扶正去邪하여야 할 단계인 寒多湯, 調理肺元湯, 太陰調胃湯, 麻黃定痛湯, 調胃升淸湯 등에서는 肺氣의 鬱滯가 脾胃－肝의 濕熱이란 형태로 영향을 주기 시작하여 肺－脾－肝의 관계에서 脾－肝의 역할이 보다 중요하므로 益土所以生金, 扶土抑木의 작용이 더욱 강조되어 升陽의 조건을 마련할 수 있다. 또 더욱 表證의 正氣에 중점을 두는 鹿茸大補湯, 補肺元湯 등에는 어느 정도 邪氣가 정리된 狀態이므로 肺－腎의 관계가 강조되어 오히려【薏苡仁】의 용량이 감소되었다.

이와 같이 升陽의 조건을 개선하기 위해 肺－脾－肝－腎의 관계를 어느 시점에서 어떻게 거들어 주어야 升提(呼散之力의 上升)작용이 제대로 발휘될 수 있는가? 혹은 升陽이 어느 단계에 이르렀을 때 肺－脾－肝－腎의 문제점이 나타나는가? 등을 處方內의 藥物의 去, 加, 減 등에서 유추할 수 있다.

【黃芩】이 들어 있는 것은 아직 中焦의 實熱, 脾濕熱과 肺火 등을,【麻黃】의 發汗解表의 결과인 解肺之表邪와 함께 잔존한 去邪를 목표로 투여되었다.

그러므로 調理肺元湯은 단순히 肺寒邪가 잔존하여 이를 제거하기 위한 調理劑의 역할로서 肺小를 극복하는 處方이지 肺元氣가 극도로 허약하여 직접 補肺시키는 處方은 아니다. 따라서 此方을 사용하여 升提가 이루어질 정도의 太陰人은 補肺를 위해 腎의 기운까지 빌리지 않을 정도의 保命之主를 가진 太陰人이라 할 수 있다.

2) 素 證

表裏氣의 虛弱

症狀	表虛 寒證	裏寒濕(熱)			汗出	大便	小便	飮水	消化力
		上焦	中上焦	中下焦 下焦					
狀態	3	1	2	0	無汗	冷飮 則泄	淸白 頻數	不欲冷飮	心下痞

3) 現 證

素證이 胃脘寒證(面色淸白, 表寒 或 泄)과 肝熱證(咽嗌乾燥)이 동시에 있는 者(此病 表裏俱病 素病之太重者也)가 得瘟病 등의 刺戟 時에 大便初滑中泄 末乾 每日二三四次 無日不通의 증세가 나타나고 이를 寒多湯으로 治療된 후에도 表裏氣가 더욱 損傷되어

① 陰血耗竭 時에 나타나는 耳聾, 目迷 등의 調理劑로써 此方사용.

② 胃, 小腸의 寒多로 인한 水穀의 소화, 흡수장애(胃脘의 表寒證 증가 ⇔ 肺燥에 영향).

4) 適應證

少陰人의 補中益氣湯證(表證 > 裏證) 개념과 유사하다.

전제조건: 表裏氣가 모두 虛弱인 者

(1) 肺氣의 呼散之氣 不足으로 인한 病證

① 肺虛寒證(胃脘寒證): 肺虛(短氣, 短喘)

老人性 咳嗽, 流行性 感氣, 咽喉炎, 喉頭炎, 氣管支炎, 氣管支喘息, 肺結核의 회복기에 사용.

② 직접적인 肝, 脾, 肺의 物理的 손실로 血分 ⇒ 氣分 ⇒ 神으로의 升陽 凝滯.

- 中風(CVA)이나 産後, 호르몬 代謝機能 異常(갑상선 호르몬, 인슐린 등), 혹은 氣血虛者의 循環障碍 등(耳聾, 目迷, 眩暈, 頭重, 手足痺證, 手足冷, 骨節痛)의 調理劑로 사용.
- 貧血, 月經痛, 衄血.
- 自汗, 盜汗: 稟賦虛弱, 甲狀腺機能亢進症, 自律神經失調症, 結核性疾病.
- 中氣下陷: 胃下垂, 脫肛, 子宮脫出感.

5. 葛根蘿葍子湯

由 來 草本卷: ① 葛根蘿葍子湯: 治小便不利及淋疾用(⇒ 熱多湯)
葛根 4전, 蘿葍子 2전, 黃芩, 桔梗, 藁本, 白芷, 升麻, 大黃 各 1전.
② 加葛根湯: 右小便秘燥澀 加大黃 1전, 淋疾則 去五味子, 加大黃 1전, 不拘初用十五六貼.
葛根, 薏苡仁 各 1전, 麥門冬 1.5전, 蘿葍子, 桔梗, 石菖蒲, 黃芩, 五味子, 麻黃 各 1전.
③ 乾栗葛根湯: 治腸病, 痢疾, 頃吸 (⇒ 葛根蘿葍子湯 合 乾栗樗根皮湯)
乾栗 2냥, 葛根 4전, 蘿葍子, 樗根皮 各 2전, 麻黃, 杏仁, 麥門冬, 桔梗, 石菖蒲 各 1전.

葛根 3	解肌升陽散火 … 辛甘平. 輕揚升發. 入陽明經. 開腠發汗. 解肌退熱.
薏苡仁 3	開肺之胃氣而消食進食 … 甘淡微寒而屬土. 陽明藥也. 補脾肺通行水.
▲麥門冬 1.5	補肺和肺 … 味甘微苦微寒. 潤肺淸心. 瀉熱除煩. 化痰行水. 生津止咳嗽.
蘿葍子 1	辛溫長於利氣. 宣破氣除痰消食. 生用能吐風痰. 散風寒. 發瘡疹 熟能定咳嗽痰喘. 調下利後重.
▲桔梗 1	壯肺而有外攘之力 … 苦辛平. 色白屬金. 入肺氣分瀉熱. 兼入手少陰心. 足陽明胃經. 宣通氣血. 瀉火散寒 載藥上浮. 開提氣血. 表散寒邪. 淸利頭目咽喉. 開胸膈滯氣.
▲五味子 1	健肺直肺 … 性溫. 五味俱備. 補肺腎畜精氣. 酸鹹爲多. 能斂肺氣. 而滋腎水.
石菖蒲 1	錯綜肺氣之參伍勻調 … 辛苦而溫. 芳香而散. 宣通竅開心孔. 利九竅. 香燥而散. 陰血不足者禁之.
黃芩 1	收斂肺元 … 苦入心. 寒勝熱. 瀉中焦實火. 除脾家濕熱. 酒炒卽上行. 瀉肺火. 利胸中氣.
麻黃 1	解肺之表邪 … 辛苦而溫. 輕發汗. 入足太陽. 兼手少陰陽明. 而肺家專藥. 能發汗解表. 去營中寒邪. 疏通氣血. 利九竅. 開皮毛.

(※太陰人 泛論에는 언급되어 있으나 新定方에는 나오지 않음)

1) 方 解

太陰人의 表寒證－泄瀉에는 太陰調胃湯을 사용하고, 表熱證－泄瀉에 此方을 사용한다.

少陰人의 泄瀉(太陰證, 少陰證泄瀉)는 胃와 大腸의 溫, 冷氣의 逐, 逼의 대결 구도로 파악하고, 少陽人의 泄瀉(亡陰證)란 陰氣의 枯渴로 升降障碍(陰不下降而反爲上升－身熱頭痛泄瀉, 身寒腹痛泄瀉)란 면에서 파악하며, 太陰人의 泄瀉는 素病의 寒熱證 조건하에 表寒泄, 表熱泄로 파악하였다.

表寒證 泄瀉와 表熱證 泄瀉의 병리기전과 治療의 차이점은 무엇일까?

素病이 寒者가 瘟病을 얻으면 역시 寒證으로 나타나고, 素病이 熱者가 瘟病을 얻으면 역시 熱證으로 나타난다.

또 體熱腹滿自痢者가 熱勝 즉 裏證이 있는 것이고, 이에는 葛根解肌湯을 사용하고, 寒勝이면 表證이 아주 重한 것이니 太陰調胃湯 加【黃芩, 升麻】한다 하였다.

또 素病이 胃脘寒證으로 面色淸白, 怔忡, 無汗, 氣短, 結咳가 있는 者의 泄瀉는 表寒證 泄瀉이며, 素病이 裏熱證으로 面色黃赤黑, 汗多, 小便赤澁이 있는 者의 泄瀉는 表熱證 泄瀉이다.

그러므로 表熱證 泄瀉는 素病인 裏熱證을 푸는 동시에 現存하는 胃脘寒證을 제거하여야 한다.

此方의 구성은 表寒證 泄瀉의 太陰調胃湯과 비교시【薏苡仁, 麥門冬(1.5전 : 1전), 蘿葍子, 桔梗, 五味子, 石菖蒲, 麻黃】이 공통으로 들어있고, 여기에【乾栗】만 제거되고 加【葛根 3전, 黃芩 1전】으로 구성되어 있다.

한편 太陰調胃湯의 사용 목표는 肺氣의 원동력을 보충하기 위한【桔梗+麥門冬+五味子】의 合力 등으로 ⇒ 太陰人의 胃脘寒證(怔忡, 無汗, 氣短, 結咳)을 治療한다. 즉 調胃를 중점으로 한 胃脘之陽의 升提를 목표로 한다.

여기에 肺氣를 升提시키는 데 방해요소가 되는 中焦實火를【葛根＋黃芩】으로 제거한다. 즉【葛根】으로 胃 속에서 막힌 열(鬱熱)을 올리고 열어서(提開) 脾와 肺를 교류하게 하고,【黃芩】으로 瀉中焦實火, 除脾家濕熱하여 肺氣分之熱을 瀉하여 肺의 元氣를 수렴한다.

去【乾栗】의 의미는 鹹溫厚腸胃 補腎氣하므로 中焦實火를 증강시킬 우려가 있기 때문이다.

이와 같은 방법으로 此方은 素病인 裏熱證을 푸는 동시에 現存하는 胃脘寒證을 제거한다.

2) 素 證

裏熱證者

3) 現 證

裏熱證者가 感氣 등의 表病에 걸렸을 때 表熱證 泄瀉.

症狀	寒熱	汗出	大便	小便	消化力	飮水	脉
狀態	惡寒發熱	無	泄瀉	黃澁	腹滿	口乾	浮緊數

4) 適應證

小腸의 炎症性 疾患(甚한 食慾不振, 發熱, 倦怠, 上腹部－臍部 주위의 不快感, 水樣便), ETEC(enterotoxigenic E. coli)感染, 細菌性 痢疾, 急性 傳染性 泄瀉.

6. 麻黃定痛湯

薏苡仁 3	開肺之胃氣而消食進食 … 甘淡微寒而屬土. 陽明藥也. 補脾肺. 通行水.
麻黃 2	解肺之表邪 … 辛苦而溫. 輕發汗. 入足太陽. 兼手少陰陽明. 而肺家專藥. 能發汗解表. 去營中寒邪. 疏通氣血. 利九竅. 開皮毛.
蘿葍子 2	宣破氣除痰消食: 辛溫長於利氣.
杏仁 1	潤肺痰 … 辛苦甘溫而利. 有小毒. 瀉肺降氣. 行痰解肌. 除風散寒. 利胸膈氣逆. 通大腸氣秘.
石菖蒲 1	錯綜肺氣之參伍勻調 … 辛苦而溫. 芳香而散. 宣通竅開心孔. 利九竅. 香燥而散. 陰血不足者禁之.
▲桔梗 1	壯肺而有外攘之力 … 苦辛平. 色白屬金. 入肺氣分瀉熱. 兼入手少陰心. 足陽明胃經. 宣通氣血. 瀉火散寒 載藥上浮. 開提氣血. 表散寒邪. 淸利頭目咽喉. 開胸膈滯氣.
▲麥門冬 1	補肺和肺 … 味甘微苦微寒. 潤肺淸心. 瀉熱除煩. 化痰行水. 生津止咳嗽.
▲五味子 1	健肺直肺 … 性溫. 五味俱備. 補肺腎嗇精氣. 酸鹹爲多. 能斂肺氣. 而滋腎水.
使君子 1	甘溫殺蟲積消.
元肉 1	安紳安意 … 甘平潤. 補脾. 補心長智. 悅胃培脾. 療健忘與怔忡. 勞傷心脾. 及血不歸脾諸證.
柏子仁 1	補腎脾 滋肝腎 … 辛甘而平. 氣香能透心脾. 性潤滋肝腎. 益智寧神. 聰耳明目.
乾栗 7箇	開肺之胃氣而消食進食 … 鹹溫厚腸胃. 補腎氣.

1) 方 解

此方은 太陰人의 危險證인 胸腹痛病에 사용한다.

太陰調胃湯에 加【元肉, 杏仁, 柏子仁, 使君子】로 구성되었다. 太陰調胃湯이 肝－脾의 불협화음으로 이를 調胃시켜 胃脘之氣를 升提하는 것이 목표였다면, 此方은 肝脾不和가 더욱 심화되어 血分의 生成과 順行을 損傷시켜 이로 인해 上焦 中上焦의 燥證이 더욱 악화되어 胸腹部의 痛症이 유발되었다. 따라서 '調胃의 방법＋血分의 潤燥 방법'이 필요하게 되고 調胃시키는【薏苡仁, 乾栗, 蘿葍子】등과 함께【使君子】에 의한 脾胃濕熱 제거란 조건하에서【元肉, 柏子仁, 杏仁】과 같은 血分劑가 潤燥의 역할을 한다.

【杏仁】은 血液을 補하는(添補) 약재 중에서 內外를 열고 소통하는 역할을 한다. 즉 血絡에 生氣를 보내고 밀어서 순행시킨다.

【側柏(柏子仁)】은 木氣와 金氣가 서로 얽혀 있어 肝이 肺에 합해지면 陰이 생겨서 血을 만드는 근원이 풍족해지고, 肺가 心에 화합하면 心氣가 무성하게

되므로 後天에서 氣血을 만드는 근본이 된다.

【使君子】는 脾胃虛弱으로 인한 脾胃濕熱을 제거한다.

【元肉】은 血이 脾,心로 돌아오게 하고 위로 肺까지 이르지 못하고 밑으로 肝腎에 붙지 못한다.

이처럼 此方은 血分의 不足과 그로 인한 氣血鬱滯가 中上焦 이상의 燥를 유발하고 痛症으로 발현한다. (그러나 此方은 中下焦의 燥熱과는 관련 없다. 따라서 便秘의 症狀이 없고 이에 대한 肝熱을 解하는 약재가 들어 있지 않다.)

2) 素證 및 現證

평소 表寒證의 長期化되어 肝脾不和 등으로 血分의 損傷과 氣凝滯로 中上焦의 燥證으로 나타남; 胸腹痛.

症狀	表虛	裏寒濕			汗出	大便	小便	飮水	消化力
		上焦	中上焦	中下焦 下焦					
狀態	4	2.5	3	0	無汗	滑	淸白	咽乾, 冷飮則泄	心下痞

3) 適應證

燥證으로 인한 危險證인 胸腹痛의 症狀은

(1) 上焦의 燥證: 心筋硬塞, 狹心症, 肺炎, 肋膜炎, 胸膜炎, 慢性 呼吸器疾患.

(2) 中上焦의 燥證: 胃酸過多, 胃炎, 膵臟炎, 逆流性 食道炎, 肋間神經痛, 膽石痛.

등으로 볼 수 있다.

7. 太陰調胃湯

由 來 草本卷: 桔麥石龍湯: 治上虛 下浮氣用
桔梗, 麥門冬 各 2전, 薏苡仁, 五味子, 元肉, 遠志, 杏仁, 麻黃, 石菖蒲, 蘿菖子 各 2전.

薏苡仁 3	開肺之胃氣而消食進食 … 甘淡微寒而屬土. 陽明藥也. 補脾肺通行水.
乾栗 3	開肺之胃氣而消食進食 … 鹹溫厚腸胃. 補腎氣.
蘿葍子 2	辛溫長於利氣. 宣破氣除痰消食. 生用能吐風痰. 散風寒. 發瘡疹. 熟能定咳嗽痰喘. 調下利後重.
▲五味子 1	健肺直肺 … 性溫. 五味俱備. 補肺腎嗇精氣. 酸鹹爲多. 能斂肺氣. 而滋腎水.
▲麥門冬 1	補肺和肺 … 味甘微苦微寒. 潤肺淸心. 瀉熱除煩. 化痰行水. 生津止咳嗽.
石菖蒲 1	錯綜肺氣之參伍勻調 … 辛苦而溫. 芳香而散. 宣通竅開心孔. 利九竅. 香燥而散. 陰血不足者禁之.
▲桔梗 1	壯肺而有外攘之力 … 苦辛平. 色白屬金. 入肺氣分瀉熱. 兼入手少陰心. 足陽明胃經. 宣通氣血. 瀉火散寒 載藥上浮. 開提氣血. 表散寒邪. 淸利頭目咽喉. 開胸膈滯氣.
麻黃 1	解肺之表邪 … 辛苦而溫. 輕發汗. 入足太陽. 兼手少陰陽明. 而肺家專藥. 能發汗解表. 去營中寒邪. 疏通氣血. 利九竅. 開皮毛.

1) 方 解

此方은 太陰人 素有 胃脘寒證(素有 怔忡, 無汗, 氣短, 結咳), 表病之重者(表寒證泄瀉－加 樗根白皮), 表病之太重證(體熱腹滿自利者, 寒勝則 表證而太重證也－加 升麻, 黃芩), 表病之久者(食後痞滿, 腰脚無力病)에 사용한다. 上記 病證 등은 輕重은 있으나 表氣가 虛薄하여 寒邪가 胃脘을 감싸고 長期化되면서 胃, 大腸에까지 영향을 주어 나타나는 病證이다.

먼저 太陰人 處方의 大綱을 요약하면 다음과 같다.

(1) 太陰人 表病의 개념은 胃脘이 受寒함으로써 肺, 胃脘의 呼散之氣가 不升하므로

① 【麻黃】으로 發汗解表하여 肺의 表邪를 해결하고 더불어 【桔梗】의 宣通氣血 瀉火散寒 開提氣血의 작용으로 肺의 기운을 壯하게 하고(少陰人의 【川芎】과 같은 효과로 이를 上升시키며)

② 【薏苡仁, 乾栗, 蘿葍子】로 寒濕, 濕熱, 風濕을 제거하여 呼散之氣를 上升시킨다.

위와 같이 길을 터 주는 역할도 중요하나 太陰人 病證에서는 表裏病證을 막론하고

③ 燥를 어떻게 해결하느냐가 중요하다.

즉 表病에서는 潤燥의 바탕하에(麥門冬, 或 五味子, 黃芩), 呼散之力(麻黃, 桔梗…)의 上升이 治療의 목적이므로 【麥門冬＋桔梗＋五味子】가 潤燥의 근본이 되며 他 藥材들은 이를 기본으로 升提시키는 역할을 한다.

(2) 太陰人 裏病에서는

① 淸熱의 바탕하에【葛根, 藁本】등으로 燥를 해결하여 吸聚之氣의 과다로 인한 鬱熱을 해소하고

② 呼散之力의 上升(桔梗)을 도모한다.

모든 表病藥은 呼散之氣를 升提시키는 역할을 하지만 升提의 정도에 따라 藥物의 加減이 다양화된다. 즉 大別하면 麻黃發表湯, 麻黃定喘湯, 寒多熱少湯은【桔梗＋麥門冬】의 조건하에【麻黃】의 發表와 中上焦의 實熱을 제거하기 위하여【黃芩】을 사용함과 동시에, 또 이 때 발생하는 痰을 瀉肺降氣, 行痰散寒, 潤燥시키는【杏仁】을 사용하면서 呼散之氣의 上升을 유도하나, 太陰調胃湯, 麻黃定痛湯, 調胃升淸湯 등은【桔梗＋麥門冬＋五味子】의 조건하에【麻黃】과 開肺之胃氣而 消食進食시키는【薏苡仁, 乾栗】과 破氣除痰消食하는【蘿葍子】등의 도움을 받아야 비로소 升陽작용이 이루어진다.

이들【薏苡仁, 乾栗, 蘿葍子】3종류의 약재는 공통적으로 胃에 작용하여,【薏苡仁】은 甘淡微寒하는 陽明藥(胃)으로 益土所以生金하여 補肺淸熱하고 扶土所以抑木하는 약으로 胃氣를 도와 肝火와 肺熱을 억제하여 결국 肺의 升揚을 열어 주어 東武는 이를 開肺之胃氣而 消食進食시킨다고 하였다.

【蘿葍子】역시 辛溫하고 胃와 肺에 작용하여 長於利氣하고 破氣除痰消食의 작용을 한다.【薏苡仁】과【蘿葍子】의 공격적 역할에 반하여【乾栗】은 鹹溫厚腸胃하면서 補腎氣하는 약으로 근본적으로 腎氣를 補하여 胃氣를 도와 開肺시키는 작용(肺與腎 一升一降 上下貫通)을 한다.【石菖蒲】의 辛苦而溫芳香而散하는 작용으로 通竅 開心竅 利九竅의 역할은 太陰人의 正氣의 손실로 인하여 胃脘의 上升之氣가 不足하게 되어 肺氣의 불안정으로 뒤섞이어 엉클어짐을 고르게 조화시킨다. 결국 開邪에 의해 正氣를 북돋아 주어 神을 활발하게 하고 연이어 邪氣도 저절로 열린다.

이처럼 太陰調胃湯의 사용 목표는

① 太陰人의 肺氣가 불안정한 상태에 肺의 表寒邪를 풀기 위한【麻黃】의 작용과 肺氣가 불안정하여 뒤섞이어 엉클어짐을 고르게 조화시키는【石菖蒲】의 작용으로 開邪와 함께 간접적으로 正氣를 살린다.

② 脾肺腎의 氣가 傷하여 濕이 체내에 머물러 熱이 생긴다. 이 때 食後痞滿, 泄瀉 등이 나타나므로 調胃시키는【薏苡仁, 乾栗, 蘿葍子】등이 가해진다.

③ 肺氣의 원동력을 보충하기 위한【桔梗, 麥門冬, 五味子】의 合力 등으로 ⇒ 太陰人의 胃脘寒證(怔忡, 無汗, 氣短, 結咳)을 治療한다.

즉 調胃를 중점으로 한 胃脘之陽의 升提를 목표로 한다.

덧붙여 四象方劑의 해석은 어떤 약재가 加되었나도 중요하나 어떤 약재가 제외되었는가도 중요하다. 왜냐하면 사상방의 특징은 保命之主, 즉 각 體質이 지닌 素證의 狀態에 따라 각 病證의 次序가 정해지고 이에 따라 藥物의 加 혹은 減이 순차적으로 이루어지기 때문이다.

그렇다면 麻黃發表湯, 麻黃定喘湯, 寒多熱少湯, 調理肺元湯에서 보이던【黃芩】은 본 處方에서 왜 제외되었을까?

【黃芩】은 收斂肺元의 역할을 한다. 그 사용조건은 무엇일까?

邪氣가 침범하면 太陽病證이 나타나고 呼散之氣를 升提시키기 위해【黃芩】등이 들어가는 麻黃發表湯, 定喘湯, 寒多熱少湯, 調理肺元湯 등을 사용하여 亢進된 肺陽邪를 瀉熱하여야 하나, 邪氣의 침습이 더 진행되어 呼散之氣의 升提가 더욱 이루어지지 않으면 이미 正氣의 損傷이 시작되어 肺陰氣(肺元氣－呼散之氣)의 손실이 나타나게 되므로 새로운 升提 개념이 필요하게 된다. 이 때【五味子】등이 합세하여 損傷된 肺陰氣를 북돋고 陰氣를 수렴해야 하므로 太陰調胃湯 등이 사용되고【黃芩】등은 빠지게 된다. 왜냐하면【黃芩】은 中焦의 實火를 제거하고 脾家의 濕熱을 제거함으로써 간접적으로 肺의 元氣를 수렴시키는 작용이다.

그러나 만약 肺燥가 심화되어 潤燥할 필요성이 있는 경우에 잘못하여【黃芩】등으로 肺瀉熱에 치중하면 그 영향으로 이미 損傷된 肺陰氣를 더욱 損傷케 하여 오히려 升提에 부담을 준다. 그러므로 이 단계에 이르러서는【五味子】등이 가세하게 된다.

【五味子】는 補肺腎嗇精氣하고 能斂肺氣 滋腎水의 역할로【桔梗, 麥門冬】과 함께 太陰人의 근본적 약점인 肺燥를 다스린다.

【五味子】는 太陰人 表病에서 實熱이 아닌 肺元氣의 損傷이 진행되어 나타나는 重證이상의 太陰調胃湯, 麻黃定痛湯, 調胃升淸湯, 鹿茸大補湯, 補肺元湯에서만 사용되고 肺實熱證(麻黃發表湯, 麻黃定喘湯), 肝熱證(熱多湯證 등) 등에【黃芩】이나【葛根】이 必用되는 경우에는 대개 不用한다. 왜냐하면 이럴 때 사용은 鬱熱을 더욱 야기한다. 이는 少陽人의【山茱萸】(有火者 加石膏, 加石膏者 去山茱萸)의 사용 예와 같다.

※ 그러나 太陰調胃湯證 환자가 瘟病에 감염시 太陰調胃湯 加【升麻, 黃芩】하였다. 表熱證 泄瀉의 葛根蘿葍子湯 등의 경우【黃芩＋五味子】사용됨.

2) 素 證

○ 太陰人 素有 胃脘寒證(素有 怔忡, 無汗, 氣短, 結咳); 氣管支虛弱, 心臟性 喘息

症狀	表虛寒證	裏寒濕			汗出	大便	小便	飮水	消化力
		上焦	中上焦	中下焦 下焦					
狀態	4	0.5	2.5	0	無汗	滑	淸白	咽乾, 冷飮則泄	心下痞

3) 現 證

○ 表寒證 泄瀉(加 樗根白皮)
○ 表病之太重證(體熱腹滿自利者－加 升麻, 黃芩)
○ 表病之久者(食後痞滿, 腰脚無力病)

症狀	寒熱	汗出	大便	小便	消化力	飮水	脉
狀態	惡寒感, 或體熱感	無汗	易泄瀉	白色頻數或 赤澁	食後痞滿	咽乾, 不慾冷飮	沈細無力

4) 適應證

(1) 太陰人 胃脘寒證(素有 ⇒ 怔忡, 無汗, 氣短, 結咳)

○ 呼吸困難을 主症으로 하는 疾患(肺－心臟性－神經性 呼吸困難症)

: 氣管支喘息, 肺氣腫, 心臟性 喘息, 肺炎, 肺結核, 肺水腫, 肋膜炎, 氣管支炎, 甲狀腺 機能亢進症, 淋巴肉腫.

(2) 上記 素病의 전제 조건하에서 泄瀉症 ⇒ 表病之重者(表寒證泄瀉－加 樗根白皮)

: 急慢性 腸炎－胃炎, 過敏性 大腸症候群, 甲狀腺 機能亢進症.

(3) 素病의 狀態에서 瘟病後의 泄瀉症 ⇒ 表病之太重證(體熱腹滿 自利者 寒勝則 表證而太重證也－加 升麻, 黃芩), 感染에 의한 泄瀉(Salmonella 感染症, Virus 感染症), 콜레라.

(4) 表病之久者(食後痞滿)

食後의 症狀발현: 胃無力症, 十二指腸潰瘍, 膵臟機能不全, 胃潰瘍, 神經性 胃炎.

(5) 表病之久者(腰脚無力病)

: 多發性 神經炎, 進行性` 筋萎縮症, 筋無力症, 大腿(腓骨, 脊髓周圍)神經炎, 退行性 變化, 高血壓－動脉硬化－腦出血(血栓) 後遺症.

8. 調胃升淸湯

由 來 草本卷: 桔麥石龍湯: 治上虛 下浮氣用
桔梗, 麥門冬 各 2전, 薏苡仁, 五味子, 元肉, 遠志, 杏仁, 麻黃, 石菖蒲, 蘿菖子 各 2전.

薏苡仁 3	開肺之胃氣而消食進食 … 甘淡微寒而屬土. 陽明藥也. 補脾肺通行水.
乾栗 3	開肺之胃氣而消食進食 … 鹹溫厚腸胃. 補腎氣.
蘿菖子1.5	宣破氣除痰消食: 辛溫長於利氣.
麻黃 1	解肺之表邪 … 辛苦而溫. 輕發汗. 入足太陽. 兼手少陰陽明. 而肺家專藥. 能發汗解表. 去營中寒邪. 疏通氣血. 利九竅.開皮毛.
▲桔梗 1	壯肺而有外攘之力 … 苦辛平. 色白屬金. 入肺氣分瀉熱. 兼入手少陰心. 足陽明胃經. 宣通氣血. 瀉火散寒. 載藥上浮. 開提氣血. 表散寒邪. 清利頭目咽喉. 開胸膈滯氣.
▲麥門冬 1	補肺和肺 … 味甘微苦微寒. 潤肺淸心. 瀉熱除煩. 化痰行水. 生津止咳嗽.
▲五味子 1	健肺直肺 … 性溫. 五味俱備. 補肺腎斎精氣. 酸鹹爲多. 能斂肺氣. 而滋腎水.
石菖蒲 1	錯綜肺氣之參伍勻調 … 辛苦而溫. 芳香而散. 宣通竅開心孔. 利九竅. 香燥而散. 陰血不足者禁之.
遠志 1	醒肺之眞氣 … 苦泄熱. 溫行氣. 辛散鬱. 主手少陰. 能通腎氣上達於心. 强志益智. 聰耳明目. 利九竅.
▲天門冬 1	開皮毛 … 甘苦大寒. 入手太陰氣分. 淸金降火. 益水之上源. 下通足少陰腎. 滋陰潤燥.
酸棗仁 1	安神安意 … 甘酸而潤. 生用酸平. 專補肝膽. 炒熟酸溫而香. 亦能醒脾. 助陰氣. 堅筋骨. 除煩止渴. 斂汗. 肝膽二經有實邪熱者勿用.
元肉 1	安紳安意 … 甘平潤. 補脾. 補心長智. 悅胃培脾. 療健忘與怔忡. 勞傷心脾. 及血不歸脾諸證.

1) 方 解

본방의 구성은 太陰調胃湯에 【蘿菖子】가 2錢에서 1.5錢으로 감소하고 加 【元肉, 遠志, 天門冬, 酸棗仁】으로 구성되었다.

太陰調胃湯은 肺의 呼散之氣를 해결하기 위한 방법으로
① 【麥門冬＋桔梗＋五味子】 등으로 肺氣의 근본(保命之主)을 돕기 위한 방법,
② 【麻黃】으로 肺氣의 表邪를 제거하는 방법,
③ 【薏苡仁＋乾栗＋蘿葍子＋石菖蒲】 등을 통하여 脾, 肝, 腎 등에 작용하여 開肺의 결과로 消食進食하게 하여 이들의 합력으로 이를 해결하였다.

그러나 調胃升淸湯證은 이에 한발 더 나아가 위의 3가지 방법으로 呼散之氣의 목적을 달성치 못할 때 다음 단계로 【元肉＋遠志＋天門冬＋酸棗仁】 등이 가세한다.

이들의 역할은 무엇일까?

그 기전이 素證이 裏病證인 肝熱證이 있으면서 肺燥를 야기할 경우는 【葛根】 등을 이용하여 肝熱을 淸熱하므로써 潤肺시킨다. 그러나 表證에서 虛勞로 인하여 腎陰不足이 나타나고 이로 인한 升提不足으로 肺燥時에는 【酸棗仁, 遠志】 등으로 腎陰을 보충하여 潤肺시킨다. 즉 【天門冬】의 淸金降火, 【遠志】의 泄熱 行氣 散鬱, 【酸棗仁】의 治心腎不交, 또 【元肉】의 治血不歸脾에 의한 補陰 등에 의하여 腎陰을 생산하여 調胃뿐만 아니라 潤燥를 통한 升淸을 달성한다. 마치 이는 少陽人의 淸陽不上升의 정도에 따라 上中下消로 분류되는 의미와 같다.

따라서 此方의 調胃·升淸의 의미는 곧 潤燥를 통해 中消善飢를 治療한다. 그러므로 此方은 補腎陰에 의한 升淸이므로(太陰調胃湯證은 補腎陰까지 필요없음) 太陰人 虛勞로 인한 모든 病證에 응용할 수 있다. 물론 裏熱證에 의한 虛勞에는 不用한다.

【天門冬】은 甘苦大寒하여 위로는 肺氣分에 入하여 淸金降火하고 밑으로는 足少陰腎의 滋陰潤燥의 작용으로 결국 肌膚를 윤택하고 利小便하는바, 이 능력은 太陰人이란 조건을 만났을 때 그 결과가 開皮毛의 작용으로 나타난다.

【遠志】는 苦辛溫하여 泄熱, 行氣, 散鬱의 작용으로 腎氣가 心에 上達하게끔 하여 强志益智, 聰耳明目, 利九竅한다. 유잠강은 이를 "陰中醒陽 陽中宅陰"이라 하여 "어두운 등잔불에 기름을 채웠는데도 여전히 어두울 때는 심지를 돋우면 된다. 이것이 陰속에 陽을 깨우는 작용을 한다." 하였다.

"등잔불에는 기름이 있어야 불이 붙고, 불을 붙이면 기름이 녹는다. 이것이 陽속에 陰을 깃들인다는 뜻이다." 이는 肺의 呼散之力을 펼치기 위해서 등잔불의 기름과 같은 역할을 하는 肺의 眞氣, 즉 潤燥된 狀態라도 심지가 작아 이를 태우지 못하면 소용이 없으므로 심지를 돋듯 이를 사용하여 肺의 眞氣를

일깨워 주어야만 眞氣가 비로소 升提되어 呼散之力의 목표를 달성하게 된다. 이것이 【遠志】의 醒肺之元氣의 작용이라 사료된다.

【元肉】은 甘平潤하여 補脾心 能安神하고 治 血不歸脾諸證하는 작용은 太陰人의 조건에서 安神安意하는 작용을 한다.

【酸棗仁】은 虛勞로 생긴 虛煩 不得眠에 쓴다. 이 뜻은 조용하고 편안하지만 때때로 요란함을 말하며 이는 腎陰이 계속 心을 적시지 못하는 현상이다(心腎不交).

四象臟腑論에 의하면 神의 生成은 人體의 에너지원 중 胃脘에서 水穀의 溫氣가 변화된 것을 津이라 하고, 이것이 聽力에 의해 上焦에 충만케 되는데 이를 神이라 하고, 神의 주관적 내면세계를 意라고 하였다. 그러므로 胃脘－意－津－神－皮膚－肺 등은 동일 속성이라 할 수 있고 東武는 元肉과 山棗仁을 이에 작용하여 安神安意한다 하였다.

2) 素證 및 現證

慢性的으로 表虛寒證이 있는 者.

(1) 食後痞滿, 腰脚無力病

(2) 中消善飢

症狀	表虛寒證	裏寒濕			汗出	大便	小便	飮水	消化力
		上焦	中上焦	中下焦 下焦燥					
狀態	4	0.5	3	1	無汗	滑	淸白	咽乾, 冷飮則泄	心下痞

3) 適應證

(1) 腰脚無力病

a. 腎陰虛에 기인하며, 이는 代謝性 骨疾患으로 아래와 같이 사료된다.

① 칼슘조절 호르몬체계의 不均衡: 副甲狀腺 호르몬 등

② 副甲狀腺 機能亢進症 및 低下症

③ 骨軟化症 및 구루병, 골조송증(原因; 性腺機能低下症, 甲狀腺 機

能亢進症, 先天性 無卵巢症)

b. 表病之久者

: 多發性 神經炎, 進行性 筋萎縮症, 筋無力症, 大腿(髀骨, 脊髓周圍) 神經炎, 退行性 變化, 高血壓－動脉硬化－腦出血(血栓) 등의 後遺症.

(2) 中消善飢

① 糖尿病

② 副腎機能低下症: 結核, 遠發性 및 自家免疫疾患(全身衰弱 및 疲勞感, 體重減少, 低血壓)

(3) 表病之久者(食後痞滿)

食後의 症狀발현: 胃無力症, 十二指腸潰瘍, 膵臟機能不全, 胃潰瘍, 神經性 胃炎.

9. 補肺元湯

由 來 　草本卷: 補肺生麥散; 此藥早服
麥門冬, 山藥, 桔梗, 五味子, 黃芩, 薏苡仁, 乾栗 各 1전

▲麥門冬 3	補肺和肺 … 味甘微苦微寒. 潤肺淸心. 瀉熱除煩. 化痰行水. 生津止咳嗽.
▲桔梗 2	壯肺而有外攘之力 … 苦辛平. 色白屬金. 入肺氣分瀉熱. 兼入手少陰心. 足陽明胃經. 宣通氣血. 瀉火散寒. 載藥上浮. 開提氣血. 表散寒邪. 淸利頭目咽喉. 開胸膈滯氣.
▲五味子 1	健肺直肺 … 性溫. 五味俱備. 補肺腎畜精氣. 酸鹹爲多. 能斂肺氣. 而滋腎水.

加 山藥, 薏苡仁, 蘿葍子 各 1錢 則 尤妙

1) 方 解

此方은 泄瀉十餘次無度者는 반드시 慢驚風이 일어나므로 이를 예방하기 위하여 사용한다. 慢驚風의 原因은 "先天的인 稟賦不足과 久病 혹 大病後 體質虛弱으로 土虛木盛하여 虛風이 內生하여 발생한다." 현재 이는 結核性 腦膜炎, 腦脊髓膜炎, 小兒－肺炎, －腸炎, －泄瀉時의 痙攣으로 유추된다.

泄瀉가 심한 症狀에 太陰調胃湯을 사용하는 경우도 있으나 이 때는 素證이 表寒證(怔忡, 無汗, 氣短, 結咳)이 있는 상황에서 泄瀉時에 사용된 경우이므로

素弱(先天的 肺升提不足)으로 인한 본 경우와는 다르다. 이는 少陰人의 亡陽證이 脾의 潤氣가 점점 고갈되는 경우와 같이 太陰人의 肺潤氣가 점점 고갈되어 그 결과 肺氣의 升提가 안 되어 발생하는 泄瀉이므로 太陰調胃湯(表寒證泄瀉), 혹은 葛根蘿葍子湯(表熱證泄瀉)과 다르다. 이는 병의 발생 初期부터 保命之主의 차이로 인하여 鬱狂證과 亡陽證의 輕證-重證, 혹은 太陰證과 少陰證의 險證-危證으로 갈라짐과 같다고 볼 수 있다. 그러므로 此方은 少陰人의 升陽益氣湯, 補中益氣湯과 같은 方劑精神에 의한 處方이라 할 수 있다.

그러면 肺小를 개선하는, 즉 肺元氣를 補하는 최소한의 필요충분조건은 무엇일까? 他體質의 處方에서 여러 차례 언급했듯이 少陰人의 【人蔘＋白朮＋當歸＋川芎＋甘草】, 少陽人의 【熟地黃＋山茱萸＋茯苓＋知母＋澤瀉】 등과 같이 補肺和肺(麥門冬), 健肺直肺(五味子), 壯肺而外攘之力(桔梗), 壯肺而內守之力(山藥) 등과 여기에 肝脾不和에 대한 【薏苡仁】과 【蘿葍子】가 가세하여 肺小로 인한 근본적인 약점을 보완하였다. 또 補和하는 【麥門冬】의 增量(3錢)과 이를 外攘之力의 힘으로 펼쳐 내는 【桔梗】 2錢의 역할은 【麻黃】과 【杏仁】의 가세함이 없이 眞氣의 損傷을 방지하면서 升提의 효과를 달성하였다.

즉 素弱한 狀態에서 脾虛하여 泄瀉時에 表邪 제거가 목적이 아니라 補肺, 補脾를 통한 升提의 목적을 달성하여 泄瀉를 멎게 한다.

또한 泄瀉가 지속시 精血이 消耗되어 神氣까지 영향을 준다.

또 東武는 肺元氣에 관하여 調理肺元湯과 補肺元湯 2가지를 제시하나, 前者는 단순히 表裏氣가 모두 약해진 狀態에서 表邪가 아직 殘存하므로 去邪와 함께 補肺를 위한 調理의 목적으로 사용한다(前述참조).

2) 素證

表虛寒證의 肺燥 또는 肝燥로 인한 肝局에서 ⇒ 肺局으로 不上升에 의한 肺燥證者.

症狀	表虛寒證	裏寒濕			汗出	大便	小便	飮水	消化力	脈
		上焦	中上焦	中下焦 下焦燥						
狀態	5	0	1	0.5	食汗 혹 自汗, 盜汗	乾細便(燥便)或 軟便	淸白 頻數	咽乾, 冷飮則泄	心下痞	沈遲

3) 現證 및 適應證

(1) 泄瀉十餘次無度者 必發 慢驚風

: 小兒 肺炎, 腸炎, 泄瀉, 結核性 腦膜炎 時의 痙攣.

(2) 少陰人의 補中益氣湯證과 類似症

: 盜汗, 自汗, 囊濕證, 氣短血虛證, 衄血, 身熱心煩, 月經不止, 胃下垂, 氣虛脫肛.

(3) 重病後 表裏氣 損傷時: 虛弱者의 氣血俱虛證

: 產後氣血虛證(惡露不止, 眩暈 等) 및 骨節痛, 結核, 慢性 氣管支炎 등의 後遺症.

10. 鹿茸大補湯

由 來 草本卷: ① 升淸解鬱湯: 治痰鬱症用(鹿茸大補湯 合 葛根解肌湯).
天門冬, 葛根, 黃芩, 蘿葍子 各 2전, 升麻, 五味子, 麥門冬, 酸棗仁, 桔梗, 杏仁, 麻黃, 大黃 各 1전.
② 天門冬潤肺湯: 治目痛, 鼻乾, 憎寒壯熱, 頭痛, 腰痛燥澁者 用(⇒ 葛根解肌湯 合 鹿茸大補湯).
天門冬 3전, 黃芩 2전, 麥門冬, 酸棗仁, 升麻, 葛根, 桔梗, 杏仁, 五味子, 大黃 各 1전.

鹿茸 2-4	甘鹹溫. 添精補髓. 暖腎助陽.
▲麥門冬 1.5	補肺和肺 … 味甘微苦微寒. 潤肺淸心. 瀉熱除煩. 化痰行水. 生津止咳嗽.
薏苡仁 1.5	開肺之胃氣而消食進食 … 甘淡微寒而屬土. 陽明藥也. 補脾肺通行水.
▲山藥 1	壯肺而有內守之力 … 色白入肺. 味甘歸脾. 補氣不足. 淸氣虛熱. 潤皮膚. 化痰涎. 固腸胃. 止瀉痢. 肺爲腎母. 故益腎强陰.
天門冬 1	開皮毛 … 甘苦大寒. 入手太陰氣分. 淸金降火. 益水之上源. 下通足少陰腎. 滋陰潤燥.
▲五味子 1	健肺直肺 … 性溫. 五味俱備. 補肺腎嗇精氣. 酸鹹爲多. 能斂肺氣. 而滋腎水.
杏仁 1	潤肺痰 … 辛苦甘溫而利. 有小毒. 瀉肺降氣行痰解肌. 除風散寒. 利胸膈氣逆. 通大腸氣秘.
麻黃 1	解肺之表邪 … 辛苦而溫. 輕發汗. 入足太陽. 兼手少陰陽明. 而肺家專藥. 能發汗解表. 去營中寒邪. 疏通氣血. 利九竅. 開皮毛.

1) 方 解

此方은 虛弱人 表證汗多者, 眞氣의 稟賦素弱, 陰血耗竭로 인한 耳聾, 目暗, 脚弱, 腰痛, 虛勞의 重證으로 인한 夢泄病(1월 내 3-4 發者) 또는 食後痞滿, 腰脚無力病 등에 사용된다.

此方의 특징은 表病證에 적응하는 다른 處方과 약재 構成面에서 차이점이 있다. 즉 既存의 表病證에 사용된 太陰人 處方이 正氣와 邪氣의 相爭의 형세에 따라 保命之主를 유지하기 위한 방법으로 【桔梗+麥門冬】, 혹은 【桔梗+麥門冬+五味子】 등에 의해 유지된다면 본방은 【桔梗】을 去하고 대신에 【山藥】이 첨가되었다.

【桔梗】은 少陰人의 【川芎】, 少陽人의 【澤瀉】와 같은 역할을 하는 약이다.

즉, 【川芎】의 용도가 少陰人 表證의 鬱狂證 處方에만 사용되고 正氣虛弱으로 陽氣가 不上升하고 오히려 下降하는 亡陽證에는 사용되지 않았다. 마찬가지로 此方을 쓸 조건 역시 稟賦素弱에 사용되므로 【桔梗】을 사용시 오히려 外攘之力에 의해 眞氣가 損傷이 될 우려가 있어 不用하였고, 대신 壯肺而內守之力하는 【山藥】이 첨가되었다.

【山藥】은 脾肺氣不足을 補하고, 肺爲腎母이므로 益腎强陰의 작용으로 壯肺而內守之力한다.

【麥門冬】의 補肺和肺之力, 【五味子】의 健肺直肺之力 등이 【山藥】과 합세하여 升陽의 기본 발판을 만들었다.

그러나 발판을 마련했다 하더라도 眞氣의 素弱으로 인한 경우이므로 이의 損傷을 극도로 억제하면서 腎에 작용하여 肺氣를 근본적으로 보충하는 【山藥(益腎强陰)】과 【天門冬(淸金降火 滋陰潤燥)】과 더불어 不足한 精血을 보충하고 끌어올려 주는 힘이 강력한 【鹿茸(添精補髓 暖腎助陽)】이 합세한다.

즉 脾肝腎은 精血을 끌어올려 공급한다. 만약 저장한 氣가 不足하여 精血을 데워서 올리지 못하면 머물러 凝結하거나 滲泄할 때 【鹿茸】의 강력히 밀어 올리는 힘으로 作强之氣를 세우며 강화하여 太陰人의 素弱을 개선한다.

【鹿茸】뿐 아니라 사상방의 藥物구성은 正氣와 邪氣의 現狀態(正邪相爭之形勢)에 따라 사용단계가 구분된다.

이는 太陰人 表證의 處方 중 麻黃發表湯이나 麻黃定喘湯 등은 아직 正氣가 有餘한 狀態이므로 단순히 發表와 上焦, 中上焦의 實熱을 풀어 주면 되므로 【麻黃, 黃芩, 杏仁】 등이 동원되지만, 이 때 太陰人의 保命之主의 狀態는 肝

脾不和라는 단계에 이르지 않은 狀態로 볼 수 있다.

그러나 그 이후에 寒多熱少湯, 調理肺元湯, 太陰調胃湯, 麻黃定痛湯, 調胃升淸湯에 이를수록 肝脾不和는 점점 심해지므로 【薏苡仁, 乾栗, 蘿蔔子】 등의 調胃 개념이 첨가된다. 【薏苡仁】은 肝脾不和의 주요약으로 麻黃發表湯과 麻黃定喘湯을 제외하고 모두 사용되며 鹿茸大補湯 역시 이 가운데 【薏苡仁】(開肺시켜 消食進食시킴)만 사용하여 眞氣의 損傷을 최소화하였다.

유잠강은 【麻黃과 杏仁】의 相互 협력작용에 대해 다음과 같이 論하였다 "【麻黃】은 쓰고 따뜻하다고 했다. 쓴맛은 陰이며 陰에서 일어나서 陽으로 나온 것으로서 衛氣를 푸는 【杏仁】을 도와서 陰에서 陽으로 도달하는(由陰達陽) 작용을 완성함으로써 營에서 衛로 소통한다."

이와 같은 【麻黃과 杏仁】의 작용은 결과적으로 肺의 表邪를 解하고 潤肺痰한다.

(【杏仁】은 調胃가 治療의 주제로 사용되는 太陰調胃湯, 調胃升淸湯에는 사용치 않는다.)

이처럼 升陽의 단계, 즉 保命之主의 감소에 따른 疾病 이환시 太陰人의 臟腑機能의 변화는 3가지로 나눌 수 있다.

① 正氣 有餘時에는 正氣와 邪氣의 相爭狀態이므로 上焦, 中上焦에 發熱이 나고 이를 解表淸熱시키는 것이 升陽의 목표가 된다.

② 邪氣의 강세로 保命之主가 훼손되기 시작하면 肝脾不和의 病證이 가세하게 된다. 그러므로 保命之主를 보강하기 위해 【桔梗＋麥門冬＋五味子】의 合力이 필요하고, 肝脾不和를 막기 위해 【薏苡仁＋乾栗＋蘿蔔子＋石菖蒲】의 合力이 첨가되어야 升陽의 조건이 된다.

③ 保命之主가 더욱 損傷되면 上焦－中上焦(肺, 心, 脾) ⇔ 中下焦－下焦(肝, 腎) 사이의 교류가 요구되기 시작하므로, 【元肉＋遠志＋天門冬＋酸棗仁】이 潤燥 역할을 담당하게 되고, 근본 즉 肝腎陰氣를 生하는 【鹿茸】이 동원된다.

【鹿茸】은 表裏證을 막론하고 모두 사용된다.

이와 같이 본방은 先天的인 眞氣의 虛弱이나 陰血耗渴에 이를 근본적으로 개선하기 위해 최소한의 조건들로 升陽을 뒷받침하고 大量의 【鹿茸】을 사용한다.

2) 素證 및 現證

稟賦素弱이나 장기적으로 表虛寒證이 있는 者.

症狀	表虛寒證	裏寒濕			汗出	大便	小便	飮水	消化力	脈
		上焦	中上焦	中下焦 下焦燥						
狀態	6	0.5	1.5	2 (陰血耗渴)	或 自汗, 盜汗	燥便或 軟便	淸白 頻數	咽乾, 冷飮則 泄	食後痞滿	沈遲

3) 適應證

虛弱人 表證汗多者, 眞氣의 稟賦素弱, 陰血耗竭로 인한 耳聾, 目暗, 脚弱, 腰痛, 咳嗽病 및 虛勞의 重證으로 인한 夢泄病(1月內 3－4 發者) 또는 食後痞滿, 腰脚無力病 등에 사용된다.

① 夢泄病(1月內 3－4 發者): 虛勞의 重證으로 인한 神經衰弱症, 精衰.

② 陰血耗竭로 인한 耳聾, 目暗, 脚弱, 腰痛, 咳嗽病: 免疫力低下 등으로 인한 筋骨退行性 疾患, 血液耗損疾患, 老人性－虛弱性 難聽, 結核.

③ 貧血 등의 消耗性 疾患과 産後病 등의 慢性 全身衰弱症.

11. 乾栗蠐螬湯

乾栗 100個	開肺之胃氣而消食進食 … 鹹溫厚腸胃. 補腎氣.
蠐螬 10個	鹹. 微溫. 微寒. 有毒. 主惡血. 血瘀. 痺氣 破折血在脅下肩滿痛. 月閉. 目中淫膚. 靑瞖白膜.

湯服 惑 灸食, 黃栗, 蠐螬 10箇 作末, 別用 黃栗湯水 調下
治 浮腫 表證 寒多者 宜用.

1) 方 解

東武는 腹脹浮腫病은 극히 危險證이고 이는 十生九死之病이며 三年內 再發치 않아야 비로소 可論生이라 하였다.

浮腫의 병리적 原因은『內經』曰 "三陰이 맺히는 症을 水라 한다". 註曰 "三陰이 맺힌다는 것은 脾와 肺의 脉이 함께 寒結한 症이니 脾가 寒하고 肺가 結하면 氣가 化하여 水가 된다" 하였다. 이는 四象醫學의 視覺에서 中焦(胃)의 鬱滯와 表氣 약화로 인한 上焦(胃脘)의 寒多로 胃脘으로의 上升障碍에 의해 발생한다고 할 수 있다.

따라서【乾栗】에 의해 厚腸胃하고 근본적으로 補腎氣하여 開肺의 작용으로 胃氣를 도와 消食進食시킨다.

【蠐螬】에 의해 中焦에 발생한 瘀血을 풀어 淸氣가 上升토록 한다. 이는 마치 少陰人의 寬中湯이 中焦의 寒濕을 제거하여 浮腫을 治하는 것과 같은 맥락이다. 이처럼 此證은 中焦의 氣血鬱滯와 上焦의 寒鬱로 인한 疏通障碍로 胃脘으로의 上升不足을 야기하여 이는 久泄, 久痢, 或 淋病, 小便不利, 食後痞滿, 腿脚無力病 등으로 나타나게 되고 이는 점차 浮腫으로 化하는 단계의 病證이다.

太陰人 處方 중【蠐螬】가 사용된 處方은 太陰人病 寒厥 4-5日而 無汗者重證, 險證也(寒多熱少湯 加 蠐螬 5-7개), 表證寒多者의 腹脹浮腫病(乾栗蠐螬湯), 裏證熱多者의 浮腫(葛根浮萍湯), 裏證者의 虛弱人(拱辰黑元丹) 등에 사용되었다.

또 浮腫의 治法 중 특히 戒侈樂 禁嗜慾하고, 蕩滌慾火 恭敬其心이라 하여 心理的 面을 강조하였다.

東武의 醫學은 心身醫學이다. 이는 心理상황과 肉體的 疾病과의 相互連繫性을 의미한다. 心理狀態란 '對內外的 刺戟을 어떻게 任意로 수용하는가'에 대한 결과이며, 이는 體質마다 그 刺戟반응에 대한 경향성이 있고, 그것은 四象人의 臟腑大小에 의한 生理的, 病理的 차이로 발현된다(刺戟에 대한 반응의 體質的 受容性은 腦機能 및 神經系의 분자생물학적 면에서 유추 가능한 일면을 갖는다).

이에 대한 相互聯關性(體質에 따른 精神-肉體的 반응의 경향성)을 東武는 "性은 表氣를 傷하고 情은 裏氣를 傷한다"고 하였다. 이는 臟腑論의 水穀之氣의 代謝과정이 feed back system에 의한 순행결과로 이해할 수 있다.

太陰人은 喜性－樂情을 타고난 體質이다. 喜性이 過度하게 되면 表氣, 즉 耳目鼻口의 기운과 頭肩腰臀의 기운을 傷한다. 喜性이 過度하다는 것은 太陰人의 性氣인 恒欲靜而 不欲動이 지나쳐 事物을 客觀的으로 두루두루 보는 능력이 없어짐으로써 나타나는 상황이고, 이로 인해 결국 客觀的 知的 能力의 부족과 더불어 津膏油液에서 膩膜血精으로의 前後四海間의 活性障碍와 神氣血精 가운데 血에서→神으로의 上升障碍로 나타난다.

그러므로 東武는 이에 대한 심리적 原因을 勞心焦思, 屢謀不成으로 發하며, 그 治療는 마땅히 戒侈樂 禁嗜慾하고, 蕩滌慾火 恭敬其心 하여야 한다고 하였다.

2) 素 證

表寒證이 있으면서 久泄, 久痢, 或淋病, 小便不利, 食後痞滿, 腿脚無力病 등이 있는 者.

3) 現 證

表證 寒多者의 腹脹, 浮腫.

4) 適應症

久泄, 久痢, 或淋病, 小便不利, 食後痞滿, 腿脚無力病 경과 후의 腹脹, 浮腫.

(1) 久泄, 久痢, 食後痞滿 ⇒ 經過後의 浮腫
: 大腸炎(세균성, 아메바성 이질)에 의한 營養障碍性 浮腫, 肝膽系, 肝硬變證의 浮腫

(2) 或淋病 小便不利 경과 후의 浮腫
: 泌尿器系의 感染症, 結石, 腎症候群

(3) 腿脚無力病 경과 후의 浮腫
: 營養障碍, 脚氣

(4) 鬱血性 心不全의 浮腫, 特發性 週期性 浮腫(주로 女性 호르몬 문제)

12. 乾栗樗根白皮湯

乾栗 1兩	開肺之胃氣而消食進食 … 鹹溫厚腸胃. 補腎氣.
樗根白皮 3－5錢	醒肺之眞氣 … 苦燥濕. 寒勝熱. 澀收斂. 入血分而牆血 去肺胃之陳痰. 治濕熱爲病. 泄瀉久痢崩.

治痢疾, 或 湯服, 或丸服而丸服者, 或 單用 樗根白皮 5錢

1) 方 解

此方은『醫學入門』의 樗根皮丸(治 夢遺, 此藥性 凉而燥 不可單服)에서 유래하였고 여기에【乾栗】이 加해졌다.

앞서 乾栗蠐螬湯은【乾栗】에 의한 上焦의 寒鬱과【蠐螬】에 의한 中焦의 氣血鬱滯－疏通障碍의 제거로 浮腫을 治療한다.

痢疾의 종류는『三因方』에 原因(濕熱, 寒冷, 氣虛, 氣血虛, 風 等), 形狀, 侵襲部位 등에 따라 白痢, 赤痢, 赤白痢, 水穀痢, 膿血痢, 噤口痢, 氣痢, 熱痢, 滑痢 등 19種으로 분류하였다.

그러나 本方은 먼저 上焦의 呼散之氣가 不足하여 寒鬱(治 乾栗)이 발현하고 그로 인한 肺, 胃의 陳痰이 나타나고, 또 이로 인하여 中下焦, 下焦(大小腸)之氣의 升提 障碍로 濕熱(治 樗根白皮)이 발생하여 痢疾로 나타난다. 즉, 大腸之氣가 胃脘으로 上升치 못하여 痢疾이 發하는 것을 寒鬱, 陳痰, 濕熱을 제거하여 大腸之氣를 升提함으로써 治痢疾한다.

2) 素 證

素有寒證 表虛者

3) 現 證

痢疾

4) 適應症

細菌性 痢疾(주로 시겔라 감염형, 혹 콜레라형), 아메바성 痢疾, 結腸炎 등 그 외에 주로 泄瀉의 加減例로 表寒證의 他方에 乾栗과 樗根皮를 사용한다.

13. 石菖蒲遠志散

遠志末 1錢	醒肺之眞氣 … 苦泄熱. 溫行氣. 辛散鬱. 主手少陰. 能通腎氣上達於心. 强志益智. 聰耳明目. 利九竅.
石菖蒲末 1錢	錯綜肺氣之參伍勻調 … 辛苦而溫. 芳香而散. 宣通竅開心孔. 利九竅. 香燥而散. 陰血不足者禁之.
猪皂角末 3分	宣通竅搜風. 辛溫而鹹. 有小毒. 入肺大腸. 兼入肝經. 極尖利. 搜風泄熱. 吹之導之則通上下關竅. 涌吐痰涎.

溫水調下, 或 遠志菖蒲末, 溫水調下, 皂角末吹鼻

1) 方 解

此方은『孫思邈－千金方』의 石菖蒲遠志散(治 令人耳目聰明)에서 유래하였으며 加 皂角末하여 太陰人 表寒證者의 卒中風(素面色淸白者의 眼合者의 手足拘攣而 項强則 危也)에 사용한다.

앞서 太陰調胃湯 方解에서 언급했듯이【石菖蒲】의 辛苦而溫 芳香而散하는 작용으로 通竅, 開心竅, 利九竅의 역할은 곧 太陰人이 正氣의 손실로 인하여 胃脘의 上升之氣가 不足하게 되고 이는 肺氣의 불안정으로 이어져 뒤섞여 엉클어지게 되는데 이를 고르게 조화시킨다. 결국 開邪에 의해 正氣를 북돋아 주어 神을 활발하게 하고 연이어 邪氣도 저절로 열린다.

【遠志】는 苦辛溫하여 泄熱 行氣 散鬱의 작용으로 腎氣가 心에 上達하게끔 하여 强志益智, 聰耳明目, 利九竅하는 약이다.

유잠강은【遠志】의 작용은 "陰中醒陽 陽中宅陰"이라 하였다. 이는 肺의 呼散之力을 펼치기 위해서 등잔불의 기름과 같은 역할을 하는 肺의 眞氣, 즉 潤燥된 狀態라도 심지가 작아 이를 태우지 못하면 소용이 없으므로 심지를 돋듯

遠志를 사용하여 肺의 眞氣를 일깨워 주어야만 眞氣가 비로소 升提되어 呼散之力의 목표를 달성하게 된다. 이것이 東武藥性에 의한 【遠志】의 醒肺之元氣의 작용이다.

【皂角】은 搜風泄熱하고 通上下關竅하여 涌吐痰涎한다.

즉 卒中時 肺氣가 극도로 불안정하여 가장 급선무는 肺氣의 뒤엉킴과 痰의 壅滯 그리고 꺼져 가는 眞氣의 심지를 돋아 주어야 한다.

이처럼 【石菖蒲】로 흐트러진 肺氣를 골라 주고, 【皂角】으로 通上下關竅하고, 【遠志】로 肺의 眞氣를 일깨워 卒中風을 治療한다.

2) 素 證

素有寒證 表虛者

3) 現 證

卒中風(素面色淸白者 眼合者의 手足拘攣而 項强則 危也)

4) 適應症

腦出血, 腦血栓, 腦塞栓, 蜘蛛膜下 出血, 腦血管 痙攣, 中毒性 昏睡, 中毒性 痙攣.

14. 麥門冬遠志散

▲麥門冬 3錢	補肺和肺 … 味甘微苦微寒. 潤肺淸心. 瀉熱除煩. 化痰行水. 生津止咳嗽.
遠志 1錢	醒肺之眞氣 … 苦泄熱. 溫行氣. 辛散鬱. 主手少陰. 能通腎氣上達於心. 强志益智. 聰耳明目. 利九竅.
石菖蒲 1錢	錯綜肺氣之參伍勻調 … 辛苦而溫. 芳香而散. 宣通竅開心孔. 利九竅. 香燥而散. 陰血不足者禁之.
五味子 5分	健肺直肺 … 性溫. 五味俱備. 補肺腎滋精氣. 酸鹹爲多. 能斂肺氣. 而滋腎水.

治 耳目聰明

1) 方 解

앞서 論한 石菖蒲遠志散에 去【皂角末】하고 加【麥門冬】(3錢)과【五味子】(5分)하였다. 石菖蒲遠志散이 卒中風의 應急的 목적에 사용된다면 此方은 中風의 輕證이나 應急狀況이 지나간 中風의 後遺症에 사용된다고 할 수 있다.

이럴 때 升陽의 조건은 무엇일까? 앞서 太陰調胃湯 方解에서 기술한 바를 요약하면 모든 太陰人 表病藥은 呼散之氣를 升提시키는 역할을 하지만 升提의 정도에 따라

① 麻黃發表湯, 麻黃定喘湯, 寒多熱少湯은 ⇒【桔梗＋麥門冬】의 조건으로

② 太陰調胃湯, 麻黃定痛湯, 調胃升淸湯, 補肺元湯은 ⇒【桔梗＋麥門冬＋五味子】의 조건하에 이루어진다.

그러나 此方의 경우는【麥門冬＋五味子】가 기본 조건이 된다.

去【桔梗】의 이유는 이미 表氣의 損傷이 심하므로 만약 이를 用한다면 外攘之力이 강화되어 表氣가 損傷된다(少陰人 亡陽證에 川芎을 쓰지 않는 이유와 같다).

【麥門冬】은 太陰人의 약점인 肺燥로 인해 亢進된 陽을 안정시키고 陰氣를 회복시켜 潤燥시킨다. 즉 潤肺淸心 化痰行水 生津하는 작용으로 補肺和肺하므로 3錢의 重量은 太陰人의 脆弱點인 肺燥에 치중한다.

즉 陽邪가 너무 熾盛時【五味子】를 쓰면 오히려 邪氣를 가둘 염려가 있으나 中風의 輕證이나 後遺症인 경우는 陽邪의 熾盛 정도는 한 고비 지난 경우이므로【五味子】로서 陽邪가 陰氣를 損傷시킴을 막는다. 이는 肺氣를 下降하여 腎으로 거두어 들여 眞氣를 건강하게 하여 健肺直肺시킨다.

이처럼 石菖蒲遠志散에서 언급된【遠志(泄熱 行氣 散鬱)＋石菖蒲(通竅 開心竅 利九竅)】에【麥門冬＋五味子】의 가세로 表寒證을 가진 자의 卒中風의 범위에서 벗어나 中風의 輕證 및 後遺症과 氣血滯 등으로 인한 痺症에 폭넓게 응용될 수 있는 處方이라 사료된다.

2) 素 證

表寒證

3) 現證 및 適應症

① 中風의 輕證 및 後遺症, 氣血滯 氣血虛로 인한 痺症
: 高血壓, 動脈硬化, 腦出血(腦血栓) 등의 後遺症
② 心悸亢進, 驚悸, 怔忡證: 不安神經症
③ 耳目聰明

15. 熊膽散

熊膽 3-5分	爲肺元師之藥 能驅逐肺之邪氣 … 苦寒凉心. 平肝明目. 治驚癎五痔. 實熱則宜. 虛家當戒.

溫水調下

1) 方 解

長感病(無汗乾病 혹은 寒厥 4-5日而 無汗者)이나 素病(表裏俱病)이 있는 者가 瘟病에 걸려 汗出의 逆證과 面色帶淸, 語訥, 耳聾, 痰涎壅喉(口不能喀), 呼吸短喘에 熊膽散 혹 寒多熱少湯을 사용하였다.

寒多湯은 이미 厥이 4-5일 지속된 重證에 쓰이는 處方이다(寒厥 4-5일 無汗者 重證, 險證).

太陰人이 寒厥이 되는 이유는 勞心焦思後 胃脘이 衰弱하여 太陰人의 肺, 胃脘의 氣運, 즉 表局이 虛薄하여 寒을 이길 수 없어 正邪相爭의 형세가 客勝主弱이 되어 그 결과 寒邪에 포위되어 上, 中上焦의 鬱火가 생기고 胃脘의 呼散이 일어나지 못하게 되어 寒厥, 즉 寒多熱少證으로 나타난다.

麻黃發表湯이 正强邪弱의 형세라면, 寒多湯은 病證이 더욱 진행되어 正弱邪强의 형세로 되었다. 따라서 麻黃發表湯은 내재된 上焦鬱火와 肺燥를 瀉火潤燥하여 升提시키는 쪽으로 구성되었다면, 寒多湯은 여기에 正氣의 損傷으로 나타나는 濕이 체내에 머물고 이는 熱로 化한다(⇒ 痰 발생). 따라서 肺氣가 塞하게 되어 無汗하게 되고 胃氣 또한 약화되어 포위한 寒邪와 鬱滯된 濕熱을 제거하여 胃氣와 肺氣를 구한다(寒多湯에서 이미 기술). 그러나 熊膽散은

寒鬱이 더욱 극심하여 上焦, 中上焦, 中下焦의 濕이 熱로 化하게 되어 寒多湯證勢가 더욱 盛하게 되어 卒中風證인 面色帶淸, 語訥, 耳聾, 痰涎壅喉(口不能咯), 呼吸短喘에 사용한다. 그러므로 苦寒凉한 【熊膽】으로 寒鬱에 의해 발생한 壅塞한 痰(上焦, 中上焦, 中下焦)을 제거하여 邪氣를 구축함으로써 胃脘의 呼散를 달성하였다. 東武는 이를 肺의 邪氣를 쫓아 버리는 肺의 으뜸가는 藥이라 하여 少陰人의 脾에 작용하는 【附子】와 少陽人 腎에 작용하는 【石膏】와 같은 역할을 한다고 하였다(爲肺元師之藥 能驅逐肺之邪氣).

그러므로 熊膽散은 극심한 寒鬱의 壅塞의 위급상황을 解하여 급히 肺氣를 升提시켜 發汗시키는 藥이며(邪氣를 제거하여 간접적으로 正氣의 회복을 도모함) 결코 직접 正氣를 도와 주는 약은 아니다.

2) 素 證

素有寒證 表虛者

3) 現 證

長感病(無汗乾病 혹은 寒厥 4－5日而 無汗者)이나 素病(表裏俱病)이 있는 者가 瘟病에 걸려 汗出의 逆證과 面色帶淸, 語訥, 耳聾, 痰涎壅喉(口不能咯), 呼吸短喘, 手足拘攣 眼合者.

4) 適應症

① 長感病(無汗乾病 혹은 寒厥 4－5日而 無汗者)
: 熱射病(시상하부의 온도조절중추 機能 異常), 전염병(瘟疫)에 의한 高熱 및 熱性 痙攣, 末梢神經系疾患으로서 全身性 無汗症이 일어남.

② 卒中風(石菖蒲遠志散과 유사하나 더욱 急症일 경우)
: 腦出血, 腦血栓, 腦塞栓, 蜘蛛膜下 出血, 腦血管 痙攣, 中毒性 昏睡, 中毒性 痙攣.

16. 牛黃淸心元

由 來 龔信醫監: 牛黃淸心丸.

▲山藥 7錢	壯肺而有內守之力 … 色白入肺. 味甘歸脾. 補氣不足淸氣虛熱. 潤皮膚. 化痰涎, 固腸胃. 止瀉痢. 肺爲腎母. 故又益腎强陰.
蒲黃炒 2.5錢	生滑行血. 炒澁止血: 甘平. 厥陰血分藥. 生用性滑. 行血. 消瘀通經脈.. 利小便去心腹膀胱之熱. 炒黑性塞. 止一切血崩帶泄精.
犀角 2錢	瀉心胃大熱: 苦酸鹹寒. 凉心瀉肝. 淸胃中大熱. 祛風利痰辟邪解毒. 治傷寒時疫發黃發斑. 吐血下血. 蓄血發. 狂痘瘡黑陷. 消癰化膿定驚明目.
大豆黃卷炒 1.7錢	理胃消水: 甘平除胃中積熱. 消水病脹滿. 破婦人惡血. 療濕痺筋攣膝痛.
▲麥門冬 1.5錢	補肺和肺 … 味甘微苦微寒. 潤肺淸心. 瀉熱除煩. 化痰行水. 生津止咳嗽.
黃芩 1.5錢	收斂肺元 … 苦入心. 寒勝熱. 瀉中焦實火. 除脾家濕熱. 酒炒卽上行. 瀉肺火. 利胸中氣.
▲桔梗 1.3錢	壯肺而有外攘之力 … 苦辛平. 色白屬金. 入肺氣分瀉熱. 兼入手少陰心. 足陽明胃經. 宣通氣血. 瀉火散寒 載藥上浮. 開提氣血. 表散寒邪. 淸利頭目咽喉. 開胸膈滯氣.
杏仁 1.2錢	潤肺痰 … 辛苦甘溫而利. 有小毒. 瀉肺降氣行痰解肌. 除風散寒利胸膈氣逆. 通大腸氣秘.
牛黃 1.2錢	瀉熱利痰凉驚: 甘凉. 淸心解熱. 利痰凉驚. 通竅辟邪. 治中風入臟. 驚癎口噤. 東垣曰. 牛黃入肝治筋. 中風入臟者. 用以入骨追風.
羚羊角 1錢	瀉心肝火: 苦鹹寒. 入足厥陰肝. 手太陰少陰經. 治驚癎. 治瘀滯惡血. 治傷寒伏熱.
龍腦 1錢	宣通竅散火: 辛溫香竄. 善走能散. 先入肺. 傳於心脾. 而透骨. 通諸竅. 散鬱火. 逐鬼邪. 聰耳明目. 消風化濕. 治驚癎痰迷.
麝香 1錢	能除肺之久病: 辛溫香竄. 開經絡. 諸竅. 透肌骨. 治卒中. 諸風. 諸氣. 諸血. 諸痛. 痰厥驚癎. 癥瘕瘴虐. 鼻塞耳聾目翳陰冷.
白蘞 7分	瀉火散結: 苦能泄. 辛能散. 甘能緩中. 寒能除熱. 殺火毒. 散結氣. 生肌止痛. 治癰疽瘡腫. 面上泡瘡.
金箔 70箔	重鎭心肝: 辛平有毒. 重鎭怯. 故鎭心肝. 安魂魄. 金制木. 故能治驚癎風熱. 肝膽之病.
烏梅 20枚	澁腸斂肺: 酸澀而溫脾肺血分之果. 澁腸斂肺. 止血湧痰消腫. 解毒生津止渴.

右爲末, 烏梅膏 和匀, 每一兩 作 20丸, 金箔爲衣 每取 1丸, 溫水和下

1) 方 解

此方은 牛黃淸心丸(龔信醫監)에 當去【白朮, 人蔘, 甘草, 神麴, 肉桂, 阿膠, 芍藥, 當歸, 川芎, 乾薑, 大棗, 淸蜜, 柴胡, 茯笭, 雄黃, 朱砂】하고 加【烏梅】하여 구성되었고 卒中風證인 素面色淸白者의 手足拘攣 眼合者에 사용한다.

素病이 寒證인 太陰人中風의 原因은 肺, 胃脘의 寒鬱로 中上, 中下, 下焦

의 上升之氣가 上焦(肺, 胃脘)로 不升하여 鬱熱이 발생하여 氣, 血, 精의 損傷뿐 아니라 神의 損傷으로 나타난다.

(本證은 卒中風의 石菖蒲遠志散, 麥門冬遠志散, 熊膽散보다 表氣뿐 아니라 裏氣의 損傷이 심하여 上, 中上, 中下, 下焦의 氣血鬱滯가 심하다.)

此方의 구성은 크게 扶正과 去邪의 둘로 구분할 수 있다.

扶正의 요소는 寒鬱을 자초한 上焦로의 不上升을 야기한 肺小, 즉 현재의 保命之主를 유지시키는 방법이요, 去邪의 요소는 保命之主의 활동을 방해하는 요소를 제거하는 방법이다.

(1) 扶正의 方法

旣存의 表病證에 사용된 太陰人 處方이 正氣와 邪氣의 相爭의 형세에 따라 保命之主를 유지하기 위한 방법으로【桔梗＋麥門冬】, 혹은【桔梗＋麥門冬＋五味子】등에 의해 유지된다면 本方은【五味子】대신에【山藥】이 他약물에 비하여 다량(7錢) 첨가되어【桔梗＋麥門冬＋山藥】으로 필요조건을 유지한다. 이는 脾肺氣不足을 補하고, 肺爲腎母이므로 益腎强陰에 치중하여 壯肺而內守之力한다. 이처럼【山藥】의 多用은 素證이 表裏俱虛와 동시에 氣血分의 鬱滯로 肺氣의 보존이 위태로울 경우 益腎强陰에 의하여 흩어지려는 肺氣를 가두어 壯肺而內守之力한다. 여기에【桔梗】에 의해 開肺하여 肺氣의 소통을 튼튼하게 하면서 이를 上部로 끌어올려 壯肺而外攘之力한다.

또【麥門冬】은 太陰人의 弱點인 肺燥로 인해 亢進된 陽을 안정시키고 陰氣를 회복시켜 潤燥하여 補肺和肺한다.

결국【山藥＋麥門冬＋桔梗】에 의하여 太陰人의 弱點인 肺燥를 개선한다. 그러나【五味子】는 中上焦 이상의 實熱이 존재할 때 사용할 수 없다. 만약 사용하면 中上焦의 鬱熱을 야기하기 때문이다.

(2) 去邪의 方法

【桔梗＋麥門冬＋山藥】에 의한 保命之主의 형성을 방해하는 부위별 鬱熱에 의한 氣血分의 鬱滯 및 損傷을 야기한다. 따라서【杏仁, 犀角, 蒲黃, 大豆黃卷, 羚羊角, 白蘞, 烏梅】등의 瀉血分之熱을 위한 약재와【麝香, 龍腦】등의 開經絡 宣通竅材가 사용된다.

① 上焦의 鬱滯:【杏仁】의 瀉肺降氣,【牛黃】의 淸心解熱,【龍腦】의 先入肺傳於心脾,【烏梅】의 生津安心(少陰君火作用).

② 中上焦의 鬱滯:【黃芩】에 의한 瀉中焦實火,【大豆黃卷】의 除胃中積熱,【犀角】의 瀉心胃大熱,【麝香】의 宣通竅(入脾).

③ 中下焦의 鬱滯: 【羚羊角】의 瀉心肝火, 【金箔】의 重鎭心肝.
④ 下焦의 鬱滯: 【蒲黃】의 去心腹膀胱之熱.

添言하면 【杏仁】으로 瀉肺降氣하여 行痰解肌하고, 風寒을 제거하여 利胸膈하게 하여 肺升提를 방해하는 痰을 去하여 潤肺의 조건을 마련하게 한다(氣分으로 들어가 血脈을 소통시킴).

【黃芩】은 肝燥熱로 인한 中上焦의 實熱을 제거하여 收斂肺元한다.

【白蘞】은 淸肅하는 氣의 작용으로 暑熱을 제거하여 血脈흐름이 凝結하여 생기는 疾患들(癰疽腫脹, 小兒驚癎溫瘧 陰中腫痛, 帶下赤白)을 治한다.

【烏梅】는 퍼뜨려 일으키는 風木을 신맛으로 수렴하고(厥陰風木 本體), 少陰에 속하여 밝고 환한 君火를 안정시킨다(少陰君火作用). 그러므로 氣를 빠르게 津으로 변화시켜 心을 안정시켜 氣가 거꾸로 혼란하고 收斂되지 못하여 생기는 上氣, 煩滿을 治한다(溫脾肺血分之果).

【大豆黃卷】은 療濕痺筋攣한다. 濕痺는 生氣가 濕氣에 막혀 제대로 퍼지지 못하여 생기므로 火土氣로 濕을 上升發散한다(除胃中積熱).

이처럼 此方은 太陰人의 素證이 表裏俱虛인 者가 肺氣의 消耗 및 上升障碍로 氣血分의 鬱滯로 나타나는 中風에 保命之主의 유지와 동시에 氣血分의 鬱滯 제거를 목적으로 사용하였다.

2) 素 證

表寒裏熱證(表裏俱虛)

3) 現 證

卒中風 不省人事, 痰涎壅塞, 精神昏憒, 言語蹇澁.

4) 適應症

(熊膽散 同)

腦出血, 腦血栓, 腦塞栓, 蜘蛛膜下 出血, 腦血管 痙攣, 中毒性 昏睡, 中毒性 痙攣.

17. 麝香散

麝香 3-5分	能除肺之久病 … 辛溫香竄. 開經絡. 諸竅. 透肌骨. 治卒中. 諸風. 諸氣. 諸血. 諸痛. 痰厥. 驚癎. 癥瘕. 瘴虐. 鼻塞. 耳聾. 目翳. 陰冷.

溫水調下, 或 溫酒調下

1) 方 解

추주는 "【麝香】에 대한 『本經』과 『別錄』 主治症은 모두 客氣가 形體에 얽혀서(相媾) 생긴 疾患이며, 맑고 고요한 上焦氣分에 속하는 疾患은 하나도 없다. 中惡 心腹暴痛, 脹急, 痞滿 처럼 急性病으로 아무런 조치를 할 수 없을 때나 危急時에만 쓰며, 보통때 함부로 사용치 않는다." 하였다.

2) 現 證

中毒 吐瀉

3) 適應症

(1) 卒中諸風 諸氣 諸血 諸痛 痰厥驚癎으로 인한 嘔吐
　① 腦震蕩, 腦出血 등 腦壓上升, 腦膜炎에 의한 嘔吐
　② 心臟疾患(鬱血性 心不全)
(2) 鼻塞 耳聾 目翳 陰冷으로 인한 嘔吐
　: 內耳 및 神經障碍, 綠內障.
(3) 其他 中毒性 吐瀉
　: 中毒性 痢疾, 中毒性 腸炎, 細菌性 食中毒, 콜레라

第四章 太陰人 肝受熱 裏熱病

太陰人은 肝大肺小하다. 이는 肺의 呼散之氣의 上升不足과 肝의 吸聚之氣의 鬱滯過剩으로 나타난다. 肝의 吸聚之氣는 受熱로 나타나고 鬱滯過剩은 裏熱로 나타나며 慢性化되면 肝燥熱證으로 惡化된다. 肝熱證은 二次로 肺氣의 上升을 억제하게 되어 결국 肺燥證에 이르게 된다.

즉 肝熱의 鬱滯로 인한 升陽의 방해는 淸肝熱(熱多寒少湯證) 혹 潤肝燥(淸心蓮子湯證)에 의하여 肺氣를 升提시킨다.

그러므로 肝熱의 輕重 정도에 따라 病理的 차이가 생기며 이에 따른 淸肝의 구비조건도 달라진다.

사상체질의 병리기전의 요소는 다음과 같다.

四象人의 病證은 前四海 → 耳目鼻口之力 → 後四海 → 肺脾肝腎之力 → 前四海….의 循環작용 등에서 肺 ↔ 脾 ↔ 肝 ↔ 腎의 상호관계, 胃脘 ↔ 胃 ↔ 小腸 ↔ 大腸의 상호관계, 神(膩) ↔ 氣(膜) ↔ 血 ↔ 精 등 각각의 上下升降 관계와 前-後四海의 前後橫的 관계의 循環作用 등에 異常發顯時 病證이 출현하고 이에 따라 治療는 그 문제의 고리를 풀어 주는 역할을 하는 藥物作用의 配合이 이루어져야 한다.

만약 肝鬱熱이 발생하면

① 前後-橫的 관계에서 더불어 小腸의 燥熱이 발생하고(陽明腑實證), 前四海 가운데 油海의 分解代謝가 저해되고,

② 또 血分이 氣와 神으로 化하지 못하여 鬱血이 되어 직접적으로 氣血循環의 沮滯뿐 아니라 이는 肉에 영향을 주어 鬱熱이 생긴다(陽明肌肉之間 鬱熱證).

③ 2차적으로 上下升降 관계에서 肝熱로 인한 肺陰의 不足, 즉 呼散之氣의 不足으로 津海의 代謝障碍와 또 그로 인한 神의 生成障碍와 皮膚의 汗出障碍로 인한 乾燥症, 小腸熱로 인한 胃, 胃脘으로의 上升不能과 陽明病證 등이 나타난다.

그러므로 現在의 病證이 어느 단계인가에 따라 治法은 다양화된다.

1. 葛根解肌湯

由 來　草本卷: ① 升淸解鬱湯: 治痰鬱症用 (⇒ 葛根解肌湯 合 鹿茸大補湯)
天門冬, 葛根, 黃芩, 蘿葍子 各 2전, 升麻, 五味子, 麥門冬, 酸棗仁, 桔梗, 杏仁, 麻黃, 大黃 各 1전.
② 天門冬潤肺湯: 治目痛, 鼻乾, 憎寒壯熱, 頭痛, 腰痛燥澁者用. (⇒ 葛根解肌湯 合 鹿茸大補湯)
天門冬 3전, 黃芩 2전, 麥門冬, 酸棗仁, 升麻, 葛根, 桔梗, 杏仁, 五味子, 大黃 各 1전.
③ 升麻開腦湯: 治寒厥四日, 五日 汗不出者. (⇒ 葛根解肌湯 合 調胃升淸湯 或 麻黃定喘湯)
④ 桔梗元肉湯: 治小兒腿膝曲而無力者 用十餘貼得效.(⇒ 補肺元湯 合 葛根解肌湯)
升麻 3전, 麥門冬, 天門冬, 五味子, 酸棗仁, 黃芩, 麻黃, 桔梗, 杏仁, 葛根, 款冬花, 白芷, 大黃 各 1전.

葛根 3	解肌升陽散火 … 辛甘平. 輕揚升發. 入陽明經. 開腠發汗. 解肌退熱
黃芩 1.5	收斂肺元 … 苦入心. 寒勝熱. 瀉中焦實火. 除脾家濕熱. 酒炒卽上行. 瀉肺火. 利胸中氣.
藁本 1.5	辛溫雄壯. 爲太陽經風藥. 寒鬱本經. 頭痛連腦者必用之. 治督脈爲病
▲桔梗 1	壯肺而有外攘之力 … 苦辛平. 色白屬金. 入肺氣分瀉熱. 兼入手少陰心. 足陽明胃經. 宣通氣血. 瀉火散寒. 載藥上浮. 開提氣血. 表散寒邪. 淸利頭目咽喉. 開胸膈滯氣
升麻 1	輕宣 升陽解毒. 甘辛微苦. 脾胃引經藥. 亦入肺大腸. 表散風邪. 升散火鬱. 能升陽氣於至陰之下. 引甘溫之藥上行
白芷 1	發表去風燥濕. 行大腸經. 胃經. 入肺經. 主治不離經. 通竅發汗. 除濕散風

1) 方 解

此方은 陽明表證(微惡寒發熱)과 陽明肌肉之間 鬱熱證인 陽毒證(面赤斑, 咽喉痛, 唾膿血), 陽明病 腑實證의 輕症(目痛, 鼻乾, 潮汗, 澁閉, 滿渴, 狂譫)에 사용된다.

少陰人 胃受寒 裏寒病證의 原因은 陰實之氣로 인하여 升陽을 저해하므로 溫胃 혹은 健脾降陰하여 升陽益氣 시키고, 少陽人 胃受熱 裏熱病證의 原因은 胃熱이 極盛하여 淸熱 혹 滋陰 등의 방법으로 淸陽을 上升시킨다.

마찬가지로 太陰人은 肝受熱 裏熱證에 의하여 肺氣가 升陽이 안 되므로 淸肝熱 혹 潤肝燥에 의하여 肺氣를 升提시킨다.

此方은 淸肝을 기본으로 한다. 그러나 肝熱의 輕重 정도에 따라 병리적 차이가 생기며 이에 따른 清肝의 구비조건도 달라진다.

만약 肝鬱熱이 발생하면

① 小腸의 燥熱이 발생하고(陽明腑實證), 油海의 分解代謝가 저해되고,

② 血分이 鬱血이 되어 직접적으로 氣血循環의 沮滯와 肉에 영향을 주어 鬱熱이 생긴다(陽明肌肉之間 鬱熱證).

③ 肝熱로 인한 肺陰의 不足, 小腸熱로 인한 胃, 胃脘으로의 上升不能과 陽明病證 등이 나타난다.

此方은 肝熱證이 輕한 狀態이므로 微惡寒 發熱하는 陽明表證과 肌肉間鬱熱證, 陽明腑實證의 輕證이 나타난다. 그러므로

첫째, 鬱滯된 肝氣에 의한 小腸, 胃의 陽明熱證과 肝氣를 脾를 거쳐 肺로의 升提함과 동시에

둘째, 血分의 凝滯를 解鬱하고 解肌하여야 하고 開腠發汗하여 解肌退熱하여야 한다.

前者의 목적을 위해【桔梗, 葛根, 黃芩】과 後者의 목적을 위해【升麻, 藁本, 白芷】가 主로 작용한다.

太陰人 表證方劑는 潤肺에 의한 升提가 목적이 되며 상황에 따라 保命之主(呼散之氣) 次序는 潤肺의 정도에 따라【桔梗＋麥門冬】,【桔梗＋麥門冬＋五味子】,【桔梗＋麥門冬＋五味子＋山藥】의 순서로 藥物의 加減이 나타난다.

그러나 裏證에서는 肝의 鬱熱을 清熱 解鬱하여 肺로 升提시키는 것이 목표이므로 肝鬱熱은【葛根, 黃芩, 藁本】등에 의해 解熱되고, 肺氣不升은 肺의 기운을 壯하게 하고 外攘之力하는【桔梗】이 保命之主의 기본이 된다. 그러므로【桔梗】의 작용을 극대화하기 위한 藥物들이 동원된다.

【桔梗】의 쓴맛은 腸胃에 축적된 것을 열어서 들어 올리고(開提), 매운 맛은 肺로 排泄하여 나가는 길을 만드는 결과가 壯肺而外攘之力으로 나타난다.

【桔梗】의 外攘之力을 돕기 위해 上中焦의 實熱을 제거하는【黃芩】이 가세하고,【葛根, 升麻, 白芷】등은 陽明之邪를 散하는 약으로서【葛根＋升麻】의 도움으로 脾陰을 肺까지 끌어올리면서 肌肉의 鬱滯를 풀고,【白芷＋葛根】과 함께 陽明의 熱을 肺를 통하여 通竅發汗, 除濕散風하여 肌肉間의 鬱熱로 인한 諸邪를 제거하고,【藁本】은 太陽經(膀胱)과 督脈에 작용하여【白芷】와 함께 去風寒濕하여 太陽經에 내재한 寒鬱을 제거한다.

【葛根】은 胃脘(土氣)의 陽을 일으켜서 木氣를 퍼뜨리는 작용을 한다. 맵고 단맛으로 陽的 성질을 갖고 있다. 陽的 성질은 陽만 끌어당기고 陰的 성질은

陰만 끌어당긴다. 그러므로 陰的 성질은 脾의 津液만 끌어당기고 胃氣는 끌어당기지 못한다. 胃氣는 스스로 肺로 올라가지 못하고 반드시 脾의 힘에 의존하여 도달한다. 【葛根】은 陽的 성질임에도 불구하고 胃에서 脾로 들어가서 脾陰을 당겨 肺에 보낸다. 그러므로 陰陽이 같이 도달하고 津氣가 같이 올라간다(起陰氣). 즉 胃 속에서 막힌 열(鬱熱)을 올리고 열어서(提開) 脾와 肺를 교류하게 한다.

【藁本】은 辛溫雄壯하며 太陽經 風藥이고 督脈에 작용하여 去風寒濕한다.

【黃芩】은 心熱과 中焦(脾)의 實火를 제거한다.

【升麻】는 甘辛微苦하고 手足太陰, 陽明의 引經藥으로 表에서 風邪를 散하고 【葛根】과 사용시 능히 陽明之汗을 發하게 하며 至陰之下에서 陽氣를 끌어올려 升散火鬱하게 한다. 사나운 寒氣가 수축한 熱을 감싸고 있으면 陽은 퍼지려 해도 陰에 속박당할 때 木을 따라 제대로 퍼뜨리는 작용을 한다.

【白芷】는 辛溫하고 3經 즉 行大腸經, 胃經하고 入肺經하여 通竅發汗 除濕散風한다(또 陽明血分에 적용되는 약으로 陽明氣를 衝脈에 잘 도달하게 하고 衝脈血이 陽明을 잘 따르게 조절한다).

이로써 此方은 肝熱證에 의한 → 陽明熱證으로 轉移 → 脾, 肺陰의 損傷 → 肌肉之熱 發生을 다스린다.

2) 素 證

裏熱證

症狀	寒(燥)熱	汗出	大便	小便	消化力	飮水	脉
狀態	表虛(0.5) 裏熱(1)	無汗	燥 或 硬	黃澁	能食, 下腹滿	口燥, 口臭, 白(黃)苔	浮(數)脉

3) 現 證

① 陽明表證(微惡寒發熱)

② 陽明肌肉之間 鬱熱證인 陽毒證(面赤斑, 咽喉痛, 唾膿血)

③ 陽明病 腑實證의 輕症(目痛, 鼻乾, 潮汗, 澁閉, 滿渴, 狂譫), 瘟病二三日 體熱腹滿 自痢者(熱勝則 裏證也)에 사용된다.

4) 適應症

(1) 陽明表證: 感冒後遺症(筋肉痛, 頭痛, 咽喉痛, 鼻乾), 項强痛, 肩臂痛, 腰痛 등 筋肉强直性 痛症.

(2) 陽毒證: 面赤斑, 咽喉痛, 唾膿血

① 陽毒發斑: 飮食이나 藥物, 精神的 요소에 의한 알레르기성 두드러기(蕁麻疹),

② 咽喉痛 唾膿血: 急性 喉頭炎, 咽喉頭膿瘍, 化膿性 및 流行性 耳下腺炎, 扁桃腺炎.

③ 그 외 여드름, 脂漏性 皮膚炎, 帶狀疱疹(熱瘡), 鼻痔 등.

(3) 陽明病 腑實證의 輕症(目痛, 鼻乾, 潮汗, 澁閉, 滿渴, 狂譫)
熱性 疾病으로 인한 自律神經失調症 및 中樞神經系 疾病.

(4) 瘟病二三日 體熱腹滿自痢者(熱勝則 裏證也)
細菌性 食中毒, 急性 아메바성 痢疾, 中毒性 細菌性 痢疾, 急性 腸炎.

(5) 그 외에 後頭引痛, 鼻痔, 口苦, 咽乾, 面赤上熱感(潮熱), 目赤, 衄血, 口臭, 口內炎, 皮膚瘙痒症(알러지), 頭痛.

(6) 肝熱證의 初期: 脅下痛(스트레스성), 肝膽道係疾患, 膵臟炎.

2. 熱多寒少湯

由 來 草本卷: ① 解熱升陰湯: 治全身濕瘡神效(⇒ 熱多湯 合 鹿茸大補湯)
葛根, 藁本 各 4전, 天門冬, 麥門冬, 黃芩, 蘿菖子, 升麻 各 1.5전, 五味子, 杏仁, 桔梗, 白芷 各 1전

② 葛根蘿菖子湯: 治小便不利及淋疾用
葛根 4전, 蘿菖子 2전, 黃芩, 桔梗, 藁本, 白芷, 升麻, 大黃 各 1전

③ 升陰葛根湯: 熏用, 夜則 加 五味子, 便秘 加 大黃 (⇒ 熱多湯 加 杏仁, 酸棗仁)
葛根 3전, 升麻 2전, 桔梗, 杏仁, 酸棗仁, 黃芩, 白芷 ,蘿菖子 各 1전

④ 淸升葛根湯: 治便活則 減藁本, 便秘則 加 大黃(*上記 解熱升陰湯, 升淸解鬱湯과 유사 ⇒ 熱多湯 合 鹿茸大補湯)
葛根 3, 升麻 2, 麥門冬, 桔梗, 五味子, 天門冬, 黃芩, 白芷, 酸棗仁, 杏仁, 藁本 各 1전

葛根 4	解肌升陽散火: 辛甘平. 輕揚升發. 入陽明經. 開腠發汗. 解肌退熱.
黃芩 2	收斂肺元 … 苦入心. 寒勝熱. 瀉中焦實火. 除脾家濕熱. 酒炒卽上行. 瀉肺火. 利胸中氣.
藁本 2	辛溫雄壯. 爲太陽經風藥. 寒鬱本經. 頭痛連腦者必用之. 治督脈爲病
蘿葍子 1	辛溫長於利氣. 宣破氣. 除痰消食. 生用能吐風痰. 散風寒. 發瘡疹. 熟能定咳嗽痰喘. 調下利後重
▲桔梗 1	壯肺而有外攘之力 … 苦辛平. 色白屬金. 入肺氣分瀉熱. 兼入手少陰心. 足陽明胃經. 宣通氣血. 瀉火散寒. 載藥上浮. 開提氣血. 表散寒邪. 淸利頭目咽喉 .開胸膈滯氣
升麻 1	輕宣 升陽解毒. 甘辛微苦. 脾胃引經藥. 亦入肺大腸. 表散風邪. 升散火鬱. 能升陽氣於至陰之下. 引甘溫之藥上行
白芷 1	發表去風燥濕: 行大腸經. 胃經. 入肺經. 主治不離三經. 通竅發汗. 除濕散風.

(上方 加 大黃 1전 名曰 淸肺瀉肝湯:『四象新編』)

1) 方 解

葛根解肌湯은 仲景의 陽明經病證에 해당하는 微惡寒發熱, 陽毒, 目疼, 鼻乾, 不得臥 등과 같은 表虛裏實證에 사용하였다.

그러나 此方이 葛根解肌湯과 비교시 단지【葛根, 黃芩, 藁本】이 1전씩 더 增量되었고【蘿葍子】가 첨가되었고, 太陰人 肝熱證과 燥熱證(肺燥肝熱)의 大便燥澁(加 大黃)－手指焦黑癍瘡病(加 藁本, 大黃)－消渴證(加 藁本, 大黃)－夢泄證(加 大黃) 등에 사용한다.

此證은 단순히 輕證의 肝受熱로 비롯한 輕證의 小腸熱이나 胃熱의 疏通障碍로 인한 肌肉의 鬱熱이 아니라, 肝熱이 더욱 심화되어 이로 인해 重證의 小腸熱 및 胃熱로 津液(津膏油液 중 津膏油의 損傷)이 熏蒸하여 痰을 형성하고 二次的으로 肺燥가 유발된 病證이다. 즉 肝熱의 제거에 더욱 주력하기 위하여【葛根, 黃芩, 藁本】의 量이 더 첨가되었고 (【升麻, 白芷】가 더 증가되지 않은 이유는 오히려 肺燥를 유발할 수 있으므로) 동시에 肺로의 升提을 위해 壯肺而外攘之力하는【桔梗】이 가세하였다.

【蘿葍子】역시 辛溫하고 胃와 肺에 작용하여 長於利氣하고 破氣除痰消食한다. 表病藥인 麻黃發表湯이나 裏病藥인 葛根解肌湯 등은 發表와 解肌가 主가 되므로【蘿葍子】를 사용할 필요가 없지만, 熱多湯은 小腸－胃熱證을 지나 肝熱－肺燥에까지 이른 병이다. 즉 胃脘이 受寒함으로써 혹은 肝受熱로 인한 肺燥의 상황에서는 단순한 發表(麻黃發表湯) 혹은 淸裏熱(葛根解肌湯, 葛根承氣湯)하여도 升提가 일어나지 않는 이유는 이미 痰이라는 內熱鬱滯의 조건을 갖춘 것을 말하므로, 破氣除痰消食의 작용이 요구된다. 그러므로【蘿葍子】의 不用의 조건은 단순한 發表만으로 升提가 이루어지거나 이미 陰血의 모손으로 오는 경우다. 즉 痰이라는 개념의 病證은 邪氣에 대항하는 正氣의 능력

이 陰血耗損의 正氣의 狀態에 비하여 비교적 완강할 경우에 오는 病證으로 사료된다.

이처럼 熱多湯證은 葛根解肌湯證에 비하여 小腸, 胃의 鬱熱이 심하여 津液이 痰으로 변형되어 더욱 肺－肝이 燥와 熱證에 이르게 되므로 보다 강력한 淸熱, 除痰之劑가 보강되어 燥熱로 인한 津液의 損傷으로 야기되는 上記病證을 治療한다.

2) 適應症

肝熱證에 의한 → 肺燥證의 발현

① 上焦에서 발현(肺燥證)

: 眼病時作時止, 衄血, 鼻痔, 腦疽, 面上熱感, 口瘡, 口臭, 熱性 頭痛(高血壓性, 中風性), 肺燥證(乾咳, 喘息, 鼻乾).

② 中上, 中下焦에서 발현(肝脾不和)

: 肝膽道系疾患, 神經性 嘔吐, 胃神經證, 急慢性 胃炎, 十二指腸潰瘍.

③ 中下焦, 下焦에서 발현(肝熱證－小腸熱)

: 便閉, 痔疾, 産後症(瘀血腹痛), 婦人科疾患(月經痛, 月經不利 或 過多), 下肢靜脈瘤.

④ 全身性으로 神經症, 皮膚 瘙痒症, 血管의 擴張－收縮을 통한 循環系機能회복, 炎症性疾患에 대한 消炎효과, 血糖量의 유지, 脂質代謝의 개선.

■ 上方에 加 大黃(1錢)을 淸肺瀉肝湯(出典: 『四象新編』)이라 한다.

【大黃】은 『本經疏證』에 "氣가 지나치면 바로 火가 생긴다. 그리고 火는 스스로 타지 못하며 반드시 물질에 붙어서 탄다. 津, 液, 精, 唾, 便, 尿, 涕, 留飮, 宿飮, 血은 모두 불을 태우는 기름에 해당한다. 불이 치성하면 기름을 消耗하고 이 때는 반드시 기름을 늘려서 불과 균형을 맞추어야 불과 기름을 같이 회복할 수 있다. 기름은 여러 종류가 있으며 그래서 疾病도 다양하다. 【黃芩, 知母, 門冬, 地黃】은 모두 기름을 증가하여 火를 다스리는 약이다. 【黃芩】은 火가 脾肺에 붙는 症狀을, 【知母】는 肺腎胃에, 【門冬】은 火가 心肺胃에 붙은 症狀을 각기 治療한다. 그런데 이런 약으로 治療하는 疾病은 모두 불이 津, 液, 精, 唾에 붙은 상황이지만, 血에는 미치지 못한 狀態이다. 【大黃】은 불이 熾盛하여 血에까지 불이 붙은 症狀이다(火盛著血). 이는 火가 이미 全身에 붙은 것이다."라고 하였다.

手指焦黑癍瘡病이란 肝熱이 더욱 진행되어 肌肉의 損傷은 물론 血分까지 損傷된 狀態며, 消渴證이란 肝熱에 의해 肝陰不足이 나타나고 이는 肺陰과 連接치 못하여 생긴다. 夢泄病이란 臟腑가 허약하고 眞元이 오래 虛竭하여 心이 思念을 주도하지 못하고 腎이 精을 管攝하지 못하여 泄하는 것이다.

太陰人에서 이는 肝肺陰의 不足이 腎陰에까지 영향을 미쳐 腎陰不足을 유발하고 二次的으로 肺燥에 이르러 膩海가 神을 藏하지 못하여 생기는 병이다.

【大黃】은 太陰人의 表病에는 전혀 사용치 않았고, 裏病의 皂角大黃湯, 葛根承氣湯, 淸肺瀉肝湯 등에 사용되었다. 이는 脾, 胃, 心胞, 肝, 大腸의 血分의 實熱을 瀉하여 積滯를 풀어 준다. 즉 肝受熱 裏熱證의 단계로 볼 때

① 그 정도가 輕하여 肝熱이 肌肉之間에 鬱滯하여 생기는 葛根解肌湯證과,
② 肝鬱滯가 小腸, 胃의 鬱熱을 심화시켜 津液을 태우는 痰이라는 형태로 드러나는 熱多湯證과,
③ 裏證이 더욱 진행하여 肝熱이 熾盛해지고 그로 인하여 津液뿐만 아니라 血分까지 損傷되고, 大腸의 熱證으로 轉移되어 便閉證이 나타나는 淸肺瀉肝湯證으로 구분할 수 있다.

그러므로【大黃】은 裏熱證 중【葛根+黃芩】등을 사용한 輕證의 裏熱證(葛根解肌湯證)이나, 이미 保命之主가 損傷되어 陰血耗損에 이르는 病證(拱辰黑元丹)에는 사용치 않고, 肝熱氣가 치성한 狀態에서 大腸의 熱證과 津液에 이어 血分의 受熱을 瀉하기 위하여 사용된다.

3) 素 證

素裏熱證(葛根解肌湯證 참조): (表虛: 1, 肝熱: 2)

4) 現 證

肝熱證 瘟病과 加 大便燥澁證(加 大黃), 手指焦黑癍瘡病(加 藁本, 大黃), 消渴證(加 藁本, 大黃), 夢泄證(加 大黃)에 사용한다.

症狀	寒熱	汗出	大便	小便	消化力	飮水	脉
狀態	惡熱感	無汗	燥澁	黃澁	下腹滿	口燥	浮(數)脉
其他	上熱感, 後頭引痛	皮膚乾燥	痔出血		放氣惡臭	鼻乾 衄血	

5) 適應症

熱多湯證外에 肝熱證과 이로 인한 肺燥證

① 素肝熱證者의 瘟病時 大便燥澁(加 大黃)
: 流行性 傳染病

② 手指焦黑癍瘡病(加 藁本, 大黃)
: 末梢動脈硬化症(糖尿病時 增加), 閉塞性 血栓血管炎(Buerger氏病)

③ 消渴證(加 藁本, 大黃): 糖尿病(혹은 副腎機能低下症, 尿崩症)

④ 夢泄證(加 大黃): 神經衰弱症, 前立腺炎, 精囊炎

⑤ 嘔吐, 昏憒不省: 中風

3. 淸心蓮子湯

由 來　草本卷: ① 淸心山藥湯: 治, 虛勞, 夢泄, 腹痛泄瀉, 舌卷中風不語 等證.
山藥 3전, 遠志 2전, 天門冬, 麥門冬, 蓮子肉, 柏子仁, 酸棗仁, 元肉, 桔梗, 黃芩, 石菖蒲 各 1전, 甘菊 5分.
② 九味天門冬湯: 治思慮, 怔忡, 虛弱, 不眠, 遺精, 夢泄, 等證.
天門冬, 麥門冬, 山藥, 遠志, 石菖蒲, 酸棗仁, 元肉, 柏子仁, 甘菊 各 1전.

蓮子肉 2	開肺之胃氣而消食進食 … 甘平而嗇. 能交水火. 而媾心腎. 安靜上下. 君相火邪. 嗇精氣. 厚腸胃. 治脾泄久痢. 白濁夢遺. 女人崩帶. 一切血病.
▲山藥 2	壯肺而有內守之力 … 色白入肺. 味甘歸脾. 補氣不足. 淸氣虛熱. 潤皮膚. 化痰涎. 固腸胃. 止瀉痢. 肺爲腎母. 故又益腎强陰.
天門冬 1	開皮毛 … 甘苦大寒. 入手太陰氣分. 淸金降火. 益水之上源. 下通足少陰腎. 滋陰潤燥.
▲麥門冬 1	補肺和肺 … 味甘微苦微寒. 潤肺淸心. 瀉熱除煩. 化痰行水. 生津止咳嗽.
遠志 1	醒肺之眞氣 … 苦泄熱. 溫行氣. 辛散鬱. 主手少陰. 能通腎氣上達於心. 强志益智. 聰耳明目. 利九竅.
石菖蒲 1	錯綜肺氣之參伍勻調 … 辛苦而溫. 芳香而散. 宣通竅開心孔. 利九竅. 香燥而散. 陰血不足者禁之.
酸棗仁 1	安神安意 … 甘酸而潤. 生用酸平. 專補肝膽. 炒熟酸溫而香. 亦能醒脾. 助陰氣. 堅筋骨. 除煩止渴. 斂汗. 肝膽二經有實邪熱者勿用.
元肉 1	安神安意 … 甘平潤. 補脾. 補心長智. 悅胃培脾. 療健忘與怔忡. 勞傷心脾. 及血不歸脾諸證.
柏子仁 1	補腎脾 滋肝腎: 辛甘而平. 氣香能透心脾. 性潤. 滋肝腎. 益智寧神. 聰耳明目.
黃芩 1	收斂肺元 … 苦入心. 寒勝熱. 瀉中焦實火. 除脾家濕熱. 酒炒卽上行. 瀉肺火. 利胸中氣.
蘿菖子 1	宣破氣除痰消食: 辛溫長於利氣.
甘菊 0.3	甘苦微寒. 益肺腎二臟. 以制心火而. 平肝木. 木平則風息. 火降則熱除. 故能養目血.

1) 方 解

此方의 藥物 구성은 旣存의【葛根】이 多用된 裏證의 他方劑들과는 다른 양상을 띤다. 오히려 表病方劑 中에 調胃升淸湯의 藥物構成과 흡사한 面을 보인다.

우선 處方構成의 차이점을 살피면 다음과 같다.

두 處方은 藥物의 구성상 모두 12種의 藥物 중【麥門冬, 石菖蒲, 元肉, 遠志, 天門冬, 酸棗仁, 蘿葍子 (7種)】등이 공통적으로 들어가고, 여기에 調胃升淸湯은【薏苡仁, 乾栗, 麻黃, 桔梗, 五味子】가 들어 있고, 淸心湯은【蓮子肉, 山藥, 柏子仁, 黃芩, 甘菊】이 들어 있다.

調胃升淸湯이

①【元肉＋遠志＋天門冬＋酸棗仁】등에 의해 補陰을 통한 潤肺와

②【薏苡仁＋乾栗＋蘿葍子＋石菖蒲】등이 調胃에 의한 開肺의 결과로 消食進食과

③【麻黃】에 의한 去表邪와 함께【麥門冬＋桔梗＋五味子】에 의한 升肺氣에 의해 表邪에 의해 損傷된 肺陰를 升提시킨다.

즉 調胃升淸湯證이 단지 胃脘受寒의 重證에 의한 損傷으로 腎－肺陰損傷이라면 淸心湯證은 素證이 胃脘受寒인 者가 2차적으로 肝受熱에 의한 腎－肺陰損傷에 기인한다.

그러므로 表證에서 虛勞로 인하여 腎陰不足이 나타나고 이에 의한 肺燥時에는【酸棗仁, 遠志】등으로 腎陰을 보충하여 潤肺시킨다.

또 熱多湯證처럼 素證이 裏熱病證이 多한 者가 裏熱證 時에는 肝熱證이 極盛하여 肺燥를 야기하게 되고 이 때는【葛根】등을 이용하여 肝熱을 淸熱함으로써 潤肺시킨다.

그러나 淸心蓮子湯證은 素證이 表寒證이 多한 者가 裏熱證 時에는 熱證보다 燥證이 심하게 나타나므로 淸熱보다 補陰에 치중한 潤燥 방법을 택한다.

즉 瀉肝熱에 의한 潤燥가 아니라 직접 腎陰을 보강함으로써 潤燥를 이룬다.

이는 保命之主(肺小)의 損傷이 심함을 의미하므로 이를 위해【麥門冬＋山藥】이 동원된다.

【山藥】은 脾肺氣不足을 補하고, 肺爲腎母이므로 益腎强陰의 작용으로 壯肺而 內守之力한다.

즉 補肺和肺시키는【麥門冬】과 함께 오히려 흩어지려는 肺氣를 가두는 즉

壯肺而內守之力하는【山藥】이 추가되지만, 外攘之力하는【桔梗】은 肺元氣의 손실을 야기하므로 不用된다고 유추할 수 있다(그러나 原人手抄本에는【桔梗】이 있음).【五味子】역시 中上焦 이상의 實熱이 존재할 때 사용할 수 없다. 만약 사용하면 中上焦의 鬱熱을 야기한다.

그러면 保命之主의 上升을 억제하게 하는 燥의 근원은 어떻게 해결할까?

調胃升淸湯의【元肉+遠志+天門冬+酸棗仁】에서【元肉】은 補脾心,【遠志】는 通腎氣上達於心,【天門冬】은 淸金降火 益水之上元,【酸棗仁】은 專補肝膽의 작용으로 肺燥가 肝熱에 의해 야기되었으므로 燥의 근본을 보충하기 위해 직접적으로 肝-腎를 潤補하고, 간접적으로 腎氣가 上達할 수 있게 하는 등, 心 혹은 心-腎과 관련작용에 의해 升陽의 발판을 마련한다.(調胃升淸湯 참조)

그러나 此方은 여기에【柏子仁+甘菊】이 추가되었다.

【柏子仁(補脾腎 滋肝腎)】은 木이 金과 화합해야 金이 火에 화합하고 眞水의 液을 刺戟하여 血로 변화한다. 즉 肝이 肺에 합해지면 陰이 생겨서 血을 만드는 근원이 풍족해진다. 그러므로【柏子仁】은 心血을 補하는 약 중 가장 좋다고 하였다.

【甘菊】은 肺腎을 이롭게 하여 心火를 억제하고 肝木을 平하게 하는 작용을 한다.

調胃升淸湯에서는 이와 같은 바탕하에서【薏苡仁+乾栗+蘿葍子+石菖蒲】의 작용으로 調胃하지만, 淸心湯에서는【薏苡仁+乾栗】대신에【蓮子肉】을 사용하여【蓮子肉+石菖蒲+蘿葍子】에 의하여 同一한 목적을 달성하였고【黃芩】으로 肝熱로 인한 中上焦의 實熱을 제거한다.

즉【薏苡仁】은 補肺淸熱 扶脾抑肝함으로써,【乾栗】은 厚腸胃 補腎氣함으로써 開肺之胃氣而消食進食하지만,【蓮子肉】은 能交水火 媾心腎하여 君相火邪를 안정시켜 嗇精氣, 厚腸胃하는 작용으로 이 역할을 대신한다.

즉 開肺시키는 동일한 목적임에도 불구하고【薏苡仁, 乾栗】은 表寒證의 調胃劑로서,【蓮肉】은 裏熱證의 調胃劑로서 사용된다.

【薏苡仁, 乾栗】등은 모두 氣藥으로 肺燥寒證에 補肺淸熱이란 전제하에서 抑肝의 효능을 발휘하는 것이고,【蓮肉】은 水火 즉 心腎을 교류하여 土를 북돋울 뿐 아니라 土에서 水火 昇降을 순행하고 活血 和血하므로 단지 裏熱證만 있을 때에는 抑肝의 효능이 아닌 水火昇降의 작용으로 調胃 목적을 달성한다.

만약【薏苡仁】,【乾栗】등을 裏證에 사용하면 무리한 抑肝에 의한 肝火上亢을 초래하여 便閉를 야기한다.

이와 같이【蓮肉】의 水火升降에 의한 調胃,【柏子仁】의 木金和合에 의한

生血작용, 【甘菊】의 益肺腎에 의한 平肝作用에 의해 肝陽上亢을 억제함과 동시에 潤肝作用을 달성한다. (표 2－1)

그러므로 淸心蓮子湯證은 素證이 表寒證이 多한 者가 裏證 時에 肝肺燥證이 多하여 나타나는 病證(주로 血分氣化에 障碍가 되는 疾患)에 調胃＋補肝腎에 의하여 潤肝肺시켜 肝肺燥를 治療한다.

표 2－1

安神之劑	氣味	作用	東武遺稿
元肉	甘潤	補脾心	安神安意
酸棗仁	甘酸潤	補肝膽, 補心	安神安意
遠志	苦辛溫	通腎氣, 上達於心(心－腎)	醒肺之眞氣
天門冬	甘苦大寒	淸金降火, 益水之上原 (肺－腎)	開皮毛
石菖蒲	辛苦溫	通竅(開心竅 利九竅)	錯綜肺氣之參伍勻調
甘菊	苦寒, 微寒	去風熱, 補肺腎, 明目	開皮毛
柏子仁	辛甘而平	補脾腎, 滋肝腎	○

2) 素 證

表寒證의 長期化.

症狀	寒燥	汗出	大便	小便	消化力	飮水	脈
狀態	表虛(2) 肺肝腎燥(4)	無汗	滑	淸白頻數	痞滿	口燥	沈細無力

3) 現 證

素證이 表寒證이 多한 者가 裏證 時에 肝肺燥證이 多하여 나타나는 病證(주로 血分氣化에 障碍가 되는 疾患).

症狀	寒熱	汗出	大便	小便	消化力	飮水
狀態	虛熱感	無汗	燥 或滑	赤澁	痞滿	咽乾, 不慾冷飮
其他		皮膚乾燥	後重			

4) 適應證

虛勞, 夢泄, 腹痛泄瀉, 舌卷, 中風不語, 思慮, 怔忡, 虛弱, 不眠.

① 虛勞: 肝腎陰 損傷(肝腎陰虛)
: 結核, 貧血, 神經衰弱을 비롯한 消耗性 疾患과 慢性 全身衰弱症, 表寒證을 수반한 退行性 疾患, 精衰, 貧血, 神經症, 月經不順, 不姙症.

② 夢泄無度(心火上炎, 心腎不交): 自律神經失調症, 神經症.

③ 胸腹痛, 心悸, 驚悸, 怔忡
: 心悸亢進證, 心房細動, 冠狀動脈 循環不全, 甲狀腺 機能亢進證, 狹心症, 高血壓.

④ 舌卷中風: 腦血栓, 腦出血, 流行性 腦膜炎.

⑤ 食滯, 腹痛泄瀉: 神經性 消化不良, 過敏性 大腸症候群.

4. 皂角大黃湯

由 來 草本卷: 皂角黃芩大黃湯: 治疫氣, 感冒, 大便秘結
大黃 3전, 黃芩 2전, 皂角 1전.

升麻 3	輕宣 升陽解毒. 甘辛微苦. 脾胃引經藥. 亦入肺 大腸. 表散風邪. 升散火鬱. 能升陽氣於至陰之下. 引甘. 溫之藥上行.
葛根 3	解肌升陽散火: 辛甘平. 輕揚升發. 入陽明經. 開腠發汗 解肌退熱
大黃 1	通肺之痢疾 … 大瀉血分實熱. 下有形積滯. 大苦大寒. 入足太陰. 手足陽明厥陰. 血分. 其性沈而不浮. 其用走而不守.
皂角 1	宣通竅搜風. 辛溫而鹹. 有小毒. 入肺大腸. 兼入肝經. 極尖利. 搜風泄熱. 吹之導之則通上下關竅.

用之者 不可過 3－4貼 升麻 3전, 大黃, 皂角 同局 藥力 峻猛故也

1) 方 解

此方은 龔信의 所作인 二聖救苦丸(大黃 4兩, 皂角 2兩 麵糊和丸 綠豆大 50－70丸 一服卽汗 一汗卽愈 治天行瘟疫)에 기인하여 【皂角】으로 關의 竅를

열어 發表하고 【大黃】으로 모든 火를 瀉하여 그 속을 通하게 하여 瘟病時 增寒壯熱, 頭面項頰赤腫, 咽喉腫痛, 昏憒에 사용되었으나 稟賦가 壯한 者에게만 사용한다 하였다.

대개 瘟病의 치법은 먼저 素病의 狀態를 판단하고 表裏虛實를 알 수 있다 하였다(他疾患도 同一하다). 만약 太陰人 素病熱者가 瘟病時 그 瘟病은 더욱 熱證으로 나타난다. 즉 外寒에 의한 肝氣의 升發(暢發)不利로 肝鬱熱이 극성하므로 소극적 방법으로 【大黃(大瀉血分實熱)+皂角(搜風泄熱)】만으로는 鬱滯된 熱을 瀉할 수는 있으나, 보다 적극적으로 太陰人의 脆弱點인 肝氣의 升發之力을 보강하여 升散火鬱이 더욱 효과적이다. 이에 【葛根+升麻】의 주된 힘(3錢)으로 능히 陽明之汗을 發하게 하며 至陰之下에서 陽氣를 끌어올려 升散火鬱하게 한다.

此方은 葛根承氣湯의 主治와 동일하다. 그러나 處方 중 【桔梗(壯肺而外攘之力), 黃芩(收斂肺元), 白芷】가 빠지고 【葛根】이 약간 줄고(4→3錢), 특이하게도 【升麻】가 (1→3錢)으로 大用되었고, 【皂角】이 첨가되었다.

【大黃】은 足太陰, 手足陽明－厥陰에 들어가 血分實熱을 제거하고, 【皂角】은 肺, 大腸, 肝經에 들어가 通竅, 搜風, 泄熱한다.

또 他方에서도 【升麻】 1전의 효능으로 【葛根】의 효능을 보좌하는 역할로 能發 陽明之汗하였으나 本方에서는 오히려 【葛根】이 【升麻】의 보좌역할을 하여 【升麻】가 君藥역할을 한다.

즉 【升麻】는 '中惡腹痛'의 下部毒, '時氣毒癘 頭痛 寒熱 風腫 諸毒'의 中央毒, '咽痛 口瘡'의 上部毒 등 많은 毒을 모두 푼다. 위의 症狀들은 모두 內部에 熱이 수축하고 外部에 寒이 속박된 狀態로서 陽은 퍼지려 하여도 陰에 속박당한다. 이런 상황에서 木을 따라 제대로 퍼뜨리는 작용을 하여 升散火鬱에 더욱 치중하였다.

그러므로 葛根承氣湯에 비하여 【桔梗, 黃芩】 등에 의한 下焦, 中上焦의 淸熱 潤肺 작용에 중심을 두기보다는 傳染病의 일종인 瘟病으로, 急性 熱性疾患 등으로 인한 四腑의 鬱熱를 升散함으로써 肌肉의 열까지 푸는 데 중점을 두었다. 升散를 위주로 한 鬱熱의 治療는 發熱은 심하나 急性으로 津液의 損傷이 아직은 심하지 않은 狀態일 경우다. 이는 少陽人의 胃熱의 散火에 중점을 둔 凉膈散火湯 같은 개념의 處方이라 할 수 있다.

따라서 此方을 써야 할 조건은

① 素病이 肝熱證이 있는 者가 瘟病과 같은 急性 傳染病으로 인한 增寒壯熱 燥澁者.

② 裏熱證은 있으나 肺燥에까지 이르지 않은 者(虛勞에 이르지 않은 狀態로 아직 保命之主의 餘力이 있는 者)로 3-4貼 정도만 사용한다.

2) 素證(葛根解肌湯 참조)

素病熱者(得瘟病)

3) 現證 및 適應證(素病熱者의 得瘟病)

瘟病時 增寒壯熱, 頭面項頰赤腫, 咽喉腫痛, 昏憒
: 猩紅熱, 볼거리(Mumps), 디프테리아 등의 전염병으로 인한 耳下腺炎, 顎下腺炎, 腦髓膜炎, 扁桃炎, 咽喉炎 등.

5. 葛根承氣湯

由來　草本卷 葛根蘿葍子湯: 治小便不利 及淋疾用
葛根 4전, 蘿葍子 2전, 黃芩, 桔梗, 藁本, 白芷, 升麻, 大黃 各 1전.

葛根 4	解肌升陽散火: 辛甘平. 輕揚升發. 入陽明經. 開腠發汗. 解肌退熱.
黃芩 2	收斂肺元 … 苦入心. 寒勝熱. 瀉中焦實火. 除脾家濕熱. 酒炒卽上行. 瀉肺火. 利胸中氣.
大黃 1-2	通肺之痢疾 … 大瀉血分實熱. 下有形積滯. 大苦大寒. 入足太陰. 手足陽明厥陰. 血分. 其性沈而不浮. 其用走而不守.
升麻 1	輕宣 升陽解毒. 甘辛微苦. 脾胃引經藥. 亦入肺大腸. 表散風邪. 升散火鬱. 能升陽氣於至陰之下. 引甘溫之藥上行.
▲桔梗 1	壯肺而有外攘之力 … 苦辛平. 色白屬金. 入肺氣分瀉熱. 兼入手少陰心. 足陽明胃經. 宣通氣血. 瀉火散寒. 載藥上浮. 開提氣血. 表散寒邪. 淸利頭目咽喉. 開胸膈滯氣.
白芷 1	發表去風燥濕: 行大腸經. 胃經. 入肺經. 主治不離 三經. 通竅發汗. 除濕散風.

本方 加 大黃 2전 則 名曰 葛根大承氣湯
　減 大黃 1전 則 名曰 葛根小承氣湯

1) 方 解

此方은 葛根解肌湯에 비하여【葛根(3→4전), 黃芩(1.5→2전)】이 증가되고, 去【藁本】하고 加【大黃】으로 구성되었다.

또는 熱多寒少湯에 去【藁本, 蘿菖子】하고 加【大黃(1-2전)】으로 구성되었다. 이는 肝熱證의 침범범위 및 强弱에 따라 加減이 결정된다. 즉 葛根解肌湯證은 胃熱證에 이어 肌肉之間 鬱熱로 나타나고, 熱多寒少湯證은 大小腸熱證과 胃熱證으로 나타나고(氣分의 鬱滯), 葛根承氣湯은 이보다 大小腸熱證이 더욱 극성하여 津液을 태워(血分의 凝滯) 便閉에 이르게 한다.

따라서 邪熱은 내부잠복의 深淺에 따라, 환언하면 肝受熱의 輕重에 따라 葛根解肌湯 → 熱多寒少湯 → 葛根承氣湯 → 皂角大黃湯의 順으로 重하여진다.

此方의 치험예는

① 太陰人 素病이 肝熱證인 者가 瘟病時의 治療劑로 初期에 熱多寒少湯을 사용하고, 만약 大便不通에 葛根承氣湯을 사용하고, 그 후 회복용으로 다시 熱多寒少湯을 再使用한다 하였다.

② 素病이 胃脘寒證인 者가 瘟病時에 太陰調胃湯을 사용하고, 만약 大便不通에 葛根承氣湯을 사용하고, 그 후 調理劑로 太陰調胃湯을 재사용한다.

③ 또 大便不通이 아니더라도 瘟病時 增寒壯熱, 頭面項頰赤腫에 皂角大黃湯과 함께 사용하였다.

이와 같은 大便不通 및 上焦鬱熱의 原因은 오로지 肝熱이 극심하여 전혀 肝 → 肺로 升提不能하여 肺의 呼散之氣가 일어나지 않아 增寒壯熱, 頭面項頰 赤腫이 發하고, 또 腑에 영향을 미쳐 大腸의 鬱熱이 심해지고 이로 인하여 大便不通症이 생긴다(이는 少陽人 裏熱證의 地黃白虎湯證 개념과 유사하다).

그러므로 呼散之氣를 일으키기 위해【桔梗】의 外攘之力(腸胃의 鬱氣를 肺로 升提시킴)이 요구되고 이를 위한 事前 조건으로【葛根】에 의해 胃의 鬱熱을 열어 脾陰을 肺로 교류하게 하고【大黃】으로 熱에 의해 血에 凝滯된 氣를 흩어 버림으로써【升麻, 白芷】에 의한 上焦로의 氣소통이 가능(血을 治療하는 작용이 곧 升氣 의미)하게 된다(熱多湯에선 鬱滯된 氣소통을 蘿菖子가 함). 이와 같은 작용으로 肝熱로 인한 大便不通 및 上焦鬱熱을 소통시킨다.

(본초해석은 葛根解肌湯 참조)

2) 素證(葛根解肌湯 참조)

素病熱者(得瘟病)

3) 現 證

① 瘟病時의 大便不通
② 瘟病時 增寒壯熱, 頭面項頰赤腫

4) 適應證: 皂角大黃湯 참조

6. 葛根浮萍湯

由 來　草本卷: 荔枝核湯: 治禿山症, 囊腫, 玉莖水腫.
荔枝核 3전, 蘿葍子, 黃芩 各 1.5전, 柏子仁, 白芷, 杏仁, 浮萍, 大黃 各 1전.

葛根 3	解肌升陽散火: 辛甘平. 輕揚升發. 入陽明經. 開腠發汗. 解肌退熱
蘿葍子 2	宣破氣除痰消食: 辛溫長於利氣.
黃芩 2	收斂肺元 … 苦入心. 寒勝熱. 瀉中焦實火. 除脾家濕熱. 酒炒卽上行. 瀉肺火. 利胸中氣.
紫浮萍草 1	宣發汗. 祛風. 通行水: 辛寒輕浮. 入肺經發汗祛風. 利水消腫. 非大實大熱 不可輕試.
大黃 1	通肺之痼疾 … 大瀉血分實熱. 下有形積滯. 大苦大寒. 入足太陰. 手足陽明厥陰. 血分. 其性沈而不浮. 其用走而不守.
蠐螬 10	治浮腫. 裏證熱多者 宜用.

1) 方 解

일반적으로 浮腫의 原因은

① 脾－肺의 寒結로 氣가 化하여 水가 된다. 또 末肺－胃之關－本腎: 腎은 胃之關이니 關이 닫히면 利하지 못한다(『內經』).

② 腎, 膀胱熱이 盛하여 脾가 虛해지고 腎水를 억제치 못하게 된다(『入門』).

즉 浮腫의 原因은 脾－肺－腎의 升降 障碍로 나타난다고 볼 수 있다. 이런 交流障碍를 유발하게 하는 因子가 太陰人에 있어서는 表寒證, 裏熱證에 따라 다르게 나타난다.

太陰人 表證寒多者의 浮腫은 表氣 약화로 인한 上焦(胃脘)의 寒多와 中上, 中下焦의 氣鬱滯로 胃脘으로의 上升障碍로 氣가 不化하여 발생한다고 할 수 있다. 그러므로【乾栗과 蠐螬】는 中焦의 氣血鬱滯와 上焦의 寒鬱로 인한 疏通障碍로 인한 浮腫을 治療한다(乾栗蠐螬湯 참조).

그러나 裏證熱多者는 肝熱證에 의해 上, 中上, 中下焦의 陰氣(津液)를 消耗하는 동시에 鬱熱에 이르게 하고 더 나아가 腎, 膀胱의 熱證鬱滯로 肺脾肝腎 사이에 水液代謝가 宣通하지 못하고 停滯하여 浮腫에 이르게 된다.

그러므로

① 【葛根】에 의해 胃 속에서 막힌 열(鬱熱)을 올리고 열어서(提開) 脾와 肺를 교류하게 한다.【黃芩】에 의한 中焦(脾)의 實火를 제거하여 收斂肺元하고【蘿菖子】역시 辛溫하고 胃와 肺에 작용하여 長於利氣하고 破氣除痰消食한다.

따라서【葛根＋黃芩＋蘿菖子】에 의해 脾胃의 鬱滯를 解함과 동시에 肺와 교류하게 하여 損傷된 陰氣를 살린다.

② 더우기 脾, 胃, 大小腸 등의 鬱熱이 심하면 氣는 血分을 침범하여 津液을 火로 변화시키고 이 때【大黃】은 血에 응결한 氣를 흩어버리고(大瀉血分實熱) 소통시킴과 동시에 胃와 小大腸의 陽을 瀉下하여(下有形積滯) 陰을 구한다. 또【蠐螬】에 의해 中焦에 발생한 瘀血을 풀어 淸氣가 뚫고 上升토록 한다.

③ 한편 熱證鬱滯로 인한 水氣의 정체는 水火不交에 의하므로【浮萍】의 入肺經發汗 祛風 利水작용으로 水氣를 끌어서 火(陽－肺氣)와 교류하게 하여 上部를 봉양하고 下部를 소통하게 한다.

이처럼 肝熱證 浮腫을 淸裏熱, 瀉血分之熱, 淸氣上升, 水火交流, 利水 등을 통해 治療한다.

2) 素證: 肝裏熱證

3) 現證: 浮腫

4) 適應症

乾栗蠐螬湯證의 表寒證 浮腫과 유사하나 단순한 消化 障碍나 痢疾, 虛勞(腰脚無力症)에 의한 浮腫은 아닌 것으로 사료된다.

① 食後痞滿 경과 후의 浮腫
: 肝膽道, 肝硬變症의 浮腫.
② 或淋病 小便不利 경과 후의 浮腫
: 泌尿器系統의 感染症, 結石, 腎症候群.
③ 鬱血性 心不全의 浮腫, 特發性 週期性 浮腫(주로 여성호르몬 관계).

7. 拱辰黑元丹

鹿茸 4－6兩	甘鹹溫. 添精補髓. 暖腎助陽.
▲山藥 4兩	壯肺而有內守之力 … 色白入肺. 味甘歸脾. 補氣不足淸氣虛熱. 潤皮膚. 化痰涎. 固腸胃. 止瀉痢. 肺爲腎母. 故又益腎强陰.
天門冬 2兩	開皮毛 … 甘苦大寒. 入手太陰氣分. 淸金降火. 益水之上源. 下通足少陰腎. 滋陰潤燥.
蠐螬1－2兩	鹹微溫. 微寒. 有毒, 主惡血. 血瘀. 痺氣. 破折血在脅下肩滿痛. 月閉. 目中淫膚. 靑瞖白膜.
麝香 5錢	能除肺之久病 … 辛溫香竄. 開經絡. 諸竅. 透肌骨. 治卒中諸風. 諸氣. 諸血. 諸痛. 痰厥驚癎. 癥瘕. 瘴瘧. 鼻塞. 耳聾. 目翳. 陰冷.

煮烏梅肉爲膏(酸澁而溫, 脾肺血分之果, 濇腸斂肺, 止血湧痰, 消腫, 解毒生津止渴)
和丸梧子大 溫湯下 50－70丸 或 燒酒下 虛弱人 裏證多者 宜用.

1) 方 解

此方名은 陰血耗竭, 耳聾, 目暗, 脚弱, 腰痛 또는 稟賦素弱者 등에 사용된 黑丸(黑元) (當歸, 鹿茸, 烏梅肉)과 拱辰丹(鹿茸, 當歸, 山茱萸, 麝香) (以上 『得效方』)에서 유래되었다.
이 중 【當歸, 山茱萸】 등은 太陰人 處方에서 蠹(두: 좀)材로 藥力이 완전치

못하여 완전한 효력을 거두려면 拱辰黑元丹을 써야 한다 하였다.

『東醫壽世保元・臟腑論』에서 耳目鼻口之用 深遠廣大－淺近狹小에 따라 精神氣血의 生과 耗가 결정되고, 肺脾肝腎之用의 正直中和－偏倚過不及에 의해 津液膏油의 充과 爍이 결정된다.

陰血耗竭의 단계는 바로 神氣血精과 津膏油液의 耗와 爍의 단계라 할 수 있다.

太陰人 陰血耗竭의 기전은 生理的으로 表裏氣가 稟賦虛弱하거나 病理的으로 表裏病證 등의 長期化 혹은 極甚하여 결국 前後四海의 耗와 爍으로 나타나는 현상이다.

이 때에 鹿茸大補湯이나 拱辰黑元丹을 모두 사용할 수 있으나 表證寒多者인 경우에 鹿茸大補湯, 裏證(熱)多者인 경우에 拱辰黑元丹을 사용한다 하였다.

裏熱證多者의 陰血耗渴證이란 前後四海의 耗爍, 즉 四臟, 四腑의 燥證으로 나타나며, 潤燥를 통해 前後四海의 生과 充(水升火降)이 이루어진다.

潤燥의 방법 중 ① 表證寒多者의 경우는 肺의 表邪 제거－【麻黃＋杏仁】와 滋腎 －【鹿茸＋山藥＋天門冬】에 의해 肺小의 상황을 潤肺시켜 －【麥門冬＋五味子＋山藥】 呼散之氣(肺氣升陽)를 달성하였다면(鹿茸大補湯 참조),

② 裏證者의 경우 陰液枯渴의 근본을 다스리기 위하여 滋腎－【鹿茸＋山藥＋天門冬】과 陰液의 不足과 凝滯에 의한 肝氣의 上逆을 수렴시켜 津으로 변화하고－【烏梅】, 더불어 開經絡 通諸竅－【麝香】와 中焦의 瘀血를 풀어 清氣를 上升－【蠐螬】시킨다.

太陰人 表病證의 保命之主의 필요조건을 유지하는 방법은 邪氣의 극성과 그에 따른 正氣의 有餘不足에 따라 潤肺의 조건인【桔梗＋麥門冬】 ⇒ 【桔梗＋麥門冬＋五味子】 ⇒ 【桔梗＋麥門冬＋五味子＋山藥】의 순서로 구성된다. 裏病證에서는 肝熱證에 의한 潤肝의 조건인【麥門冬＋山藥】 ⇒ 【山藥】의 순서로 진행된다. 表裏病證의 그 밖의 약재는 이들의 조건이 發汗, 消痰, 利氣, 淸熱, 消食 등을 통하여 최적으로 발휘될 조건을 만든다. 稟賦虛弱證에【桔梗, 五味子, 麥門冬】이 不用인 이유는【桔梗】은 外攘之力이 강하므로 損氣할 우려가 있고,【五味子】는 裏熱證時 鬱熱을 야기하므로 대신【烏梅肉】에 의한 肝氣의 수렴으로 津을 만든다. 또 陰血耗損證에는 滋腎陰의 바탕하에 補肺 작용이 되어야 하나【麥門冬】은 순수한 補肺和肺 작용만 있으므로 이 대신에【山藥(益腎强陰)＋天門冬(淸金降火 足少陰腎의 滋陰潤燥)】 작용이 가세한다.

鹿茸大補湯의【薏苡仁, 杏仁, 麻黃】이 肺氣升提의 견인차 역할이라면 拱辰丹에서는【蠐螬, 麝香】이 潤肝의 견인차 역할을 한다고 할 수 있다.

즉 虛勞에 의한 乾血 및 痺氣는 【蠐螬＋麝香】에 의해 破血에 의해서가 아닌 化血, 導血과 開經絡 通諸竅에 의해 淸氣上升의 활로를 마련하고 【山藥＋天門冬＋鹿茸】으로 滋腎에 의한 潤肝의 기틀을 마련하여 太陰人 裏證者의 素弱을 개선한다.

즉 【山藥】은 脾肺氣不足을 補하고, 益腎强陰의 작용으로 壯肺而 內守之力한다.

【天門冬】은 肺氣分에 入하여 淸金降火하고 足少陰腎의 滋陰潤燥작용이 太陰人이란 조건을 만났을 때 그 결과가 開皮毛의 작용으로 나타난다.

【鹿茸】은 不足한 精血을 보충하고 끌어올려 주는 힘이 강력(添精補髓 暖腎助陽)하다.

【蠐螬】는 血을 만드는 근본인 中焦(脅下)에 작용하며 밑의 더러운 濁氣를 없애고 맑은 陽이 뚫고 올라오게 한다(下除穢濁 上透淸陽).

【麝香】은 肺의 오랜 병을 다스린다(能除肺之久病).

【梅實】"肝은 木에 속한다. 木이 윤택한 津을 얻으면 전신의 壅塞이 풀어지고 津이 없으면 氣가 혼란되어 逆上함을 治療한다." (肺로 逆上－上氣, 胃로 逆上－煩滿)

2) 素證 및 現證

慢性的인 裏氣虛者(肝陰不足)

① 陰血耗竭, 耳聾, 目暗, 脚弱, 腰痛 또는 稟賦素弱者

② 食後痞滿, 腰脚無力病, 夢泄病 一月內 三－四發者

3) 適應症

① 陰血耗竭(結核, 貧血, 神經衰弱을 비롯한 消耗性 疾病과 全身 衰弱症)
: 虛血性 心臟疾患, 血液疾患(各種貧血, 白血病, 紫斑病 등), 月經不通(內分泌調節 機能障碍, 副腎－甲狀腺機能障碍).

② 耳聾, 目暗
: 老人性 虛勞性 耳鳴, 老眼, 老人性 白內障, 虛血性 角膜變化.

③ 食後痞滿, 腰脚無力病, 夢泄病 一月內 三－四發者
: 神經衰弱症, 精衰 및 其他 筋骨退行性 疾患, 免疫性 低下疾患 等.

8. 瓜蔕散

瓜蔕 炒黃爲末 3－5分 溫水調下 或 乾瓜蔕 1錢 急煎蕩用.

治卒中風, 臆膈格格 有窒塞聲, 及 目瞪者 必可用, 此藥 此病此證 可用, 他病他證 必不可用. 胸腹痛 寒咳喘 尤忌用. 雖滯食物 不可用此藥而 用他藥.

面色淸白而 素有寒證 表虛者 卒中風則 當用 熊膽散, 牛黃淸心元, 石菖蒲遠志散, 不可用 瓜蔕散.

第五章 太陰人 藥物分析

太陰人 藥物은 대개 溫性, 平性을 가지며 既存 本草의 효능을 太陰人 體質病證이란 조건하에서 재구성하였다. 다시 말하면 太陰人의 脆弱點인 "肺, 胃脘의 陽氣을 呼散(通力)시키기 위해 어떤 요소로 작용을 하는가?"라는 觀點에서 本草의 효능을 설정하였다.

1. 【麥門冬】(補肺和肺)

(1) 사용 예

모든 太陰人 表病證(麻黃發表湯, 麻黃定喘湯, 寒多熱少湯, 調理肺元湯, 太陰調胃湯, 麻黃定痛湯, 調胃升淸湯, 鹿茸大補湯, 補肺元湯)에 작용의 여부에 따라 量의 大小는 있으나 모두 사용되었으며, 裏病證에서는 淸心蓮子湯이 유일하게 사용되었다.

(2) 사용조건

現證이 表寒證이거나 또는 素證이 表寒證인 경우에 사용한다. 少陰人의 【人蔘(補脾和脾)】과 少陽人의 【熟地黃(補腎和腎)】은 각각 陽煖之氣와 陰淸之氣를 升陽 혹은 降陰시키는 마지막 보루로써 사용된다. 그러므로 【人蔘】과 【熟

地黃】은 病證의 輕重次元에서 어느 정도 病證의 진행과정 후에 쓰인다.

그러나 太陰人의 病證은 呼散之氣의 不足에서 생기므로 아무리 輕症이라 할지라도 表寒證인 경우 처음부터 기본적으로 潤肺淸心, 瀉熱除煩시키는 【麥門冬】으로 補肺和肺시켰다. 그러나 裏證에서 素證이 表寒證인 淸心蓮子湯을 제외한 裏熱便閉症 등은 肝, 小腸熱證을 解하는 것이 우선이므로 不用하였다.

2. 【五味子】(健肺直肺)

(1) 사용 예

太陰人 表病에서 重證以上의 太陰調胃湯, 麻黃定痛湯, 調胃升淸湯, 鹿茸大補湯, 補肺元湯에서만 사용되고 裏病에서는 사용되지 않는다.

(2) 사용조건

胃脘의 升陽이 단순한 發表로 이루어지지 않고 健肺直肺의 조건하에서 일어나는 경우, 즉 【桔梗＋麥門冬】의 升陽의 조건하에서도 呼散之氣가 제대로 上升되지 않을 때는 이미 上焦가 燥해진 狀態이므로 補肺腎耆精氣의 작용으로 健肺直肺시켜 이를 보충한다.

3. 【山藥】(壯肺而內守之力)

(1) 사용 예

表病의 鹿茸大補湯과 補肺元湯에만 사용하고, 裏病의 淸心蓮子湯과 拱辰黑元丹에만 사용한다.

(2) 사용조건

補脾肺氣不足하고 肺爲腎母이므로 益腎强陰하는 작용으로 壯肺而 內守之力한다. 그러므로 此藥이 사용될려면 이미 保命之主인 肺의 呼散之氣가 상당히 損傷된 狀態에서 오는 病證이므로 肺 자체의 潤燥를 목적으로 하는 약재(鹿茸, 天門冬, 麥門冬, 元肉, 酸棗仁) 등과 竝用하여 사용된다.

4. 【桔梗】(壯肺而外攘之力)

(1) 사용 예

太陰人 表病中 鹿茸大補湯을 제외하고는 모든 處方에 사용되고 裏病中 清心蓮子湯과 皀角大黃湯을 제외하고는 모든 處方에 사용된다.

(2) 사용조건

輕發汗시켜 瀉火散寒載藥上浮하고 開提氣血하는 작용으로 壯肺而外攘之力으로 呼散之力을 升提시키는 작용을 하므로 陰血耗渴이 原因이 되는 表病의 鹿茸大補湯과 裏病의 拱辰黑元丹, 淸心蓮子湯(肝陰不足) 등은 제외되었다. 만일 이 때 【桔梗】을 사용하면 陰血의 耗損을 조장하게 된다. 또 裏熱證의 蒸寒壯熱 燥澁者 등의 清熱만을 목표로 하는 皀角大黃湯 등에서는 不用한다.

5. 【石菖蒲】(錯綜肺氣之參伍勻調)

(1) 사용 예

太陰人 表病의 葛根蘿葍子湯, 太陰調胃湯, 麻黃定痛湯, 調胃升淸湯과 裏病의 淸心蓮子湯에 사용되었다.

(2) 사용조건

胃脘之氣를 上升시키는 데 發表 혹은 清熱의 한계를 지나 潤燥의 조건을 동원해야 되는 경우에 肺氣의 흐트러진(錯綜) 狀態를 바로잡아야 한다. 그러나 陰血의 耗損 狀態에서는 이를 사용시 오히려 耗損을 조장할 수 있다.

6. 【黃芩】(收斂肺元)

(1) 사용 예

太陰人 表病中 麻黃發表湯, 麻黃定喘湯, 寒多熱少湯, 調理肺元湯, 葛根蘿

菖子湯에 사용되었고 裏病中 葛根解肌湯, 葛根承氣湯, 熱多寒少湯, 清肺瀉肝湯, 清心蓮子湯에 사용되었다.

(2) 사용조건

黃芩은 瀉肺火, 瀉中焦實火하므로 正氣 邪氣란 입장에서 正氣가 강력히 반발하는 實熱의 病證개념에 사용된다. 즉 表病에서는 發熱을 수반하는 輕證 등에 사용되고, 裏病에서는 燥熱證을 동반하므로 이를 사용한다.

7. 【元肉】(安神安意)

(1) 사용 예

太陰人 表病 중 麻黃定痛湯, 調胃升清湯에 사용되었고 裏病中 清心蓮子湯에 사용되었다.

(2) 사용조건

表病 또는 裏病證에서 脾心陰의 損傷(血分의 損傷)으로 上焦, 中上焦의 燥證의 악화와 동시에 傷神(意)이 나타날 때 補脾心陰시킨다. 위로 肺까지 도달못하고 밑으로 肝腎에 작용치 않으므로 發表 혹은 補肝腎劑로 사용치 않는다.

8. 【酸棗仁】(安神安意)

(1) 사용 예

表病의 調胃升清湯과 裏病의 清心蓮子湯에 사용되었다.

(2) 사용조건

安神安意의 목적은 【元肉】과 같으나 이보다 虛勞가 더욱 진행되어 肝心陰이 不足되어 생긴 燥證(虛勞로 인한 虛煩 등)에 補心, 補肝膽 목적으로 사용된다.

9. 【天門冬】(開皮毛)

(1) 사용 예

表病의 調胃升淸湯, 鹿茸大補湯과 裏病의 淸心蓮子湯, 拱辰黑元丹에 사용되었다.

(2) 사용조건

保命之主가 有餘한 狀態에서는 사용치 않고 肺燥가 막바지에 이르면 肺와 腎이 뜨거워지고 마를 때(肺腎陰의 훼손－肺萎, 骨蒸) 肺腎陰을 직간접으로 돕는 他藥材(麥門冬, 酸棗仁, 元肉)와 함께 사용하며 淸金降火, 滋陰潤燥하여 결국 開皮毛의 효과로 나타나게 한다. 이는 少陰人의 太陰證에 【乾薑】의 溫肉裏의 개념과 같다. 【乾薑】은 위로 肺에 도달하고 아래로 大腸으로 통하고 밖으로 皮膚까지 미치며 속에서 끓어오름을 가라앉힌다.

10. 【杏仁】(潤肺痰)

(1) 사용 예

表病에서 麻黃發表湯, 麻黃定喘湯, 寒多熱少湯, 鹿茸大補湯에 사용되었고, 裏病에는 不用한다.

(2) 사용조건

病證이 진행되어 調胃가 治療의 목표로 사용되는 肝脾不和의 病證 等(太陰調胃湯, 調胃升淸湯)과 肺元氣를 목표로 하는 病證 等(調理肺元湯, 補肺元湯)에는 사용치 않는다. 그러나 發表가 目的(麻黃發表湯 等)이거나 【麻黃＋杏仁】으로 疏通이 요구되는 病證(四焦間의 潤調不足－鹿茸大補湯)에는 사용한다.

11. 【遠志】(醒肺之眞氣)

(1) 사용 예

表病의 調胃升淸湯, 石菖蒲遠志散, 麥門冬遠志散, 裏病의 淸心蓮子湯에 사용되었다.

(2) 사용조건

오직 發表로 呼散之氣가 上升되는 疾病 등에는 사용치 않고 慢性化되어 太陰人의 呼散之氣의 上升이 鬱滯되어 肺(心)의 眞氣가 다소 消耗된 경우 직접 補陰할 필요는 없으나 散鬱시켜 腎으로 하여금 陰氣를 上達하게 하는 작용으로 결국 肺의 元氣를 일깨우는 작용을 한다. 그러나 津液의 消耗가 심한 鹿茸大補湯, 拱辰黑元丹 등에는 사용치 않는다.

12. 【蓮肉】(開肺之胃氣而消食進食)

(1) 사용 예

裏病의 淸心蓮子湯에만 사용되었다.

(2) 사용조건

【薏苡仁】은 表病이 寒邪의 鬱滯단계를 지나 濕을 형성시 脾를 강화하여 脾肺腎의 氣를 왕성하게 하여 濕이 체내에 머무르지 못하게 함으로써 消食進食시키는 調胃劑로 사용되나, 【蓮肉】은 평소에 表氣弱者가 裏病시에 水火不交로 인한 燥病으로 血分이 損傷될 때 水火(腎－心)를 교류하여 土를 북돋을 뿐 아니라 土에서 水火升降을 循行하여 活血 和血과 함께 消食進食시킨다.

13. 【麻黃】(解肺之表邪)

(1) 사용 예

補肺元湯을 제외한 모든 表病證에 사용되었으나 裏病證에는 전혀 사용되지 않는다.

(2) 사용조건

肺의 表邪를 除去할 목적으로 사용되므로 呼散之氣를 升提할 수 있는 조건을 만든다. 이는 少陽人의 表病에만 사용되는 【羌活】 등과 같은 용도로 營中의 寒邪를 去하여 疏通氣血하여 呼散之氣의 上升을 방해하는 鬱滯를 풀어준다. 【山藥】이 사용된 補肺元湯에 【麻黃】이 사용되지 않은 이유는 陰血耗損 단계의 病證에 【山藥】이 사용되므로, 이 때 【麻黃】을 사용하면 이를 조장할 수 있기 때문이다. 즉 【麻黃】은 表證에 있어 發表를 이겨낼 수 없는, 즉 陰氣가 이미 損傷된 경우에는 사용할 수 없다.

14. 【蘿菖子】

(1) 사용 예

表病證 중 麻黃發表湯과 鹿茸大補湯을 제외한 모든 處方에 사용되었고, 裏病證 중 熱多寒少湯과 淸肺瀉肝湯, 淸心蓮子湯에만 사용되었다.

(2) 사용조건

즉 胃脘이 受寒함으로써 혹은 肝受熱하여 肺燥의 상황에서는 단순한 發表(麻黃發表湯) 혹은 淸裏熱(葛根解肌湯, 葛根承氣湯)하여도 升提가 일어나지 않는 이유는 이미 痰이라는 內熱의 조건을 갖춘 것을 말하므로 破氣除痰消食의 목적으로 이를 사용한다. 그러므로 【蘿菖子】 不用의 경우는 단순한 發表만으로 升提가 이루어지거나 이미 陰血의 耗損으로 오는 경우이므로 痰이라는 개념의 病證도 邪氣에 대항하는 正氣의 능력이 陰血耗損의 正氣에 비하여 비교적 완강할 경우에 오는 病證으로 사료된다.

15. 【薏苡仁】(開肺之胃氣而消食進食)

(1) 사용 예

表病證 중 麻黃發表湯, 麻黃定喘湯을 제외하고 전부 사용되었고, 裏病證에는 전혀 사용치 않았다.

(2) 사용조건

呼散之氣의 輕重에 의하여 病證의 升降이 결정되므로, 脾胃濕熱의 鬱滯로 肺氣의 舒伸이 안될 때 補脾肺－通行水의 작용으로 呼散之氣의 不升을 해결한다. 즉 發表에 의한 呼散之氣의 단계를 지나 表氣가 虛薄하여 寒邪가 胃脘을 감싸고 長期化되면서 胃, 大腸에까지 영향을 주어 나타나는 病證에 사용하고, 만약 裏熱證에 사용하면 燥熱을 더욱 조장한다.

16. 【黃栗】(開肺之胃氣而消食進食)

(1) 사용 예

表病證의 寒多熱少湯, 太陰調胃湯, 麻黃定痛湯, 調胃升淸湯에 사용되었고 裏病證에는 전혀 사용되지 않았다.

(2) 사용조건

上方의 조건은 모두 【薏苡仁＋乾栗＋蘿菖子】와 同時에 사용되어 肺氣를 열어 消食進食시킨다. 다만 厚腸胃와 동시에 補腎氣한다.

17. 【大黃】(通肺之痢疾)

(1) 사용 예

表病에는 전혀 사용치 않았고 裏病의 皂角大黃湯, 葛根承氣湯, 淸肺瀉肝湯 등에 사용되었다.

(2) 사용조건

脾, 胃, 心包, 肝, 大腸의 血分의 實熱을 瀉하여 積滯를 풀어 준다.

즉 裏熱證의 단계로 볼 때

① 그 정도가 輕하여 肝熱이 肌肉之間에 鬱滯하여 생기는 病證(葛根解肌湯證)이나,

② 좀 진행되었으나 아직은 大腸의 熱證에 이르지는 않은 病證(熱多寒少湯 — 이는 胸腹의 熱證으로 氣分을 상함),

③ 또 熱證이 더욱 진행되어 大腸의 熱證으로 전이되어 便閉證으로 나타난다(이는 熱證으로 血分을 상함).

④ 더욱 진행이 되면 陰血이 耗損되는 病證으로 나타난다.

그러므로 【大黃】은 【葛根, 黃芩】 등을 사용한 輕症의 裏熱證이나 이미 保命之主가 損傷되어 陰血耗損에 이른 病證에는 사용치 않고 肝熱氣가 熾盛한 狀態에서 臟과 腑(肝, 大腸) 모두 受熱한 病證에 사용된다.

18. 【升麻】

(1) 사용 예

太陰人 表病에는 사용된 바 없으나 오직 太陰調胃湯 加【升麻, 黃芩】의 응용 예가 있으며, 裏病證에는 葛根解肌湯, 葛根承氣湯, 皀角大黃湯, 熱多寒少湯, 淸肺瀉肝湯 등에는 사용되었고, 淸心蓮子湯과 拱辰黑元丹에는 사용되지 않았다.

(2) 사용조건

手足太陰陽明의 鬱火를 表部位로 升而散之하는바(陽明의 淸氣를 끌어 上行시킨다) 裏病에 있어 陽明熱症을 수반하는 上記病證 등에는 사용되나, 그 단계가 지나 燥證으로 나타나는 淸心蓮子湯, 拱辰黑元丹 등은 이를 사용할 경우 升散의 작용으로 더욱 陰液의 耗損을 일으킬 수 있다. 朱肱 曰 "下元虛者 이를 사용하여 升之하면 더욱 虛를 조장한다."고 하였다.

19. 【白芷】

(1) 사용 예

表病에는 전혀 사용치 않았고, 裏病에 葛根解肌湯, 葛根承氣湯, 熱多寒少湯, 淸肺瀉肝湯 등에 사용되었고, 皂角大黃湯, 淸心蓮子湯, 拱辰黑元丹 등에는 사용치 않았다.

(2) 사용조건

肌肉之間 혹은 臟腑의 熱證을 發表, 去風, 燥濕의 작용으로 三經(肺, 胃, 大腸)의 風熱과 濕熱을 【葛根, 黃芩, 藁本, 升麻, 白芷】와 함께 제거한다.

그러나 燥性으로 능히 耗血, 損氣시키므로 燥病이나 더욱 진행된 陰血耗損 증후에는 사용할 수 없고 裏熱便閉證이 극심한 皂角大黃湯 등에는 사용치 않았다.

20. 【藁本】

(1) 사용 예

表病에는 전혀 사용치 않았고, 裏病에는 葛根解肌湯, 熱多寒少湯, 淸肺瀉肝湯 등에 사용되었고 葛根承氣湯, 皂角大黃湯, 淸心蓮子湯, 拱辰黑元丹 등에는 사용치 않았다.

(2) 사용조건

太陽經 風藥의 去風寒濕의 작용으로 【葛根, 黃芩, 升麻, 白芷】와 합세하여 肝熱肺燥(燥熱證)을 解하는 데 사용되나, 오로지 大腸熱證이 극심한 增寒壯熱燥澁者와 陰血耗損者에게는 사용치 않았다.

第六章 太陰人 處方의 背景處方

1. 張仲景 傷寒論中(太陰人病 經驗設方藥 四方)

麻 黃 湯	麻黃 3錢, 桂枝 2錢, 甘草 6分, 杏仁 10枚, 生薑 3片, 大棗 2枚
桂麻各半湯	麻黃 1錢 5分, 白芍藥, 桂枝, 杏仁 各 1錢 甘草 7分, 生薑 3片, 大棗 2枚
調胃承氣湯	大黃 4錢, 芒硝 2錢, 甘草 1錢
大柴胡湯	柴胡 4錢, 黃芩, 白芍藥 各 2錢 5分, 大黃 2錢, 枳實 1錢 5分 ○ 治少陽轉屬陽明 身熱 不惡寒 反惡熱 大便堅 小便赤 譫語 腹脹 潮熱

2. 唐宋明 三代醫家著述中(太陰人病 經驗行用要藥 九方)

■ 石菖蒲遠志散

石菖蒲, 遠志 爲細末 每服一錢 酒飮任下 日三 令人 耳目聰明

○ 此方 出於孫思邈『千金方書』中

■ 調中湯

大黃 1錢 5分, 黃芩, 桔梗, 葛根, 白朮, 白芍藥, 赤茯苓, 藁本, 甘草 各 1錢

○ 此方 出於朱肱『活人書』中 治夏發燥疫 口乾咽塞

♧ 今考更定 此方 當去 白朮, 芍藥, 茯苓, 甘草

■ 黑奴丸

麻黃, 大黃 各 2兩, 黃芩, 釜底煤, 芒硝, 竈突墨, 樑上塵, 小麥奴 各 1兩 右爲末 蜜丸 彈子大 每 1丸 新汲水和服 須臾振寒 汗出而解

○ 此方 出於朱肱『活人書』中

陽毒及壞傷寒 醫所不治 精魄已竭 心下尙煖 斡開其口 灌藥下咽 卽活

♧ 今考更定 此方 當去 芒硝

■ 生脈散

麥門冬 2錢, 人蔘, 五味子 各 1錢 夏月 代熟水飮之 令人 氣力湧出

○ 此方 出於李梃『醫學入門書』中

♧ 今考更定 此方 當去 人蔘

■ 樗根皮丸

樗根白皮 爲末 酒糊和丸

○ 此方 出於李梃『醫學入門書』中 治夢遺 此藥性 凉而燥 不可單服

■ 二聖救苦丸

大黃 4兩 猪牙皂角 2兩 麵糊和丸 綠豆大 50~70丸 一服卽汗 一汗卽愈

○ 此方 出於龔信『萬病回春』書中 治天行瘟疫

■ 葛根解肌湯

葛根 升麻 黃芩 桔梗 白芷 柴胡 白芍藥 羌活 石膏 各 1錢 甘草 5分

○ 此方 出於龔信『醫鑑』書中 治陽明病 目疼 鼻乾 不得臥

♧ 今考更定 此方 當去 柴胡 芍藥 羌活 石膏 甘草

■ 牛黃淸心丸

山藥 7錢, 甘草炒 5錢, 人蔘, 蒲黃炒, 神麴炒 各 2錢 5分 犀角 2錢, 大豆黃卷炒, 肉桂, 阿膠炒 各 1錢 7分, 白芍藥, 麥門冬, 黃芩, 當歸, 白朮, 防風, 朱砂水飛 各 1錢 5分, 柴胡, 桔梗, 杏仁, 白茯苓, 川芎 各 1錢 3分, 牛黃 1錢 2分, 羚羊角, 龍腦, 麝香 各 1錢, 雄黃 8分, 白蘞, 乾薑炮 各 7分, 金箔 140箔內 40箔爲衣, 大棗 20枚, 蒸取肉 硏爲膏 右爲末 棗膏入煉蜜和勻 每一兩 作 10丸 金箔爲衣 每取 1丸 溫水和下

○ 此方 出於龔信『醫鑑』書中 治 卒中風 不省人事 痰涎壅塞 精神昏憒 言語蹇澁 口眼喎斜 手足不遂 等證

♧ 今考更定 此方 當去 白朮, 人蔘, 甘草, 神麴, 肉桂, 阿膠, 白芍藥, 當歸, 川芎, 乾薑, 大棗, 淸蜜, 柴胡, 白茯苓, 雄黃, 朱砂

■ 麻黃定喘湯

麻黃 3錢, 杏仁 1錢 5分, 黃芩, 半夏, 桑白皮, 蘇子, 款冬花, 甘草 各1錢, 白果 21箇去殼 碎炒黃色

○ 歌曰 諸病 原來有藥方 惟愁齁喘 最難當 病人 遇此仙丹藥服後 方知定喘湯(齁: 코골 후)

○ 此方 出於龔信『萬病回春』書中 治哮喘神方

♧ 今考更定 此方 當去 半夏, 蘇子, 甘草

3. 新定 太陰人病 應用要藥 二十四方

■ 太陰調胃湯

薏苡仁, 乾栗 各 3錢, 蘿葍子 2錢, 五味子, 麥門冬, 石菖蒲, 桔梗, 麻黃 各 1錢

■ 葛根解肌湯

葛根 3錢, 黃芩, 藁本 各 1錢 5分, 桔梗, 升麻, 白芷, 各 1錢

■ 調胃升淸湯

薏苡仁, 乾栗 各 3錢, 蘿葍子 1錢 5分, 麻黃, 桔梗, 麥門冬, 五味子, 石菖蒲, 遠志, 天門冬, 酸棗仁, 龍眼肉 各 1錢

■ 淸心蓮子湯

蓮子肉, 山藥 各 2錢, 天門冬, 麥門冬, 遠志, 石菖蒲, 酸棗仁, 龍眼肉, 栢子仁, 黃芩, 蘿葍子 各 1錢, 甘菊花 3分

■ 麻黃定喘湯

麻黃 3錢, 杏仁 1錢 5分, 黃芩, 蘿葍子, 桑白皮, 桔梗, 麥門冬, 款冬花 各 1錢, 白果 21箇(炒黃色)

■ 麻黃定痛湯

薏苡仁 3錢, 麻黃, 蘿葍子 各 2錢, 杏仁, 石菖蒲, 桔梗, 麥門冬, 五味子, 使君子, 龍眼肉, 栢子仁 各 1錢, 乾栗 7箇

■ 熱多寒少湯

葛根 4錢, 黃芩, 藁本 各 2錢, 蘿葍子, 桔梗, 升麻, 白芷 各1 錢

■ 寒多熱少湯

薏苡仁 3錢, 蘿葍子 2錢, 麥門冬, 桔梗, 黃芩, 杏仁, 麻黃 各 1錢, 乾栗 7箇

■ 葛根承氣湯

葛根 4錢, 黃芩, 大黃 各 2錢, 升麻, 桔梗, 白芷 各 1錢

本方 加大黃 2錢則 名曰 葛根大承氣湯, 減大黃 1錢則 名曰 葛根小承氣湯

■ 調理肺元湯

麥門冬, 桔梗, 薏苡仁 各 2錢, 黃芩, 麻黃, 蘿葍子 各 1錢

■ 麻黃發表湯

桔梗 3錢, 麻黃 1錢 5分, 麥門冬, 黃芩, 杏仁 各 1錢

■ 補肺元湯

麥門冬 3錢, 桔梗 2錢, 五味子 1錢

加 山藥, 薏苡仁, 蘿菖子 各 1錢則 尤妙

■ 鹿茸大補湯

鹿茸 2, 3, 4錢, 麥門冬, 薏苡仁 各 1錢 5分, 山藥, 天門冬, 五味子, 杏仁, 麻黃 各 1錢

○ 虛弱人 表症寒證多者 宜用

■ 拱辰黑元丹

鹿茸 4, 5, 6兩, 山藥, 天門冬 各 4兩, 蠐螬 1, 2兩, 麝香 5錢

煮烏梅肉 爲膏 和丸 梧子大 溫湯下 50～70丸 或 燒酒下

○ 虛弱人 裏症多者 宜用

■ 皂角大黃湯

升麻, 葛根 各 3錢, 大黃, 皂角 各 1錢

用之者 不可過三四貼 升麻三錢 大黃皂角同局 藥力峻猛故也

■ 葛根浮萍湯

葛根 3錢, 蘿菖子, 黃芩 各 2錢, 紫背浮萍, 大黃 各 1錢, 蠐螬 10箇

○ 治浮腫 裏症 熱多者 宜用

■ 乾栗蠐螬湯

乾栗 100箇, 蠐螬 10箇

湯服 或 炙食 黃栗 蠐螬 10箇作末 別用 黃栗湯水 調下

○ 治浮腫 表症 寒多者 宜用

■ 乾栗樗根皮湯

乾栗 1兩, 樗根白皮 3, 4, 5錢

○ 治痢疾 或湯服 或丸服而 丸服者 或單用樗根白皮 5錢

■ 瓜蔕散

瓜蔕 炒黃爲末 3～5分 溫水調下

或 乾瓜蔕 1錢 急煎湯用

治卒中風 臆膈格格 有窒塞聲 及 目瞪者 必可用

○ 此藥 此病此證 可用 他病他證 必不可用

胸腹痛 寒咳喘 尤忌用 雖滯食物不可用此藥而 用他藥

※ 面色青白而素有寒證 表虛者 卒中風則 當用 熊膽散 牛黃淸心元 石菖蒲遠志散而 不可用 瓜蔕散

■ 熊膽散

熊膽 3～5分 溫水調下

■ 麝香散

麝香 3～5分

溫水調下 或溫酒調下(只擧三五分則 四分在其中)

■ 石菖蒲遠志散

遠志末 1錢, 石菖蒲末 1錢, 猪牙皂角末 3分

溫水調下 或 遠志 菖蒲末 溫水調下 皂角末 吹鼻

■ 麥門冬遠志散

麥門冬 3錢, 遠志, 石菖蒲 各 1錢, 五味子 5分

■ 牛黃淸心元

山藥 7錢, 蒲黃炒 2錢 半, 犀角 2錢, 大豆黃卷炒 1錢 7分, 麥門冬, 黃芩 各 1錢 半

桔梗, 杏仁 各 1錢 3分, 牛黃 1錢 2分, 羚羊角, 龍腦, 麝香 各 1錢, 白蘞 7分

金箔 70箔內 20箔爲衣 烏梅 20枚 蒸取肉 研爲膏

右爲末 烏梅膏 和勻每一兩 作 20丸 金箔爲衣 每取 1丸 溫水和下

4. 草本卷 太陰人藥方

■ 太陰麻黃湯: 治外感諸證, 無汗惡寒, 嘔逆或嘔吐涎沫.

麻黃三錢, 杏仁, 黃芩 各二錢.

■ 寧神承液煎: 治風寒緊觸者, 麻黃振發者疫氣後感者此方和解之.

桔梗二錢, 麥門冬, 五味子, 山藥, 遠志, 元肉, 黃芩, 杏仁 各一錢, 白果五分.

■ 九味天門冬湯: 治思慮, 怔忡, 虛弱, 不眠, 遺精, 夢泄等證.

天門冬, 麥門冬, 山藥, 遠志, 石菖蒲, 酸棗仁, 元肉, 柏子仁, 甘菊花 各一錢.

■ 淸心側柏葉湯: 治吐血. 天門冬, 側柏葉 各三錢, 蓮子肉, 生藕節, 白茅根 各一錢.

■ 解熱升陰湯: 治全身濕瘡神效.

葛根, 藁本 各四錢, 天門冬, 麥門冬, 黃芩, 蘿菔子, 升麻 各一錢半, 五味子, 杏仁, 桔梗, 白芷 各一錢.

■ 升淸解鬱湯: 治痰鬱證藥.

麥門冬, 葛根, 黃芩, 蘿菔子 各二錢, 升麻, 五味子, 麥門冬, 酸棗仁, 桔

梗, 杏仁, 麻黃, 大黃 各一錢.

■ 山藥和胃煎: 治胃氣不和, 飮食無味. 山藥, 苡米, 黃栗 各三錢.

■ 皂角黃芩大黃湯: 治逆氣, 感冒, 大便秘結. 大黃三錢, 黃芩二錢, 皂角一錢.

■ 靑礞石濃淡丸: 大黃, 黃芩, 靑礞石作丸.

■ 石菖蒲酒: 治痞滿, 沈滯, 日服一二盅或三四盅. 牛黃治中風, 熊膽解疫氣, 麝香 治 痞悶, 黃栗 治泄瀉. 太陰人浮腫有黃栗得效, 太陰人滿身瘡有大服射香而得效者.

■ 麥龍湯: 治大下血.

麥門冬, 杏仁 各二錢, 麻黃, 桔梗, 元肉, 遠志, 石菖蒲, 天冬麥冬, 黃芩, 五味子, 蘿葍子 各一錢.

■ 治淋湯: 麥門冬, 山藥, 桔梗, 五味子, 蘿葍子, 元肉, 黃芩, 苡米 各二錢, 龍骨, 柏子仁, 杏仁, 天門冬, 石菖蒲, 升麻 各一錢, 乾栗七枚.

■ 桔麥石龍湯: 治上虛, 下浮氣用.

桔梗, 麥門冬 各二錢, 苡米, 五味子, 元肉, 遠志, 杏仁, 麻黃, 石菖蒲, 蘿葍子 各二錢.

■ 葛根蘿葍子湯: 治小便不利及痢疾用.

葛根四錢, 蘿葍子二錢, 黃芩, 桔梗, 藁本, 白芷, 升麻, 大黃 各一錢.

■ 乾栗葛根湯: 治腸病, 痢疾, 頃吸.

乾栗二兩, 葛根四錢, 蘿葍子, 小白皮 各二錢, 麻黃, 杏仁, 麥門冬, 桔梗, 石菖蒲 各一錢.

■ 升陰葛根湯: 熏用. 夜則 加五味子, 便秘加大黃.

葛根三錢, 升麻二錢, 桔梗, 杏仁, 棗仁, 黃芩, 白芷, 蘿葍子 各一錢.

■ 補肺生脈湯: 此藥早服, 麥門冬, 山藥, 桔梗, 五味子, 黃芩, 苡米, 乾栗 各一錢.

■ 淸升葛根湯: 治便滑則 減藁本, 便秘則 加大黃.

葛根 三錢, 升麻 二錢, 麥門冬, 桔梗, 五味子, 天門冬, 黃芩, 白芷, 酸棗仁, 杏仁, 藁本 各一錢.

■ 葛根二黃湯: 葛根, 苡米 各一錢半, 麥門冬, 蘿葍子, 桔梗各一錢, 白芷, 麻黃, 黃芩, 升麻, 杏仁 各七分.

■ 加葛根湯: 葛根, 苡米各一錢, 麥門冬一錢半, 蘿葍子, 桔梗, 石菖蒲, 元芩, 五味子, 麻黃 各一錢. 右小便秘燥瀝: 加大黃一錢, 淋疾則去五味子, 加大黃一錢, 不枸 初用十五六貼.

■ 天門冬潤肺湯: 治目痛, 鼻乾, 憎寒壯熱, 頭痛, 腰痛燥澁者用.

天門冬, 黃芩 二錢, 麥門冬, 酸棗仁, 升麻, 葛根, 桔梗, 杏仁, 五味子, 大黃 各一錢.

■ 黃栗小白皮湯: 治痢疾, 小白皮五錢, 桔梗三錢, 爲末糊丸.

■ 淸心山藥湯: 治虛勞, 夢泄, 腹痛, 泄瀉, 舌卷不語中風等證.
山藥三錢, 遠志二錢, 天門冬, 麥門冬, 蓮子, 柏子仁, 酸棗仁, 元肉, 桔梗, 黃芩, 石菖蒲 各一錢, 甘菊五分.

■ 升麻開腦湯: 治寒厥四, 五日汗不出者.
升麻三錢, 麥門冬, 天門冬, 五味子, 酸棗仁, 黃芩, 麻黃, 桔梗, 杏仁, 葛根, 款冬花, 白芷, 大黃 各一錢.

■ 桔梗元肉湯: 治 小兒腿膝曲而無力者用十餘貼得效.
葛根, 桔梗 各二錢, 麥門冬, 黃芩, 元肉 各一錢半, 白芷, 五味子, 椿皮 各一錢.

■ 註調胃湯: 治吐血, 本方 加麥門冬 五錢, 鹿角膠, 蓮肉, 側柏葉 各一錢.

■ 荔枝核湯: 治癩疝症, 囊腫, 玉莖水腫.
荔枝核三錢, 蘿菔子, 黃芩 各一錢半, 柏子仁, 白芷, 杏仁, 浮萍, 大黃 各一錢.

D. 太陽人

1894년 甲午版에는 少陰人 外感膂病—內觸胃病, 少陽人 外感膀胱病—內觸大腸病, 太陰人 外感腦頤病—內觸胃脘病, 太陽人 外感腰脊病—內觸小腸病으로 되어 있다.

그러나 1894년 저술 이후 1900년 庚子版에 현재와 같은 제목(少陰人 腎受熱 表熱病 等과 같은 表裏寒熱 개념의 제목)으로 바뀌었으나 太陽人 以下 3論(廣濟說, 辨證論)은 增刪하지 않았다.

第一章 太陽人 病證, 處方要約

太陽人은 哀性遠散이 怒情促急하여 太陽人의 聽은 廣博於天時하나 太陽之

嗅는 不能廣博於人倫한다. 그러므로 表病의 원인은 不能廣博於人倫에 있으므로 太陽人의 血은 腰脊에서 不充足하게 되며 이는 解㑊病으로 나타난다. 太陽人의 裏病은 怒情이 근본적으로 生疎人에 대한 慮患之怒心이 있으나 만약 交遇에 대한 擇交之心이 不廣하여 黨與를 경솔히 여겨 黨與에 적응치 못하면 暴怒하게 되어 傷臟(肝, 小腸)하게 된다. 이는 小腸의 陰凉한 기운을 吸하는 작용이 부족하게 되어 상대적으로 胃脘에서 呼散하는 氣液의 陽溫之氣가 반드시 盛하게 되고 이것이 太過하면 飮食이 呼出하게 된다.

太陽人은 肺大肝少하므로 肺-胃脘의 呼散之氣는 항진되고 肝-小腸의 吸聚之氣는 상대적으로 저하되어 있다. 太陽人의 保命之主는 吸聚之氣이며 이를 유지함이 치료의 목표가 된다.

그러므로 表病治療의 목적은 초기에는 上焦의 過亢으로 생기는 鬱滯를 풀어 주고 重證에 이르러서는 補肝의 방법을 쓰고, 裏病은 上焦의 過亢을 제거하면서 肝血分의 상승을 유도한다.

또 性情의 調律이란 面에서 보면 太陽人(哀性 怒情)이 추구하는 中庸으로 가기 위한 바람직한 자세는 太陽人의 哀性(太陽次元)이 ⇒ 太陰人의 喜性(太陰次元)으로, 太陽人의 怒情(少陽次元)이 ⇒ 少陰人의 喜情(太陰次元)으로 발전하여야 한다.

1. 表病(外感腰脊病)

(1) 尺脈緩澁 謂之解㑊

尺爲陰部 肝腎主之 緩爲熱中 澁爲亡血 故 謂之解㑊 (內經)

(2) 髓傷則 消爍 胻痠 體解㑊然 不去矣 不去 謂不能行去也 (靈樞)

以上 ⇒ 五加皮壯脊湯

2. 裏病(內觸小腸病)

(1) 噎膈反胃之病은 血液俱耗 胃脘乾枯 (朱震亨)

(2) 噎은 神思間病 (張鷄峯), 神氣中一點病耳 (龔信醫監)

以上 ⇒ 獼猴藤植腸湯

第二章 太陽人 處方의 次序

太陽人 處方은 表病證에 五加皮壯脊湯과 裏病證에 獼猴藤植腸湯의 2처방만을 제시하였다. 그 이유를 東武는 "太陽人에 대한 藥의 경험이 넓지 못한 것은 太陽人의 數가 상대적으로 희소하기 때문이며 故로 方書 중에 그에 대한 證과 藥이 적을 수밖에 없었다" 하였다.

1. 表 病(解㑊證 等)

五加皮壯脊湯: 五加皮(4)+木瓜(2) … 蘆根, 櫻桃肉, 蕎麥米, 葡萄根, 松節

2. 裏 病(噎膈, 反胃 等)

獼猴藤植腸湯: 五加皮(4)+木瓜(2) … 獼猴桃(4), 櫻桃肉, 葡萄根, 蘆根, 松花, 杵頭糠

第三章 太陽人 外感腰脊病

肺大에 의한 呼散之氣의 亢進은 初期에는 惡寒, 發熱, 身體疼痛으로 나타나다가 점차 肝陰의 不足을 야기하고, 이는 表氣인 頭肩腰臀의 膩膜血精(海) 중 특히 腰脊血分의 損傷(血澁)으로 이어져 腰脊病(解㑊)을 유발한다.

1. 五加皮壯脊湯

由 來　草本卷: 乾柿湯: 太陽人 表證
乾柿, 五加皮, 蕎麥 各 3전

▲五加皮 4	宣去風濕 補壯筋骨: 辛順氣而化痰. 苦堅骨而益精. 溫去風而勝濕. 逐皮膚之瘀血. 療筋骨之拘攣
▲木瓜 2	和脾舒筋嗇斂肺: 酸濇而溫. 和脾理胃. 斂肺伐肝. 化食止渴. 氣脫能收. 氣滯能和. 調營衛. 利筋骨. 去濕熱. 消水脹. 治霍亂轉筋. 瀉痢脚氣. 腰足無力
靑松節 2	燥濕去風: 苦溫而燥. 治骨節間之風濕. 丹溪曰 能燥血中之濕. 燥性過於松脂. 血虛尤忌
葡萄根 1	葡萄: 平微酸. 主濕痺. 治淋通小便. 益氣强志. 葡萄根: 口噦 治子懸. 丹溪曰 性能下走滲泄
蘆根 1	瀉熱止嘔: 甘和胃. 寒降火. 治嘔穢反胃. 寒熱消渴. 傷寒煩熱. 止小便數 蘆中空 淸上焦濕熱解則肺之氣化行而小便復其常道矣
櫻桃肉 1	甘熱收穀痢. 調中益脾
蕎麥米 반숟갈	甘寒. 降氣寬腸. 治腸胃沈積. 泄痢帶濁. 頭瘡潰爛. 虛寒者勿用

1) 方 解

此方은 太陽人 腰脊病의 重證인 解㑊을 治療한다.

解㑊의 原因을 肝腎熱中(『內徑』), 혹은 髓傷消爍(『靈樞』)이라 하였다. 또 "腎肝氣가 약하면 濕氣로 疾病이 발한다. 濕은 陰이 過한 狀態고 陰이 과하면 陽이 風으로 변하고 陽이 過하면 陰이 正常에서 벗어나 다시 濕氣로 疾病이 생기고 陰은 陽을 가로막고 陽은 陰을 부식하여 濕熱이 된다"(『本經疏證』) 하였다.

『東醫壽世保元·臟腑論』에 의하면 表氣(耳目鼻口之氣, 頭肩腰臀之氣)에 의하여 津膏油液之海가 ⇒ 神氣血精, 膩膜血精之海로 변화하고 그것의 淸氣는 肺脾肝腎에서 吸得되어 循環하고, 그 濁滓는 ⇒ 皮筋肉骨을 형성한다.

太陽人은 肺大肝小하므로 神氣血精(膩膜血精) 중 神은 頭腦에 充足하나 상대적으로 血은 腰脊에 不充足하다.

더욱이 表病이 重證인 경우 肺大(陽氣의 過亢)에 의해 肝小, 즉 肝陰不足이 야기되어 濕氣(濕熱)를 형성하고 表氣의 損傷(後四海 中 특히 血精)으로 나타난다. 그러므로 過亢한 陽氣를 흩어 버리고 去濕을 통해 損傷된 陰氣를 도와야 한다.

太陽人 腰脊病 太重證에는 損傷된 保命之主를 위하여 少陰人의 【人蔘】, 少陽人의 【熟地黃】, 太陰人의 【麥門冬】 등과 같이 補和의 작용이 요구되며 이는 去風濕補壯筋骨하는 【五加皮】가 補肝和肝 개념 약으로 볼 수 있다.

『素問－痿論』에 "肺熱葉焦則 皮毛虛弱 急迫 著則 生痿躄"하는 것은 肺가 뜨거워지고 腎이 熱을 받아서 된 것이며 躄의 증세는 陽이 陰을 위협하는 것이다. 이처럼 【五加皮】는 지나친 陽氣를 散하고 停滯하고 막힌 陰氣를 움직인다. 또 지나친 風을 제거하여 濕을 흩어 버리고 氣를 깨끗이 만든다. 즉 邪氣를 없애서 益精한다.

한편 太陰人의 【山藥】은 脾肺氣不足을 補하고, 肺爲腎母이므로 益腎强陰의 작용으로 壯肺而內守之力한다.

즉 補肺和肺시키는 【麥門冬】과 함께 오히려 흩어지려는 肺氣를 가두는 즉 壯肺而內守之力한다.

마찬가지로 太陽人의 【五加皮】를 보좌하여 흩어지려는 肝氣를 가두는 즉 壯肝而內守之力하는 작용은 【木瓜】가 담당한다고 할 수 있다.

즉 【木瓜】는 木과 火의 陽의 작용으로 陰을 거두어서 陰의 소멸을 방지하고 (伐肝에 의해) 陰으로 陽을 조화하여 陽을 몰아낸다(斂肺에 의해). 즉 和脾理胃하고 斂肺伐肝하여 氣脫能收, 氣滯能和함으로써 調營衛하여 血을 거두어 筋骨로 보내 利筋骨한다.

이처럼 【五加皮＋木瓜】에 의하여 補肝의 기틀은 마련되었으나

이를 방해하는

① 肺氣와 胃, 腸의 陽亢之勢와

② 이로 인한 血中之濕, 筋骨之濕을 제거하여야 한다.

따라서 肺氣의 陽亢之勢는 【五加皮】를 도와 【蘆根】의 淸降肺胃濕熱(甘和胃, 寒降火, 淸上焦濕熱) 작용에 의해, 또 胃와 腸의 陽亢之勢는 간접적으로 【櫻桃肉】의 甘熱에 의해 調中益脾시키고 직접적으로 【蕎麥米(降氣寬腸)】, 【葡萄根(口噦, 下走滲泄)】에 의해 降氣시킨다. 濕의 근원은 【松節】에 의한 燥濕去風으로 骨節間之風濕(能燥血中之濕)을 제거한다.

이처럼 此方은 肺氣의 陽亢之勢에 의한 肝陰氣의 損傷을 補肝和肝, 陽亢之勢의 억제, 祛風燥濕 등을 통하여 血分의 不足을 회복한다.

2) 素 證

表寒證(肝陰不足).

3) 現 證

初期에는 大惡寒發熱 身體疼痛이 있으나 병증이 진행될수록 上體完健하고 下體가 풀려 걷지 못하나 다리에 痲痺나 浮腫이 없고 弱不弱, 壯不壯, 寒不寒, 熱不熱하다. 그러나 起居飮食如常하다.

4) 適應症

解㑊症의 外顯은 大腿神經炎, 脊髓灰白質炎 後遺症, 無血性 壞死, 骨形成不全症 등과 유사하나, 원인불명의 腦나 脊髓의 退行性變化나 萎縮 등으로 인한 관절 및 근골격계 질환으로 추정된다.

第四章 太陽人 內觸小腸病

肝의 吸聚之氣의 不足은 小腸의 陰涼之氣 不足으로 이어지고 이는 胃脘의 陽溫之氣가 필히 盛하게 되어 噎膈과 反胃로 나타난다. 小腸의 陰涼之氣 不足(低下)은 津膏油液(海) 중 油의 生成 및 代謝低下를 일으키고 胃脘의 陽溫之氣 必盛(亢進)은 津의 乾枯를 일으킨다.

1. 獼猴藤植腸湯

由 來	草本卷: 獼猴桃湯: 治 太陽人 裏病. 獼猴桃, 葡萄 各 3전, 木瓜 2전, 白芍. 生甘草 各 1전.

獼猴藤(桃) 4	性寒微酸甘. 止暴渴. 解煩熱. 下石淋. 冷脾胃. 治熱壅反胃
▲木瓜 2	和脾舒筋嗇斂肺: 酸嗇而溫. 和脾理胃. 斂肺伐肝. 化食止渴. 氣脫能收. 氣滯能和. 調營衛. 利筋骨. 去濕熱. 消水脹. 治霍亂轉筋. 瀉痢脚氣. 腰足無力
葡萄根 2	葡萄: 平微酸. 主濕痺. 治淋通小便. 益氣强志. 葡萄根: 口噦 治子懸. 丹溪曰 性能下走滲泄
蘆根 1	瀉熱止嘔: 甘和胃 寒降火. 治嘔穢反胃. 寒熱消渴. 傷寒煩熱. 止小便數. 蘆中空 淸上焦濕熱解則肺之氣化行而小便復其常道矣
櫻桃肉 1	甘熱收穀痢. 調中益脾
▲五加皮 1	宣去風濕. 補壯筋骨: 辛順氣而化痰. 苦堅骨而益精. 溫去風而勝濕. 逐皮膚之瘀血. 療筋骨之拘攣
松花 1	甘溫潤心肺. 益氣止血除風
杵頭糠 반숟갈	主噎. 食不下. 咽喉塞

1) 方 解

此方은 噎膈, 反胃에 사용한다. 噎膈은 胃脘之噎膈이오, 反胃는 胃口之噎膈이며 이 둘은 같은 證(同是一證)이다.

精神的 原因은 太陽人은 意强而操弱하므로

◦意强則 胃脘之氣上達而 呼散者 太過而越하고

◦操弱則 小腸之氣中執而 吸聚者 不支而餒하다.

그러므로 이들의 生理的 原因은 太陽人은 小腸의 吸氣液인 陰凉之氣가 不足則 呼氣液인 陽溫之氣는 반드시 盛하여 胃脘血液이 乾枯하게 되고 그뿐 아니라 中吸之氣가 이를 지탱하지 못하여 飮食이 吸入되지 않고 도리어 나가게 되어 생긴다.

呼氣液이란 前四海(津膏油液)中에 津을 뜻하고, 小腸의 陰凉之氣란 油를 지칭한다. 그러므로 裏病證이란 津과 油의 爍을 의미하며 治療는 津과 油의 充을 목표로 한다.

表病의 重證인 解㑊이 肺氣의 陽亢之勢에 의한 肝陰氣의 損傷을 補肝和肝과 肺氣의 陽亢之勢 억제와 祛風燥濕 등을 통하여 血分의 不足을 회복한다면,

裏病의 重證인 噎膈은 小腸의 吸氣液인 陰凉之氣가 不足則 呼氣液인 陽溫之氣는 반드시 盛하여 胃脘血液이 乾枯하므로 小腸의 陰氣를 보충하는 동시에 中吸之氣를 지탱하고 胃脘의 陽溫之氣를 억제하여야 한다.

어떤 體質에서나 表裏氣의 重證 以上의 損傷에 이르면 保命之主인 小한

臟器의 陰 혹은 陽氣가 損傷받게 되어 少陰人의【人蔘, 白朮】등이나 少陽人의【熟地黃, 山茱萸】등, 또는 太陰人의【麥門冬, 山藥】등이 이를 보충하기 위해 表裏證에 겸용된다.

마찬가지로 太陽人 裏證의 重證原因은 小腸 陰氣의 不足에 의한다.

이는 肝에 의해 조절(衛)되므로【五加皮＋木瓜】에 의하여 補肝의 기틀을 마련하여【櫻桃肉】(調中益脾)가 합세하여 小腸陰氣를 보충한다.

그러므로 裏證의 治法은 小腸陰氣를 어떻게 보충하는가에 달려있다. 이를 위해

① 小腸陰氣 不足으로 야기된 中吸之氣의 不足은 胃와 腸의 陽亢之勢를 억제하여 中吸之氣를 보충하여야 한다. 陽亢之勢에 의한 脾胃의 鬱熱은【獼猴藤】(冷脾胃 治熱壅反胃)이 君藥(4錢)으로 사용되고,【葡萄根】(口噦, 下走滲泄)이 가세하여 濕熱을 제거하여 噎膈과 反胃를 다스린다.

② 그러나 근본적으로 胃脘의 陽溫之氣를 억제하면서 肝陰氣를 돕는【五加皮＋木瓜＋蘆根】이 가세하여야 하고,

③【松花】(潤心肺)와【杵頭糠】(食不下, 咽喉塞)이 첨가되어 胃脘을 潤燥시킨다.

2) 素 證

小腸의 吸氣液이 부족한 상태에서 表虛證이 있는 경우.

3) 現 證

噎膈 反胃(起居飮食如常).

4) 適應症

증상만으로는 嚥下障碍를 일으키는 食道狹窄, 食道痙攣, 食道癌, 幽門狹窄, 胃癌, 心臟病(鬱血性 心不全, 쇼크 등), 神經性 障碍, 內分泌 및 代謝障碍(甲狀腺, 副甲狀腺 機能障碍) 등으로 추정되나, 신경성으로 인한 증후로 추정된다(必 遠嗔怒 斷厚味 然後 其病可愈).

第五章 太陽人 藥物分析

太陽人 藥物은 대개 寒과 凉性(혹 溫性)하고 酸하여 收하는 既存 本草의 효능을 太陽人 體質病證이란 조건하에서 재구성하였다. 다시 말하면 太陽人의 脆弱點인 "肝과 大腸의 吸聚之氣(塞力)를 적정하게 유지시키기 위해 어떤 요소로 작용을 하는가?"라는 觀點에서 本草의 효능을 설정하였다.

1. 【五加皮】

(1) 사용 예

表裏病證에 共用한다.

(2) 사용조건

지나친 陽亢之勢로 인하여 陰氣(精)가 손상시에 去風濕 補壯筋骨의 목적으로 사용되며 이는 少陰人의 人蔘, 少陽人의 熟地黃, 太陰人의 麥門冬과 같은 역할로 補肝和肝의 개념으로 사용된다.

2. 【木瓜】

(1) 사용 예

表裏病證에 共用한다.

(2) 사용조건

【五加皮】를 보좌하여 흩어지려는 肝氣를 가두는 즉 壯肝而內守之力하는 작용을 한다. 즉 【木瓜】는 木과 火의 陽의 작용으로 陰을 거두어서 陰의 소멸을 방지하고(伐肝에 의해) 陰으로 陽을 조화하여 陽을 몰아낸다(斂肺에 의해). 즉 和脾理胃하고 斂肺伐肝하여 氣脫能收, 氣滯能和함으로써 調營衛하여 血을

거두어 筋骨로 보내 利筋骨한다. 이는 少陰人의 當歸, 少陽人의 知母, 太陰人의 山藥과 같은 역할로 사료된다.

3. 【蘆根】

(1) 사용 예

表裏病證에 共用한다.

(2) 사용조건

甘寒하여 入肺－胃經(혹 肝－脾經)하고 淸降肺胃하여 陽亢之勢를 견제하여 淸熱, 生津, 除煩, 止嘔의 작용으로 胃熱, 嘔吐, 噎膈, 反胃에 사용한다. 이는 少陰人의 香附子, 少陽人의 生地黃, 太陰人의 薏苡仁과 같은 開肝之胃氣의 消食進食의 역할로 사료된다.

4. 【葡萄根】

(1) 사용 예

表裏病證에 共用한다.

(2) 사용조건

治口嚱하는 효과는 下走滲泄에 의하여 陽亢之勢를 억제함으로써 이루어진다. 이는 少陽人의 茯苓이 色白入肺瀉熱而 下通膀胱의 작용과 유사하다.

5. 【櫻桃肉】

(1) 사용 예

表裏病證에 共用한다.

(2) 사용조건

肺氣의 陽亢之勢는 【蘆根】의 淸降肺胃濕熱의 작용으로 【五加皮】를 도와 달성된다. 그러나 胃와 腸의 陽亢之勢는 간접적으로 甘熱에 의해 調中益脾시킨다. 이는 少陰人의 白芍, 少陽人의 黃柏, 太陰人의 黃芩과 같은 작용으로 收斂肝元氣의 개념이라 사료된다.

6. 【松節】

(1) 사용 예

表病證에 사용한다.

(2) 사용조건

入心－肺經하고 苦溫而燥하여 骨節間之風濕을 治하므로 少陰人의 蘇葉, 少陽人의 防風과 羌活, 太陰人의 麻黃과 같은 개념으로 解肝之表邪하는 藥으로 사료된다.

7. 【蕎麥】

(1) 사용 예

表病證에 사용한다.

(2) 사용조건

甘寒하고 降氣寬腸하고 治腸胃沈積하여 蘆根과 함께 陽亢之勢를 견제한다. 少陰人의 三稜·蓬朮, 少陽人의 滑石·猪苓, 太陰人의 鬱金과 같은 滌肝之穢氣의 역할로 사료된다.

8.【獼猴藤】

(1) 사용 예

裏病證에 사용한다.

(2) 사용조건

陽亢之勢에 의한 脾胃의 鬱熱(熱壅, 反胃)을 제거하고 小腸의 陰氣를 보충하는 동시에 中吸之氣를 지탱하여야 한다. 이는 상대적으로 太陰人의 葛根이 胃에서 脾로 들어가서 脾陰을 당겨서 肺로 보내는 역할과 대응된다.

9.【杵頭糠】

(1) 사용 예

裏病證에 用한다.

(2) 사용조건

裏病證의 太重證에서 小腸의 吸氣液인 陰凉之氣가 不足則 呼氣液인 陽溫之氣는 반드시 盛하여 胃脘血液이 乾枯하므로 食不下, 咽喉塞하게 된다. 이는 少陰人의 木香·香附子 등과 少陽人의 麥芽·生地黃, 太陰人의 薏苡仁·乾栗 등과 같은 작용으로 開肝之胃氣而消食進食시키는 개념으로 사료된다.

第六章　太陽人 處方의 背景處方

1. 本草所載 太陽人病 經驗要藥(單方十種) 及 李梴 龔信 經驗要藥(單方二種)

本草曰
五加皮: 治兩脚疼痺 骨節攣急 痿躄　小兒三歲 不能行 服此 便行走
松節: 療脚軟弱
木瓜: 止嘔逆　煮汁飮之 最佳
葡萄根: 止嘔噦　濃煎取汁 細細飮之 佳
獼猴桃: 治熱壅 反胃 取汁服之 藤汁 至滑 主胃閉吐逆 煎取汁服之 甚佳
蘆根: 治乾嘔噎 及 五噎 煩悶 蘆根 5兩 水煎 頓服 1升 不過3升 卽差
蚌蛤: 治反胃吐食
鯽魚: 治反胃
蓴: 和鯽魚 作羹食之 主反胃 食不下 止嘔
蕎麥: 實腸胃 益氣力
李梴曰 杵頭糠: 主噎 食不下 咽喉塞　細糠 1兩 白粥淸調服
龔信曰 螃蛤: 治反胃

2. 新定 太陽人病 應用設方藥 二方

■ 五加皮壯脊湯
五加皮 4錢, 木瓜, 靑松節 各 2錢, 葡萄根, 蘆根, 櫻桃肉 各 1錢, 蕎麥米 半匙
○ 此方 治表證
○ 靑松節 闕材則 以好松葉代之

■ 獼猴藤植腸湯
獼猴桃 4錢, 木瓜, 葡萄根 各 2錢, 蘆根, 櫻桃肉, 五加皮, 松花 各 1錢, 杵頭糖 半匙

○ 此方治裏證

○ 獼猴桃 闕材則 以藤代之

▷ 凡菜果之屬 清平疏淡之藥 皆爲肝藥 蛤屬 亦補肝

▷ 論曰 藥驗 不廣者 病驗 不廣故也.
太陽人數 從古稀少故 古方書中 所載證藥 亦稀少也.
今 此五加皮壯脊湯 獼猴藤植腸湯 立方草草 雖欠不博而
若使太陽人 有病者 因是二方 詳究其理而 又變通置方則 何患乎無好藥哉.

3. 草本卷 太陽人藥方

■ 乾柿湯: 治 太陽人表證. 乾柿, 五加皮, 蕎麥 各三錢.

■ 獼猴桃湯: 治 太陽人裏證.
獼猴桃, 葡萄 各三錢, 草果二錢, 白芍藥, 生甘草 各一錢.

○ 論曰 太少陰陽人中, 太陽人數原來稀少, 故其病證治法見於古方者亦稀少. 反胃症獼猴桃, 小兒脚氣之病五加皮則庫房得者也, 我稟臟自是太陽人 雖終身以經驗而終不如古人爛高經驗於太陰少陰少陽三種人病藥之熟審也. 夫藥驗不廣者病驗不廣故也, 菜果自是補肝之藥則菜果中肝藥爲多也.

四象方 加減法 및 類型에 對한 假說

(『東醫壽世保元』, 『四象新編』을 중심으로)

Ⅰ. 緖 論

四象方은 『東醫壽世保元』의 『草本卷』을 시작으로 『甲午本』을 거쳐 『辛丑本』의 처방으로 발전되었고, 以後 이들을 활용한 『四象新編』 등이 있다. 東武가 제시한 사상방의 종류는 많지 않다. 초기의 사상방은 病證-藥理가 온전치 못한 이유로 온전한 四象方의 틀을 갖추지 못하다가 『甲午本』, 『辛丑本』에 이르러 그에 합당한 방제구조를 갖추게 된다. 즉 완성된 四象方은 保命之主의 表裏-升降緩束이란 큰 틀 내에서 基本方을 제시하였지만 소수의 예를 제외하고는 病證의 다양성에 비해 처방의 종류 및 加減에 대한 언급이 부족하였다.

한편 『四象新編』의 처방도 역시 『甲午本』, 『辛丑本』에 기본을 두었지만 『辛丑本』에 더 치중하였고, 기존에 볼 수 없었던 일부 새로운 처방과 加減 등은 사상임상-응용과 方劑 구성면에서 加減의 다양성을 제시한다. 예를 들면 소음인 感冒 初期 時 喀痰이나 咽痛, 發熱이 특히 심할 때 단지 本方 천궁계지탕만 사용할 것인가? 아니면 약제의 加減과 量의 변화가 필요하지는 않을까? 이 病證에 따른 證治(後世方)의 가감법을 차용할 것인가? 아니면 四象方 加減이 별도로 존재하는가? 만약 존재한다면 加減의 규칙은 어떠한가에 관한 문제가 야기된다. 즉 병증의 상태(現證과 素證의 輕重)에 따라 방제구조 중 保命之主와 그 補助群의 어느 부위를, 어떤 약물이, 어떤 용량으로 加減이 이루어지는가를 결정하여야 한다. 이를 위해 기존 병증(素證·現證)에 따른 四象方의 구조적 틀에 대한 이해와 四象方 加減의 유형을 분석하고, 이들이 '어떤 규율성이 있는가?' 등이 논의 되어야 한다.

그러므로 본 논문에서는 病證에 따른 가감약물을 일일이 열거하기는 불가능하나, 사상병증과 약리 원칙의 범위 내에서 四象方 加減의 규칙성에 접근하고자 한다.

이와 같은 목적을 위해 本 論文은,
첫째, 四象方의 변화와 발전 과정
둘째, 四象方 加減의 부위와 방법(推論)
셋째, 素證과 現證間에 四象方의 선택 및 加減
넷째, 四象方의 加減 유형 등을 고찰하고자 한다.

Ⅱ. 本 論

1. 四象方의 변화와 발전

완성된 사상방제(『辛丑本』)의 기본구조는 表裏病證을 정상화시키기 위한 升降緩束의 필요-충분조건으로 구성되어 있다. 이는 保命之主를 정상화시키는 '최소한의 간섭'이란 말과 유사하다.

사상방 구조의 초기단계인 『草本卷』에는 일부 藥性의 혼재와 함께 表裏-升降緩束의 개념이 불완전하였고, 『甲午本』을 거쳐 『辛丑本』에 이르러 점차 일관된 약성과 처방의 규칙성이 완성되었다.

1) 藥性(溫熱凉寒)의 混在(『草本卷』)

『草本卷』에 언급된 구성약물은 기존 약물들 중 溫熱凉寒에 어긋난 약물은 일부 제거하였으나 완전치 못하였고, 表裏-약제의 구분이 미약하였다. 그 중 소음인방과 태음인방에서는 藥性(溫熱凉寒)의 혼재는 거의 없었다. 그러나 소양인방・태양인방에서 타체질 약물의 혼재가 일부 보인다.

예 : 少陽人方-腰將軍湯(산약・패모), 獨活防風湯(우슬)
太陽人方-獼猴桃湯(백작・생감초)

2) 症治方의 陰陽虛實 개념과 四象의 表裏-升降緩束 개념의 혼재(『草本卷』)

『草本卷』方은 『辛丑本』方과 비교 시 藥性의 유사성은 인정되나 아직 체질병증구조는 완전치 못하였다. 즉 八綱辨證의 시각에서는 일부 벗어났으나 온전한 表裏-升降緩束의 조건을 갖추지 못하였다.

(1) 구조적 개념(升降緩束)의 변화(예 : 소양인)

예 1 : 『草本卷』, 『甲午本』의 白虎湯類(渡海白虎湯)[1]에 加 山茱萸·覆盆子 의미는 『辛丑本』에서 이들 대신 荊芥·防風(양독백호탕) 또는 防風·獨活(지황백호탕)로 변화되었다. 『草本卷』에 山茱萸·覆盆子가 의미하는 기존 補陰의 효능적 접근을 후기에는 補陰의 효능을 荊芥·防風과 羌活·獨活이라는 大淸胸膈散風, 大補膀胱眞陰이라는 上下-升降 개념으로 파악하여 升降조절의 방법으로 접근한 것으로 사료된다.

그러므로 山茱萸·覆盆子가 의미하는 症治의 '補陰'이라는 초기의 대전제는 차용하되, 이들 약물 대신에 이를 대체할, 즉 升降緩束의 구조적 개념에 합당한 약물의 선택이 이루어졌다.

예 2 : 『草本卷』 六味地黃湯의 加減例에서 知栢地黃湯(加지모·황백)[2]은 『辛丑本』의 熟地黃苦蔘湯으로 변형 발전되었고, 加 우슬·차전자(治水腫)는 荊防地黃湯으로 변형 발전되었다고 사료된다. 이는 완성된 升降개념은 아닐지라도 이와 관련된 해당약물의 과도기적 加減 형태로 볼 수 있다.

(2) 同種一屬으로의 변화

病證의 輕重(次序)에 부당한 약물의 加減(예 : 소양인)

예 1 : 『辛丑本』 형방패독산은 『草本卷』 패독산[3]에 去 목통·감초, 加 지골피하였고, 동시에 용량의 변화가 있었다. 木通은 신정방에서 表氣가 유여한 자의 血分의 鬱滯에 사용된다. 즉 해울의 초기단계를 지나 血分鬱滯에 이르렀을 때의 降陰不利에 사용되므로(형방도적산) 상풍초증의 형방패독산에는 제거된다.

(3) 구조개념에 의한 기능성 약물조합으로의 발전

예 1 : 『草本卷』의 桔麥石龍湯[4]은 『辛丑本』의 조위승청탕으로 발전한다. 表邪의 解鬱을 위한 마황, 保命之主의 기본인 맥문동+길경+오미자, 胃와 大腸의 去寒濕을 위한 의이인+나복자, 安神의 기본인 원육+원지+(석창포) 등의 조합군에서 몇 가지 약물(去 건율·천문동·산조인

1) 사상체질과 임상편람 2권(초본권, p. 110. 갑오본, p. 168).
2) 上同書(초본권), p. 105.
3) 上同書(초본권), p. 104.
4) 上同書(초본권), p. 116.

加 행인)을 제외하고는 調胃-升淸의 구조적 능력을 거의 갖추었다. 즉 미완성이긴 하나 『草本卷』 처방에 이미 기능성 약물조합의 등장과 加減을 통한 表裏-升降緩束으로 발전하여 『甲午本』을 거쳐 『辛丑本』으로 완성되었다.

2. 四象方의 변천 및 의의

초기 『草本卷』의 사상생리, 병리관에서 발전하여 『辛丑本』에 이르러 保命之主, 素證과 現證 등의 개념 확립으로 완전한 表裏-升降緩束을 구축하였고, 그에 대응하여 처방의 구성도 변화 하였다(*Table 1* 참조).

Table 1. 四象方의 변화와 의의

<table>
<tr><th>예</th><th>『초본권』방</th><th>『신축본』방</th><th>변화</th><th>의의</th></tr>
<tr><td rowspan="4">소음인</td><td>藿香正氣散</td><td>加 백출·청피·육계·건강·익지인
⇒ 藿香正氣散</td><td>素證이 裏寒證(中上·中下焦)인 者가 表邪에 感하여 表裏俱病으로 나타남</td><td>素證에 대한 인식확립
(表<裏)</td></tr>
<tr><td>香蘇散</td><td>加 당귀·총백
⇒ 芎歸香蘇散</td><td>鬱狂初證에서 中證으로 진행되는 단계에서 血中之氣藥 강화</td><td>外感개념(四時運氣)에서 兼 內傷으로 인식발전</td></tr>
<tr><td>補中益氣湯</td><td>加 곽향·소엽
⇒ 補中益氣湯</td><td>東垣의 升散火鬱(升麻·柴胡)개념을 재도입하였으나 微寒 하므로 곽향·소엽으로 대체</td><td>補中 : 益氣란 소증개념에 安神 : 解鬱의 작용을 내포시킴</td></tr>
<tr><td>導痰湯</td><td>加 계지·백작
⇒ 桂枝半夏生薑湯</td><td>素證이 裏寒證(輕)인 者가 表邪에 感하여 表裏俱病(上焦寒濕)으로 나타남</td><td>素證에 대한 인식확립
(表>裏)</td></tr>
<tr><td rowspan="2">소양인</td><td>敗毒散</td><td>去 목통·감초,
加 지골피
⇒ 荊防敗毒散</td><td>治傷風初證에서 불안전한 四焦의 해울 조건 등이 강화</td><td>血分材(목통 : 氣化作用) 및 下焦解鬱(지골피) 사용시기에 관한 인식발전</td></tr>
<tr><td>消毒散火湯</td><td>去 현삼·지골피·황연,
加 인동·박하·지모
⇒ 凉膈散火湯</td><td>현삼·황연은 이미 胃腎陰氣의 손상이 심해진 상태의 虛熱에 사용되며, 散火, 淸胃熱을 보완하기 위해 인동·박하·지모를 사용</td><td>上·中·下消 間에 散火, 淸熱, 解鬱, 補陰 등 淸陽上升의 시기 및 輕重 등이 보완</td></tr>
<tr><td rowspan="2">태음인</td><td>太陰麻黃湯</td><td>加 길경·맥문동,
半減 마황·행인·황금
⇒ 麻黃發表湯</td><td>마황·황금·행인에 의한 肌肉을 열고 흉부열을 제거하는 升提의 조건은 마련되었으나, 肺小의 약점을 보강</td><td>맥문동+길경의 보명지주의 보완과 함께 해울제의 量 조절(半減)</td></tr>
<tr><td>桔麥石龍湯</td><td>加 건율·천문동·산조인,
去 행인
⇒ 調胃升淸湯</td><td>맥문동·길경·오미자 / 의이인·나복자 / 원육·원지·석창포의 구비 조건이 나타남.</td><td>素證이 寒濕상태의 肺燥상태에서 調胃와 升淸의 개념이 구비되기 시작</td></tr>
<tr><td rowspan="2">태양인</td><td>乾柹湯</td><td>加 모과·송절·포도근·노근·앵도육
去 건시
⇒ 五加皮壯脊湯</td><td>오가피·건시로 肺氣, 교맥으로 胃·腸의 陽亢之勢 억제에서 肺胃濕熱(노근·포도근) 및 肝小의 약점(모과·송절)을 보강</td><td rowspan="2">초보적 升降緩束 차원에서 발전하여 重證 이상에서 素證을 감안한 潤燥(폐·간)의 모과(오가피의 보조), 胃脘의 윤조. 胃腸間 약물 지원</td></tr>
<tr><td>獼猴桃湯</td><td>加 노근·앵도·오가피·송화·저두강,
去 백작·생감초
⇒ 獼猴藤植腸湯</td><td>小腸陰氣 부족으로 인한 胃·腸의 陽亢之勢 억제(미후등, 포도근)와 補肝陰(모과·백작·생감초)하였으나, 胃脘과 肝陰氣의 약점(오가피·모과·노근)을 보강</td></tr>
</table>

예 : 곽향정기산의 변천

① 證治方 : 곽향・소엽・백지・대복피・복령・후박・백출・진피・반하・길경・감초・생강・대조 ⇒ 不分表裏症(傷寒陰症 與身痛)

②『草本卷』: 증치방 去 백지・복령・길경(사상약물개념 도입)[5] / 백출 換 창출 - 治 外感通用(표리증개념 도입)

③『甲午本』:『초본권』방 加 육계・목향・익모초(素證의 초기개념 도입 - 溫裏)/창출 換 백출[6]

④『辛丑本』:『갑오본』방 去 목향・익모초, 加 건강・익지인・청피・창출(升降의 방편으로 해울개념 도입) ⇒『草本卷』의 곽정산이『辛丑本』의 곽정산으로 변화 시 건강・육계・청피・익지인 등이 추가된 이유 - 素證이 裏寒證者(만성적)가 傷表氣하였을 때 大腸怕寒(건강・육계)과 中下焦-下焦의 해울(익지인・청피・대복피)을 추가하여 溫胃升陽

즉『草本卷』처방의 主 문제점은, 첫째 素證이 있는 상태에서 現證 발현 시 素證에 대한 인식부족(표리개념 부족 : 溫胃材 추가), 둘째 升降緩束의 대응 약물(解鬱材)의 가감문제 등인데,『辛丑本』에 이르러서야 이들이 개선 발전되었다.

3.『四象新編』의 활용

四象方의 활용이란 면에서『四象新編』(이하『新編』)은 많은 증례를 남겼으나 다음과 같은 의문이 있다.『方藥合編』에 의거한 편집체계와 처음 등장하는 처방은 모두 東武作인가? 혹은 모두 後人의 창작인가? 아니면 처방은 東武作이고 편집은 後人作인가? 이처럼『新編』의 저자는 누구인가에 대한 의문에 명확한 답을 단정하기는 어렵다.

『新編』은 크게 內篇과 外篇으로 구분되는데, 外篇의 구성체제는 用藥彙分에『方藥合編』의 症治的 편제(上中下統)를 차용하여 이를 四象方과 연계하였다.

『新編』에 수록된 처방은 東武의『草本卷』方+『甲午本』方+『辛丑本』方+연대미상, 출처불명의 처방(「新方」[7]으로 命名함)+「경험방」 등이 작성연대와 상관없이 수록되어 있다.

---

5) 上同書(『초본권』), p. 112.
6) 上同書(『갑오본』), p. 146.
7)「경험방」에 수록되지 않은 출처, 연대, 작가미상의 처방들(천금문무탕・만금문무탕・이문오미탕 등)을 임의로 지칭하였다.

論者는 後人이 東武가 남긴 여러 편린들을 모아 임상적 편이상 『방약합편』의 형식을 빌려 편집한 것으로 추측한다. 그 이유는 症治의 모순을 지적한 四象의 表裏-升降緩束의 病證을 그가 다시 症治病證에 回歸하여 설명한다는 것은 前後가 모순되기 때문이다[8].

그러나 著者가 불명확한 상태라 하여도 四象的 병증사고로 症治的 체계를 최대한 수용한 입장에서 『新編』의 用藥彙分은 일부 임상적 유의성이 있으나, 개인의 素證 등을 무시한 症治別 四象方과의 연계는 분명한 한계가 있다.

그럼에도 『新編』 內 처방이 東武作과 有關하거나, 또는 임상적 유의성이 있음을 나타내는 근거는 다음과 같다.

1) 『新編』처방과 東武作과의 유관성

① 『辛丑本』의 임상 가감례(처방명 不在함)가 『新編』에서 새로운 처방명으로 命名되었다.

예 1 : 無汗寒熱 태음조위탕 加 승마・황금 ⇒ 名 升芩調胃湯[9]

예 2 : 泄瀉 태음조위탕 加 저근백피 ⇒ 名 固氣調胃湯[10]

예 3 : 便秘 열다한소탕 加 대황 ⇒ 名 淸肺瀉肝湯

예 4 : 衄血症 보폐원탕 加 산약・의이인・나복자 ⇒ 名 山藥補肺元湯[11]

② 『甲午本』方의 일부방제는 처방명-내용만 존재하였으나, 『新編』에는 이에 대한 加減내용과 主治證이 함께 수록되어 있다. 그러나 『辛丑本』에는 일부 수록되지 않다(소음인의 승양팔물탕・황기소엽탕・회향대보탕・강출파적탕 등).

예 1 : 『甲午本』의 승양팔물탕은 처방명과 내용만 기록되어 있으나, 『辛丑本』에 기록되지 않으며, 『新編』에 처방내용인 팔물군자탕 倍加인삼 以肉桂易陳皮 名 승양팔물탕[12]으로 기록되어 있다.

③ 이는 『甲午本』의 일부방제가 『辛丑本』方으로 발전되었고, 『新編』에는 발전 확정된 처방인 『辛丑本』方과 초기의 처방인 『草本卷』方, 『甲午本』方이 함께 수록되어 있다.

한편 『新編』의 「경험방」에 수록된 초기 일부처방은 『辛丑本』方으로 발전되었

---

8) 논의가 필요하다고 생각됨.
9) 國譯韓醫學大系 東醫四象新編, 해동의학사, p. 190.
10) 上同書, p. 189.
11) 上同書, p. 199.
12) 上同書, p. 242.

기에 『방약합편』식 증치편(用藥彙分)에 수록되지 않고, 발전 확정된 『辛丑本』方이 대신 기재되었다. 이는 『新編』方의 배치와 「用藥彙分」식 구분이 면밀하게 이루어졌음을 의미한다.

健脾壯胃湯은→팔물군자탕으로, 補益固氣湯(加 육계 · 건강 · 부자)[13]은→승양익기부자탕으로, 薑出破積湯은→십이미관중탕으로 발전되었다.

2) 『新編』方의 意義

(1) 『新編』方과 「用藥彙分」의 처방구성

四象方은 『草本卷』, 『甲午本』을 거쳐 『辛丑本』에 이르러 완성되었다.

① 『新編』方은 그 以後의 것으로 그 구성은 : 「宋元明醫方」+『草本卷』+『甲午本』+『辛丑本』+연대 작자 미상의 처방(편의상 「新方」으로 稱함)+「경험방」[14] 등으로 구성되어 있다.

② 『新編』 내 「用藥彙分」의 四象方 구성은 : 『草本卷』 전부와 『甲午本』方 일부, 그리고 『新編』 내의 「경험방」은 제외되었다. 즉 『방약합편』식 편제(用藥彙分)에는 일부 宋元明醫方, 『辛丑本』方과 그의 일부 가감방, 『甲午本』方 일부, 그리고 「新方」으로 구성 되어 있다.

(2) 『新編』 내 「新方」(연대 작자 미상의 처방류)의 약물구성

「新方」의 연대 및 작자는 불확실하다. 그 방제구성은 『辛丑本』方의 表裏方劑의 정형적 틀에서 벗어나 있다. 예를 들면 태음인 천금문무탕에서 表病藥인 오미자 등이 裏病藥인 갈근 · 고본 · 승마 · 백지 등과 함께 사용되었다. 이는 「경험방」 내의 『甲午本』方(승마개뇌탕 등)과 「경험방」 내의 일부 방제(마황금수탕 · 맥문동탕 등)들도 유사하다.

(3) 「新方」의 유효성

『新編』의 「경험방」 등은 대다수『辛丑本』方으로 발전 변천되었기에 임상적 활용성은 떨어진다. 그러므로 변천된 처방 등은 『辛丑本』을 기준으로 활용함이 마땅하다(예 : 『新編』의 「경험방」인 健脾壯胃湯은 → 『辛丑本』의 팔물군자탕을 활용).

한편 『新編』의 「新方」인 천금문무탕 · 만금문무탕 · 이문오미탕 加 등은 방제

---

13) 上同書, p. 281.

14) 「경험방」의 대다수는 『갑오본』방, 또는 그와 유사방으로 구성되어 있다, 그러나 일부는 『신축본』과 유사한 처방, 또는 증치방도 보인다(소음인 소자도담탕).

구성상 『辛丑本』과 거리가 있음에도 불구하고[15], 『新編』은 『방약합편』 편제(用藥彙分)에 『草本卷』方, 『甲午本』方은 제외시켰음에도 이들 「新方」을 『辛丑本』과 함께 귀속시켰다. 이는『新編』의 저자가 東武이거나, 혹 後人이라 할지라도 『新編』의 면밀한 편재를 인정한다면, 「新方」은 임상적 활용 가능성과 동시에 四象方劑의 정형적 틀에서 구조적 변형 가능성을 생각하게 한다[16].

4. 證治方과 四象方의 加減차이

證治方의 구성은 藥性(온열양한)의 구분 없이 八綱辨證에 의거하고, 四象方의 구성은 동일한 藥性의 조합에 의해 表裏-升降緩束의 能不에 의거한다.

四象醫學에서 素證을 동반한 내외적 病因은 現證의 다양성으로 나타나고, 四象方은 이를 전제로 구성되어졌다(行用方, 新定應用方). 즉 이미 형성된 방제의 구성은 素證을 전제한 表裏病證의 次序에 따라 加減이 이루어진 결과이므로 일정한 규칙성이 있다. 따라서 素證을 전제한 환자의 現證이 어느 계열의 병증에 속하는가에 따라 그에 합당한 처방을 선택한다. 즉 기존 證治方에서 약물의 역할이 八綱辨症 등을 기준으로 '症에 부합되는 효능'에 초점을 맞추었다면, 四象方의 약물가감은 前後-上下-表裏의 '保命之主의 升降緩束을 달성'을 위한 약제가 사용된다. 따라서 약물의 용도를 기존 證治개념의 '개별약물 효능의 발휘'란 측면보다 '체질병증의 구조개선'이란 측면이 강하다. 그러므로 처방의 구성 및 加減에서도 證治方이 '개별약물의 효능의 合'이 강조되었다면, 四象方은 '복합약물간의 상호-구조적 보완'을 강조한다. 즉 약물이 가진 고유의 개별적 효능과 동시에 表裏-升降緩束이란 구조적 개선을 위한 수단으로 사용하였다.

1) 證治方劑의 加減

證治方에서는 체질과 무관한 現症에 따른 특정약물의 증감이 일반적이다. 즉 四氣와 五味작용의 총체적 合力을 補氣藥·補血藥·利氣藥·活血藥·化濕藥·

---

15) 『辛丑本』의 소음인 울광말증(팔물군자탕에 加 백하오·육계-裏證藥), 소음증(궁귀총소이중탕), 소양인 망음증 가감례(형방지황탕에 去 산수유, 加 석고) 등에서 중-말증 이상에 이르면 表-裏證 약물이 혼합됨을 보인다. 그러나 태음인방에서는 용례가 없으나(表證方에 갈근 등, 裏證方에 맥문동·오미자 등), 『新編』의 이들은 裏證方(열다탕, 청폐사간탕材)과 表證方(맥문동·오미자 등)의 혼합례를 보인다. 後述될 5-1) 素證과 現證의 대응-(2) ①, (3) ① 참조.

16) 「경험방」 내에 증치방이 기재된 것으로 보아 後人의 作임을 추론케 하고, 「新方」이 「경험방」 내에 포함되지 않음은 東武와의 상관성을 추론할 수 있다. 또 「용약휘분」 내에 「경험방」이 수록되지 않음은 「용약휘분」과 東武와의 상관성을 추론케 한다.

淸熱藥・瀉下藥・發表藥 등으로 분류하여, 환자의 現症에 따라 이를 주로 '효능의 관점'에서 加減 사용되었다. 그러나 효능만을 강조하고 환자의 고유한 대사기능의 차별성을 무시한 약물의 물리적 조합은 개체에 따라 相異하게 반응이 예상되는 대사기능의 차이를 도외시한 일면이 있다. 즉 이는 체질이란 전제를 두지 않은 상태의 방제구성이라 할 수 있다.

예) 感氣에 血虛症이 있을시 加 당귀・백작・숙지황 등의 補血劑를 사용하고, 便秘가 있으면 通氣(氣鬱滯性 : 빈랑・지각 등), 潤燥(虛症, 老人性 : 마자인・욱이인 등) 또는 攻下之劑(實症性 : 대황・망초 등)를 加한다.

이처럼 素證의 개념이 일부 있기는 하지만 체질병증에 대한 개념결여로 症에 따른 '특정약물의 효능'이 加減의 主가 되어, 기존처방 및 加減약물간의 '구조적-기능적 조합'(四象 : 表裏-升降緩束)의 연계성이 미약한 상태라 할 수 있다.

2) 四象方劑의 加減

病證의 다양성이란 측면에서 『東醫壽世保元』에 제시된 四象方의 운용 및 사상약제의 수는 제한적이다. 예를 들면 『辛丑本』소음인 신정방 24방은 대체적 병증의 기본 모델에 불과하다는 것이 論者의 생각이다. 四象方의 기본구성은 病證의 次序에 의해 升降緩束을 이루기 위한 각 작용에 따른 약물의 선택, 분량의 변화, 기능성 조합의 다양성, 그리고 證의 변화에 따른 타약물의 加減 등으로 기본 골격이 이루어진다. 가감방제의 다양성을 위해 이 같은 기존 定型的 方劑 정신을 모델로 하되 다양한 병증에 대응할 새로운 방제 구성 및 가감약물의 분석이 필요하다.

(1) 四象方劑 加減 접근

사상방제의 구성은 四體質間 保命之主에 대한 직접적 작용과 간접적 작용으로 구분된다[17]. 병증에 따라 加減 時 어느 것에 더 치중할 것인가를 결정한다. 예를 들면 해당병증에 따라 保命之主에 직접 작용 요소인 補-和, 健-直, 壯-內外守, 固-立 등의 어느 작용을 加減할 것인가를 결정하고, 동시에 간접 작용 요소인 表裏-四焦의 消導, 消痰, 發散, 祛風 등의 기능 중 어느 焦에 어느 작용을 강조할 것인가를 결정한다.

---

17) 이 같은 사상방제의 분석방법은 本 論者의 『한국한의학연구소논문집』(제1권 제1호, 1995)과 『사상체질의학회지』(제7권 제2호, 1995)에 처음 시도되었고, 본인의 『四象醫學의 原理와 方劑』(집문당, 2003, p. 201)에 수록되어 있다.

① 四象方의 약물과 구조

ⓐ 사상방의 加減약물 역시 철저한 溫熱凉寒-四氣의 선택에서 출발한다.

ⓑ 사상약물은 表病藥・裏病藥을 구분하여 사용하나, 대체로 표리병증의 重證 이상에서 서로 혼용하여 사용하기도 한다.

ⓒ 체질병증의 구조적 개선을 위한 약물(가감)의 선택과 관하여 四象方의 형태는 병증의 次序에 따라 구조적 상호 연계성이 있으며[18], 병증의 변화시 加減이 요구될 때도, 가감약물의 효능과 함께 처방의 전체적 구도는 병증에 적응하도록 구조적 변환이 이루어진다.

예 1 : 천궁계지탕증-감초+천궁(보명지주)/계지+백작(解表-해울)/창출+진피(偏小之臟의 취약점개선)+(加減症狀群)

예 2 : 궁귀향소산증-감초+천궁+당귀(보명지주)/향부자+소엽+총백(血分-해울), 창출+진피(偏小之臟의 취약점 개선)+(加減症狀群)

즉 保命之主를 이루는 구성약물과 解鬱의 구성약물이 단계별 구조적 연계성이 있다. 환언하면 병증의 변화에 따라 기존 처방 중 변화해야 할 부분(外鬱에서 ⇒ 內鬱, 保命之主)과, 아직은 수행 가능한 일정 부분(불변부분 ; 창출+진피+감초), 또는 구조의 변화 없이 증상 추가에 해당약물을 加하는 경우(喀痰-蘇子) 등을 고려하여 새로운 처방이 만들어진다. 이는 천궁계지탕증이 가진 主症(울광초증)의 한계를 지정하는 것뿐만 아니라 加減 症例의 한계를 의미하기도 한다. 그러므로 上方의 加減에 사용될 약물의 종류도 제한적일 수밖에 없다.

② 어느 부위를, 어떤 용량으로 가감할 것인가?

사상방 구성은 기능적으로 保命之主를 이루는 약물의 집합과, 이를 보조하는 補助勢力으로 二分되며, 보조세력은 다시 四焦間의 解鬱(解表, 順氣, 消導, 去痰, 逐寒 등) 약물로 구분할 수 있다. 그러므로 우선 加減에 있어 기존 처방구성의 구조적 변화인가?, 또는 단순히 새로운 약물의 加함인가를 정한다. 이후 表裏-升降緩束의 목적을 위해 '保命之主'를, 또는 '補助群'을, 아니면 모두(保命之主群과 補助群)을 전체, 혹 부분적으로 增-減-去할 것인가를 결정하여야 한다.

예 1 : 소음인 鬱狂初證에서 末證으로 진행될수록 解鬱(A 그룹)의 약물은 단순한 解表에서 理氣藥으로, 燥濕에서 溫補의 단계로 변화한다. 또 保命之主(B 그룹)의 약물은 活血에서 補氣, 補血의 단계로 변화한다. C 그룹은 기존 병증 외에 추가된 증상에 따라 가해진다. 그러므로 加減

18) 上同書.

Table 2. 四象方의 加減部位(예-少陰人)

病證	處方	表裏의 解鬱-順氣 (四焦之間-A)				保命之主(B)				加減-기존 효능의 강화 또는 추가증	加減方
		상초-解表	중·상초-調氣, 健脾	중·하초-破氣 補肝	하초-逐寒, 利水	活血	補血, 活血	補氣, 補血, 活血	補氣, 補血, 活血, 燥濕		
重點-加減부위		A-1	A-2	A-3	A-4	B-1	B-2	B-3	B-4	C	
울광증(초)	川芎桂枝湯 (表-상초)	계지+백작				천궁·감초					
		(辛溫解表藥 中) 加소엽				(活血藥 中)					
	芎歸香蘇散 (表-상초, 중상초)	향부자+소엽+총백				당귀·천궁·감초					
		(調氣藥 中)				(補血, 活血藥 中)				민어포	秘傳香蘇散
울광증(중)	香附子八物湯 (表-중상초)	향부자+백작				당귀·천궁·백출·감초					
		(調氣解鬱藥 中) 加 건강, 減 백작				(補氣, 燥濕, 補血, 活血藥 中) 加 육계, 減 당귀					香附十全湯
	八物君子湯 (表-중상초 以下)	(인삼)황기+백작				인삼·당귀·천궁·백출·감초					
		(補氣-瀉火藥 中) 加 백하오				(補血, 活血藥 中) 加 육계					十全大補湯
태음증(초)	桂枝半夏生薑湯 (裏-중상초 以上)	계지+백작, 반하+생강				백출·감초					
		(辛溫解表藥, 溫化寒痰藥 中) 加 지각·청피·오약·남성				(補氣, 燥濕藥 中)					祛風散
태음증(중)	香砂養胃湯 (裏-중상, 중하초)	향부자+백작, 반하·산사·사인·백두구				인삼·백출, 감초					
		(調氣藥, 溫化寒痰藥 中) 加 곽향				(補氣, 燥濕藥 中)				곽향	(下利淸水)
	赤白何烏寬中湯 (裏-중하초 以下)	향부자·청피·익지인·건강·양강				(或 당귀, 或 인삼)					
		(補肝腎, 調氣藥, 破氣, 逐寒藥 中) 加 후박·지실·목향·대복피				(補血, 補氣藥 中)					十二味寬中湯

의 변화에서 병증에 따라 *A(1·2·3·4)*, *B(1·2·3·4)*, C 그룹 가운데 해당하는 기존 약물의 용량 변화나, 또는 그에 해당하는 새로운 약물의 선택과 조합(A·B·C·A-B·A-C·B-C 등)[19]이 이루어진다

19) 上同書 : 四象藥物의 四焦配屬, *p. 174* 참조.
기존 본초의 효능을 四焦之間의 표리-승강완속이란 시각으로 재배치한다고 가정하면, 四焦間 해울제(A)의 작용범위는 表-裏 各 *10*개 분획으로 가정된다. 이를 위한 전제조건은, 즉 '기존 본초의 효능'을 '사상 본초의 升降'이라는 입장에서 재해석해야 한다. 이와 같은 가정하에 이들 主작용 범위는(소음인 약제) *A1*(계지), *A2*(백출·사인·양강) *A3*(청피), *A4*(파고지·회향), *A1*·*A2*(인삼·황기), *A2*·*A3*(향부자·백작·당귀), *A3*·*A4*(육계·백하오), *A1*·*A2*·*A3*(소엽·총백), *A2*·*A3*·*A4*(오수유), *A1*·*A2*·*A3*·*A4*(건강·부자) 등에 작용하여 승강완속을 달성한다. 반면 保命之主의 조합은 실제 응용상 *3*개로 조합된다(*B1+B2*), (*B1+B2+B3*), (*B1+*

(*Table 2* 참조).

예 2 : 소음인 팔물군자탕 - 加 인삼 1냥 ; 독삼팔물탕(保命之主의 일부 강화) - 以 백하오 易 인삼 ; 백하오군자탕(保命之主 일부 감약, 보조세력 일부 강화)

③ 加減 時 구조적 변화

구조적 변화에 영향을 미치는 證의 변화 시(素證과 現證의 表裏證 변화) 原方의 변화와 가감이 이루어지고, 구조적 변화가 아닌 단순한 證의 변화(素證과 現證이 동일)는 原方에 해당 症의 약물을 加減한다(*Table 3* 참조).

예 : 구조적 變化 - 태음인 大便不通, 熱多譫語에 태음조위탕 去 의이인・건율 加 건갈・대황・고본[20]

예 : 구조적 未變化 - 태음인 咳嗽에 태음조위탕 加 마황 3전(마황조위탕)[21]

(2) 四象方 加減약물의 발굴 및 응용

① 『辛丑本』方의 구성은 다양한 병증(보조세력의 변화)을 모두 포괄하기에 부족하므로 이에 대응하는 언급이 안 된 약물들을 선택하여야 한다. 그러나 表裏-升降緩束이란 큰 테두리하에 병증을 관리하는 시각에서 방제구성이 성립되었으므로 證治方의 加減과 같은 通治的인 가감법은 사용되지 않는다(예 : 喀痰-加 길경・지각, 肺熱甚-황금・지모). 즉 병증에 따라 前述한 '保命之主', 또는 '補助群'에 합당한 새로운 藥物群의 발굴과 선택이 필요하다.

② 그러나 이미 입증된 유효성분의 약제로 前述한 '가감약물의 선택' 조건에 합당한 약물들은 병증에 따라 보명지주 또는 보조세력의 강화를 위하거나, 대체적 효능으로 사용할 수 있다고 사료된다.

예 1 : 盜汗甚 - 加 소음인의 황기, 加 태음인의 천문동・오미자, 加 소양인의 지모

소음인 腰虛冷-加 두충, 소양인 精虛-加 구판, 태음인 腰虛冷-加 속단

예 2 : 소음인의 中下焦에서 上焦까지 升陽목적을 위해 사용하는 계지・소엽・

B2+B3+B4). 이들 *A*(표-리)-*B* 두 그룹 간의 조합이 처방과 가감의 구조를 결정한다고 생각된다. 기타 이에 해당되지 않은 약물들에 대한 '四焦間의 효능'이 연구되어야 할 것으로 사료된다.

20) 上同書, *p.* 188.

21) 上同書, *p.* 189.

총백・백작 등뿐만 아니라 처방에 언급되지 않은 약제들(소음인의 소목・단삼・지실・세신 등)을 응용하여 병증의 변화에 따라 增減去

③ 사상약물의 응용에 관하여 「東武유고」[22]에 언급된 사상약물의 효능은 發表藥・泄瀉藥・清熱藥・下藥・痢疾藥・卒中風藥・眼病藥・四臟之痰藥 등으로[23] 분류되었다. 예로 소양인의 清熱藥은 작용부위(去內熱, 去外熱, 清頭面, 大清胸中-腹胃-腰脊, 淸胃安神), 작용방법(解表, 通水, 補陰, 降火之右藥) 등으로 분류하여 '淸熱'이란 공동목표를 지향한다. 단지 언급된 청열약뿐만 아니라 기타 효능약들도 작용범위(表裏-四焦)와 작용방법을 세분화시킨다면 사상약물의 응용범위는 더 증폭될 것으로 생각된다.

5. 素證과 現證에 따른 四象方의 선택 및 加減의 운용

1) 素證과 現證의 대응

素證이란 평상시 가지고 있는 정신적・육체적 건강상태로 질병에 대한 저항력, 즉 正氣상태의 증후를 말한다. 素證은 평시 表裏氣-升降緩束의 能不로 임상적으로는 表裏의 寒熱證으로 나타난다(寒, 熱, 燥, 火, 濕, 消化, 大便, 汗出, 感情 등). 이 같은 素證의 전제하에, 對內外的 자극의 강약에 반응하는 상태는 現證으로 나타난다. 이때 素證이 곧 치료목표인 現證이 되기도 하고, 새로운 現證과 더불어 공존하거나(素證과 별개), 잠복된 素證이 病因에 의하여 現證化할 경우(素證과 유관) 등으로 다양화 된다. 그러므로 처방의 선택 및 운용에 있어 素證 및 現證의 表-裏證에 따른 대응결과에 따라 加減의 類型이 달라진다(*Table 3*).

Table 3. 素證과 現證에 따른 四象方 加減의 선택

		素證		
		表證	裏證	表裏兼證 (素病之太重者)
現證	表證	① 현증방(=소증 : 表證) ② 或 加 현증약	① 소증(裏證)>현증(表證)일 때 : 소증방 加 현증약 ② 현증(表證)>소증(裏證)일 때 : 현증방 加 소증약	表證의 重證方
	裏證	① 소증(表證)>현증(裏證)일 때 : 소증방 加 현증약 ② 현증(裏證)>소증(表證)일 때 : 현증방 加 소증약 ③ 변비일 경우 : 裏證方 이후에 소증방 加 현증약으로 조리함	① 현증방(=소증 ; 裏證) ② 或 加 현증약	裏證의 重證方

22) 國譯韓醫學大系 15권, 東武遺稿, 해동의학사. *pp.* 169-198.
23) 이들 효능은 후에 「東武-藥性歌」로 발전되었을 것으로 사료된다.

(1) 素證이 表證者가 現證도 表證이 나타날 때(鼻流, 咳嗽, 痺症…)
⇒ 현증방(=소증 : 表證), 或 加 현증약
- 태음인 素證이 表寒證者(怔忡, 無汗, 氣短, 結咳)의 설사(表病之重者) - 태음조위탕 加 저근백피

(2) 素證이 表證자가 現證이 裏證으로 나타날 때(不消, 泄瀉, 便秘…)
⇒ ① 소증(表證)>현증(裏證)일 경우[24] : 소증방 加 현증약
- 태음인 素證이 表寒證者(怔忡, 無汗, 氣短, 結咳)가 粥食無味, 全不入口 - 태음조위탕 加 승마・황금
- 體熱, 腹滿, 自痢 : 寒勝 - 태음조위탕 加 승마・황금

② 현증(裏證)>소증(表證)일 경우 : 현증방 加 소증약
- 태음인 妊婦燥熱 - 천금문무탕[25]
- 태음인 肺消 - 만금문무탕[26]
- 소음인 당귀백하호관중탕[27], 궁귀총소이중탕(부자이중탕 加 천궁・당귀・총백・소엽).

③ 변비일 경우 : 裏證方(或 이후에 소증방 加 현증약으로 조리함)
- 소양인 寒多熱少之病 이후 변비, 발광 - 지황백호탕
- 태음인 素證者(表病之重者)의 대변불통 - 갈근승기탕, 이후 태음조위탕 加 승마・황금

(3) 素證이 裏證者가 現證이 表證으로 나타날 때
① 소증(裏證)>현증(表證)일 경우 ; 소증방 加 현증약
- 태음인 胎漏下血(熱多者) - 문무보태음[28]

② 현증(表證)>소증(裏證)일 경우 ; 현증방 加 소증약
- 소양인 泄瀉 - 형방지황탕 加 석고
- 태음인 難産 及便閉 - 이문오미탕[29] 加 갈근・대황・나복자・승마
- 태음인 寒厥, 無汗, 大便燥 - 윤폐청간탕(한다열소탕 去 의이인・건율, 加

---

24) 素證이 現證보다 重할 경우 : 소증>현증으로 표시함. 이하 동일함.
25) 國譯韓醫學大系 東醫四象新編, 해동의학사, *p. 213*. 열다한소탕 加減 表證藥(맥문동・오미자 등).
26) 上同書 *p. 214*. 열다한소탕 加減 表證藥(맥문동・오미자 등).
27) 적백하오관중탕 以 당귀 易 적하오.
28) 上同書 *p. 218*. 열다한소탕 加 表證藥.
29) 上同書 *p. 215* 表證藥 계열(맥문 3・천문 2・오미자 1).

갈근 · 대황)[30]

- 소음인 鬱狂中證 - 팔물군자탕 加 백하오 · 육계

(4) 素證이 裏證者가 現證도 裏證으로 나타날 때

⇒ 현증방(=소증 ; 裏證), 或 加 裏證藥

① 裏證方

- 소양인 陽毒發癍 - 양독백호탕
- 태음인 肝熱熱證 瘟病 - 열다한소탕
- 태음인 體熱, 腹滿, 自痢者, 熱勝則 - 갈근해기탕

② 裏證方 加 裏證藥 ;

- 태음인 便秘 - 열다한소탕 加 대황

(5) 素證이 表裏兼病者(素病之太重者)가 現證이 表證으로 나타날 때(表證>裏證)

⇒ 현증(表證)의 중증방. 이후 表證의 調理方

- 素證(肝熱+胃脘寒證)에 現證(表病-大便滑 … 無日不通) - (한다열소탕)/以後 조리폐원탕

(6) 素證이 表裏兼病者(素病之太重者)가 現證이 裏證으르 나타날 때(裏證>表證)

⇒ 현증(裏證)의 중증방, 이후 表證의 調理方[31]

- 소음인 소음증에 관계부자이중탕, 이후 망양병 처방(승양익기부자탕)
- 表證 · 裏證이 각각 重證 이상에 이를 때 병증은 표리병증을 동시에 갖춘 상태이므로 처방의 구성은 표리약물이 동시에 존재한다. 즉 表證原方의 구성에 裏證약물이 가해지고, 裏證原方에도 表證약물이 가해진다. 그러므로 素證이 表裏俱病일 경우 病因에 의한 현증은 소증의 강약에 의해 발현되므로 表證>裏證일 경우 表病方 중 重證方을, 裏證>현증일 경우 裏病方 중 重證方을 사용한다.

2) 素證-現證의 對應方

이들을 종합하면, 처방의 변화는 素證과 現證의 輕重에 따라 다음과 같이 구

---

30) 上同書 p. 196.

31) 사상체질과 임상편람(동의수세보원) p. 213(7-36, 7-39)에 유사 예가 보이나 망양병 처방은 구체적으로 언급되지 않았음.

분된다.

① 素證>現證일 때 사용방 : ① 소증방, 또는 ② 소증방 加 현증약 ; 위 1)의 (2), (3)

② 素證<現證일 때 사용방 : ① 현증방 또는 ② 현증방 加 소증약 : 위 1)의 (2), (3)

③ 素證과 現證이 동일계열일 때 사용방 : 소증방(곧 현증방)을 사용함 : 위 1)의 (1), (4)

④ 素證이 表裏兼病일 때 현증에 따라 현증의 重證方을 사용함 : 위 1)의 (5), (6)

6. 四象方 加減의 類型

사상방의 구성은 表裏-升降緩束이란 생리-병리적 틀 내에서 이루어진다. 表裏氣란 증상의 본질적 속성(表氣는 면역계 기능, 裏氣은 영양대사-흡수, 배설의 기능)을 의미하며, 升降緩束이란 체질과 병증에 따라 四焦(臟腑)란 틀 내에서 表裏氣 작용의 能不를 의미한다. 그러므로 어떤 加減도 이 틀 내에서 운용의 妙를 찾아야 하는 것이 원칙이다. 즉 加減의 대원칙은 체질병증의 輕重에 따라,

첫째 素證과 現證의 대응 결과(表氣-裏氣의 대응)와, 둘째 이를 위해 保命之主 등의 변화에 의한 升降緩束의 조절 등을 고려하여 加減의 유형은 어느 부위(보명지주, 보조부위), 어떤 형식으로 이루어지는가에 따라 달라진다.

1) 加減의 類型과 意義

前述한 바와 같이 처방구성이나 가감에 있어 表裏-升降緩束의 목적을 위해 '保命之主'를, 또는 '補助群'을, 아니면 모두(保命之主群과 其他群)를 전체, 혹 부분적으로 增-減-去할 것인가에 따라 약물조합의 다양성은 다음과 같이 분류할 수 있다.

(1) 기존 약제 중 오직 용량의 변화(增, 倍, 加, 減, 등)〈1형〉[32]

각 약물의 표준용량은 병증의 次序에 따른 약물의 상호간 작용을 감안하여 규정된다. 즉 천궁계지탕증에서 계지・백작・천궁의 절대 용량은 3・2・1전인 동시에 3 : 2 : 1의 相對 용량비를 의미한다. 그러나 이는 표준적인 상황에서의

32) 以下 *Table 3* 참조.

용량일 뿐, 실제 증세의 增減에 따른 새로운 용량비(절대·상대적)가 설정될 수 있다.

① 保命之主 형성의 직접요인(補-, 健-, 固-, 壯-)을 加(增)減(Table 2의 B) : 表氣(보명지주)의 강약에 따라 변화

- 소음인 數次下痢後 浮腫에 初用 계부곽진이중탕 倍加 인삼, 관계 각 2전, 부자 1(2)전(Table 2의 B-C)
- 팔물군자탕 加 인삼 1냥, 名 독삼팔물탕, 減 인삼 加 백하오·육계 名 십전대보탕(Table 2의 B-C)

② 保命之主의 간접요인 加減(定-, 消痰, 解表-, 滌- 等) : 現證의 변화에 따라 加-減-去(A)

- 咳嗽에 태음조위탕 加 마황 3전(增) 名 麻黃調胃湯(『사상신편』)

(2) 기존 약제 중 證에 부합되지 않는 약제(어느 부분) 去[33] 〈2형〉

- 소음인 인진사역탕(治 陰黃冷汗不止) 去 건강, 名 인진부자탕(治 陰黃身冷)(Table 2의 C)
- 소음인 백하오부자이중탕(治 太陰症胃寒吐蛔) 去 부자, 名 백하오이중탕(Table 2의 C)
- 태음인 흑노환(治 陽毒及壞症傷寒) 去 망초 名 이씨흑노환(Table 2의 C)

(3) 기존 약제에 새로운 약물의 加減 〈3형〉

새로운 병증의 발현에 본방의 변화 없이 새로운 약물이 추가될 경우

① 表證처방에 表證계열의 약 加味

- 소양인 결흉병에 형방도적산 加 복령·택사. ⇒ 보명지주 형성을 위해 직접요인을 강화(Table 2의 B)
- 태음인 보폐원탕 加 산약·의이인·나복자 ⇒ 보명지주 형성을 위해 간접요인을 강화(Table 2의 A-B)

② 表證처방에 裏證계열의 약 加味

- 無汗에 태음조위탕 加 승마·백지 名 升芷調胃湯(Table 2의 A)

  태음인 胃脘寒證者가 瘟病時 粥食無味 태음조위탕 加 升麻·黃芩으로 조리(Table 2의 A) ⇒ 表證方에 裏證藥 등을 사용(素證이 자극에 의해 새로운 現證으로 발현 시)

---

33) 증례는 극소하나 임상적 활용빈도를 고려(건강·부자·석고·망초 등을 去).

③ 裏證처방에 表證계열의 藥 加味

- 소음인 太陰陰毒病, 乾癨亂, 臟厥, 陰盛陽虛, 咽喉, 太陰少陰陰危者에 附子理中湯 加 천궁·당귀·총백·소엽(芎歸蔥蘇理中湯) ⇒ 陰盛陽虛, 太陰少陰陰危者(보명지주의 危證)(*Table 2*의 *A-B*)

④ 裏證처방에 裏證계열의 약 加味

- 소음인 浮腫의 관중탕에 通氣脈之功力을 위해 加 후박·지실·목향·대복피(*A*)
- 소음인 厥陰病 消渴 氣上衝心. 或 이중탕 加 진피·관계·백하오(*Table 2*의 *A-B-C*)
- 태음인 이열증의 便秘에 열다탕 加 대황(*Table 2*의 *C*)
  ⇒ 보명지주 형성의 간접요인을 강화

(4) 原方 내의 證에 부합되지 않는 약제는 增, 減, 혹은 去, 易하고 대신 새로운 약제의 첨가 (*Table 4*의 4형)

- 소음인 팔물군자탕 減 인삼, 加 백하오·육계(名 十全大補湯)(*Table 2*의 *B-C*) ⇒ 인삼·백하오·육계 各 1전으로 下焦溫補에 주력하여 승양의 기본적 발판을 만듦
- 소음인 향부자팔물탕 減 당귀·백작 1전, 加 건강·계지 1전(名 香附十全湯)(*Table 2*의 *A-B-C*) ⇒ 본방보다 素證이 裏寒症이 重한 경우의 思慮傷脾者에 解鬱-溫中散寒(계지·건강)을 보강. 동시에 승양의 최소조건만 마련함. 이때 당귀, 백작을 그대로 사용 시 승양이 과항되므로 반감
- 소양인 有火者에 형방지황탕 去 산수유, 加 석고(*Table 2*의 *B-C*)
- 소양인 淋疾者에 황연청장탕 去 목통, 加 형개(*Table 2*의 *A-B*)
- 태음인 대변불통 열다섬어 去 의이인·건율, 加 건갈·고본·대황. 名 升氣調胃湯(*Table 2*의 *A-C*)
- 태음조위탕 以 고본, 易 오미자 ⇒ 調胃續命湯(表證처방에 加 裏證藥)(*Table 2*의 *A-B*)
- 소음인 八物君子湯 倍 황기·去진피, 加 육계(名 升陽八物湯) : 太陽 陽明症 尤捷(*Table 2*의 *A-C*) ⇒ 升陽목적을 항진시키기 위해 황기를 倍用하고 육계(건강이나 계지가 아님-이한증 제거가 아니므로)의 壯脾內外充足之力(入肝腎血分 補命門之火)을 사용하였다. 진피는 升陽을 방해한다.

2) 四象方 加減의 4類型

(1) 앞서 언급된 내용을 요약하면 사상방 가감은 素證과 現證의 변화에 따라 대략 4유형으로 구분된다(Table 4. 5).

Table 4. 四象方 加減의 4類型

加減의 類型		表證方 예	裏證方 예	表證藥		裏證藥	處 方
				解鬱(發表, 順氣)	保命之主	溫裏, 順氣, 清熱	
1형	原方의 상대비율 변화	八物君子湯			加 인삼 1냥		獨蔘八物湯
		太陰調胃湯		加 마황 3전			麻黃調胃湯
2형	原方에서 去		茵蔯四逆湯			去 건강	茵蔯附子湯
3형	原方불변/加 타 약물	荊防導赤散			加 복령, 택사		導赤降氣湯
		太陰調胃湯				加 승다, 황금	升芩調胃湯
			荊防導白散	加 황연·과루인			黃蓮導白散
		川芎桂枝湯		加소엽			
4형	原方의 변화 ① 增 ② 減 ③ 去 ④ 易/加 타 약물	香附子八物湯		減 백작 1전, 加 계지 1전	減 당귀 1전	加 건강 1전	香附十全湯
			赤白何烏寬中湯		加 인삼	去 백하오	人蔘白何烏寬中湯
			熱多寒少湯			去 대황, 加 용골	定神瀉肝湯
		荊防地黃湯			去 산수유	加 석고	

(2) 처방의 운영례(4類型을 기준으로)

Table 5. 川芎桂枝湯의 4類型

類 型		病 證	加減例	處 方
1형	原方의 상대비율 변화	破陰通陽, 燥濕의 정도에 따라.	或 창출, 或 계지, 백작 등의 增, 減	
2형	原方에서 去		或 창출 去	
3형	原方불변+타 약물	鬱狂者 當發汗 痰多 肢節痛 挾食傷	소엽 반하·지각 향부·총백·세신 후박·산사·지실	
4형	原方의 변화+타 약물	素證－盜汗	去 천궁·창출, 加 황기·백하오·당귀	黃芪桂枝湯
		素證－血虛	去 계지·백작 加 향부·소엽·당귀·총백·당귀	芎歸香蘇散

Ⅲ. 結 論

기존 四象方의 구조적 틀에 대한 이해와 병증(素證, 現證)에 따른 四象方 加減의 유형을 분석하고, 사상방 가감의 방법론 접근에 대하여 다음과 같은 결론을 얻었다.

1. 四象方의 변화와 발전(Table 1)

1) 藥性(溫熱凉寒)의 混在(『초본권』)에서 벗어남

2) 陰陽虛實 개념에서 表裏-升降緩束 개념으로 발전함

① 구조적 개념(升降緩束)의 변화

② 同種一屬의 변화 - 病證의 輕重(次序)에 부당한 약물의 加減

③ 구조개념에 의한 기능성 약물조합으로의 발전

2. 『辛丑本』方의 정형적 틀에서 벗어난 『四象新編』의 「新方」은 四象方의 구조적 변형 가능성을 제시

3. 病證의 구조적 개선을 위한 加減藥物의 선택(Table 2)

① 四象方의 형태는 병증의 次序에 따라 구조적 상호 연계성이 있으며, 加減 時 가감약물의 효능과 동시에 어느 부위를, 어떤 용량으로 가감할 것인가를 선택한다.

② 사상방 구성은 기능적으로 保命之主를 이루는 약물의 집합과, 이를 보조하는 補助勢力으로 二分되며, 보조세력은 다시 四焦間의 解鬱之力(해표, 소도, 거담 等)으로 구분된다. 그러므로 '保命之主'를, 또는 '補助群'을, 아니면 모두(保命之主群과 其他群)를 전체, 혹 부분적으로 增-減-去할 것인가를 결정하여야 한다.

4. 素證과 現證의 관계에 따른 處方의 選擇 및 加減(Table 3)

① 素證〉現證일 때 사용방 : 소증방, 또는 소증방 加 현증약

② 素證〈現證일 때 사용방 : 현증방 또는 현증방 加 소증약

③ 素證과 現證이 동일계열일 때 사용방 : 소증방(곧 현증방)을 사용

④ 素證이 表裏兼病일 때 현증에 따라 현증의 重證方을 사용

5. 四象方 加減의 형식적 4類型(Table 4)

사상방 가감은 素證과 現證의 변화에 따라 대략 4類型으로 요약된다.

① 原方의 상대비율 변화

② 原方에서 去함

③ 原方에 타 약물 加함

④ 原方에서 加, 減, 或 去함. 동시에 타 약물을 加함

Ⅳ. 參考文獻

1. 四象體質科 臨床便覽 2권(경희대학교 한의과대학 사상체질과), 李濟馬 著, 東醫壽世保元(초본권, 갑오본, 신축본).
2. 元德必 編著, 國譯韓醫學大系 13권 東醫四象新編, 해동의학사, 1999 .
3. 元德必 編著 ; 國譯韓醫學大系 15권 東武遺稿, 해동의학사, 1999.
4. 조황성, 四象方劑構成의 分析研究, 四象體質醫學會誌, 1995 ; 7(2).
5. 조황성, 四象醫學의 原理와 方劑, 집문당, 2005.
6. 韓國韓醫學研究所論文集 제1권 제1호, 1995.

四象人 鍼穴 선택의 방법론에 대한 연구

(十二正經을 중심으로)

Ⅰ. 서 론

鍼에 대한 東武公의 의견은 『東醫壽世保元』 全篇을 통하여 몇 구절을 제외하고는 거의 언급되지 않았다.

「少陰人 泛論」 末尾에 "少陰人 中氣病 舌卷不語 有醫 鍼合谷穴而 其效如神"[1) 이라 하여 中氣病을 用藥대신에 鍼으로 速效를 볼 수 있다고 하였다.

또 대개 鍼穴에도 太少陰陽 四象人에 따라 응용되는 穴이 있고 證의 응용에도 升降緩束의 妙가 있듯이 穴의 응용에도 升降緩束의 妙가 있을 것이라 하였으나 四象人穴의 선택 및 그 운용에 대한 구체적인 방법을 제시하지 않았고 다만 後人의 연구를 당부하였다.

이에 論者는 『東醫壽世保元』에서 언급된 이론을 유추하여 이에 근거한 四象鍼穴 선택방법과 그 운용을 다음과 같은 시각에서 접근하고자 한다.[1)

Ⅱ. 본 론

1. 四象人 經絡(穴)의 선택배경

한의학의 기본병증체계는 『內經』의 經絡病證과 張仲景의 六條病證에서 비롯된다.

1) 張仲景의 六條病證의 인용

仲景 以前에도 病을 논하는 방법론으로 六經陰陽의 잣대를 사용하였으므로

1) 이제마 著, 한동석 譯, 동의수세보원주석, 성리회출판사, 서울, 1973 : 174.

仲景 역시 질병의 변별기준을 六經陰陽을 기본으로 病證을 설명하였다.

仲景의 六條病證 중 三陰病證은 모두 少陰人病證이오, 少陽病證은 그대로 少陽人病證이오, 太陽病證과 陽明病證은 少陽人・少陰人・太陰人의 病證에 골고루 나타나지만 그 중 少陰人病證이 가장 많은 범위를 차지한다.

2) 岐伯의 足三陰三陽經病의 인용

岐伯의 足三陰三陽經病 中 足陽明과 足太陰經病은 모두 太陰人病이오, 足太陽・足少陽・足少陰經病은 모두 少陽人病이오, 足厥陰經病은 곧 少陰人病이라 하였다.

여기서 東武는 手足經病證을 모두 포함하지 않는 足三陰經病・足三陽經病을 예시하였다. 왜 手三陰・三陽經에 대한 언급은 없을까? 이는 手經을 四象穴의 응용 여부를 결정짓는 중요한 가정이 되며 다음과 같이 가정할 수 있다.

① 단순히 仲景의 六條病證과 비교 시 足經만이 四象人病證과 상관이 있는 경우로 이는 足經病證만이 四象人病證과 관련성이 있고 手經病證은 일률적인 四象人病證으로 설명할 수 없는 경우라 가정된다.
예를 들면 足太陰脾經病證은 太陰人病證으로 해석할 수 있으나 手陽明大腸經病證은 특정 四象人病證으로 설명할 수 없는 기타 病證 및 여러 體質證의 複合病證으로 구성될 수 있는 경우 등을 말한다.

② 『東醫壽世保元・少陰人泛論』에 예시된 少陰人의 手陽明大腸經인 合谷穴이 中風의 치험례로 인용되었다. 그럼에도 불구하고 少陰人의 病證에 오로지 足厥陰經만을 언급한 것으로 보아 이는 手經病證이 四象人病證과의 관련을 의미하나 아직 四象人病證과의 연계에 대한 연구가 미완성된 것이기에 그리 표현되었다고 가정할 수 있다.

③ 足經이 手・足經을 대표하여 쓰여진 경우로도 가정된다. 『靈樞・本輸篇』[2]에 "六腑는 모두 足三陽經에서 出하여 上行하여 手經과 합해진다" 하였다. 또 "(手陽明)大腸・(手太陽)小腸은 (足陽明)胃에 속한다" 하여 그 생리기능이 足陽明胃經과 밀접함을 말하고, 手少陽三焦는 委陽에서 합해지는데 이는 足太陽經의 別絡穴이며 三焦經의 下合穴이라 하였다. 즉 생리기능면에서 足三陽經은 手三陽經을 대표(포괄)한다고 할 수 있다. 그러나 足三陰經이 일부 혹 전부의 手三陰經을 대표한다고 추론할 근거는 없다.

④ 傷寒病證은 足經絡病證으로만 설명 가능하다는 說이다. 朱肱은 『活人書』에서 "傷寒病은 足經絡으로만 傳하고 手經絡으로는 傳하지 않는다. 『素

2) 홍원식 譯, 정교황제내경, 동양의학연구원 출판부, 서울, 1981 : 208.

問・熱論』에도 역시 足三陰・三陽經에서만 병을 받는다 하였다."[3] 하였다. 즉 朱肱은 『傷寒論』을 經絡病證 입장으로 해석 시 『素問・熱論』의 입장을 그대로 수용하여 足三陰・三陽經으로만 해석이 가능하다고 하였다.

한편 手三陰・三陽經病證은 仲景의 六經傷寒과는 다른 유형의 疾病인 宋元明醫家의 雜病 등(氣血病證 등)을 설명할 수 있음을 유추하게 한다. 이와 같은 관점에서 東武의 四象病證은 傷寒病證 및 宋元明醫家의 病證을 포괄 설명하므로 당연히 足經뿐 아니라 手經도 포함할 수 있다고 가정된다. 나아가 六條와 氣血病證으로도 설명되지 않는 일부 四象病證 등은 手經의 한계를 의미하기도 한다.

이처럼 手足經에 대한 여러 경우 중 어느 경우인가에 따라 四象人穴의 선택범위는 달라지게 된다. 이에 論者는 手足經行의 升降과 四象病證과의 상호관계를 연계하여 四象人穴을 고찰하고자 한다.

3) 『類經』의 升降

『類經』에서 五行과 升降의 전제하에 欲升氣는 自經의 陰經을, 欲降氣는 克經의 陰陽經을 사용하였다[4]. 前者가 五行의 相生・相克에 의한 升降經絡이라면, 後者는 病證의 유사성에 의한 升降經絡의 선택이라 볼 수 있다. 이를 四象病證의 升降에 적용하면 *Table 1～3*과 같다.

Table 1. 『類經』 28卷의 欲升氣

欲升氣	木氣	火氣	土氣	金氣	水氣
用-自經의 陰經	足厥陰肝經	手厥陰心包經	足太陰脾經	手太陰肺經	足少陰腎經
穴	木	火	土	金	水
	井	滎	兪	經	合
	大敦	勞宮	太白	經渠	陰谷

Table 2. 『類經』 28卷의 欲降氣

欲降氣	木氣		火氣		土氣		金氣		水氣	
用-克經의 陰陽經絡	手太陰肺經	手陽明大腸經	足少陰腎經	足太陽膀胱經	足厥陰肝經	足少陽膽經	手厥陰心包經	手少陽三焦經	足太陰脾經	足陽明胃經
穴	所出	所入	所出	所入	所出	所入	所出	所入	所出	所入
	井	合	井	合	井	合	井	合	井	合
	木	土	木	土	木	土	木	土	木	土
	少商	曲池	涌泉	委中	大敦	陽陵泉	中衝	天井	隱白	足三里

3) 朱肱 著, 임진석 譯, 활인서, 아티전, 서울, 1998 : 61.
4) 張介賓 原著, 譯註 類經 제28권, 해동의학사, 서울, 2001 : 225.

Table 3. 岐伯六經의 升降에 의거하여 유추한 四象人 經絡(一部)

四象人	少陰人	少陽人	太陰人	太陽人
表病一部	升(足厥陰肝經)	降(足太陽膀胱經) 降(足少陽膽經)	升(足太陰脾經)	言及無
裏病一部	降(手陽明大腸經)	升(足少陰腎經)	降(足陽明胃經)	言及無

4) 『內經』 五形之人(二十五人)과 四象人經絡

『東醫壽世保元·醫源論』에서 四象病證과 岐伯의 足三陰三陽의 經絡病證間의 연계를 전제로 四象人 應用經絡을 모색했다면, 『內經·陰陽二十五人篇』[5]에서는 五形人과 左右上下 手足三陰三陽의 經絡발달 정도를 연계하였다. 즉 前者가 四象病證과 足經絡의 升降(緩束)을 전제로 한 접근이라면, 後者는 이와 관계없이 五行분류에 의한 동일속성의 經絡발달을 논하였다. 예를 들면 "金形之人은 五行상 金氣에 속하는 陰經의 肺經과 陽經의 大腸經이 발달하였다"라고 하였다. 다시 말하면 '金經이 발달한 것은 金形人이라 칭한다'라는 주장으로, 이 논리에는 病證과 經絡의 升降이나 유사성을 동시에 만족하는 접근 시각은 없고, 철저히 陰陽과 經絡의 五行분류 입장에서 동일한 五行속성의 人間형을 제시하였을 뿐이다. 或者는 金形之人은 太陽人, 木形之人은 少陽人, 土形之人은 太陰人, 水形之人은 少陰人(火形之人은 四象人 분류에서 제외시켰음)으로 五行之人을 四象人과 동일선상에서 연결함은 '四象病證'은 곧 '經絡病證"이란 오류를 낳게 된다. 그러므로 五形人은 經絡발달을 기준으로 한 분류일 뿐 東武의 四象人과 전혀 다르다고 사료된다.

따라서 論者는 四象人의 應用穴의 모색에 '五形之人과 經絡'의 이론을 수용할 수 없었다.

2. 仲景의 六條病證과 岐伯의 足經病證에 대한 견해

1) 仲景의 六條病證과 岐伯의 六經病證(足三陰三陽病證)의 한계

앞서 동일한 四象人病證에 대하여 仲景과 岐伯의 病證을 각기 인용한 것은 仲景의 六條病證과 岐伯의 六經病證이 서로 일치하지 않음을 의미함과 동시에 각기 四象人病證을 설명하는 필요조건일 뿐 필요충분조건이 아님을 시사하는 것이라 할 수 있다.

① 太陰人病證은 仲景의 六條病證 中 太陽病證과 陽明病證이 일부 포함되거

5) 홍원식 譯, 정교황제내경, 동양의학연구원 출판부, 서울, *1981 : 313.*

나, 또는 岐伯의 足陽明經・足太陰經病이 모두 포함된 病證이다.

② 少陽人病證은 仲景의 少陽病證이 모두 포함되고, 太陽病證과 陽明病證의 일부가 포함되고, 또는 岐佰의 足太陽經・足少陽經・足少陰經病이 모두 포함된 病證이다.

③ 少陰人病證은 仲景의 三陰病證이 모두 포함되고, 太陽病證과 陽明病證이 다수 포함되고, 또는 岐佰의 足厥陰經病 전부가 포함된 病證이다

④ 太陽人病證의 전부는 仲景과 岐伯의 足經絡病證(三陰三陽)으로 論할 수 없다.

이를 환언하여 少陰人을 예로 들면 仲景의 厥陰病만 岐伯의 足厥陰經病으로 설명 가능하고, 仲景의 太陰病・少陰病證은 岐伯의 足三陰經・足三陽經病(足厥陰經 제외)으로 설명될 수 없음을 의미한다. 반면에 太陰病의 瀉心湯證類, 蘇合元證(中氣病)은 手陽明大腸經(合谷)을 치험례로 들었다. 그렇다면 이는 四象人病證 해석에 대한 仲景의 六條病證과 岐伯의 經絡체계의 한계성과 동시에 六條病證과 六經體系 상호간의 異質性을 의미하며, 仲景의 病證의 일부는 手經의 응용 가능성을 제시한다.

즉 仲景의 六條病證이 岐伯의 六經體系에서 유래되었다고 하지만 그 둘 사이에 病證觀의 차이가 나타남을 알 수 있다.

이처럼 東武가 四象人病證 中 일부 病證을 이들의 기준에서 설명하였지만 이들의 잣대만으로는 四象人이 갖고 있는 病理的 차이를 온전하게 설명할 수 없기에, 새로운 病證概念이 도입되기에 이른 것이다.

2) 經絡病證에 대한 東武의 입장 유추

經絡病證에 대한 東武의 견해를 유추하면 다음과 같다.

① 東武는 四象人 일부의 病證을 설명하는 도구로 岐伯의 經絡病證의 인용과 그 한계성을 지적하였다. 환언하면 이는 이미 辨證의 방법론으로 穴性의 공통속성인 '經絡概念'과 '升降'은 인정하였으나, 이를 근거로 한 病證의 일부만을 인정하고 들어간 것이다.

예를 들면 足太陽膀胱經의 穴들은 太陽寒水의 특성과 膀胱系列에 공통적으로 작용하는 穴性구성 및 치료효과를 인정하는 것이다. 즉 四象人病證에 岐伯의 足三陰, 足三陽經과의 관계가 인용된 것으로 보아 經絡과 升降概念을 인정은 했으나 동시에 四象人病證 해석에 일부만 인용된 것으로 보아 經絡病證의 한계성을 지적하였다.

② 足經絡에서 하나의 특정 經絡病證은 오로지 하나의 四象病證과 *1 : 1*로 대응된다. 즉 足陽明胃經病·足太陰脾經病은 太陰人에서만 나타난다. 足太陽膀胱經病·足少陽膽經病·足少陰腎經病은 少陽人에서만 나타난다. 足厥陰肝經病은 少陰人에서만 나타난다.

太陽人病證은 어떤 足經絡病證으로도 설명할 수 없다. 환언하여 예를 들면 足厥陰肝經病證이 少陰人과 少陽人 등에 동시에 나타나지 않는다는 의미이다.

이 같은 각 四象人의 病證과 이에 해당하는 經絡病證의 독립성에 대한 인정(異質체질간에 경락 혼용불가의 원칙)은 특정經絡의 升降流注와 四象 升降病證과의 유관성을 인정한 상태이며 일부나마 四象穴에 인용할 수 있는 바탕이 된다.

③ 四象穴의 일부는 足六經穴에 기인한다. 四象病證의 일부가 각각 足三陰三陽經絡에 의하여 설명될 수 있다함은 病證의 유사성 외에 治療穴로의 가능성을 유추하게 한다. 그러므로 四象穴의 선택도 일부는 四象病證에 따라 岐伯의 足六經穴이 사용될 수 있음을 의미한다.

④ 手經과 四象病證에 대한 구체적 연관성을 언급치 않았지만 手陽明大腸經(合谷穴) 일부를 언급함으로써 운용에 대한 단서를 제공하였다. 그러므로 足經의 升降의 원칙이 手經에서도 적용된다는 전제하에 手經의 四象經絡 유추는 가능하다.

⑤ 구체적 四象穴 운용에 대한 언급이 없었다. 經絡病證이 東武의 四象病證의 일부를 해석하는 방편은 되었을지언정, 특정 經絡상의 穴性들이 동일한 치료목적을 위해 어떤 차별적인 작용이 있느냐 하는 문제는 전혀 언급되지 않았다. 예를 들면 足少陰腎經의 病證인 口燥舌卷而渴이 少陽人病의 消渴양상과 유사하나 이 病證의 治療穴이 腎經의 어느 穴인가(환언하면 이 穴의 어떤 작용이 清陽의 上升에 기여하는가?)에 대한 확언은 할 수 없다(예 : 少陽人의 荊芥·防風은 大清胸膈散風에 의해 補陰을 이뤄 清陽 상승에 일부 역할을 한다. 等等). 이어서 清陽上升을 위해 腎經 내 하나의 穴을 사용할 것인가, 복수穴을 사용할 것인가에 대한 기준을 규정할 수가 없다.

3. 四象人 經絡의 선택

1) 岐伯의 足三陰三陽經 中 東武의 四象人 應用經絡의 선택

穴의 선택에 유추되는 자료는 仲景의 六條病證, 岐伯의 足三陰·三陽經證이 主가 되며 東武의 간접적 치험례로 유일하게 少陰人 手陽明大腸經의 合谷穴이 제시 되었다(*Table 4~6* 참조).

Table 4. 少陰人 應用經絡

			少陰人亡陽證의 太陽病厥陰證 (煩滿囊縮證)	少陰人 太陰證 (中氣病 舌卷不語)
四象作用	四象	五行	足厥陰肝經	手陽明大腸經
補脾和脾	木氣	金	中封	商陽
健脾直脾	火氣	土	太衝	曲池
壯脾	金氣	木	大敦	三間
固脾立脾	水氣	水	曲泉	二間
	(土氣)	火	行間	陽谿(原穴 : 合谷)

Table 5. 少陽人 應用經絡

			少陽人 太陽病證 (傷風初證)	少陽人 少陽病證 (傷風重證)	少陽人 消渴證 陰虛午熱證
四象作用	四象	五行	足太陽膀胱經	足少陽膽經	足少陰腎經
補腎和腎	木氣	金	至陰	竅陰	復溜
健腎直腎	火氣	土	委中	陽陵泉	太谿
壯腎	金氣	木	束骨	臨泣	湧泉
固腎立腎	水氣	水	通谷	俠谿	陰谷
	(土氣)	火	崑崙	陽輔	然谷

Table 6. 太陰人 應用經絡

			太陰人 表證而太重證證 (太陰調胃湯證)	太陰人裏證 (葛根解肌湯證)
四象作用	四象	五行	足太陰脾經	足陽明胃經
補脾和脾	木氣	金	商丘	厲兌
健脾直脾	火氣	土	太白	足三里
壯脾	金氣	木	隱白	陷谷
固脾立脾	水氣	水	陰陵泉	內庭
	(土氣)	火	大都	解谿

(1) 少陰人 應用經絡

“少陰人 病證藥理 張仲景 庶幾乎昭詳發明而 宋元明諸醫 盡乎昭詳發明”『東醫

壽世保元・醫原論』

그러나 經絡病證으로는 극히 일부만 설명가능하다.

① 少陰人의 中氣病 舌卷不語(즉 中風) : 少陰人 太陰證(木香順氣散, 蘇合香元) ⇒ 手陽明大腸經의 合谷(原穴) 사용

② 煩滿 囊縮症 : 少陰人 亡陽證의 太陽病厥陰證 ⇒ 岐伯의 足厥陰肝經中의 穴(自經) 사용

* 그러나 이외의 少陰人의 病證 등(仲景의 太陽病證, 陽明病證과 少陰病證, 宋元明醫家의 病證 등)의 일부는 岐伯의 足三陰三陽經으로 유추하기 힘들고, 오히려 手三陰三陽經病이나 新經絡・穴에서 찾아야 할 것으로 사료된다.

(2) 少陽人 應用經絡

"少陽人 病證藥理 張仲景 半乎昭詳發明而 宋元明諸醫 庶幾乎昭詳發明" 『東醫壽世保元・醫原論』

少陽人病證은 다른 體質보다 經絡病證으로 상당부문 설명된다.

① 少陽人 表病中 傷風初證(荊防敗毒散證) : 頭項痛, 腰脊强 ⇒ 岐伯의 足太陽膀胱經中의 穴(自經)사용 또는 仲景의 太陽病證의 일부를 치료할 수 있는 穴을 선택

② 少陽人 表病의 傷風重證(荊防瀉白散, 荊防導赤散證) : 胸脅滿, 耳聾 ⇒ 岐伯의 足少陽膽經中의 穴(自經)
이는 仲景의 少陽病證 전부를 치료 할 수 있는 穴과 동일

③ 少陽人 裏病의 消渴證(凉膈散火湯・忍冬藤地骨皮湯・十二味地黃湯 및 熟地黃苦蔘湯證) ; 口燥, 舌乾而渴 ⇒ 岐伯의 足少陰經 中의 穴(自經)

* 上記 證을 제외한 少陽人 諸證(仲景, 宋元明醫家 및 東武創證)의 穴 ; 즉 岐伯의 六經證으로 설명할 수 없는 證 ⇒ 手經을 포함한 새로운 經絡 또는 新穴을 선택

ⓐ 亡陰證(荊防地黃湯證, 猪苓車前子湯證)

ⓑ 胸膈熱證(地黃・陽毒白虎湯證)

ⓒ 食滯痞滿證(獨活地黃湯證) 등

(3) 太陰人 應用經絡

"太陰人 病證藥理 張仲景 略得影子而 宋元明諸醫 太半乎昭詳發明"『東醫壽世保元・醫原論』

少陽人과 마찬가지로 經絡病證으로 비교적 다수 설명 가능

① 表證 : 寒勝則 表證而太重證－太陰人 表證의 太陰調胃湯 加 升麻・黃芩 ; 腹滿而 嗌乾 ⇒ 岐伯의 足太陰經 中의 穴(自經)

② 裏證 : 太陰人 裏證의 葛根解肌湯證 ; 身熱, 目疼, 鼻乾, 不得臥 ⇒ 岐伯의 足陽明經 中의 穴(自經)

* 上記證을 제외한 太陰人 諸證(宋元明醫家 및 東武創證)의 穴 ; 岐伯의 六經證으로 설명할 수 없는 證 ⇒ 手經을 포함한 새로운 經絡 또는 新穴을 선택

ⓐ 背顀表病 輕證(麻黃發表湯證 등)

ⓑ 肝熱肺燥證(淸心蓮子湯證)

ⓒ 虛勞證(鹿茸大補湯, 拱辰黑元丹證)

(4) 太陽人 應用經絡

"太陽人 病證藥理 朱震亨 略得影子而 本草 略有藥理"『東醫壽世保元・醫原論』

岐伯의 足三陰三陽病證으로 해석할 수 없으므로 이에 근거한 穴로는 제시할 수 없고, 手經을 포함한 새로운 經絡 또는 新穴에서 찾아야 한다.

* 이처럼 少陽人과 太陰人의 四象人 應用經絡은 表裏病證과 연계하여 비교적 많은 부분을 포괄하고 있으나 少陰人에 있어서는 中風과 太陽病厥陰症의 經絡만 제시하고 太陽人에 있어서는 全無하다. 그러나 病證에 의하여 선택된 經絡 중 어느 穴을 선택할 것인가가 문제로 남는다.

2) 岐伯의 足三陰三陽經 以外의 四象人穴 선택근거

유사한 효능이 있는 穴性의 집합이 특정經絡으로 命名되었으므로 岐伯의 足三陰三陽經을 四象體質病證과 연계하였다 함은 일부이긴 하지만 四象人病證에 해당하는 經絡病證이 있음을 의미하는 것이 된다.

그러나 足三陰三陽經과의 연계성이 제외된 일부 四象人病證(또는 일부 仲景 및 宋元明醫家의 病證 등)은 手三陰三陽經과 연계될 가능성도 있다.

예를 들면 少陰人의 表病證 중 太陽病厥陰證(太陽傷風 正邪相持日久)의 穴은 岐伯의 足厥陰肝經을 제외한 足三陰三陽經에서 찾을 수 없다. 이는 少陰人에 해당되는 仲景의 三陰病證과 대부분의 太陽病證과 陽明病證을 설명할 수 있는 經絡 및 新穴을 요구한다.

이를 위해선 少陰人 病證과 이에 해당하는 仲景의 病證 등을 매개로 이와 유

사한 手經病證과의 상관성 및 升降의 일치를 살핀 후 經絡을 선택하고 그들 내에서 穴을 선택할 수 있다.

이와 같은 가정은 東武의 유일한 (간접)치험례에서도 볼 수 있다. 즉 少陰人의 中氣 舌卷不語(宋元明醫家)에 手陽明大腸經의 合谷 사용 후 神效하였다 하였다. 이처럼 六條傷寒病證과 經絡病證으로 설명할 수 없는 일부 病證 등은 일부 手三陰三陽經에서 취할 수 있음을 의미한다(확충하면 少陰人 中風에 사용되는 蘇合香元의 효능을 단 하나의 穴인 合谷으로 대치 가능하다는 것을 의미한다).

3) 岐伯의 手足-六經病證과 東武의 四象病證과의 연계(Table 7, 8)

전제조건으로 첫째, 유사病證 가운데 經絡의 유주방향(升 또는 降)에 의해 치

Table 7. 四象人病證과 應用經絡의 升降緩束

病證	陽人		陰人	
	太陽人	少陽人	太陰人	少陰人
表病	陽經絡 － 降陰(束) ⇩		陰經絡 － 升陽(緩) ⇧	
	(手太陽小腸經)	足太陽膀胱經	足太陰脾經	足厥陰肝經
	(手少陽三焦經)	足少陽膽經	(手太陰肺經)	(手厥陰心包經)
裏病	陰經絡 － 升陽(緩) ⇧		陽經絡 － 降陰(束) ⇩	
	(手少陰心經)	足少陰腎經	足陽明胃經	(手陽明大腸經)

Table 8. 四象人 表裏病證과 應用經絡

四象人	表裏病	病證	應用經絡
少陰人	表病	鬱狂初證	*
		鬱狂中一末證	(手厥陰心包經)
		亡陽證	足厥陰肝經
	裏病	太陰證(中氣病)	(手陽明大腸經)
		少陰證	*
少陽人	表病	太陽病證	足太陽膀胱經
		傷風證	足少陽膽經
	裏病	胸膈熱證	*
		消渴證	足少陰腎經
太陰人	表病	背顀表病輕證	(手太陰肺經)
		肺燥寒證	足太陰脾經
	裏病	陽明病證	足陽明胃經
太陽人	表病	外感病	(手太陽小腸經)
			(手少陽三焦經)
	裏病	內觸病	(手少陰心經)

(* : 응용경락을 유추하기 어려움)

료될 수 있는 四象病證을 선택한다. 둘째, 足經의 病證이 四象人病證과 1 : 1로 대응된 것과 마찬가지로 手經 역시 1 : 1로 대응된다고 가정함. 즉 특정經絡病證은 한체질에만 대응한다고 가정한다.

(1) 足經病證과 四象病證의 유추

足經病證은 특정 四象病證과 겹침 없이 1 : 1로 대응된다.

① 足陽明 胃經病(太陰人病) : 太陰人 肝熱證으로 淸熱에 의해 降氣
② 足太陽 膀胱經病(少陽人病) : 少陽人 表病證(太陽病證)으로 淸熱에 의해 降陰
③ 足少陽 膽經病(少陽人病) : 少陽人 表病證(少陽傷風重證)으로 淸熱에 의해 降陰
④ 足太陰 脾經病(太陰人病) : 太陰人 表病證(太陰調胃湯證 등)으로 去寒濕에 의해 升提(呼散之氣)
⑤ 足少陰 腎經病(少陽人病) : 少陽人 消渴症(下消)으로 補陰에 의해 淸陽이 상승
⑥ 足厥陰 肝經病(少陰人病) : 少陰人 太陽病厥陰證(만성적 소모성 太陽病證이 변하여 됨)으로 升陽이 목적

* 이는 四象表裏病證과 足六經證 상호간에 病證의 일치와 동시에 升絳의 일치를 만족시키고 있다. 환언하면,

① 少陰人의 일부病證(太陽病厥陰症)에 足厥陰經(穴)을 이용 : 升氣에 의해 치료
② 少陽人의 일부病證(傷風初－重證)에 足太陽經－少陽經을 이용 : 降氣에 의해 치료
(消渴證)에 足少陰經(穴)을 이용 : 升氣에 의해 치료
③ 太陰人의 일부病證(肺燥寒證)에 足太陰經(穴)을 이용 : 升氣에 의해 치료됨
(陽明病證)에 足陽明經(穴)을 이용 : 降氣에 의해 치료
④ 太陽人의 病證은 전혀 언급된 바 없음(岐伯의 足經이론으로는 太陽人의 病證을 전혀 설명할 수 없음을 의미)

(2) 手經病證과 四象病證의 유추

手經病證이 足經病證처럼 특정 四象病證과 대응된다는 전제는 없다.

그러나 東武에 의한 四象表裏－升降病證과 足經의 病證－升降과의 관계가 手

經에도 적용될 수 있다고 사료된다. 그러므로 四象病證과 升降에 대응하는 手經을 유추하면 다음과 같다. 이는 ⓐ 陰人의 表病證에서 太陰人의 足太陰－手太陰, 少陰人의 足厥陰－手厥陰의 관계, ⓑ 陰人의 裏病證에서 太陰人의 足陽明, 少陰人의 手陽明의 관계와, 또 동일한 맥락에서 ⓒ 陽人의 表病證에서 少陽人의 足太陽－足少陽, 太陽人의 手太陽－手少陽의 관계로 유추되고, ⓓ 陽人의 裏病證에서 太陽人의 手少陰, 少陽人의 足少陰의 관계로 유추된다 그러므로 陰人(太陰人・少陰人)의 表病과 陽人(太陽人・少陽人)의 裏病은 升하는 手足三陰經에서 선택되고, 陰人(太陰人・少陰人)의 裏病과 陽人(太陽人・少陽人)의 表病은 降하는 手足三陽經에서 선택된다.

① 手太陰 肺經病 : 表病에서 肺升陽에 의해 治愈되어야 하는 肺脹滿, 喘咳 ⇒ 太陰人의 太陽病證(麻黃湯證－麻黃發表湯證, 麻黃定喘湯證 ; 背顀表病輕證)이나 少陰人의 鬱狂初症에 해당됨. 그러나 少陽人과 太陽人의 表病은 降陰이 요구되므로 해당되지 않음

* 上記 證과 유사한 麻黃湯證(喘而胸滿者)이 太陰人의 經驗設方에 인용된 것으로 보아 太陰人의 經絡病證이라 사료된다.

② 手少 陰 心經病 : 升陽에 의해 治愈되어야 하는 嗌乾, 心痛, 渴而欲飮 ⇒ 少陰人의 鬱狂中－末證과 太陰人 表寒證(麻黃定痛湯證), 少陽人의 上中消와 太陽人의 小腸病 太重證(血液俱耗 胃脘乾枯 上焦噎膈 食下則 胃脘當心而痛)에 속함

* 그러나 少陰人 鬱狂中證은 口燥 嗽水 不欲嚥하고 太陰人 表寒證 역시 不咽嗌乾燥하므로 少陰人과 太陰人 病證은 제외되고 少陽人은 他證은 유사하나 心痛조항이 없으므로 太陽人의 病證과 유사하다고 사료된다.

③ 手厥陰 心包經病 : 升陽에 의해 치유되어야 하는 面赤, 目黃, 心中憺憺大動, 心痛, 掌中熱, 喜笑不止, 心煩, 昏倒, 眩暈 ⇒ 少陰人의 鬱狂末, 太陰人의 太陽病證을 지나서 나타나는 肺燥證(卒中風 등－牛黃淸心丸)으르 유추됨

* 少陽人과 太陽人(不實, 不虛, 不冷, 不熱) 裏病證도 升陽이 요구되므로 유추가능하나 上記 證은 神經證으로 보이며 少陰人 太陽陽明病證候(潮熱, 不識人 循衣摸床 惕而不安 微喘直視…), 少陰人 樂極不成則 喜好不定 등과 더욱 유사하여 少陰人 經絡病證이라 사료된다.

④ 手陽明 大腸經病 : 降氣에 의해 치유 되어야 하는 齒痛, 頸腫(目黃, 口乾, 鼽衄, 喉痺 등) ⇒ 有醫 治驗例(合谷)에 의하여 유추하면 少陰人 中氣病(太陰病 輕證 ; 瀉心湯證 等 溫胃에 의해 降陰됨)에 유효함. 또 太陰人 裏

熱證의 輕證(葛根解肌湯證)과도 유사하나 이미 足陽明胃經에서 언급되었으므로 제외함. 또 少陽人 胸膈熱證과도 유사하나 少陰人 간접 治驗例를 인정함

⑤ 手太陽 小腸經病 : 降氣에 의해 治愈 되어야 하는 嗌痛, 頷腫(耳聾, 目黃, 頰腫 등) ⇒ 太陽人 表病證, 少陽人의 傷風證이나 少陰人 太陰重症(茵蔯蒿湯證), 太陰人 裏熱證으로 볼 수 있음

* 그러나 少陰人 太陰病은 大腸經病에서 언급되고, 太陰人 裏熱證과 少陽人 傷風證은 이미 足經에서 언급되었으므로 太陽人 表病證으로 사료된다.

⑥ 手少陽 三焦經病 : 降氣에 의해 치유되어야 하는 耳聾, 嗌腫, 喉痺, 小腹硬滿, 小便不通水腫 ⇒ 少陰人의 太陰重證(寬中湯)과 少陰證(咽喉痛 : 獨蔘官桂理中湯), 太陰人의 裏熱病證, 少陽人 表病證 重症(傷風重症, 亡陰證 등)에서 나타난다. 그러나 少陽人과 太陰人은 足經에서 이미 언급됨. 또 太陽人 表病證에 上記 證에 대한 직접적 언급은 없으나 건강조건에 小便多而數하고, 少陽人의 表病證이 足經證의 次序(足太陽－少陽)를 이루듯 太陽人에도 동일한 논법(手太陽－少陽)을 적용할 수 있다고 사료되어 少陰人은 제거되고 太陽人 表病證으로 사료됨

4. 四象人 經絡(穴)의 운용

1) 升降緩束의 穴운용에 대한 전제조건

「醫源論」에 언급된 岐伯病證과 四象病證의 관계를 단지 '증상의 유사성'에 의한 상호관계를 논함인지, 아니면 더 나아가 이들 經絡을 四象病證에 이용할 수 있는 것인가는 명확치 않다. 그러나 足三陰－三陽經의 升降과 病證의 유사성을 동시에 만족하는 四象人 體質病證을 *1 : 1*로 연계한 것으로 보아 해당經絡에 대한 응용을 전제하지 않았는가 하는 가정을 가능케 한다.

① 手足三陰－三陽經을 대상으로 한다. 東武는 四象病證과 升降에 대응하는 經絡病證을 제시하였고, 經絡이론이 해당病證을 治할 수 있다는 전제하에 四象病證에 經絡이론을 이용한다. 즉 足三陰－三陽經과, 비록 구체적으로 언급되지는 않았으나 東武의 간접 治驗例에 근거하여 手三陰三陽經의 穴들도 대상에 포함시킨다.

② 四象表裏病證과 升降(緩束)이 동시에 일치하는 經絡을 선택한다(*Table 7* 참

조). 陰人(太陰人·少陰人)의 表病과 陽人(太陽人·少陽人)의 裏病은 升하는 手足三陰經에서 선택되고, 陰人(太陰人·少陰人)의 裏病과 陽人(太陽人·少陽人)의 表病은 降하는 手足三陽經에서 선택된다.

③ 四象人 사이의 手足經絡 혼용불가를 원칙으로 한다. 經絡의 선택은 經行의 升降과 四象病證을 연계하여 선택하며 四象人에 동일經絡의 혼용은 불가하다(東武는 足經과 四象人病證을 *1 : 1*로 대응시켰음 (아래*2)－(1)* 기준). 그러나 足經에서의 원칙이 手經에서도 지켜진다는 단서는 없으나 같은 원칙을 적용한다. 즉 선택된 經絡은 表病·裏病 중 하나를 만족시키며 表裏病證을 동시에 만족시키지 않는다.

예) 少陽人 太陽病證(表病)에 膀胱經, 傷風重症(表病)에 膽經은 모두 表病에 降陰하는 經絡만을 사용하였고 이들이 타體質의 病證에 거듭 응용되지 않았다.

④ 四象人 病證에 따라 한經絡 또는 복수의 經絡을 사용할 수 있다. 아래의 *2)－(2)* 기준에 따른다.

⑤ 穴의 선택은 선택된 經絡내의 五兪穴(井滎兪經合穴)을 근간으로 四象穴을 설정한다. 선택된 經絡 내의 穴운용 범위는 단수 또는 복수의 四象穴을 중심으로 하며 그 외의 주요 穴을 도입한다(특정 經絡의 모든 穴을 대상으로 하는 것 보다 五兪穴이 질병의 大綱을 치료한다는 이론에 근거하여 이를 중심으로 四象穴을 선택한다. 五兪穴 외에 原穴·十五絡穴·背兪穴·募穴·八會穴·交會穴 등과의 관계는 향후 연구대상임).

2) 升降緩束에 의한 四象人의 應用之穴 선택

四象人 病證치료의 목표는 升降緩束을 조절하는 데 있다.

東武는 四象人의 應用要藥에도 그러하듯이 應用之穴에도 반드시 升降緩束之妙가 있을 것이라 確言(應用之穴而 必有 升降緩束之妙)하였다. 즉 四象人에 따른 藥物의 四氣와 치료목적의 歸經은 대체로 太陽人은 凉性(肝經), 太陰人은 溫性(肺經), 少陰人은 熱性(脾經), 少陽人은 寒性(腎經)으로 구분하고 처방의 구성은 먼저 약성의 溫熱凉寒이라는 공통속성 內에서 藥物 각각의 상호배합작용에 의해 保命之主의 升降緩束을 조절한다.

「東武本草遺稿」에 의한 藥物의 補*和*, 健*直*, 消*痰, 收斂*元 등과 같은 기능은 四象病證에 따른 升降緩束을 조절하기 위한 주요 요소로 사용된다. 예를 들면 少陽人의 傷風初證에 필요한 降陰조건은 上中下焦의 解鬱에 있으며 이를 위한 藥物구성이 이루어진다. 四象人穴方의 구성에도 그와 같은 법칙이 존재한다고 추측된다. 즉 藥物과 같이 鍼의 응용에서도 단수 혹 복수의 특정經絡이 선택된다면 病證과 升降의 일치라는 관점에서 선택된 足太陽膀胱經 등에서 上中下焦의 解鬱에 필요한 단일, 또는 복합穴의 선택을 가정할 수 있다. 즉 荊芥・荊芥+防風 등의 역할을 하는 穴, 柴胡・前胡 등의 역할을 하는 穴, 生地黃・地骨皮 등의 역할을 하는 穴, 또는 解鬱에 합당한 복합효능이 있는 穴 등을 유추하여 穴處方이 가능하다. 즉 四象穴方 선택의 대전제는 本草의 약성이 溫熱凉寒의 氣味에 의하여 四象人 藥物이 구별되듯이 선택된 단수 혹 복수 四象應用 經絡 內의 各 穴에도 '穴性'에 의한 '四象人의 應用穴'이 있고, 이에 대해 病證에 따른 升降緩束에 의한 穴의 선택과 次序가 구성되어야 한다고 사료된다.

그러나 현재 四象人 應用穴에 대한 東武의 제시는 일부 四象病證과 足三陰三陽經證을 기준으로 한 상호 관련성만을 제시하였을 뿐이다.

따라서 六經과 관계되지 않는 新穴을 찾기에 앞서, ① 이미 제시된 四象病證에 해당되는 六經(足三陰三陽經)중 四象인 經絡(穴)의 선택과, ② 더 나아가 四象病證 중 岐伯六經病證으로 설명되지 않는 仲景六條病證과 宋元明 및 기타病證에 해당하는 經絡(穴)의 선택이 이루어져야 하고(手三陰三陽經을 포함), ③ 이런 과정을 통한 經絡들로서 病證의 升降緩束에 의한 穴의 조합이 재차 구성되어야 한다.

이처럼 東武는 부분적으로나마 四象病證을 설명하는 도구로 穴位(穴性)의 계통적 분류인 經絡病證을 인정한 상태라 할 수 있다.

문제는 "어느 經絡 내에 어떤 穴을 선택하여야 하는가?"이다.

예를 들면 少陽人表病-傷風重證인 胸脅痛而 耳聾에 사용經絡과 穴은?

岐伯의 足太陽-少陽-少陰經病은 少陽人病이라 하였다. 즉 이들만이 (手)足六經病證 가운데 少陽人의 病證과 유사한 해당 經絡病證임을 의미한다. 전술한 바와 같이 그렇다고 하여 이를 少陽人經絡이라 한정하여 단언하기는 어렵더라도 升降과 病證의 일치라는 관점에서 선택되었으므로 이를 四象인 經絡에 응용한 것이다.

그러므로 少陽人病證 중 荊防敗毒散證(降陰)은 足太陽膀胱經病證(降氣)과 유사하고 荊防導赤散證이나 荊防瀉白散證(降陰)은 足少陽膽經病證(絳氣)과 유사하다. 그런데 이들 病證에 대한 穴의 선택은 전적으로 이들 經絡 내에서 찾아야 하는지, 아니면 이들 經絡들을 포함한 기타 經絡에서 찾아야 하는지를 선택하여야 한다.

이와 같은 논리에 의한 穴의 선택을 유추하면 다음과 같다.

(1) 단일經絡(오로지 특정 病證에 특정 經絡만 동원될 경우)

少陽人의 少陽傷風初證에 오로지 膀胱經을 사용하여야 하고 傷風重證에 오로지 膽經을 사용하고 消渴證에 오로지 腎經을 사용하는 경우다.

만약 消渴證에 腎經만을 사용 시 自經 내의 穴로만 升降緩束을 이루어야 하므로 解鬱시키는 荊芥·防風의 효과를 가진 穴, 또는 補陰시키는 熟地黃·山茱萸의 효능을 지닌 穴, 그 외에 玄蔘·地骨皮의 효능을 가진 穴 등이 필요하다. 또는 이들 여러 효능을 복합적으로 발휘하는 穴이 존재할지 모른다(특정 藥物과 *1 : 1*로 대응하는 특정 穴도 있겠으나 대개의 경우 그렇다고 볼 수는 없다. 즉 몇 가지 藥物의 효능이 하나 또는 그 이상의 穴로서 대응할 수도 있고, 한편으로 하나의 藥物 효능이 여러 穴의 기능을 포괄하는 경우도 있다. 예를 들면 少陰人 中氣證의 蘇合香元, 木香順氣散 대신에 合谷穴로서 대신하였다). 즉 이 경우에 升降緩束을 이루기 위해 한두 개의 穴이든 여러 개의 穴이든 腎經絡의 특정穴은 그 經絡 내에서만 독립된 작용과 동시에 補陰에 대한 필요충분의 효과를 발휘한다고 가정할 수 있다. 그 결과 결코 타 經絡의 穴들과 배합 시 그 작용을 발휘할 수 없다고 할 수 있다.

(2) 복합經絡(該當經絡穴뿐 아니라 他經絡穴들도 동원될 경우)

이는 앞의 少陽人病證에 해당하는 足經絡病證의 한계를 넘어선 경우라 볼 수 있다.

傷風初證의 荊防敗毒散證이나 傷風重證의 荊防導赤散證은 經絡上으로는 각각 足太陽膀胱經이나 足少陽膽經 내의 相異한 穴을 사용한다.

그러나 方劑와 마찬가지로 穴의 처방도 치료 목표를 위한 복합기능이 요구됨을 가정한다면 하나의 該當經絡의 穴만으로 충분치 못하고 少陽人에 해당하는 經絡들(膀胱經·膽經·腎經) 내에서의 穴들 간에 조합 필요성이 요구된다. 즉 위 *(1)*이 단일經絡이 病證에 대한 필요충분조건을 구비하였다고 가정한다면, *(2)*는 복합經絡이 病證에 대한 필요충분조건일 경우를 말한다.

예를 들면 앞의 두 처방의 약제는 羌活·獨活·荊芥·防風·前胡·生地黃 등이 공통된다. 또 消渴證(下消)의 十二味地黃湯의 구성은 荊芥·防風·車前子·玄蔘 등의 荊防敗毒散－導赤散제의 일부가 사용된다. 이는 한 처방에도 경우에 따라 傷風初 또는 重症에 사용되는 약제와 補陰약제가 淸陽上升을 목적으로 하여 여러 복합적 기능이 동원된다.

또 한 예로 少陽人 消渴證에 十二味地黃湯을 사용한다. 만약 전술한 病證과 經絡이 *1 : 1* 대응 관계라면 足少陰腎經만으로 필요충분하다. 그러나 少陽人藥物과 관련經絡穴의 작용을 관련하여 가정해 보면 補陰에 관련된(熟地黃 · 山茱萸의 효능 ⇢ 升淸陽) 腎經穴과 解鬱에 관련된(荊芥 · 防風 ⇢ 降陰) 太陽經穴과 그 외의 藥物효능을 대신할 經穴들을 가정할 수 있다. 환언하면 病證에 따라 升淸陽 또는 降陰시키는 복수經絡을 이용하는 것이다. 즉 藥物에 對應하는 穴을 여러 공통된 속성의 他 經絡에서 선택할 경우에 岐伯의 病證(升降病證)뿐 아니라 仲景의 六條病證, 宋元明醫家의 氣血病證, 더 나아가 東武의 四象病證 등과 연계될 四象人穴 선택 폭이 비교적 확대될 수 있다.

이처럼 四象人의 取穴은 위 *(1)*은 단일經絡 즉 (足)經絡 중심 사고에서 나온 것이고, 위 *(2)*는 복합經絡 즉 方劑 중심 사고에서 나온 것으로, *(1)* 또는 *(2)*의 어떤 경우인가에 따라 달라질 수밖에 없다.

이들 각각의 사고를 종합적 입장에서 묶어 생각하면 東武의 四象經絡의 선택은 특정經絡을 한 體質에만 *1 : 1*로 대응한 것으로 보아 升降과 病證에 필요충분조건을 만족시키는 입장에서 선택되었음을 알 수 있다. 이와 같은 입장에서 四象病證에 따른 應用穴들의 최종구성은 이들 선택된 단일 혹은 복수經絡들 내에서 穴性(작용)에 의해 取穴된 穴로 구성되어야 한다. 따라서 이 같은 방식에 접근하기 위해서는 四象人經絡의 선택폭과 선택된 그들 내에서 穴들의 작용을 알아야 四象人應用穴이 구성 되어질 것이다.

3) 四象穴의 선택과정 例[6)]

穴의 선택순서(단수 혹 복수經絡)는 다음과 같은 단계로 가정한다. ① 經絡의 升降과 四象病證에 의하여 四象人 해당經絡 선택, ② 해당 經絡내에서 上 · 中 · 下焦의 解鬱과 補陰, 升陽 등에 해당하는 穴의 선택 및 조합, ③ 病證의 변화에 따른 동일계통 四象穴의 加減이다.

예를 들면, 少陽人의 消渴證의 치료는 陰淸之氣의 上升餘力의 다소에 따라 달라진다. 치료의 대전제는 補陰이지만 그 방법은 상이하다. 上消 → 中消 → 下消로 진행될수록 治法은 淸裏熱단계(上焦火 제거 → 中焦火 제거 → 下焦火 제거)에서 補陰으로 변화한다. 東武가 제시한 少陽人과 유관한 四象經絡은 足經의

---

6) 앞의 *2)*에 대한 설명을 부연함.

膀胱經·膽經·腎經뿐이다. 四象穴 선택의 경우수를 유추하면 다음과 같다.

(1) 단일經絡 선택 시 穴의 선택

荊防敗毒散證 → 膀胱經, 荊防導赤散證 → 膽經, 消渴證(下消證) → 腎經 등을 사용할 경우이다. 이는 특정 病에 특정 단일經絡이란 전제하에 출발한다. 一例로 下消의 사용經絡이 腎經만으로 필요충분하다고 가정하면 선택된 腎經 중 補陰을 달성하기 위해 어떤 穴을 선택할 것인가?

① 單穴의 사용 경우

五兪穴 중 水穴에 속하는 陰谷인가? 아니면 四象(太少陰陽) 중 固腎立腎 개념하의 陰谷인가? 혹은 湧泉·太谿·復溜 중 어느 것을 선택 할 것인가? 또는 五兪穴 중 조절개념으로 土穴(五行上 火穴)의 선택인가? 도는 手陽明經의 原穴(合谷)을 用한 것처럼 原穴(太谿)을 선택할 것인가를 고려할 수 있다.

만약 四象本草 정신을 빌리면 少陽人의 기능 정상화는 水氣를 固하게 하는데 있으므로 선택된 經絡 중 四象의 水氣를 刺한다는 가정하에 少陰人은 火穴, 太陰人은 木穴, 太陽人은 金穴을 선택할 수도 있다.

② 선택된 하나의 經絡(腎經) 내에서 복수穴을 사용한 경우

腎陰氣의 보충 및 上升을 유도하기 위한 穴조합의 구성 원칙은 어떻게 규정할까? 즉 이는 단일 經 내에서 선택된 여러 穴들에 의한 升降緩束의 조합을 의미한다. 그렇다면 陰谷+湧泉, 或 陰谷+湧泉+太谿, 或 陰郄+湧泉−太谿+復溜 이외에 湧泉+太谿, 湧泉+太谿+復溜, 太谿+復溜 중 어느 경우가 淸陽上升의 필요충분조건일까?

③ 五兪穴을 무시한 경우

실제 四象病證과 유사한 經絡이 선택되었다 하더라도 五兪穴의 木火土金水(또는 四象穴의 木火金水)의 효능이 규칙적인 차별성과 연계성을 갖고 四象病證과 연계할 수 있다면 이들 穴에 의해 四象病證을 치료할 수 있는 근거가 된다. 그러나 그와 같은 필요충분한 규칙성이 반드시 존재한다고 단정할 수 없다. 그러므로 五兪穴의 기능을 무시하고 실제 穴효능을 기준으로 四象藥物 효능과의 유사성을 살핀 후 穴을 선택하는 방법이 있을 수 있다.

穴선택의 범위는 ⓐ 五兪穴을 무시한 기타 穴도 포함, ⓑ 절충안으로 五兪穴

의 중요성을 인정하여 이를 補*和, 健*直, 壯*內外守, 固*立 등의 중요穴로 인식하고 나머지 기능의 穴들은 이 기능들을 보완하는 작용을 한다고 가정한다. 이중 어느 것을 택하느냐에 따라 穴선택의 범위가 달라진다.

(2) 복수經絡 선택 시 穴의 선택

이는 특정病에 단일經絡이란 개념은 무시되고 方劑중심 사고에서의 穴의 선택(복합經絡의 응용)일 경우다.

① 어떤 經絡들을 선택할 것인가?

예로 少陽人 四象方劑의 구성은 保命之主(陰淸之氣)를 유지하기 위한 최선의 조합이 이루어져야하므로 病證의 輕重에 따른 方劑의 次序가 결정된다. 예를 들면 熟地黃의 다양한 藥力은 陰淸之氣를 유지하는 데 필요한 補腎和腎이란 기능으로 대표한다. 그리고 病證의 변화에 따라 熟地黃의 용량이 달라지기도 하고, 그에 상응하여 타 藥物의 종류와 용량도 변화한다. 즉 東武의 方劑는 保命之主를 구축하는데 필요한 藥物의 효능을 규정하는 데서 부터 시작한다. 이를 위해 東武는 이에 대한 필수적인 20여 가지 藥의 효능을 제시하고 각각에 四象인 藥物을 배치하였다(太陽人은 예외지만 미루어 예측 가능함). 위에서 腎陰氣의 補充 및 上升을 유도하기 위해 補陰劑인 熟地黃 뿐만 아니라 上中下焦의 解鬱劑가 요구된다. 그러므로 같은 논법으로 穴선택도 補陰에 관련된 腎經뿐 아니라 少陽人에 제시된 膀胱經·膽經 등의 선택과 이어 穴선택 조합이 이루어짐을 가정할 수 있다(복합經 내에서 선택된 穴들에 의한 升降緩束의 조합).

예) 少陽人에서 足經 中 기타의 經絡은 채택될 수 없다.

ⓐ 荊防敗毒散證 : 膀胱經 主

ⓑ 荊防導赤散證 : 膀胱經+膽經 主

ⓒ 消渴證 : 膀胱經+(膽經)+腎經 主

② 선택된 복수經絡 중 어떤 기준으로 穴을 선택할 것인가?

복수經絡의 선택은 원초적으로 五兪穴(四象穴)을 선택할 수 없다.

예를 들면 少陽人과 관계된 膀胱經·膽經·腎經穴 등의 효능을 東武本草의 補*和, 健*直, 壯*內外守, 固*立, 消*痰 등과 같이 최소 20여 가지의 효능에 대응 배치할 수 있다면 病證에 따른 加減 등을 비롯한 四象穴의 운용도 가능할 것이다.

Table 9. 東武藥性歌를 근거로 유추한 少陰人 穴性歌

效能	藥物	主關與處方	類似作用經絡	類似代表穴	主作用
補脾和脾	人蔘	獨蔘八物君子湯	手厥陰心包經	內關	寧神和胃
	(吳茱萸)	人蔘吳茱萸湯	足厥陰肝經	太衝・曲泉	疏泄下焦濕熱
消脾痰	半夏	木香順氣散	手陽明大腸經	二間・三間	泄邪熱, 利咽喉, 調腑氣
開脾之胃氣而消食進食	香附子・木香(枳角)	木香順氣散	手陽明大腸經	陽谿・曲池	利關節, 去風濕, 調氣血
		蘇合香元	手陽明大腸經	合谷	發表解熱, 疏散風邪

Table 10. 東武藥性歌를 근거로 유추한 少陽人 穴性歌

效能	藥物	主關與處方	類似作用經絡	類似代表穴	主作用
補腎和腎	熟地黃	荊防, 十二味地黃湯	足少陰腎經	復溜	利導膀胱, 滋腎潤燥
健腎直腎	山茱萸	荊防, 十二味地黃湯	足少陰腎經	太谿	滋腎陰, 退虛熱, 壯元陽
壯腎之力	知母・澤瀉・木通	荊防導赤散, 瀉白散	足少陽膽經	俠谿	淸熱, 息風 (血分작용－乳腫, 月水不調)
固腎立腎	茯苓	荊防, 十二味地黃湯	足少陰腎經	陰谷	利導下焦, 滋腎淸熱
開腎之胃氣而消食進食	生地黃	荊防敗毒散	足太陽膀胱經	通谷・委中	口苦. 食不和 또는 淸血泄熱, 去風濕
	獨活	荊防敗毒散	足太陽膀胱經	至陰	下焦氣機, 强壯
(大淸胸膈散風)	荊芥・防風	荊防敗毒散	足太陽膀胱經	京骨・崑崙	去風疏邪 寧心淸腦 또는 去太陽經邪, 理胞宮滯血
	柴胡・前胡		足太陽膀胱經 足少陽膽經	坵墟・臨泣	去半表半裏之邪, 淸肝膽, 化濕熱

이는 특정經絡과 經穴의 관계에서 볼 때 經絡(升降病證) 내의 穴性이 일정 계통을 이루고 이들 각자의 穴이 升降(緩束)을 달성하기 위한 각자의 治療效果를 발휘한다 할 수 있다.

즉 東武藥性歌와 같은 개념의 東武穴性歌가 존재하여야 할 것으로 사료된다 *(Table 9, 10)*.

결국 四象穴의 운용은 첫째 (단일經絡 시)五兪穴에 의한 四象穴의 접근과, 둘째 (복수經絡 시)穴性歌에 의한 四象穴의 접근으로 나뉜다고 볼 수 있다.

5. 五兪穴 중 四象穴의 선택

앞에서 일부病證에 四象인 經絡이 유추된다 하여도 穴 선택에 대한 문제가 남는다. 經絡 내의 모든 穴을 대상으로 하는 것 보다 治效면에서 五行속성을 대표하는 五兪穴을 대상으로 하였다. 만약 五兪穴을 무시할 경우 穴선택의 범위는 확대되나 기준을 정하기가 어렵다. 그러므로 이를 응용 시 첫째는 四焦와 五兪穴 간의 해부학적 입장에서의 구분과, 둘째는 五行과 四象의 기능적 구분인 바 어느 입장을 택할 것인가에 따라 四象穴의 선택은 달라질 수밖에 없다.

(1) 四焦에 의한 구분(Table 11, 12)

五兪穴의 존재 및 기능은 인정하나 기존의 五行속성은 무시하여 肘－膝關節 이하를 臟腑의 縱的·橫的구분과 동일하게 四焦란 구분에 의해 四象屬性(木火金水)으로 재배치한다. 즉 四象에서 軀幹(五臟과 六腑)의 上下와 前後를 縱的기준으로 그 象을 木氣(太陽)·火氣(少陽)·金氣(太陰)·水氣(少陰)로 四等分하였듯이 五兪穴의 위치인 肘－膝關節 以下도 四等分으로 재구성 한다. 이때 陰經과 陽經사이의 四象(木火金水)의 구분은 동일해지며, 四象의 효능을 어떻게 규정지을 수 있는가 하는 문제가 남는다.

Table 11. 부위를 기준으로 四象과 五輸穴-上肢의 구분

四象		五輸	部位	穴					
				手三陰經			手三陽經		
				肺	心包	心	大腸	三焦	小腸
木	太陽	井	指骨·中手骨	少商	中衝	少衝	商陽	關衝	少澤
火	少陽	滎(兪)	手筋骨	魚際(太淵)	勞宮(大陵)	少府(神門)	二間(三間)	液門(中渚)	前谷(後谿)
金	太陰	經	橈骨·尺骨	經渠	間使	靈道	陽谿	支溝	陽谷
水	少陰	合	上腕骨	尺澤	曲澤	少海	曲池	天井	小海

Table 12. 부위를 기준으로 四象과 五輸穴-下肢의 구분

四象		五輸	部位	穴					
				足三陰經			足三陽經		
				脾	肝	腎	胃	膽	膀胱
木	太陽	井	趾骨·中足骨	隱白	大敦	湧泉	厲兌	竅陰	至陰
火	少陽	滎(兪)	足筋骨	大都(太白)	行間(太衝)	然谷(太谿)	內庭(陷谷)	俠谿(臨泣)	通谷(束骨)
金	太陰	經	脛骨·腓骨	商丘	中封	復溜	解谿	陽輔	崑崙
水	少陰	合	大腿骨	陰陵泉	曲泉	陰谷	足三里	陽陵泉	委中

(2) 五兪穴과 四象穴의 體와 用에 의한 구분(Table 13~15)

『靈樞－九鍼十二原』[7]에 四肢末端으로 부터 肘膝關節以下에 이르기까지 脈氣의 小大, 深淺, 遠近 등을 기준으로 木火土金水의 五兪穴들을 배치하였다. 이

7) 홍원식 譯, 정교황제내경, 동양의학연구원 출판부, 서울, 1981 : 205.

같은 부위와 기능 간의 구분은 四象醫學의 臟腑기능과 해부학적 四焦 간의 縱的 구분과 유사하다.

그러므로 四象穴의 선택 시 五兪穴의 脈氣, 主治證이나 五行屬性(木火土金水)을 四象(木火金水)과 어떻게 연계가능한가 하는 문제에 당면한다[8].

이에 대해 東武는 五行屬性을 體로 보아 四象의 用的 입장으로 재편하였다. 즉 五行에 기반을 둔 五兪穴의 肝木・心火・脾土・肺金・腎水가 四象에서 肺木・脾火・肝金・腎水로 변화하였다. 그러므로 五行이 의미하는 바를 四象의 의미로 재해석할 경우, 脾-心 사이의 火・土의 선택여부와 心의 취사문제, 肺-肝 사이에 木과 金의 변환이 문제가 된다. 이는 脾土의 본질적 속성이 火로 바뀌고, 肺의 본질적 金의 속성이 木으로, 肝의 본질적 木의 속성이 金으로 바뀐

Table 13. 四象과 五兪穴

四象効能	四象	五行	手足陰經絡	手足陽經絡
補*和	木氣	金	經	井
健*直	火氣	土	兪	合
壯*	金氣	木	井	兪
固*立	水氣	水	合	滎
(조절기능)	(土氣)	(火)	(滎)	(經)

Table 14. 四象과 五兪穴(陽經)

四象	五行	手三陽經			足三陽經		
		大腸	三焦	小腸	胃	膽	膀胱
木氣	金	商陽	關衝	少澤	厲兌	竅陰	至陰
火氣	土	曲池	天井	小海	足三里	陽陵泉	委中
金氣	木	三間	中渚	後谿	陷谷	臨泣	束骨
水氣	水	二間	液門	前谷	內庭	俠谿	通谷
(土氣)	(火)	陽谿	支溝	陽谷	解谿	陽輔	崑崙
	原穴	合谷	陽池	完骨	衝陽	坵墟	京骨

Table 15. 四象과 五兪穴(陰經)

四象	五行	手三陰經			足三陰經		
		肺	心包	心	脾	肝	腎
木氣	金	經渠	間使	靈道	商丘	中封	復溜
火氣	土	太淵	大陵	神門	大白	太衝	太谿
金氣	木	少商	中衝	少衝	隱白	大敦	湧泉
水氣	水	尺澤	曲澤	少海	陰陵泉	曲泉	陰谷
(土氣)	(火)	魚際	勞宮	少府	大都	行間	然谷
	原穴	太淵	大陵	神門	太白	太衝	太谿

8) 이재동 공편, 중국침뜸의학의 역사, 집문당, 서울, *1997 : 247, 248.*
*1153*년 금나라의 염명광에 의해 저술된 『子午流注鍼經』(『素問』, 『難經』의 영향을 받음)에 의하면 ① 陰經의 井穴은 木, 陽經의 井穴은 金, 陰經의 滎穴은 火, 陽經의 滎穴은 水 等의 說, ② 膽經과 肝經은 木에 속하므로 그 井穴은 木에 속하고, 小腸과 心經은 火에 속하므로 그 井穴은 火에 속한다(이하 滎・兪・經・合・原 등도 相生의 순서로 배열됨). 『子午流注鍼經』에서는 후자를 압도적으로 사용함

다. 또 心이 가진 본질적 火의 속성은 土의 속성으로 바뀌어 四象에서 제외된다. 즉 四象에서 心의 의미는 木火金水를 주재(조절)하는 입장이므로 土의 성질과 유사하다고 사료된다.

그런 의미에서 鍼法에서 체질별 心(土屬性 : 조절자)만을 사용하여 다스리는 법이 존재할 수 있고, 肺脾肝腎의 穴(木火金水의 穴)로 다스리는 법이 존재할 수 있다. 이와 같은 조건에서 四象(事心身物) 중 事(木)・心(火)・身(金)・物(水)을 陰經과 陽經의 五行속성과 연계하여 取穴한다. 이와 같은 논거에 의해 五行의 金氣는 四象의 事(補*和)인 木氣의 象으로 陰經의 經穴, 陽經의 井穴이 해당된다.

그 이하를 정리하면 *Table 13*과 같다.

(한편 五行 중 火氣의 象은 陰經의 滎穴, 陽經의 經穴이 해당되며 조절기능으로 가정해 본다.)

6. 五兪穴 중 四象穴의 운용에 대한 경우의 수

四象人 病證에 대응하는 各 經絡의 穴들의 운용은 다음과 같이 구분할 수 있다.

① 五兪穴에 근거한 四象穴(木火金水)의 운용
② 조절자로서 五兪穴 중 土氣(心 : 五行속성 중 火)의 운용
③ 東武 治驗例에 근거한 四象經絡 중 原穴의 운용
④ 四象穴 중 自經의 保命之主를 극대화하는 穴의 운용
(少陰人의 火穴, 少陽人의 水穴, 太陰人의 木穴, 太陽人의 金穴 사용)

예) 少陽人 太陽病에 足太陽膀胱經의 四象穴 중 水穴 : 通谷
太陰人 肺燥寒證에 足太陰脾經의 四象穴 중 木穴 : 商丘

Ⅲ. 결 론

十二經을 중심으로 한 四象人鍼穴선택의 방법론에 대하여 다음과 같은 접근방법으로 살펴보았다.

1. 經絡과 四象人

『內經』의 五形人과 經絡의 발달관계는 五行분류에 의한 동일속성의 經絡발달을 논하였다면 東武에 의해 제시된 足經과 四象病證의 관계는 病證과 經絡의

升降(緩束)이란 측면의 접근으로 사료된다.

2. 手三陰三陽經의 모색

四象病證 중 岐伯六經病證으로 설명되지 않는 仲景六條病證과 宋元明 및 기타病證에 해당하는 經絡의 선택은 手三陰三陽經에서 모색 가능하다(東武의 手陽明大腸經 언급).

3. 四象人 사이의 手足經絡 혼용불가의 원칙

東武에 의해 제시된 足經絡의 선택은 四象表裏病證과 升降(緩束)이 동시에 일치하는 經絡이며, 하나의 특정 經絡病證은 오로지 하나의 四象病證과 *1 : 1*로 대응하므로 手經에서도 같은 논리를 적용한다.

4. 四象表裏病證과 升降(緩束)이 동시에 일치하는 經絡의 선택(表裏升降緩束)

陰人(太陰人 · 少陰人)의 表病과 陽人(太陽人 · 少陽人)의 裏病은 升하는 手足三陰經에서 선택되고, 陰人(太陰人 · 少陰人)의 裏病과 陽人(太陽人 · 少陽人)의 表病은 降하는 手足三陽經에서 선택된다.

5. 五兪穴의 四象的 借用(體와 用)

穴의 선택은 四象人 病證에 대응하는 단일經絡 또는 복수經絡 내의 五兪穴(井滎兪經合)을 중심으로 하며, 五兪穴(五行)의 四象的 借用은 四焦에 대한 體的 區分(해부학적)과 四象穴의 用的 區分(事心身物)에 의한 구분으로 접근할 수 있다.

6. 四象穴의 운용은 다음과 같이 접근가능하다.

① 단일經絡 사용 시 五兪穴에 의한 四象穴(用的)의 접근
② 복수經絡 사용 시 穴性歌의 개념 도입
③ 조절자로서 四象穴 중 土氣(心 : 五行속성 중 火)의 운용
④ 東武治驗例에 근거한 四象經絡 중 原穴의 운용
⑤ 四象穴 중 自經의 保命之主를 극대화하는 穴의 운용

Ⅳ. 참고문헌

1. 이제마 著, 한동석 譯, 동의수세보원주석, 성리회출판사, 서울, 1973 : 174.
2. 홍원식 譯, 정교황제내경, 동양의학연구원 출판부, 서울, 1981 : 313.
3. 주굉 著, 임진석 譯, 활인서, 아티전, 서울, 1998 : 61.
4. 장개빈 原著, 譯註 類經 제28권, 해동의학사, 서울, 2001 : 225.
5. 최용태 共著, 정해침구학, 행림서원, 서울, 1974 : 878.
6. 이재동 공편, 중국침뜸의학의 역사, 집문당, 서울, 1997 : 247-248.

參考文獻

金賢濟 著, 東洋醫學概要, 동양의학연구원, 1981.
리명영 外 編著, 東醫治療經驗集成 제19권(東西醫病名對照表), 해동의학사, 1997.
閔獻基 編著, 臨床內分泌學, 고려의학, 1990.
朴 炅, 素問硏究集成 제9권, 소문연구집성간행위원회, 2000.
朴憲在 著, 傷寒論槪論, (株)약업신문 발행.
尹吉榮 著, 東醫學의 方法論硏究, 성보사.
이문호 外 編著, 內科學, 금강출판사, 1979.
李符永 著, 分析心理學(C.G. Jung의 人間心性論), 일조각, 1992.
이인모 · 이상목 共著, 人體生理學, 형설출판사, 1994.
李濟馬 著, 格致藁, 태양사, 1984.
李濟馬 著, 東醫壽世保元 四象草本卷(原人手秒本), 延邊朝鮮民族醫學硏究會復印, 1984.
李濟馬 原著, 洪淳用 · 李乙浩 譯, 四象醫學原論, 행림출판사, 1992.
李濟馬 原著, 량병무 · 차광석 譯, 國譯韓醫學大系(東武遺稿), 해동출판, 1999.
李乙浩 著, 韓國改新儒學史 試論, 박영사, 1980.
이준상 編譯, 건강진단법, 고려의학, 1994.
전국의과대학교수편, 오늘의 진단 및 치료, 한우리, 2000.
趙晃晟, 四象方構成의 分析硏究, 한국한의학연구소논문집, 1995.
朱肱 著, 임진석 譯, 活人書, 아티전, 1998.
增註本草從新, 文光圖書有限公司印行, 1968.
鄒澍 著, 임진석 譯, 本經疏證, 아티전, 1998.
韓東錫 著, 宇宙變化의 原理, 행림출판사, 1980.
許浚 原著, 김영훈 外 譯, 東醫寶鑑, 남산당, 1981.
洪元植 編纂, 精校黃帝內經, 동양의학연구원출판부, 1981.
E.J. Gardner 著, 가드너유전학, 범한서적, 1996.
光岡知足 著, 腸內細菌이야기, 유한출판, 1980.
武內義雄 著, 李東熙 譯, 中國思想史 여강출판사, 1987.
오오키 고오스케 著, 박희준 譯, 알고 싶었던 뇌의 비밀, 정신세계사, 1990.
이토오 마사오 著, 민병일 譯, 뇌의 설계도, 대한추나학회 출판, 1991.
혼죠 다스쿠 著, 유전자가 말하는 생명의 모습, 전파과학사, 1990.
후지모토 다이사부로 著, 단백질이란 무엇인가, 전파과학사, 1995.

찾아보기

I. 原理論

ㄱ

ㅈ

ㅊ

ㅋ

ㅌ

ㅍ

ㅎ

II. 病 證

(소음인)

ㄱ

ㅂ

ㅅ

ㅊ

ㅋ

ㅌ

ㅍ

ㅎ

(소양인)

ㄱ

ㄴ

ㄷ

ㅇ

(태음인)

ㄱ

ㄴ

ㄷ

ㄹ

ㅁ

ㅂ

ㅅ

○

(태양인)

ㄴ

ㅅ

ㅇ

ㅈ

ㅎ

Ⅲ. 處方名

ㄱ

IV. 藥物名

저자: 조황성(趙晃晟)

경희대 한의과대학 졸업
경희대 한의과대학원 박사학위 취득(사상체질의학 전공)
경원대 한의과대학 외래교수(사상체질의학)
보건복지부 산하 한국한의학연구소 책임연구원
대한한의학회 사상체질의학회 회장
현재: 조한의원 원장
E-mail bangtem@hanmail.net(☎ 02-2603-8469)

ㅁ주요논문

【格治藁】中『儒略』에 관한 연구
性情과 表裏證과의 關係
체질진단의 객관화 및 임상활용에 관한 연구
四象方劑의 構成의 分析研究
「臟腑論」의 現代的 接近과 退行性 疾患의 條件
四象體質과 遺傳學
四象方 加減法 및 類型에 對한 假說
四象人 鍼穴 선택의 방법론에 대한 연구

증보판

사상의학의 원리와 방제 값 48,000원

2011년 9월 5일 1판 1쇄
2015년 3월 5일 1판 2쇄

저 자	조 황 성
발 행 인	임 동 규
발 행 처	**집 문 당**
주 소	110-360 서울특별시 종로구 돈화문로 82
등 록	1971. 3. 23. 제300-2012-69호
영 업 부	(02)743-3192~3 팩스(02)742-4657
전자우편	sale@jipmoon.co.kr
편 집 부	(02)743-3096~7 팩스(02)743-0227
전자우편	edit@jipmoon.co.kr
홈페이지	www.jipmoon.co.kr

ISBN 978-89-303-1536-4

이 도서의 국립중앙도서관 출판시도서목록(CIP)은 e-CIP홈페이지(http://www.nl.go.kr/ecip)와 국가자료공동목록시스템(http://www.nl.go.kr/kolisnet)에서 이용하실 수 있습니다.(CIP제어번호: CIP2011003603)